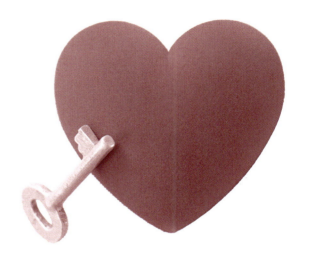

心臓リハビリテーション
CARDIAC REHABILITATION

上月正博 編著
Masahiro Kohzuki

第2版

医歯薬出版株式会社

This book was originally published in Japanese under the title of :

SHINZŌ RIHABIRITĒSYON
(Cardiac Rehabilitation)

Editor :

KOHZUKI, Masahiro
  Professor and Chairman,
  Department of Internal Medicine and Rehabilitation Science,
  Tohoku University Graduate School of Medicine

© 2013 1st ed.
© 2019 2nd ed.

ISHIYAKU PUBLISHERS, INC.
  7-10, Honkomagome 1 chome, Bunkyo-ku,
  Tokyo 113-8612, Japan

第2版の序文

　心臓リハビリテーション（以下心臓リハ）とは，心血管疾患患者の身体的・心理的・社会的・職業的状態を改善し，基礎にある動脈硬化や心不全の病態の進行を抑制あるいは軽減し，再発・再入院・死亡を減少させ，快適で活動的な生活を実現することを目指して，個々の患者の「医学的評価・運動処方に基づく運動療法・冠危険因子是正・患者教育およびカウンセリング・最適薬物治療」を多職種チームが協調して実践する長期にわたる多面的・包括的プログラムである．

　生活習慣の欧米化や超高齢社会を背景に虚血性心疾患，心不全，末梢動脈疾患など循環器疾患の患者数が著増した．HIJAMI Registryによれば，わが国の心筋梗塞患者（平均69歳）は発症平均4.3年で再入院率が40％，心筋梗塞再発率が22％にも達することが判明している．一方，急性期から後期回復期までのシームレスな包括的心臓リハが，日常生活や仕事への復帰に加えて，再発防止や生命予後の延長にも劇的な効果を発揮することが明らかであり，心臓リハが心血管疾患の治療および再発予防に必須であることがガイドラインにも明記されるまでに至っている．

　本書初版は，筆者が2013年に第19回日本心臓リハビリテーション学会学術集会を会長として仙台で開催するのに合わせて出版された．以来，包括的心臓リハに関するすべてを網羅した心臓リハチームの教科書として，幸い多くの支持を得て，臨床現場や教育現場で広く利用され，増刷を重ねてきた．2017年には中国語版も出版された．

　初版発行以来約6年が経過し，心臓リハの対象や役割はさらに急速に拡大し，内容も進歩した．循環器疾患の診断や治療，統計も新しくなり，多くのガイドラインの改訂が行われた．この第2版はこのような背景のもと，この領域でトップランナーとして活躍されている日本心臓リハビリテーション学会会員を中心に執筆し，1）最新ガイドラインの知見を盛り込む，2）最新統計データを盛り込む，3）特に進歩の目立つ心不全，末梢動脈疾患などの項目を充実させる，4）図表を増やすとともに頁数増は極力避けて購入しやすい価格にとどめる，の4点を心がけて改訂したものである．結果的に，本文内容を図表などにまとめることで頁数を2割圧縮し，初版にも増してお求めやすい価格になった．

　本書は，心臓リハビリテーション指導士・認定医・上級指導士の試験にも役立つ必読書となるとともに，すでに行っている方々の技術や考え方の再点検やブラッシュアップの役割も果たせるものと確信している．協力いただいた執筆者各位に感謝するとともに，初版より企画・編集で何かと手を煩わせた医歯薬出版の小口真司氏にも感謝する．

　エビデンスが明らかでリスク管理の徹底した心臓リハはリハ医療のなかでも先進的であり，重複障害時代のリハにおいて心臓リハの役割がますます大きくなることは明白である．

　本書により，心臓リハにかかわる医師やメディカルスタッフが十分な自信をもって良質な包括的心臓リハを供給できるようになり，1人でも多くの心臓機能障害者やご家族の福音になれば，編者としてこれに勝る喜びはない．

2019年4月

上月正博

序文

わが国は歴史上で世界のどの国も経験したことのない超高齢社会となった．その結果，障害者の増加とともに，障害の重複化が大きな問題になり，リハビリテーション（以下リハ）に対するニーズは予想以上に高まった．身体障害者のなかでも心臓機能障害者が過半数を占める内部障害者数の割合は急増し，2006年には身体障害者数全体の30%を突破した．特にこの5年間での内部障害者数の増加は驚異的であり，身体障害者数増加分の93%を占めている．すなわち，超高齢社会・重複障害の現代では，心臓リハがすべてのリハ関連職種の精通すべき基本領域になったといえよう．

心臓リハは，医学的評価，運動処方，運動療法，薬物療法，食事療法，患者教育，カウンセリングから成る長期間にわたる包括的なプログラムであり，その目的は，個々の患者がもつ循環器疾患に起因する身体的・精神的影響をできるだけ軽減し，突然死や再発のリスクを是正し，症状を調整し，動脈硬化の過程を抑制あるいは逆転させ，精神心理ならびに職業の状況を改善させることである．すなわち，心臓リハの目的は，単に自宅退院，ADL（日常生活活動）の自立や復職にあるのみではなく，再発防止や生命予後の延長までを目指すものである．この点が脳卒中リハなどと大きく異なる．

心臓リハは，多要素プログラムを擁する「包括的リハ」の代表格である．この包括的心臓リハにより，運動耐容能の増加，冠動脈硬化・冠循環の改善，冠危険因子の是正，生命予後の改善，QOLの改善などめざましい効果が実際に示されている．

心臓リハの有効性が認められている循環器疾患は，心筋梗塞の他にも，狭心症，冠動脈バイパス術後，心臓弁膜症術後，心不全，心臓移植後，大動脈疾患，末梢動脈疾患など多岐にわたる．

リハ医療はもともと"Adding Life to Years（生活機能予後やQOLの改善）"を主目的に発展してきたが，心臓リハはさらに"Adding Years to Life（生命予後の改善）"にも効果があり，"Adding Life to Years and Years to Life"を達成できる極めて優れた医療である．しかもそのエビデンスレベルはAと極めて高く，さまざまな循環器疾患の治療ガイドラインに「極めて有効な治療」の1つとして収載されている．エビデンスが明らかでリスク管理の徹底した心臓リハはリハ医療のなかでも先進的であり，重複障害時代のリハにおいて心臓リハの役割がますます大きくなることは明白である．

しかし，心臓リハの普及はいまだ十分でない．今後，心臓リハのエビデンスや重要性を患者・医療関係者双方に周知徹底させることが何よりも重要である．

本書は，筆者が会長として仙台で開催する第19回日本心臓リハ学会学術集会（メインテーマ：「重複障害時代の心臓リハビリテーションの役割（Cardiac Rehabilitation in the Era of Multimorbidity）」）にあわせて企画されたものである．執筆者各位に感謝するとともに，企画・編集で何かと手を煩わせた医歯薬出版株式会社の小口真司氏にも感謝する．

本書には，心臓リハの最新知識と具体的進め方を盛り込み，これから心臓リハを開始しようという医師および関連専門職の標準的な教科書として，また，すでに現場で行っている方々の技術や考え方のブラッシュアップの役割も果たせるように構成されている．本書が，質・量ともに優れた心臓リハの普及と発展に貢献する一助となれば，編著者としてこれに勝る喜びはない．

2013年7月

上月正博

執筆者一覧

● 編集

上月 正博　　公立大学法人山形県立保健医療大学，東北大学

● 執筆 （執筆順）

阿部 直樹	つがる総合病院循環器・呼吸器・腎臓内科
富田 泰史	弘前大学大学院医学研究科循環器腎臓内科学講座
河村 孝幸	東北福祉大学健康科学部医療経営管理学科
上月 正博	東北大学大学院医学系研究科機能医科学講座内部障害学分野
長坂 誠	東北公済病院リハビリテーション科
松本 泰治	社会保険田川病院循環器内科
下川 宏明	国際医療福祉大学大学院
小坂 俊光	市立大森病院内科
伊藤 宏	秋田大学医学部循環器内科
藤野 雅史	国立循環器病研究センター病院心臓血管内科部門冠疾患科
宮本 卓也	山形県立新庄病院循環器内科
神山 美之	太田総合病院太田西ノ内病院循環器内科
竹石 恭知	福島県立医科大学医学部循環器内科学講座
福本 義弘	久留米大学医学部内科学講座心臓・血管内科部門
安 隆則	獨協医科大学日光医療センター心臓・血管・腎臓内科
有馬 秀二	近畿大学医学部腎臓内科
高橋 和眞	岩手県立大学看護学部基礎看護学講座・健康サポートセンター
木庭 新治	昭和大学医学部内科学講座・循環器内科学部門
木村 穣	関西医科大学健康科学センター
海老原 覚	東北大学大学院医学系研究科機能医科学講座内部障害学分野
宮崎 真理子	東北大学大学院医学系研究科腎・膠原病・内分泌内科学分野
伊藤 貞嘉	公立刈田綜合病院
阿部 康二	岡山大学大学院医歯薬学総合研究科脳神経内科学
小川 純人	東京大学大学院医学系研究科加齢医学
高橋 珠緒	東北大学大学院医学系研究科機能医科学講座内部障害学分野
鈴木 文歌	東北大学大学院医学系研究科機能医科学講座内部障害学分野
大宮 一人	島津メディカルクリニック
前田 知子	榊原記念クリニック検査科
小川 佳子	帝京大学医療技術学部スポーツ医療学科
安達 仁	群馬県立心臓血管センター循環器内科
高橋 哲也	順天堂大学保健医療学部
後藤 葉一	公立八鹿病院
岩津 弘太郎	国家公務員共済組合連合会枚方公済病院リハビリテーション科
山田 純生	名古屋大学大学院医学系研究科リハビリテーション療法学
伊藤 修	東北医科薬科大学医学部リハビリテーション学

高橋 英二	柴崎ファミリークリニック
小山 照幸	亀田総合病院リハビリテーション科
上嶋 健治	宇治武田病院健診センター
白石 裕一	京都府立医科大学循環器内科・リハビリテーション部
宮田 昌明	鹿児島大学医学部保健学科
進藤 智彦	東北大学病院循環器内科
牧田 茂	埼玉医科大学国際医療センター心臓リハビリテーション科
折口 秀樹	JCHO九州病院健康診断部
髙島 千敬	広島都市学園大学健康科学部リハビリテーション学科
中根 英策	田附興風会医学研究所北野病院心臓センター
野原 隆司	国家公務員共済組合連合会枚方公済病院
有田 幹雄	角谷リハビリテーション病院
原田 卓	東北労災病院リハビリテーション科
吉田 俊子	聖路加国際大学大学院看護学研究科
黒澤 一	東北大学大学院医学系研究科産業医学分野
西﨑 芙美	帝人ファーマ株式会社製品戦略企画部
池田 こずえ	篠田総合病院循環器科
田中 希	京都大学循環器内科
角口 亜希子	榊原記念病院看護部
吉内 佐和子	関西医科大学附属病院栄養管理部
日下 美穂	日下医院
玉木 大輔	観世会腎健クリニック栄養科
石原 俊一	文教大学人間科学部心理学科
風間 寛子	群馬県立心臓血管センターリハビリテーション課
田倉 智之	東京大学大学院医学系研究科医療経済政策学
畦地 萌	デイホーム孫の手・前橋南
長山 雅俊	一の橋内科・循環器内科

Contents

第1章 循環器疾患総論 1

1 循環器系の解剖と機能 2
1. 解剖 2
心臓の解剖 2／冠(状)動脈の解剖 4／刺激伝導系 4／大血管 6
2. 生理 6
冠血流量 6／心拍出量 7／心収縮力 8／心筋酸素消費量 8

2 骨格筋の解剖と機能，廃用症候群 10
1. 骨格筋の解剖と機能 10
骨格筋 10／骨格筋の構造と収縮 10／筋収縮のためのエネルギー供給 11／筋線維 13／筋の収縮様式とその特徴 13／運動による筋線維の変化 14
2. 廃用症候群 16
廃用症候群の定義と内容 16／系別の病態生理と治療の原則 18

3 運動と呼吸 26
1. 運動と外呼吸 26
呼吸と肺の役割 26／換気調節 26／運動強度の増加と換気充進 27
2. 運動と内呼吸（代謝） 28
内呼吸とは 28／骨格筋におけるエネルギー産生 28／運動強度と乳酸値 30／critical P_{O_2}と無酸素代謝の関係 30／乳酸の緩衝による CO_2 産生 30／無酸素代謝出現による呼気ガスの変化 30／無酸素代謝の役割 31／ATP 再合成と骨格筋・心血管系・呼吸器系の連関 31／骨格筋・心血管系・呼吸器系の連関 32

4 循環器系の症候と検査 34
1. 自覚症状 34
胸痛（chest pain）34／動悸（palpitation）35／呼吸困難（dyspnea）35／チアノーゼ（cyanosis）35
2. 身体所見 36
脈拍の診察 36／血圧測定 36／心臓の診察 37／頸部血管の診察 38
3. 検査 39
胸部 X 線検査 39／心臓超音波検査（心エコー，echocardiography）40／心電図 42／心臓カテーテル検査 42／血管機能検査 44

第2章 循環器疾患各論 45

1 虚血性心疾患 46
1. 虚血性心疾患総論 46
定義・概念 46
2. 狭心症 48
病態 48／分類 49／診断 50／治療 52
3. 心筋梗塞 53
病態 53／診断 53／治療 54／心筋梗塞の合併症 55／心筋梗塞慢性期の治療 56

2 心不全 57
1. 心不全総論 57
心不全とは 57／心不全の臨床症状と診断（HFpEF/HFrEF）57／心不全の代償機構と神経体液性因子 59
2. 急性心不全 60
急性心不全と慢性心不全 60／臨床的分類 61／急性心不全の診断・病態把握と治療 62／慢性心不全 63／慢性心不全の検査 64／慢性心不全の治療 65／慢性心不全の予後 66

3 弁膜疾患と先天性疾患 68
1. 弁膜症 68

大動脈弁狭窄症 68／僧帽弁閉鎖不全症 69／大動脈弁閉鎖不全症 72／僧帽弁狭窄症 73

 2. 先天性心疾患 …………………………………………………………………………………………… 74
  心房中隔欠損症 74／心室中隔欠損症 75／ファロー（Fallot）四徴症 76

4 不整脈 ……… 78
 1. 頻脈性不整脈 …………………………………………………………………………………………… 78
  上室性期外収縮（PAC）78／心房粗動（AFL）78／心房細動（AF）78／発作性上室性頻拍症（PSVT）78／WPW症候群 80／心室性期外収縮（PVC）81／心室頻拍（VT）81／心室細動（VF）81
 2. 徐脈性不整脈 …………………………………………………………………………………………… 81
  洞不全症候群（SSS）81／房室ブロック（AV block）82
 3. 治療 …… 82
  薬物治療 82／カテーテルアブレーション 84／電気的除細動 85／ペースメーカ 85／植込み型除細動器（ICD）85／両心室ペーシング（bi-ventricular pacing）86／両心室ペーシング機能付き植込み型除細動器（CRT-D）86

5 その他の心血管疾患 ………………………………………………………………………………………… 88
 1. 心筋・心膜疾患 ………………………………………………………………………………………… 88
  拡張型心筋症 88／肥大型心筋症 88／急性心膜炎 89／感染性心内膜炎 90／心タンポナーデ 91
 2. 肺動脈疾患 ……………………………………………………………………………………………… 91
  肺動脈血栓塞栓症 91／肺高血圧症 91
 3. 大動脈疾患 ……………………………………………………………………………………………… 95
  大動脈瘤 95／大動脈解離 95
 4. 末梢動脈疾患 …………………………………………………………………………………………… 96
 5. 末梢静脈疾患 …………………………………………………………………………………………… 98
  深部静脈血栓症 98／血栓性静脈炎 99／静脈瘤 99

6 生活習慣病・代謝疾患 ……………………………………………………………………………………… 100
 1. 高血圧 …………………………………………………………………………………………………… 100
  病態・症状 100／診断 101／検査 102／治療 102
 2. 糖尿病・耐糖能障害 …………………………………………………………………………………… 104
  糖尿病とは 104／糖の流れ─糖尿病病態の理解のために 104／糖尿病の分類 106／糖尿病の診断 107／糖尿病の治療 108／糖尿病合併症 112／慢性合併症 113
 3. 脂質異常症 ……………………………………………………………………………………………… 115
  病態 115／診断 116／症状 117／検査 118／脂質異常症の治療 119
 4. メタボリックシンドローム・肥満症 ………………………………………………………………… 121
  メタボリックシンドロームの概念 121／メタボリックシンドローム・肥満症の病態 121／心臓リハビリテーションにおけるメタボリックシンドローム・肥満の評価法 122／メタボリックシンドロームの介入および改善機序 123／まとめ 125
 5. 慢性閉塞性肺疾患（COPD） ………………………………………………………………………… 125
  概念と疫学 125／病態 126／診断 126／検査 127／治療 127
 6. 慢性腎臓病（CKD） …………………………………………………………………………………… 129
  定義 129／CKD の有病者数と CKD 対策の推移 130／糸球体濾過量（GFR）131／腎臓の細胞，機能，疾患の関係 131／CKD の原因 131／CKD の管理と治療 133／心腎連関を念頭においた CKD 管理 134／おわりに 135

第3章
心臓・血管と他臓器連関 …………………………………………………… 137

1 心臓・血管と腎臓 …………………………………………………………………………………………… 138
  慢性腎臓病 138／生活習慣病と心腎連関 139／腎臓疾患が心臓に及ぼす影響 140／心臓疾患が腎臓に及ぼす影響 141／おわりに 141

2 心臓・血管と肺 ……………………………………………………………………………………………… 143
  肺疾患が心臓に及ぼす影響 143／心臓疾患が肺に及ぼす影響 143／心血管疾患と肺疾患の合併 144

3 心臓・血管と脳・神経 ……………………………………………………………………………………… 145
  心疾患と脳神経疾患 145／心臓・血管と脳・神経における類似性と相違点 145／微小循環障害と脳機能障害 146

4 心臓・血管と骨 ……………………………………………………………………………………………… 148
  骨粗鬆症と生活習慣病との関連性 148／骨代謝と動脈硬化・心血管疾患 148／骨代謝とスタチン 150／骨代謝と高血圧 150／おわりに 151

第4章
心臓リハビリテーションに必要な評価　153

1　心臓リハビリテーション診療の手順　154
心臓リハビリテーション患者の診療の基本事項 154 ／高齢患者の特徴 158 ／包括的心臓リハビリテーションで目指すこと 159

2　身体機能評価　161
身体計測 161 ／筋力測定 161 ／柔軟性テスト 162 ／バランステスト 162 ／サルコペニア 163 ／フレイル 163 ／CONUT（Controlling Nutritional Status）165 ／GNRI（Geriatric Nutritional Risk Index）165 ／SPPB（Short Physical Performance Battery）165

3　ADL 評価法　168
ADL の概念 168 ／基本的 ADL 評価法（BI, FIM）168 ／手段的 ADL 評価法 171

4　心肺運動負荷試験　173
1．運動負荷試験の目的と種類　173
運動負荷試験の目的 173 ／運動の種類と運動負荷試験 173 ／各種運動負荷試験の特徴 174
2．運動負荷試験の実際　176
運動負荷試験の禁忌 176 ／運動負荷試験中の注意点 177 ／運動負荷試験の中止基準 178 ／運動負荷終了後の注意点 178 ／心筋虚血の評価法 178
3．各種呼気ガス分析指標　179
直線的漸増（ramp）負荷試験中の生理学的応答 180 ／測定中に得られるパラメータとその生理学的意義 182 ／おわりに 184

5　精神・心理機能検査　186
抑うつを測定するスケール 186 ／不安を測定するスケール 186 ／Type D パーソナリティを測定するスケール 188 ／敵意・怒り・攻撃性を測定するスケール 188 ／感情・気分を測定するスケール 188 ／健康関連 Quality of life（QOL）を測定するスケール 188

第5章
運動処方総論　191

1　運動処方の基本　192
患者選択・リスク層別化 192 ／運動処方の目的 193 ／外来における運動療法の組み立て 195 ／ベッドサイドでの運動療法の組み立て 197 ／運動種目・種類 198 ／運動強度の設定 198 ／おわりに 200

2　監視，非監視の運動療法　201
監視型運動療法 201 ／非監視型運動療法 203

3　運動療法の一般的な注意点　208
運動療法中止基準 208 ／その他 208

第6章
心臓リハビリテーション総論　211

1　心臓リハビリテーションの変遷と日本の現状　212
心臓リハビリテーションの歴史 212 ／日本における心臓リハビリテーションの現状 217

2　心臓リハビリテーションに関する基本的事項　222
心臓リハビリテーションの定義と目的 222 ／心臓リハビリテーションの構成要素 223 ／心臓リハビリテーションの時期的区分（第Ⅰ相，第Ⅱ相，第Ⅲ相）225 ／［補足］包括的リハビリテーションの考え方 228

3　心臓リハビリテーションの有効性　229
1．身体的効果　229
運動耐容能の増加 229 ／レジスタンストレーニングによる筋力増加 229 ／心機能，心室リモデリングに対する影響 230 ／冠循環に及ぼす効果 230 ／換気機能の改善 230 ／自律神経機能の改善 230 ／末梢循環に及ぼす影響 230 ／炎症性指標の改善 231 ／骨格筋の適応現象 231 ／冠危険因子の是正 231 ／生命予後の改善 231 ／性差と運動療法効果 232
2．精神的満足度および QOL に及ぼす効果　233
心臓リハビリテーションにおける HRQOL 評価 233 ／心筋梗塞 233 ／冠動脈バイパス術後 234 ／慢性心不全 234 ／おわりに 235

第7章 心臓リハビリテーション各論　237

1 心筋梗塞　238
1. 急性期心臓リハビリテーション　238
有効性 238 ／リハビリテーションの概要 238 ／留意点 239
2. 回復期心臓リハビリテーション　240
有効性 240 ／包括的心臓リハビリテーションの要素 241 ／リハビリテーションの概要 242 ／留意点 244 ／他職種へのメッセージ 244
3. 維持期心臓リハビリテーション　245
現状 245 ／メディックスクラブの取り組み 245 ／運動教室の利点 246

2 狭心症・冠動脈インターベンション　251
1. 狭心症例に対する心臓リハビリテーション　251
現状 251 ／効果 251 ／狭心症後運動療法の実際 252
2. 冠動脈インターベンション後の心臓リハビリテーション　252
現状 252 ／運動療法の実際 253 ／安全性と評価 253

3 心臓術後　255
運動療法の効果 255 ／運動療法の方法 256 ／原疾患・術式の相違による留意点 260

4 慢性心不全　262
心不全患者の運動耐容能低下機序 262 ／心不全患者への運動療法の有効性 262 ／運動療法の有効性の機序 263 ／心不全患者への運動療法の実際 264 ／心不全患者への運動療法と併用薬剤 266 ／高齢心不全患者への運動療法 267 ／おわりに 267

5 ペースメーカ，ICD または CRT-D 装着　270
デバイス植込み後の上肢の運動 270 ／デバイス植込み後の運動負荷試験 270 ／ペースメーカ 270 ／植込み型除細動器（ICD）271 ／両心室ペースメーカ（CRT），植込み型除細動器付き CRT（CRT-D）272 ／両心室ペースメーカ患者の運動耐容能 272 ／デバイス植込み症例のフレイル，栄養 273 ／デバイスの情報を心臓リハビリテーションに生かす 273 ／まとめ 274

6 補助人工心臓　277
植込み型補助人工心臓装着後のリハビリテーションの実際 278 ／精神的なサポート 279

7 心臓移植　282
心臓移植患者の特徴 282 ／心臓移植後のリハビリテーションの効果 284 ／心臓移植後のリハビリテーションプログラム 285

8 大血管疾患　287
大血管疾患における心臓リハビリテーションの意義 287 ／リハビリテーションの効果 287 ／大血管術後リハビリテーション時に考慮すべき病態 288 ／運動療法の適応 288 ／禁忌 288 ／安全性 289 ／リハビリテーションの実際 289

9 末梢動脈疾患　292
リハビリテーションの効果 292 ／リハビリテーション開始にあたって 292 ／リハビリテーションの実際 295

10 不整脈　299
心室性不整脈 299 ／心房細動 299 ／運動トレーニングの中止基準 302 ／運動中の心事故 302 ／不整脈研究の限界と問題点 302 ／まとめ 303

11 生活習慣病　305
1. 高血圧　305
心臓リハビリテーションの効果 305 ／適応・禁忌 305 ／方法 306 ／注意点 306
2. 肥満・脂質異常症　307
リハビリテーションの効果 307 ／適応・禁忌 308 ／方法 308 ／注意点 308
3. 糖尿病　310
リハビリテーション（運動療法）の効果 310 ／適応・禁忌 312 ／運動療法の実際 312 ／注意点：リハビリテーション・運動療法を始める前に 312
4. 慢性閉塞性肺疾患（COPD）　313
リハビリテーションの効果 313 ／適応・禁忌 314 ／方法 315 ／注意点 316
5. 慢性腎臓病（CKD）　317
リハビリテーションの効果 317 ／適応・禁忌 317 ／方法と注意点 318 ／運動に際しての特別な配慮 318

Topics ①：高齢者心血管疾患における心臓リハビリテーションの意義　248
Topics ②：慢性心不全患者に対する電気刺激の適応，効果とその機序　268
Topics ③：和温療法　275

Topics ④：衝撃波治療 280
Topics ⑤：心臓リハビリテーションにおける作業療法 297
Topics ⑥：理学療法士や看護師などのリハビリテーション従事者に望むこと 303
Topics ⑦：「慢性心不全看護」認定看護師から「心不全看護」認定看護師へ 319

第8章
生活指導　321

1 **薬剤** 322
　グレープフルーツジュースとカルシウム拮抗薬 322 ／抗血栓薬 322 ／周術期と抗血栓薬 324
2 **禁煙** 326
　禁煙に対する医療者の姿勢 326 ／禁煙指導のプロセス 326 ／ニコチン依存―身体的依存と心理的依存 326 ／禁煙指導の実際 327 ／加熱式タバコ 328
3 **酸素療法** 329
　酸素濃縮器使用におけるトラブルとその対処 329 ／在宅酸素療法の患者が旅行するときのサポートと注意点 330
4 **救急処置・安全対策** 331
　成人に対する BLS（一次救命処置）331 ／心停止に対する ACLS（二次救命処置）332 ／早期除細動の原則 333
5 **入浴** 336
　入浴が心血管系に及ぼす影響 336 ／循環器疾患患者にふさわしい入浴法 337
6 **ウォーキング** 338
　靴 338 ／服装 338 ／環境 340 ／ウォーキングの方法 340 ／運動強度（歩行速度）341 ／目的意識やバリエーション 341
7 **社会復帰支援** 342
　家庭生活の復帰支援 343 ／復職支援 345 ／趣味・運動・スポーツの取り入れ方 346 ／自動車運転 346 ／航空機旅行 347
8 **栄養** 348
　心臓リハビリテーション患者への栄養指導の意義 348 ／虚血性心疾患の一次予防, 二次予防 348 ／動脈硬化性疾患予防のための食事療法 348 ／うっ血性心不全 349 ／高血圧 350 ／糖尿病 351 ／脂質異常症 352 ／肥満症 353
9 **食塩制限** 354
　食塩摂取の現状 354 ／食塩摂取量の評価法 355 ／個別の減塩指導 355 ／減塩できる社会へ, 環境づくり 356 ／おわりに 357
10 **嗜好品** 358
　アルコール飲料 358 ／コーヒー, 緑茶 360
11 **サプリメント** 361
　サプリメントの定義と分類 361 ／サプリメントの評価 361
12 **心理・カウンセリング** 363
　循環系疾患患者の心理的諸問題と予後への影響 363 ／循環器系疾患患者における認知行動療法による治療的介入 364

第9章
心臓リハビリテーションの実際　369

1 **心臓リハビリテーションの運営** 370
　1. 心大血管疾患リハビリテーション料（Ⅰ）（Ⅱ）の施設基準 370
　　心大血管疾患リハビリテーション料の施設基準 370
　2. 心臓リハビリテーションチームにかかわる職種 372
　　心臓リハビリテーションチームスタッフ 372 ／心臓リハビリテーション指導士 373
　3. 必要な機器と設備・施設 375
　　運動療法施設の設計 375 ／運動療法施設の例示（小規模施設／中規模施設／大規模施設）377 ／厚生労働省指定疾病予防運動施設 378
2 **心臓リハビリテーションの診療報酬と医療経済** 381
　1. 心臓リハビリテーションの診療報酬制度 381
　　心大血管疾患リハビリテーション診療報酬制度の変遷 381 ／心大血管疾患リハビリテーション料算定の施設基準 382 ／心大血管疾患リハビリテーションの標準的な実施時間, 従事者1人当たりの患者数 382 ／心大血管疾患リハビリテーション料算定の手順 383 ／維持期における月13単位までのリハビリテーション提供の継続 383 ／標準的算定日数上

限の除外対象 383／負荷心肺機能検査と連続呼気ガス分析加算 383／診療報酬改定での疑問点とその解釈 384／診療報酬に関しての検討すべき事項と目標 386

 2．心臓リハビリテーションの医療経済的な価値評価 ･･ 386
  医療の社会経済的な価値 386／心臓リハビリテーションの社会経済的な評価 388／健康関連QOLにかかわる課題 389／おわりに 390

3　心臓リハビリテーションの普及と阻害因子 ･･･ 392
 1．心臓リハビリテーションの普及の状況 ･･ 392
  心臓リハビリテーションの普及の実態 392／心臓リハビリテーションをさらに普及させるために 393
 2．心臓リハビリテーションへの参加と継続を阻害する因子とその対策 ････････････････････････････ 395
  参加阻害因子とその対策 395／継続阻害因子とその対策 395
 3．地域運動療法施設との連携（現状と未来） ･･ 398
  一次予防・二次予防に対する行政の対応 398／脳卒中・循環器病対策基本法の成立 399／医療施設における運動療法施設の運営 399／NPO法人ジャパンハートクラブ 399

付録 ･･･ 403
 付録1　心機能関係指標正常値一覧 ･･ 404
 付録2　eGFR 男女・年齢別早見表 ･･ 405
 付録3　METs 換算表 ･･･ 407
 付録4　心臓リハビリテーション実施計画書 ･･ 409

索引 ･･･ 414

略語集

AAA	abdominal aortic aneurysm	腹部大動脈瘤
AAD	acute aortic dissection	急性大動脈解離
AB (P) I	ankle brachial (pressure) index	足関節上腕血圧比
ACC	American College of Cardiology	米国心臓病学会
ACE	angiotensin converting enzyme	アンジオテンシン変換酵素
ACLS	advanced cardiac life support	二次救命処置
ACS	acute coronary syndrome	急性冠症候群
ADL	activities of daily living	日常生活動作（活動）
AED	automated external defibrillator	自動体外式除細動器
AF	atrial fibrillation	心房細動
AFL	atrial flutter	心房粗動
AGE	advanced glycation end product	終末糖化産物
AHA	American Heart Association	米国心臓協会
AKI	acute kidney injury	急性腎障害
AMI	acute myocardial infarction	急性心筋梗塞
AR	aortic (valve) regurgitation	大動脈弁逆流（症）
ARB	angiotensin Ⅱ receptor blocker	アンジオテンシンⅡ受容体拮抗薬
AS	aortic (valve) stenosis	大動脈弁狭窄（症）
ASD	atrial septal defect	心房中隔欠損
ASH	asymmetric septal hypertrophy	非対称性中隔肥厚
ASV	adaptive support ventilation	調整（適応）補助換気
AT	anaerobic (metabolic) threshold	嫌気性（代謝）閾値，無酸素（代謝）閾値
AV block	atrioventricular block	房室ブロック
AVR	aortic valve replacement	大動脈弁置換（術）
BIA	bioelectrical impedance analysis	生体電気インピーダンス法
BLS	basic life support	一次救命処置
BMI	body mass index	ボディマスインデックス（肥満指数）
BNP	brain natriuretic peptide	脳性ナトリウム利尿ペプチド
BRS	baroreflex sensitivity	圧反射感受性
BTPS	body temperature and pressure, saturated with water vapor	体温，大気圧，水蒸気飽和状態
CABG	coronary artery bypass grafting	冠動脈バイパス術
CAD	coronary artery disease	冠動脈疾患
CAG	coronary angiography	冠動脈造影法
Ccr	creatinine clearance	クレアチニンクリアランス
CCU	coronary care unit	冠動脈疾患集中治療室
CHD	coronary heart disease	冠動脈疾患
CHD	congenital heart disease	先天性心疾患
CHDF	continuous hemodiafiltration	持続的血液濾過透析
CHF	chronic heart failure	慢性心不全
CHF	congestive heart failure	うっ血性心不全
CHF	continuous hemofiltration	持続的血液濾過
CI	cardiac index	心係数
CKD	chronic kidney disease	慢性腎臓病
CM	chylomicron	カイロミクロン
COPD	chronic obstructive pulmonary disease	慢性閉塞性肺疾患
CPAP	continuous positive airway pressure	持続的気道陽圧法
CPR	cardiopulmonary resuscitation	心肺蘇生
CPX	cardiopulmonary exercise testing	心肺運動負荷試験
CRT	cardiac resynchronization therapy	心室再同期療法

CRT-D	cardiac resynchronization therapy defibrillator	両室ペーシング機能付き植込み型除細動器
CTR	cardiothoracic ratio	心胸郭比
CVD	cardiovascular disease	心血管疾患
DLCO	diffusing capacity of the lung for carbon monoxide	一酸化炭素肺拡散能
DAA	dissecting aortic aneurysm	解離性大動脈瘤
DBP	diastolic blood pressure	最小（拡張期）血圧
DES	drug eluting stent	薬剤溶出性ステント
DEXA	dual energy X-ray absorptiometry	二重エネルギーX線吸収法
DIC	disseminated intravascular coagulation syndrome	播種性血管内凝固症候群
DM	diabetes mellitus	糖尿病
DP	double product	二重積
ECUM	extracorporeal ultrafiltration method	体外限外濾過法
eGFR	estimated glomerular filtration rate	推定糸球体濾過量
eNOS	endothelial nitric oxide synthase	内皮型一酸化窒素合成酵素
ESKD	end-stage kidney disease	末期腎不全
ESRD	end-stage renal disease	末期腎疾患
EVAR	endovascular aneurysm repair	腹部大動脈瘤ステントグラフト内挿術
F_{ACO_2}	alveolar carbon dioxide concentration	肺胞気炭酸ガス濃度
FEV	forced expiratory volume	努力呼気肺活量
FVC	forced vital capacity	努力肺活量
FWR	free wall rupture	自由壁破裂
GFR	glomerular filtration rate	糸球体濾過量（率）
GLUT	glucose transporter	グルコーストランスポーター（ブドウ糖輸送担体）
HDL	high density lipoprotein	高比重リポ蛋白
HFpEF	heart failure with preserved ejection fraction	収縮機能の保たれた心不全
HFrEF	heart failure with reduced ejection fraction	収縮機能の低下した心不全
HNCM	hypertrophic non-obstructive cardiomyopathy	非閉塞性肥大型心筋症
HOCM	hypertrophic obstructive cardiomyopathy	閉塞性肥大型心筋症
IABP	intra-aortic balloon pumping	大動脈内バルーンパンピング
ICD	implantable cardioverter-defibrillator	植込み型除細動器
IDL	intermediate density lipoprotein	中比重リポ蛋白
IE	infective endocarditis	感染性心内膜炎
iNOS	inducible nitric oxide syntase	誘導型一酸化窒素合成酵素
LDL	low density lipoprotein	低比重リポ蛋白
LOS	low output syndrome	低心拍出状態
LRP	low density lipoprotein receptor-related protein	低比重リポ蛋白受容体関連蛋白
LVAD	left ventricular assist device	左室補助人工心臓
LVEDP	left ventricular end-diastoric pressure	左室拡張末期圧
LVEF	left ventricular ejection fraction	左室駆出分画
METs	metabolic equivalents	代謝当量
MMT	manual muscle testing	徒手筋力テスト
MVR	mitral valve replacement	僧帽弁置換（術）
NPPV	noninvasive positive pressure ventilation	非侵襲的陽圧換気療法
NSTEMI	non-ST-segment elevation myocardial infarction	非ST上昇型心筋梗塞
NYHA	New York Heart Association	ニューヨーク心臓協会
OMC	open mitral commissurotomy	直視下僧帽弁交連切開術
OPCAB	off-pump coronary artery bypass (grafting)	体外循環非使用冠動脈バイパス（術）
P_{ACO_2}	alveolar carbon dioxide tention (or pressure)	肺胞気炭酸ガス分圧
P_{AO_2}	alveolar oxygen tention (or pressure)	肺胞気酸素分圧

P$_{CO_2}$	carbon dioxide tention (or pressure)	炭酸ガス分圧
P$_{ETCO_2}$	end-tidal carbon dioxide tension (or pressure)	呼気終末炭酸ガス分圧
P$_{ETO_2}$	end-tidal oxygen tension (or pressure)	呼気終末酸素分圧
P$_{ICO_2}$	inspiratory carbon dioxide tension (or pressure)	吸入気炭酸ガス分圧
Pa$_{CO_2}$	arterial partial pressure of carbon dioxide	動脈血炭酸ガス分圧
Pa$_{O_2}$	arterial partial pressure of oxygen	動脈血酸素分圧
PAC	premature atrial contraction	期外収縮
PAD	peripheral arterial disease	末梢動脈疾患
PAI-1	plasminogen activator inhibitor-1	プラスミノゲン活性化因子インヒビター1
PAWP	pulmonary arterial wedge pressure	肺動脈楔入圧
PCI	percutaneous coronary intervention	経皮的冠動脈インターベンション
PCPS	percutaneous cardiopulmonary support	経皮的心肺補助（法）
PCWP	pulmonary capillary wedge pressure	肺毛細血管楔入圧
PEA	pulseless electical activity	無脈性電気活動
PPI	proton pump inhibitor	プロトンポンプ阻害薬
PSVT	paroxysmal supraventricular tachycardia	発作性上室頻拍
PTAC	percutaneous transluminal aortic commissurotomy	経皮的大動脈弁交連切開術
PTMC	percutaneous transluminal mitral commissurotomy	経皮的僧帽弁交連切開術
PVC	premature ventricular contraction	心室期外収縮
QOL	quality of life	生活の質
RAAS	renin-angiotensin-aldosterone system	レニン・アンジオテンシン・アルドステロン系
REBT	rational emotive behavior therapy	理性感情行動療法
RICR	registered instructor of cardiac rehabilitation	心臓リハビリテーション指導士
RLP	remnant-like particle	レムナント様粒子
ROSC	return of spontaneous circulation	自己心拍再開
RV	residual volume	残気量
SAT	subacute thromboembolism	亜急性血栓塞栓症
SBP	systolic blood pressure	最大（収縮期）血圧
SERM	selective estrogen receptor modulator	選択的エストロゲン受容体モジュレーター
SSS	sick sinus syndrome	洞不全症候群
STEMI	ST-segment elevation myocardial infarction	ST上昇型心筋梗塞
STPD	standard temperature and pressure dry 0 degree	標準状態
SV	stroke volume	一回拍出量
TAA	thoracic aortic aneurysm	胸部大動脈瘤
TAVI	transcatheter aortic valve implantation	経カテーテル的大動脈弁留置術
TIMI	thrombolysis in myocardial infarction	TIMI（試験）
TLC	total lung capacity	全肺気量
tPA	tissue plasminogen activator	組織プラスミノゲン活性化因子
V$_A$	alveolar volume	肺胞気量
V$_{CO_2}$	carbon dioxide output	炭酸ガス排出量
V$_E$	minute ventilation	分時換気量
VAS	ventricular assist system	心室補助装置（人工心臓）
VAT	ventricular activation time	心室興奮到達時間
VF	ventricular fibrillation	心室細動
VLDL	very low density lipoprotein	超低比重リポ蛋白
VPC	ventricular premature contraction	心室期外収縮
VSD	ventricular septal defect	心室中隔欠損
VSP	ventricular septal perforation	心室中隔穿孔
VT	ventricular tachycardia	心室頻拍
W	watt	ワット

[第1章]
循環器疾患総論

1 循環器系の解剖と機能

1 解剖

心臓の解剖

　心臓は筋肉でできた4つの部屋で構成される［図1-1, 1-2］．右心室と左心室がポンプ作用を行い，右心房と左心房はそれぞれ右心室と左心室に血液を送る．心臓内には4つの弁があり，

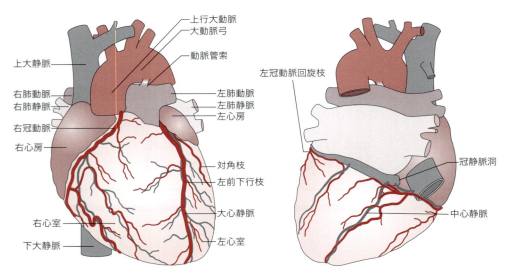

[図1-1]　心臓の正面と後面

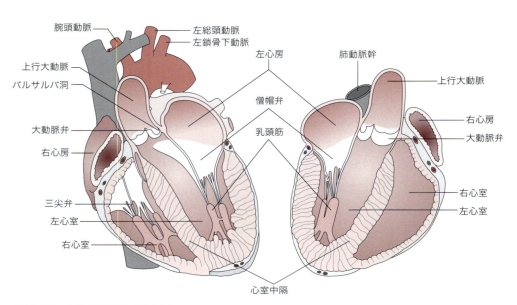

[図1-2]　心臓の断面図（縦方向）

血液を前方に送り，逆流しないように働いている．

　心膜は，心臓を包む強靱な結合組織の袋である．心臓は心膜により他の臓器と隔てられている．心膜は内側の臓側心膜と外側の壁側心膜の2層からなり，その間には心膜液が存在し，心臓の収縮を円滑にする働きをしている．

- **三尖弁**：三尖弁は，右心房が収縮すると同時に開いて右心室へと血液を送り込み，また右心室が収縮すると同時に閉じて右心房へ血液が逆流しないように働いている．三尖弁は前尖，中隔尖，後尖から成り立ち，乳頭筋，腱索などの支持組織を有している．前尖は右心室内で流入路と流出路を隔てている．右心室の拡大は三尖弁輪の拡大をきたし三尖弁逆流を起こすことになる．

- **僧帽弁**：僧帽弁は左心室と左心房の間にある弁である．僧帽弁は，左心房が収縮すると同時に開いて左心室へと血液を送り込み，また左心室が収縮すると同時に閉じて左心房へ血液が逆流しないように働いている．僧帽弁は前尖と後尖とよばれる2枚の弁尖から成り立ち，乳頭筋，腱索などの支持組織を有している．

- **大動脈弁**：大動脈弁は，心臓の左心室から大動脈への血液の流出路にある弁である．大動脈弁は，左心室が収縮すると同時に開いて血液を大動脈へ送り出し，左心室が拡張すると同時に閉じて血液の逆流を防止している．大動脈弁は僧帽弁や三尖弁とは異なり，乳頭筋，腱索などの支持組織を有していない．大動脈弁は，右冠尖，左冠尖，無冠尖とよばれる3枚の弁尖からなっている．大動脈の基部（大動脈弁から出てすぐの部分）は少し膨らんでおりバルサルバ（Valsalva）洞とよばれている．バルサルバ洞のうち，右冠尖の近くの部分を右冠動脈洞，左冠尖の近くの部分を左冠動脈洞とよんでおり，そこから冠（状）動脈が分枝している．

- **肺動脈弁**：肺動脈弁は，右心室が収縮すると同時に開いて血液を肺動脈へ送り出し，右心室が拡張すると同時に閉じて血液の逆流を防止している．肺動脈弁は大動脈弁とほぼ同一な構造をしており3枚の弁尖からなる．腱索や乳頭筋との接続はない．

- **右心室**：右心室は右前面の構造物である．流入路，心尖部肉柱，流出路からなる．流入路は三尖弁で開口し乳頭筋へとつながる．心尖部の肉柱は乳頭筋部分から前壁途中まで広がっている．

- **左心室**：左心室は右心室と同様に，僧帽弁による流入路，発達した肉柱のある心尖部，大動脈下の流出路から構成される．左心室自由壁は心基部付近で最も厚い．一般的に左心室自由壁と中隔の厚さは右室の3倍である．一方，右心室心尖部付近での肉柱は左心室のそれと比較して著明に発達している．

- **心室中隔**：心室中隔は心内の複雑な仕切りであり，流入部，肉柱，膜性部，漏斗部からなる．心室中隔膜性部は大動脈弁の右冠尖と無冠尖の間に位置し，僧帽弁輪と三尖弁輪に接する．臨床上，重要な心室中隔欠損症の大半は膜性部に位置する．加齢に伴う心室中隔の特徴的な変化は，性差や高血圧とは無関係な肥厚である．

- **心房中隔**：右心房の解剖学的特徴は心房中隔に卵円窩が存在することである．右心房と左心房間の通路が卵円孔であり，生後ほとんどの場合閉鎖するが，20％の人に卵円孔閉鎖不全がみられ小さな裂孔が残存する．しかし血液のシャントは通常はない．成人になるまでに2/3で閉鎖するが，1/3では開存したままである．

- **右心房**：上・下大静脈からの静脈血を受け，三尖弁を経て右心室へ送る．右心房内壁の分界稜

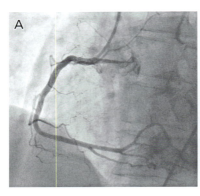
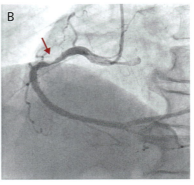

[図1-3] 冠動脈造影
A：正常な右冠動脈，B：狭心症患者の右冠動脈．segment 1 に90%狭窄所見を認める．

によって，右心房自由壁は前側と後側に分けられる．大静脈と冠静脈は右心房後側に，右心耳は右心房前側に開口する．右心房自由壁は紙のように薄いため，カテーテル操作に注意する必要がある．

- **左心房**：肺静脈から動脈血化された血液を受け，収縮により左心室に送る．左心耳は左心房前方外側に連続する．心房細動*1 を有する症例では，左心耳に血栓が形成され，心原性脳塞栓症*2 をきたすことがある．

冠(状)動脈の解剖

　冠(状)動脈は，大動脈起始部のバルサルバ洞から起始し，心筋に酸素と栄養を供給する．心臓を取り囲むようにして冠状に走行する．右冠動脈は右大動脈洞から起始し，右房室間溝（右房と右室の境界）に沿って後方へと走行し，洞結節，房室結節，右心室，心臓の後壁および下壁，そして後内側乳頭筋を栄養する．左冠動脈主幹部は左大動脈洞から起始し，左前下行枝と回旋枝に分かれる．左前下行枝は肺動脈の左側を回って前室間溝（心臓の前面での左心室と右心室の境界）に沿って下降する．左前下行枝は，心室中隔，心臓の前壁，心尖部を栄養している．回旋枝は左房室間溝（左房と左室の境界）に沿って後方に向かう．回旋枝は心臓の左側壁，左後壁，前外側乳頭筋を栄養している．冠動脈の狭窄の多くは動脈硬化性病変から起きる．正常例と狭心症*3 患者の冠動脈造影を示す［図1-3］．

刺激伝導系

　心臓の刺激伝導系は，洞結節，結節間伝導路，房室結節，ヒス（His）束，右脚，左脚からなる［図1-4］．

> **side memo**
>
> ***1 心房細動**
> 　洞結節の正常な信号では心房の興奮が始まらず，心房内で1分間に350〜600回の不規則な電気信号が発生し，心房全体が小刻みに震え，心房の正しい収縮と拡張ができなくなる不整脈である．動悸を自覚する場合もあれば無症状の場合もある．
>
> ***2 心原性脳塞栓症**
> 　心臓のなかでできた血栓が脳の太い動脈に詰まることで起こる脳梗塞．最も多い原因は心房細動である．突然，脳の動脈が閉塞するため，脳梗塞のなかでは重症になりやすく，症状も急激に出現することが多い．
>
> ***3 狭心症**
> 　冠動脈の動脈硬化によって生じた狭窄が血流を障害することが原因となり，前胸部の絞扼感や圧迫感が出現する．動脈硬化がほとんどないにもかかわらず，冠動脈が痙攣して収縮する場合もある．

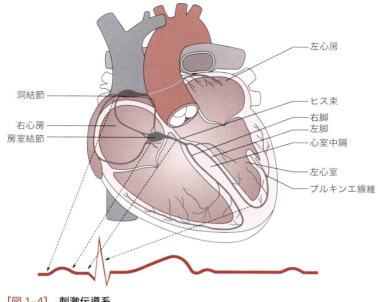

[図1-4] 刺激伝導系

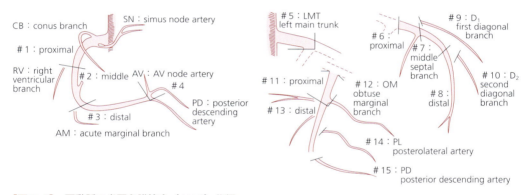

[図1-5] 冠動脈の米国心臓協会（AHA）分類

AHA分類では冠動脈を区分（segment, #）に分けて表記する．右冠動脈は4区分からなる．左冠動脈は主幹部をsegment 5とし，前下行枝（segment 6〜10）→左回旋枝（segment 11〜14）の順に区分する．後下行枝が存在すればこれをsegment 15とよぶ．

洞結節は心臓の刺激を生成し，刺激は次に心房を通って心室へ運ばれ，同時に心室を興奮させる．洞結節は，上大静脈と右房接合部付近の心外膜下に存在する．房室結節は三尖弁輪近傍の右房付近の心内膜下に存在する．

ヒス束は房室結節遠位部から派生し，心室中隔を後方に貫通する．中隔のなかでヒス束は2つに分かれる．中隔左側に続く左脚と右側に続く右脚である．左脚は前枝と後枝に分かれる．前枝は前方に走行し，前乳頭筋領域の心内膜下叢を形成する．後枝は後乳頭筋に伸び，心内膜下叢を形成する．右脚は細かく分岐

他職種に覚えてもらいたいポイント

冠動脈には番号が振り分けられており，冠動脈のAHA分類という．右冠動脈は1番〜4番まで，左冠動脈は5番〜15番まで分類される．左冠動脈は前下行枝と回旋枝に枝分かれして，前下行枝は6番〜10番まで，回旋枝は11番〜15番までの番号がつけられている [図1-5]．

し，右室を叢状に張り巡る．両心室の心内膜下叢は心筋にプルキンエ（Purkinje）線維を送る．

大血管

　胸部大動脈は，上行大動脈，弓部大動脈，下行大動脈からなる．バルサルバ洞のうち，右大動脈洞は心室中隔，右心室に接している．対照的に，左大動脈洞は左室前壁自由壁，僧帽弁前尖，左心房自由壁に接している．

（阿部直樹）

他職種へのメッセージ

急性心筋梗塞後の患者に心臓リハを施行するにあたり，心筋梗塞の重症度，心機能，冠動脈に有意な狭窄病変が残存しているかどうかを循環器内科医に確認することで，心臓リハを安全に施行できる．

文献
1) Fuster V : Hurst's The Heart, 10th Ed, McGraw-Hill, 2000.
2) 川名正敏，川名陽子(訳)：ハーバード大学テキスト 心臓病の病態生理，メディカルサイエンス・インターナショナル，2000.
3) 相磯貞和(訳)：ネッター解剖学アトラス，原著第4版，南江堂，2007.
4) 河合忠一(監訳)：心臓病イラストレイテッド，南江堂，1991.

2　生理

冠血流量

1 冠血流

　安静時の冠血流量は心拍出量の約5％であり，健常成人では約250 ml/分（70～90 ml/分/100 g心筋）である．冠血流量は冠灌流圧と冠血管抵抗（トーヌス）により規定される．収縮期には大動脈圧と左室心筋内圧が等しいため，灌流のための圧較差がゼロとなる．さらに左室心筋内に分布する血管は収縮期に周囲の心筋から圧迫されるため，血流は途絶する．拡張期には大動脈圧と心筋内圧に圧較差が生じて灌流圧が発生し，さらに心室拡張により血管は心筋の圧迫から解除されるので血流が生じる．他の臓器と異なり冠血流は拡張期にのみ生じる **［図1-1］**．

2 冠血管トーヌス

　血管は血管拡張因子，血管収縮因子を産生・分泌する機能を有し，血流量を調節している．正常では冠血管抵抗は抵抗血管のトーヌスにより規定され，特に内径が150 μm以下の冠細小動脈が冠血管抵抗の半分以上を担っている．冠細小動脈のトーヌスは代謝性調節因子，神経性調節因子をはじめとする多くの因子により調節されている．冠血流量の代謝性調節因子として，アデノシン，組織の低酸素，アシドーシスなどが重要である．

　冠動脈は交感神経，副交感神経に支配され，その活動度に応じてトーヌスが変化する．自律神経刺激時には心筋酸素消費量も変化するため，代謝性の冠血流量調節も作用する．交感神経刺激により，血管は一度収縮するものの，心拍数増加，心筋収縮性亢進により心筋酸素消費量が増大するため，代謝性の血管拡張が誘導され，結果として冠血流量は増加する．一方，迷走神経刺激により血管は拡張するが，同時に心拍数が減少し心筋収縮性も低下するため，心筋酸素消費量と冠血流量は減少する．

　血管内皮は血管の内側を覆う1層の細胞層である．近年，血管内皮細胞が種々の物質を産生・

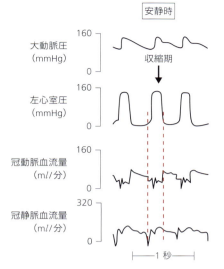

[図 1-1] 大動脈圧と冠血流量の関係（イヌ）
(Canty, 2012)[3] を改変

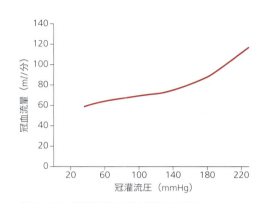

[図 1-2] 冠灌流圧と冠血流量の関係
(奥村・他, 2001)[1]

放出し，血管トーヌスの調節に重要な役割を果たしていることが明らかになっている．血管内皮由来の拡張因子には一酸化窒素（NO），プロスタサイクリン，内皮由来過分極因子などがある．血管内皮由来収縮因子としてはエンドセリンが知られている．

　冠灌流圧の変化に対して，冠動脈自体に冠血流量を一定に保つ働きがあり，自動調節能（autoregulation）とよばれる．心筋酸素消費量が変化しない条件において，冠灌流圧が70〜140 mmHg の範囲では冠血流量は一定に保たれる [図 1-2]．冠灌流圧がさらに低下すると，まず心内膜側の血流が減少し，その後心外膜側の血流が減少する．したがって心内膜側は虚血の影響を受けやすい．細小動脈は血管内圧が上昇すると収縮し，血管内圧が低下すると弛緩することが知られており（筋原性反応），この機序が自動調節能において重要と考えられている．自動調節能の機序には，NO や ATP 感受性カリウムチャネルも関与していると考えられている．

心拍出量

　心臓は規則的な収縮と弛緩を繰り返し，生命活動に不可欠な量の血液を末梢組織に送るポンプとして機能している．心臓が収縮している時期を収縮期，弛緩している時期を拡張期とよび，これらの周期的な活動が心拍動である．1分間当たりの心拍動数を心拍数（拍/分）とよび，健康成人では60〜100拍/分である．正常より多い場合を頻脈，少ない場合を徐脈という．健康成人における心拍数は，①心臓に分布している心臓神経（神経性調節），②内分泌系のホルモンや電解質（液性調節）により調節されている．心臓神経には心臓交感神経と心臓迷走（副交感）神経があり，前者の刺激により心拍数が増加し（陽性変時作用），一方，後者の刺激により心拍数が減少する（陰性変時作用）．また心拍数に影響を与える主たる内分泌ホルモンは，副腎髄質より分泌されているアドレナリンやノルアドレナリンであり，いずれも心臓交感神経と同様に心拍数を増加させる．血漿中の電解質もまた心拍数に影響を及ぼす．たとえば，血漿カリウムイオン濃度の上昇により心拍数は減少する．

1回の収縮で拍出される血液量を一回拍出量（l/拍）とよぶ．一回拍出量は，心室拡張終期の左心室容積（拡張終期心室容積，end-diastolic ventricular volume）と，心室収縮終期の左心室容積（収縮終期心室容積，end-systolic ventricular volume）との差である．健康成人の拡張終期心室容積は120〜130 mlであり，この増減には静脈還流量，すなわち前負荷が深く関与している．一方，心室収縮終期にはすべての血液が拍出されるわけではなく，50〜60 mlの血液が残存している．この差，すなわち約70 mlが健康成人の一回拍出量である．収縮終期心室容積の増減には，心筋収縮力と動脈血圧の変化が深く関与している．特に，高い動脈血圧は高い末梢血管抵抗（後負荷）を反映し，収縮終期に左心室内に残存する血液量が増加し，収縮終期心室容積が増加する．すなわち，一回拍出量が低下する．

心拍出量（l/分）は左心室から拍出される1分当たりの血液量であり，一回拍出量（l/拍）と心拍数（拍/分）の積により算出される．したがって心拍出量は心収縮力，前負荷，後負荷ならびに心拍数により規定されている．これら種々の規定因子は，末梢組織代謝の需要に鋭敏に反応し，互いに関連しながら心拍出量を一定に保つように調節している．

心収縮力

心臓の収縮力は生体の状況や周囲の環境の変化に応じて調節され，末梢組織が必要とするだけの心拍出量を維持できるようにコントロールされている．心臓の拡張終期心室容積の増減には，静脈還流量すなわち前負荷が深くかかわっている．心筋は生理的範囲内では，収縮開始時の心筋の伸展度に比例して収縮力が変化するという特徴を有しているため〔Starling（スターリング）の心臓の法則〕，たとえば静脈還流量（前負荷）の増加により心筋が伸展されると，心収縮力も増強し，その結果一回拍出量が増加する．一方，静脈還流量の減少により心筋の伸展が低下すると拡張終期心室容積が減少し，一回拍出量が減少する．このように心筋自体の内因性機構により，静脈還流量（前負荷）が心収縮力を規定している．

さらに心収縮力は外因性の調節機構によっても調節されている．心臓神経，すなわち心臓交感神経と心臓迷走（副交感）神経は心拍数を調節するとともに，前者は心収縮力を増強し（陽性変力作用），後者は心収縮力を減少させる（陰性変力作用）．副腎髄質より分泌されているアドレナリンやノルアドレナリンもまた心拍数を調節すると同時に，陽性変力作用を有している．さらに血漿中のカリウムやナトリウムイオン濃度の上昇により収縮性は低下し，一方カルシウムイオン濃度の上昇により収縮性は増加する．

図1-3に，動物実験（イヌ）から得られたデータをもとに推定されたヒトの右心房圧（前負荷の指標）と心拍出量の関係を示す．交感神経活動が正常の場合（赤点線），右房圧0〜4 mmHgまでは，右房圧の上昇に伴い心拍出量もほぼ直線的に増加する．これは，前負荷の増大に伴い心筋が伸展し，Starlingの心臓の法則（内因性機構）により心拍出量が増加するためである．右房圧が4 mmHg以上になると，心拍出量はもはや増加しない．すなわち，Starlingの心臓の法則の限界であり，交感神経や副腎髄質からのアドレナリンなどの外因性調節機構により心収縮力を増大させ，心拍出量を増加させる（赤線）．

心筋酸素消費量

心臓は好気的代謝を行っており，拍動している心臓の心筋酸素消費量は8〜15 ml/分/100 g心

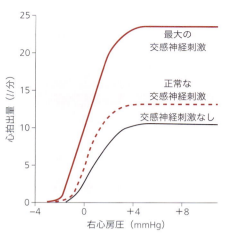

[図 1-3] 右心房圧（前負荷）と心拍出量の関係（イヌ）

交感神経の活動度による分類を示す．
(Guyton et al, 2006, p113)[2] を改変

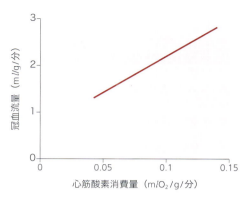

[図 1-4] 心筋酸素消費量と冠血流量の関係

(奥村・他, 2001, p221)[1]

筋である．心筋のエネルギー源として空腹時は脂肪酸が用いられ，食事摂取後はブドウ糖，さらに運動時には上昇した乳酸も用いられている．心筋酸素消費量は心筋量，壁張力，収縮性，心拍数などの因子により規定され，臨床的には心拍数と収縮期血圧の積である rate-pressure product（double product）が指標として用いられる．心筋の冠動脈からの酸素摂取率は安静時でも 70% と極めて高く，運動時などの心筋の酸素需要増大時に，血液からさらに多くの酸素を摂取することは期待できない．したがって，心筋酸素需要の増大への対応は，冠血流量の増加によってのみ可能となる．すなわち冠血流量は，心筋酸素需要の増大に対し，直線的に増加している [図 1-4]．

冠循環では心筋酸素消費量の増大に応じ，安静時の 5〜6 倍の血流増加が可能であり，生理的には心筋の酸素需要と冠血流による酸素の供給は常に平衡が保たれ，心筋組織の酸素欠乏（虚血）をきたすことはない．しかし，冠動脈の器質的狭窄などにより冠動脈に狭窄が生ずると，心筋酸素需要の増大に対応する冠血流量の増加が障害され，組織に酸素欠乏をきたす．したがって，リハを行ううえで，心筋酸素消費量と冠動脈病変に関する情報は極めて重要である．

（富田泰史）

文献
1) 奥村 謙, 石坂 浩：冠動脈の形態と冠循環. 標準循環器病学（小川 聡・他編）, 医学書院, 2001, pp220-230.
2) Guyton AC, Hall JE：Heart muscle. In Textbook of Medical Physiology, 11th Ed, Elsevier Saunders, Pennsylvania, 2006, pp103-115.
3) Canty JM Jr：Coronary blood flow and myocardial ischemia. In Braunwald's Heart Disease; A Textbook of Cardiovascular Medicine, 9th Ed (Bonow RO, et al, eds), Elsevier Saunders, Philadelphia, 2012, pp1049-1075.

2 骨格筋の解剖と機能，廃用症候群

1 骨格筋の解剖と機能

骨格筋

　全体重の4割ほどを占める骨格筋は骨に付着し，随意的な身体運動や姿勢保持を担っている．また，骨格筋は皮膚や肝臓と同様に高い再生能力を有しており，運動刺激を継続して与えることによって骨格筋の形態や機能の維持・向上がもたらされる．一方，トレーニングの中止，安静臥床，ギプス固定などによる不動化，中枢神経疾患や脊椎損傷などによる脱神経，日常生活の不活発化は骨格筋の形態や機能に悪影響を及ぼす．

　さらに，高血圧[1]，糖尿病[2]，心不全[3]，腎障害[4]などの慢性疾患を有する者においても骨格筋に量的・質的低下が起こっており，筋力や運動耐容能の低下を招き，QOLを低下させる一因となっている．

骨格筋の構造と収縮

　骨格筋は多くの筋線維（筋細胞）が束ねられて成り立っており，筋細胞内は多くの核やミトコンドリア，筋小胞体などの細胞内小器官と収縮装置である筋原線維から構成されている［図2-1］．また，筋細胞の周囲（筋細胞膜と基底膜の間）には，未分化の筋細胞である筋衛星細胞（サテライトセル）が存在し，筋の形成，肥大，修復，再生にかかわっていると考えられている[5]．

　筋原線維はミオシンからなる「太いフィラメント」と，アクチンと調節蛋白質（トロポニン複合体およびトロポミオシン）で構成される「細いフィラメント」が規則的に並んだ構造をとり，

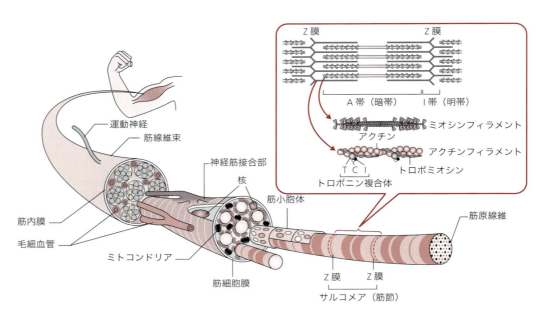

［図2-1］　骨格筋の構造

これら2種類の線維が互いに滑りあうことで張力を発生すると考えられている．

　ミオシンとアクチンの相互作用は運動神経からのシグナルが骨格筋に達したときに起こり，筋線維全体の細胞膜に興奮が伝わった結果，細胞質に大量のCa^{2+}が流れ込んで筋原線維の収縮が始まる．このCa^{2+}濃度の上昇は一時的で，すぐにアデノシン三リン酸（ATP）依存Ca^{2+}ポンプで筋小胞体内へ戻され，その結果筋が弛緩する．このように筋収縮-弛緩には大量のATPが必要であり，①アクチンとミオシンの相互作用による細いフィラメントと太いフィラメントの滑りと，②Ca^{2+}ポンプによるCa^{2+}のくみ上げ，の2つの過程で使われる．

筋収縮のためのエネルギー供給

　筋肉に蓄えられているATPはごく微量であるため，筋収縮を継続するためには絶えずATPを補充する必要がある．ATPを再合成する主要なエネルギー供給系には，以下の3つのエネルギー供給系が存在している［図2-2］．

　①筋肉内には，クレアチンリン酸（PCr）という高エネルギーリン酸化合物がATPと比べて多く存在している．ATP-CP系とよばれるATP再生機構は，アデノシン二リン酸（ADP）とPCrがクレアチンキナーゼとよばれる酵素の働きによって，ATPとCrが生じる反応をさす．また，後述する②，③のエネルギー供給系の働きによって，ATP供給に余裕がある場合はCrからPCrが再合成される．したがって，高強度の運動を持続してもATP濃度はあまり低下しないが，徐々にPCr濃度は低下し，ATPの分解によって生じる無機リン酸濃度が上昇する．

　ATP-CP系の他には，②筋線維内に貯蔵されたグリコーゲンや血中のブドウ糖（グルコース）の分解による解糖系や，③糖質または脂肪酸のβ酸化，アミノ酸などからの糖新生によるミトコンドリア内での酸化系エネルギー機構が担っている．②の過程では代謝産物として乳酸が産生

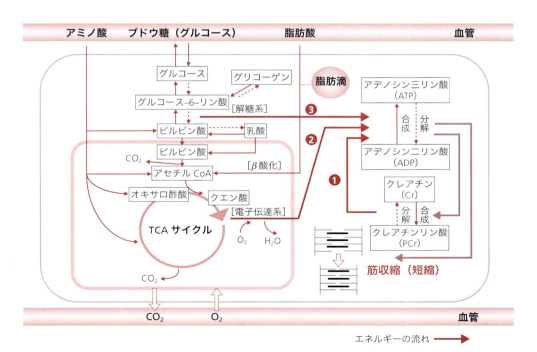

［図2-2］　筋収縮エネルギーが作り出される過程

され，一部が筋細胞から血液中に拡散する．その結果，身体はアシドーシスに傾くものの，血液，呼吸，腎臓はアシドーシスに対する緩衝作用を有しているため，pHは安静時と変わらないように調節される．③の代謝過程ではエネルギー基質である糖質，脂質，蛋白質が利用され，最終的に CO_2 と H_2O へ完全に酸化される．

①と②のATPを合成する過程には酸素を必要としないため，「無酸素性（アネロビック）」，または「嫌気性」代謝と表現され，酸素を必要とする③のATP合成過程は「有酸素性（エアロビック）」，「好気性」代謝とよばれることがある．これら①～③のエネルギー供給系のすべては，あらゆる身体運動を行う際に貢献しているが，ATP消費速度の大小によって，その貢献度は異なる．①や②の過程で合成されるATPの量は少ないが，①は13cal/kg/秒，②は7cal/kg/秒の速い速度でエネルギーが供給されるため，非常に大きなパワーを必要とする場面で重要な役割を果たしている．③は反応過程が多く，進行が遅いため，供給速度は3.6cal/kg/秒と遅いものの，②と比べて18倍のATPが合成可能である．加えて，③のエネルギー源となる糖質や脂肪は体内に豊富にあるため，安静時の生命活動や持続的な身体活動を営むうえで重要とされるエネルギーを供給している．

なお，③の過程では CO_2 と H_2O へと完全分解され，呼気から二酸化炭素が排出されるため，血液中の乳酸や呼気中の酸素量，二酸化炭素量を計測することで生体内のエネルギー代謝状態をおおよそ推測することができる．持久的運動時のエネルギー基質利用能は相対的な運動強度の増加によって脂質の酸化から，血糖，グリコーゲンの分解によるエネルギー供給が増加する[5]　[図2-3]．ただし，相対的な運動強度が同等であっても，トレーニング状態や身体状況[6,7]によってエネルギー供給源は異なる　[図2-4]．

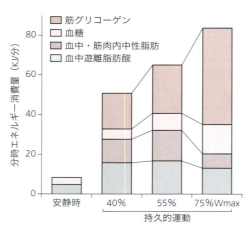

[図2-3] 運動強度によるエネルギー供給の変化
男性自転車競技者（平均年齢22歳）に対し，運動負荷試験で測定した最大負荷値から算出した相対運動強度（%Wmax）で30分間の自転車運動を行っている際のエネルギー消費量を表している．強度が55%を超えるあたりから，主なエネルギー源は脂質から糖質へシフトする．
（Van Loon et al, 2001）[5]

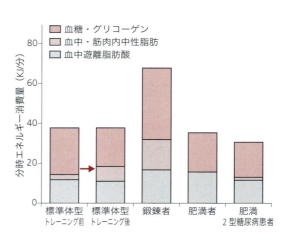

[図2-4] 持久的運動時（50～60%VO_2max）におけるエネルギー供給の比較
(Van Loon et al, 2001[5], Blaak et al, 2000[6], Schrauwen et al, 2002[7])

[表 2-1] 筋線維タイプとその特性

		筋線維タイプ		
		Type Ⅰ	Type Ⅱa	Type Ⅱb (Ⅱx)
形態的側面	筋線維の直径	小さい	大きい	大きい
	ミトコンドリア密度	高い	高い	低い
	毛細血管密度	高い	中程度	低い
	ミオグロビン含有量	多い	中程度	少ない
エネルギー基質的側面	クレアチンリン酸濃度	低い	高い	高い
	グリコーゲン量	多い	多い	少ない
	中性脂肪量	高い	中程度	低い
酵素的側面	解糖系酵素活性	低い	高い	高い
	酸化系酵素活性	高い	高い	低い
機能的側面	収縮速度	遅い	速い	速い
	発揮張力	低い	高い	高い
	疲労耐性	高い	低い	低い

(ACSM, 2013)[10]

[表 2-2] 静的および動的運動時における筋収縮様式と筋力発揮の特徴

運動の種類	筋収縮様式		筋力発揮の特徴
静的	等尺性（アイソメトリック）収縮		わずかな筋の短縮はあるが，外観的な関節の動きを伴わない
動的	等張性（アイソトニック）収縮	短縮性（コンセントリック）収縮	外力に抗して筋が短縮しながら筋力を発揮
		伸張性（エキセントリック）収縮	外力によって筋が強制的に伸張されながら筋力を発揮

筋線維

骨格筋を構成する筋線維は，機能的および代謝的な特性の違いから数種類のタイプに分類されており [表2-1]，収縮速度の遅い Type Ⅰ線維（slow twitch）と，収縮速度の速い Type Ⅱ線維（fast twitch）に大別されている．さらに速筋線維は，酸化系および解糖系の酵素活性が高い Type Ⅱa（fast-twitch oxidative）と，酸化系の酵素活性は低いが解糖系の酵素活性が高い Type Ⅱb（Ⅱx）（fast-twitch glycolytic）のサブタイプに分類することができる．加齢に伴い筋線維数の減少と Type Ⅱ筋線維の選択的萎縮が起こることが知られている[8]．

神経生理学的には，姿勢保持や歩行といった低い運動強度では Type Ⅰを支配する運動ニューロンが興奮することで Type Ⅰ線維の筋収縮が起こり，運動強度の増加に伴って Type Ⅱa，Ⅱb といった筋線維も動員されるような調節機構が備わっている[9]．

筋の収縮様式とその特徴

筋は収縮することによって筋力を発揮する．その筋力の発揮の仕方は，静的な筋収縮と動的な筋収縮によるものに分類される [表2-2]．日常動作を例にすると，椅子に座っている姿勢を保つために体幹深層部の筋が等尺性収縮を行っており，椅子から立ち上がる動作および立った姿勢

[表 2-3] レジスタンストレーニングにおける等尺性および等張性収縮の長所と短所

筋収縮様式	長所	短所
等尺性	●持続的な筋疲労を伴わない ●低強度（40％ MVC 程度）であっても筋力増強効果が得られる ●手軽に頻繁に行える	●運動の実感に乏しく，飽きやすい ●効果の発現には高頻度の実施が必要 ●代謝的刺激に乏しい ●運動中に血圧が上昇しやすい
等張性 （短縮性） （伸張性）	●代謝的刺激も加わることで，筋肥大や筋持久力の向上につながる ●動きの改善につながりやすい ●負荷強度が客観的に調節しやすい	●不適切な負荷設定や動作によっては，外傷の危険性がある ●負荷の増大によって血圧の上昇が起こる ●伸張性収縮では筋線維の微小な損傷に伴う遅発性筋痛を起こしやすい

％MVC：随意的に発揮できる最大筋力に対する割合

[表 2-4] 運動トレーニングに対する筋線維の適応変化

	持久的運動 Type I	持久的運動 Type II	レジスタンス運動 Type I	レジスタンス運動 Type II
筋線維比率	⇔ or ?	⇔ or ?	⇔ or ?	⇔ or ?
筋線維サイズ	⇔ or ?	⇔	↑	↑↑
収縮機構	⇔	⇔	⇔	⇔
酸化系能力	↑↑	↑	⇔	⇔
解糖系能力	⇔	⇔	⇔ or ↑	⇔ or ↑
グリコーゲン含量	↑↑	↑↑	⇔	⇔
脂肪酸化能力	↑↑	↑	⇔	⇔
毛細血管密度	↑	? or ↑	?	?
運動時の筋血流量	? or ↑	?	?	?

⇔：影響なし，?：不明，↑：やや増加，↑↑：増加　　　　　　　　　　　(ACSM, 2013)[10]

からゆっくりと腰かける動作では，大腿前面にある大腿四頭筋や殿部の大殿筋の短縮性収縮，および伸張性収縮によってスムーズな動作が遂行される．

　健康づくりや運動療法の場面で実践されているレジスタンストレーニングは，等張性収縮を伴うトレーニング様式が主流となっている．たとえば，自分の体重を利用したスクワット動作や，レジスタンストレーニング専用の機器や弾力性のあるチューブなどを用いたトレーニングがあげられる．その一方で，等尺性収縮を伴う静的なレジスタンストレーニングは，初心者や低体力者，運動器疾患を有する者などに対しても安全かつ効果的に実施することが可能なレジスタンストレーニングとして活用されている．その例としては，椅子に座った姿勢で，①片側の膝関節を完全伸展させた状態を保つ，②両膝の間にクッションを挟んだ状態で，股を閉じるように力を持続的に発揮する（①②ともに7〜10秒間保持），などの種目が行われている．

　動的および静的なレジスタンストレーニングは，両者の長所と短所を理解したうえで導入することが望ましい [表 2-3]．

運動による筋線維の変化

　筋線維における適応変化は運動様式に依存し，筋線維タイプごとに大きく異なる[10]．持久的

[表 2-5] 運動トレーニングの身体・健康面への影響

		持久的運動	レジスタンス運動
体組成	骨密度	↑↑	↑↑
	体脂肪率	↓↓	↓
	除脂肪量	⇔	↑↑
	基礎代謝	↑ or ⇔	↑
糖代謝	糖負荷に対するインスリン分泌	↓↓	↓↓
	基礎インスリン分泌	↓	↓
	インスリン感受性	↑↑	↑↑
血清脂質	HDLコレステロール	↑ or ⇔	↑ or ⇔
	LDLコレステロール	↓ or ⇔	↓ or ⇔
	中性脂肪	↓↓	↓ or ⇔
循環動態	安静時心拍数	↓↓	⇔
	一回心拍出量（安静時・最大運動時）	↑↑	⇔
	心拍出量（安静時）	⇔	⇔
	心拍出量（最大運動時）	↑↑	⇔
	収縮期血圧（安静時）	↓ or ⇔	⇔
	拡張期血圧（安静時）	↓ or ⇔	⇔
	亜最大運動時の二重積	↓↓↓	↓↓
体力指標	最大酸素摂取量	↑↑↑	↑ or ⇔
	亜最大・最大運動持続時間	↑↑↑	↑↑
	筋力	↑ or ⇔	↑↑

↑：増加，↓：減少，⇔：影響なし

(Williams et al, 2007)[11]

運動によって，ミトコンドリアや酸化系酵素活性，エネルギー基質の貯蔵容量・利用能，毛細血管網などの増加といった筋肉の質が向上する．レジスタンストレーニングは，筋力・筋パワー向上につながるような筋線維の性質・形態における局所的な変化を促す[表2-4]．そのため，持久的運動とレジスタンストレーニングという2つの運動特性の違いは，体力・健康面に対する効果や改善度にも差異をもたらす[表2-5][11]．

高齢心疾患患者では筋の退行性変化がみられ，歩行に支障をきたすような運動器疾患を有していることが多い[12]．また，運動耐容能の著明な低下がある症例や重症心不全患者に対しても，骨格筋機能の維持・改善の手段として，体の特定の部位に負荷を与えるレジスタンストレーニングが有益であると考えられるようになってきている[13]．なお，筋線維に対する刺激要因として，筋線維に対する機械的刺激以外にも，筋代謝環境，筋酸素環境，内分泌系因子，筋線維の損傷・再生が関与している[14]．したがって，相対的な負荷強度や反復回数だけではなく，筋収縮様式の種類や収縮様式ごとの張力発揮時間，反復間の休息時間などのレジスタンストレーニングの構成要素が筋線維の適応性に影響を及ぼす可能性がある[15]．

(河村孝幸)

文献 | 1) Hernelahti M et al：Muscle fiber-type distribution as a predictor of blood pressure a 19-year follow-up study. *Hypertension* **45**：1019-1023, 2005.

系別の病態生理と治療の原則
1 筋骨格系
　筋骨格系は中枢神経系の制御の下に，移動と身辺処理（セルフケア）に必要とされる身体的機能を果たしている．廃用によって生じる筋力低下や拘縮は，これらの機能を著しく低下させるため，十分な筋力と可動域を保持することが重要である．

(1) 拘縮
　拘縮は，皮膚，筋肉，関節包や靱帯の変化により，正常な関節の動きが制限された状態である．拘縮は長期の安静臥床によって発生しやすい．拘縮を加速する要因には，出血や感染，身体の活動性低下や痛み，軟部組織の損傷や浮腫などがある．下肢では，足関節尖足位，膝関節屈曲位，股関節屈曲位が多い．体幹でも腰椎椎間関節に拘縮が生じて，腰痛の原因となる．拘縮の治療には長期間を要するため，予防が大切である．

　拘縮予防の原則は，適正肢位の保持，十分な伸張訓練と可動域訓練，拮抗筋の筋力強化である．ベッド上ではクッションや足底板，ハンドロール，大転子ロールなどを用いて，適正肢位を保つ．次に，関節の固定が必要な病的状態以外では，許容される範囲で自動的あるいは他動的関節運動を行う．各々の関節を全可動域にわたって1回に最低3回ずつ，1日2回行う．

　一方，拘縮治療の原則は，十分な伸張訓練と可動域訓練である．この場合，局所に温熱を加えて関節包や靱帯，筋などの軟部組織の伸張性を改善した後に，関節の伸展運動を20～30分間行う方法がとられることが多い．急激に強い力で伸張するよりも，患者が痛みを訴えない範囲の中等度の力で持続的な伸張を行うほうが効果的である．

(2) 筋萎縮と筋力低下
　筋萎縮とは，筋の容積が小さくなることである．長期の安静臥床や関節の固定によって，筋容積が小さくなることを廃用性筋萎縮（disuse muscle atrophy）という．筋容積の減少は最大筋力や筋持久力の低下を招く．

　健常者では，一般に日常生活で使われている水準である最大筋力の20～35％の筋収縮を続けることによって筋力は維持される．筋力の増強には，最大筋力の35％以上の負荷の下で筋収縮を行う必要がある．一方，筋収縮が最大筋力の20％以下である状況が続くと筋萎縮が生じる．長期間の絶対安静の状態では，体幹や下肢の抗重力筋を中心に1日2％，1週間で10～15％，4週間で50％の筋力低下を生じる．一般に生理的な加齢による筋力低下は1年で1％とされており，1日の絶対安静による筋力低下は生理的加齢の2年分の変化に相当することになる[2]．

　安静臥床による筋の変化は，組織学的には筋線維の直径の減少（萎縮）などが主である．安静臥床による筋線維の萎縮は，遅筋（TypeⅠ）の筋線維よりも速筋（TypeⅡ）の筋線維で大きい．安静による活動量の低下は，筋への血液供給，筋の酸素利用や代謝活動の減少を生じる．運動単位の活動参加も低下する．組織化学的には，遅筋線維の酸化酵素が著しく低下する．脳卒中片麻痺患者では不要な安静により，麻痺側だけでなく非麻痺側にも廃用性筋萎縮・筋力低下が生じる．

　ベッド上，背臥位でも下肢の等尺性運動によって，筋力低下はかなり予防できる．最大筋力を発揮させるような訓練では速筋（TypeⅡ）線維の，最大筋力下での持続的な訓練では遅筋（TypeⅠ）線維の改善がみられる．筋力の回復には，最大筋力の35％以上の負荷の下で筋収縮を行うことが必要である．最大筋力の等尺性収縮を6～10秒続ける訓練を1日に数回行うと，1週間

後には筋力がおよそ10%増加する．ただし，萎縮筋では，運動負荷量に対する許容範囲が狭く，訓練中に筋損傷を生じることもあるため，負荷量の増加は急がずに行う[5]．

等尺性筋力増強訓練や負荷の大きな抵抗運動では，「息こらえ」により，胸腔内圧の上昇から血圧の上昇を生じてしまうので，負荷時は息を止めずに，息を吐きながら（呼気時に）運動を行うようにする．決まった関節位置でのみ筋収縮を行うと，その効果はその関節位置でしか発揮されず全可動域には及ばないことにも注意すべきである．

一方，筋持久力の改善には短時間の下肢の等尺性運動では効果が小さい．比較的長時間の持続的運動が必要であり，当該筋だけでなく，健常筋も含めた筋力強化訓練，および心肺機能の向上を図る．

(3) 骨萎縮

骨は人体における支持・運動器機能を有するほかに，体内のカルシウム濃度の恒常性を維持する機能も有する．骨組織では，破骨細胞による骨吸収と骨芽細胞による骨形成とが間断なく続いている（骨代謝回転）．活動的な日常生活を送っている健常者では，骨吸収と骨形成との平衡は維持されている．

骨萎縮とは，すでに形成された骨組織の骨量が減少した状態である．骨に加わる物理的応力が低下することで，破骨細胞が活性化され，骨吸収が促進されることにより生じる．下肢が骨折や運動麻痺で免荷されたとき，関節の不動あるいは安静臥床で長期間にわたり筋収縮によって加わる骨への応力が減少したときなどである．尿中のカルシウム排泄は安静臥床で増加する．3週間の安静臥床では，基準値の4～6倍に増加し，新たな平衡状態に達するまで，尿中カルシウム排泄の高値は持続する[5]．

不動による廃用性骨萎縮は，カルシウムやリン酸の摂取のみでは予防できない．局所への負荷を大きくすることによって改善する．また，全身性廃用性骨萎縮は全身運動を行うことによって改善する．

身体運動による骨萎縮の改善には長期間を要するため，薬物療法も試みられている．骨吸収抑制作用のあるビスホスホネート製剤やカルシトニン製剤，また骨吸収抑制作用と骨形成促進作用のあるビタミンKなどが投与される．

2 循環器系

循環器系での廃用症候群としては，①心機能の低下，②循環血漿量の低下，③起立性低血圧，④静脈血栓，がある．

(1) 心機能の低下

長期臥床により安静時心拍数は増加し，一回拍出量は減少する．運動時の心拍数も増加しやすくなる．このような心拍数の増加は心臓の拡張期を短縮するため，冠血流量の増加が制限され，冠動脈疾患をもつ患者では狭心症の胸痛発作が出やすくなる．最大運動負荷時の心拍数は変化しないか軽度の増加だが，一回拍出量が減少するため，最大運動負荷時の心拍出量は平均26%減少する．また，運動耐容能の指標である最大酸素摂取量は，20日間の安静臥床で平均27%減少する．これらは，心拍出量の減少，循環血液量の減少と末梢での酸素利用効率の低下によってもたらされる．

(2) 循環血漿量の減少

立位時に下肢に移動した血液は，臥床時には肺と右心系に戻ってくる．すなわち，臥床によ

り，静脈還流量が増加し，心房の圧受容器が刺激された状態が維持される．臥床による中枢血管系の血液量の増加は，当初，心拍数，一回拍出量を増加させる．その後，心房にある圧受容器の作用により，抗利尿ホルモンの放出が抑制され，ベッド上安静臥床から数日で，利尿効果がもたらされ循環血液量は減少する．一回拍出量と心拍出量も進行性に減少する．循環血液量の減少は，当初，赤血球よりも血漿量の減少によるため，血液粘稠度が増し，静脈血栓が形成されやすくなる．血漿量は臥床後1週間で10％，4週間で15％減少するが，その後も減少は続き，正常の70％程度まで低下する．一方，臥床2～4週間以降，赤血球量も減少し始めるため，循環血液量は最終的に正常の60％まで低下するという．等尺性運動はベッド上臥床の際の血漿量の維持に効果的であることが報告されている．

(3) 起立性低血圧

臥位から立位になると1～2分の経過で約500 mlの血液が下肢に，約200 mlの血液が骨盤腔に移動する．このため，静脈還流が減少し，一回拍出量が減少する．健常者ではこれに瞬時に反応して，圧受容体反射により交感神経が緊張して心拍数増加および末梢血管抵抗上昇が生じるとともに，下肢の筋肉ポンプの働きにより静脈還流減少が抑制される．そのため，健常者では立位時も血圧は変化しないか，むしろやや上昇する．

一方，長期臥床者では圧受容体反射が低下しており，さらに下肢筋の萎縮により筋肉ポンプも働きにくくなり，容易に起立性低血圧が誘発される．長期臥床に伴う心機能の低下や循環血漿量の減少も，起立性低血圧を助長する．

起立性低血圧では，収縮期血圧の低下（20 mmHg以上）に伴い，立ちくらみ，めまい，吐き気，発汗，動悸などの症状を呈する．重症例では失神や狭心症を引き起こす．起立性低血圧は臥床3～7日目以降に認められるが，高齢者や全身性の疾患，重度の外傷患者では2～3日で出現することもある．回復には臥床期間の2倍以上の時間が必要とされている．

起立性低血圧の予防には早期の離床が望ましい．離床が無理ならば，できるだけ座位の姿勢をとらせるようにする．また，臥位のままでの下肢のエルゴメータによる等張性運動が，長期臥床に伴う運動耐容能の低下や循環血漿量の低下をある程度予防するという報告もある．

起立性低血圧の治療にはベッド上での他動・自動ROM運動とともに，下肢と体幹を中心に筋力強化運動を行う．重度の起立性低血圧がある場合は，腹帯や下肢の弾性包帯を使用し，下肢からの静脈還流の減少を抑制するようにして，血圧に注意しながら斜面台を利用した訓練を行う．傾斜角度や時間を徐々に増加させ，75°で20分耐えられることを目標にする．原疾患などに悪影響がなければ，十分な塩分や水分をとるようにして，交感神経作動薬やフルドロコルチゾンの使用も考慮する．このような座位・立位訓練を経て，可能ならば歩行器などを用いて歩行訓練を始め，徐々に歩行距離を延ばしていく．

(4) 静脈血栓塞栓症

肺血栓塞栓症（pulmonary thromboembolism；PTE）と深部静脈血栓症（deep vein thrombosis；DVT）は一連の病態であることから，静脈血栓塞栓症（venous thromboembolism；VTE）と総称される．血栓形成の3大要因としては，①血流停滞，②血管内皮障害，③血液凝固能亢進があげられる．長期臥床はVTEの重要な危険因子の1つである [表2-2]．急性PTEとDVTはわが国でも急速に増加してきており，迅速かつ適切な診断と治療が重要となる[6]．

①肺血栓塞栓症

[表2-2] 静脈血栓塞栓症の主な危険因子

	後天性因子	先天性因子
血流停滞	長期臥床 肥満 妊娠 心肺疾患（うっ血性心不全，慢性肺性心など） 全身麻酔 下肢麻痺，脊椎損傷 下肢ギプス包帯固定 加齢 下肢静脈瘤 長時間座位（旅行，災害時） 先天性 iliac band, web, 腸骨動脈による iliac compression	
血管内皮障害	各種手術 外傷，骨折 中心静脈カテーテル留置 カテーテル検査・治療 血管炎，抗リン脂質抗体症候群，膠原病 喫煙 高ホモシステイン血症 VTE の既往	高ホモシステイン血症
血液凝固能亢進	悪性腫瘍 妊娠・産後 各種手術，外傷，骨折 熱傷 薬物（経口避妊薬，エストロゲン製剤など） 感染症 ネフローゼ症候群 炎症性腸疾患 骨髄増殖性疾患，多血症 発作性夜間血色素尿症 抗リン脂質抗体症候群 脱水	アンチトロンビン欠乏症 PC 欠乏症 PS 欠乏症 プラスミノーゲン異常症 異常フィブリノーゲン血症 組織プラスミノーゲン活性化因子インヒビター増加 トロンボモジュリン異常 活性化 PC 抵抗性（第 V 因子 Leiden*） プロトロンビン遺伝子変異（G20210A*） *日本人には認められていない

日本循環器学会，肺血栓塞栓症および深部静脈血栓症の診断，治療，予防に関するガイドライン（2017 年改訂版）
http://www.j-circ.or.jp/guideline/pdf/JCS2017_ito_h.pdf（2019 年 1 月閲覧）

　PTE は急性と慢性に大きく分けられる．急性 PTE は，主に下肢あるいは骨盤内の深部静脈血栓が塞栓源となり，血栓塞栓子が肺動脈を閉塞することで発症する．塞栓子の大きさや患者の心肺予備能によってはショックや突然死をきたし，重症例での予後は不良である．

　PTE はわが国では心筋梗塞より死亡率が高く，死亡は発症後早期に多い．他の疾患で説明できない呼吸困難，胸痛など PTE を疑った場合は，できるだけ早急に診断する必要がある．

　急性 PTE の多くは下肢 DVT を塞栓源としている．それゆえ，急性 PTE の診断時には，同時に下肢 DVT の有無も必ず検索する．急性 PTE の治療は，肺血管床の減少により惹起される右心不全および呼吸不全に対する急性期の治療と，血栓源である DVT からの急性 PTE の再発予防のための治療とに大別される．このためには，塞栓子である血栓の溶解を促進し，血栓の局所進展を抑制し，血栓の塞栓化を予防することが必要である．抗凝固療法が実施できない場合には，下大静脈フィルターの適応を判断する[6]．

　②深部静脈血栓症

　静脈は四肢において，深部静脈，表在静脈，それらを連絡する穿通枝からなる．深部静脈は体幹部になると，上肢・頸部からは腕頭静脈，上大静脈へ交通し，下肢の静脈は腸骨静脈，下大静脈に連絡し心臓に還流する．これらの深部静脈に生じた血栓症を，DVT とよんでいる．急性の

静脈血栓症には，DVTとは別に血栓性静脈炎が含まれる．表在静脈に血栓を生じ，静脈壁の炎症所見を伴ったものが血栓性静脈炎であり，DVTやPTEを合併することが少なくない[6]．

DVTは発症後の臨床症状と静脈還流障害から，急性期と慢性期に区別する．急性静脈還流障害として，中枢型では三大症候である腫脹，疼痛，色調変化が出現する．一方，末梢型では主に疼痛を訴えるが，無症状のことも多い．理学的所見では，血栓化静脈の触知や圧痛とともに，浮腫腫脹，下腿筋の硬化が重要である．慢性期の再発では，急性と慢性の還流障害が混在した症候となる．そのため慢性還流障害による静脈瘤，色素沈着，皮膚炎に加えて，急性還流障害の症候が出現する．理学的所見では，下腿筋の硬化や圧痛が重要である．

問診・診察において病歴，下肢の症状や身体所見，危険因子からWellsスコアなどを用いて検査前臨床的確率の推定を行う．臨床的に低確率，あるいは中確率の場合はDダイマーを測定し，陰性であればDVTをほぼ除外することが可能なため，同検査が陽性のときのみ画像診断を施行し確定診断を行う．臨床的に高確率の場合はDダイマーが陰性でもDVTを否定できないため，Dダイマーを測定せずに画像診断を行う．

骨盤・下肢静脈のDVTは，早期の適切な治療により予後が改善される．DVTの再発は，多くは抗凝固療法中止後に生じてくる．DVTは，急性期に血栓が遊離することで急性PTEを生じるのみでなく，慢性期には静脈弁の破壊からくる血栓後症候群（postthrombotic syndrome；PTS）を引き起こす．PTSの予防には，発症早期の的確な治療，早期離床が重要である．弾性ストッキングの有効性に関しては意見がまとまっておらず，画一的着用は推奨されていない[6]．慢性期には患者の生活環境を考慮した運動療法，ならびに圧迫療法の継続が重要である．抗凝固療法は，少なくとも3カ月間の継続が必要であるが，その後は患者の危険因子の性状を考慮して投与期間を設定する．抗凝固療法の終了には，Dダイマーの正常化が参考となる[6]．

3 呼吸器系

臥位では胸郭の運動は制限されるため，一回換気量，肺活量および分時換気量は低下する．特に肺後部（背面）の換気は減少する．これには横隔膜の運動の低下も関与している[7]．また，肺血流は心臓よりも低位の肺領域に流れやすいので，背部肺領域の血流量が増加し，肺うっ血を生じる．また，背部肺領域は肺そのものに圧迫され，肺胞は虚脱しやすい状態となる．背部肺領域には気道内分泌物も蓄積しやすいので，下側肺の末梢気道閉塞が生じ，肺胞は虚脱する．長期の臥床では，肋椎関節や胸肋結合の可動域は減少し，横隔膜と肋間筋の筋力低下もあって，無気肺や嚥下性肺炎の危険率がさらに高くなる．肺胞換気の減少と肺血流の増加は，換気血流不均等を引き起こし，低酸素血症をきたす．このような安静により生じる下側（荷重側）のびまん性肺病変を下側（荷重側）肺障害という．

脳卒中患者の肺炎の危険率は臥床生活の期間と関連し，13日以上の安静臥床で呼吸器系感染症の危険率は2～3倍になる．また，肺血栓塞栓の頻度も不動や安静臥床期間に相関がある．

（1）呼吸筋力の低下

横隔膜，肋間筋，腹筋などの呼吸筋にも，不動によって骨格筋と同様の廃用性変化が生じる．横隔膜の非活動（廃用）は，人工呼吸器の使用や慢性閉塞性肺疾患（COPD）などで生じる．人工呼吸器使用時の呼吸筋に対する影響は，人工呼吸器装着から短時間のうちに生じる．COPDでは肺過膨張の進行につれて横隔膜が平低化し，筋線維が短縮位に保持されるため，横隔膜の筋力低下が進行する．肋間筋の筋力低下は，筋弛緩薬や鎮静薬で長期間にわたって呼吸管理された

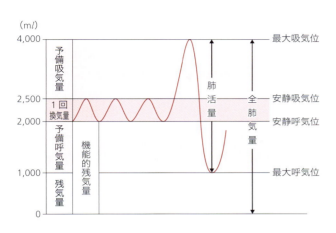
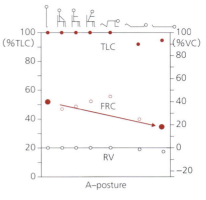

[図 2-1] 安静臥床が肺気量に及ぼす影響
(上月, 2009)[1]

ときや，COPDや胸郭の変形する疾患などで生じる．COPDでは肋間拡大のため，筋線維が過度伸展の状態になる．腹筋の筋力低下は呼気気流の低下をもたらし，声が小さくなる，咳困難，喀痰排泄困難などの症状が出現する．気管支拡張薬などの薬剤療法による肺活量の増加や残気量減少，腹式呼吸や呼吸筋訓練により腹部臓器を胸腔側に押し上げ，横隔膜のドーム形成を促すことが行われるが，効果は限定的である．

(2) 胸郭の各関節の可動域の減少

肋骨は背側で脊椎骨，前胸部で胸骨と関節を形成するが，非活動によってそれぞれの関節可動域は低下する．脊柱は，吸気時に胸部後弯の弯曲が伸展するように，呼気時には弯曲が強くなるように動いているが，安静臥床によりその動きも小さくなる．呼吸理学療法における用手的介助手技などの胸郭に直接アプローチする手技や体幹のストレッチングは，これらの可動域を改善させようとするものである．

(3) 肺機能の変化

肺気量のうち，全肺気量（TLC）と残気量（RV）には吸気筋と呼気筋の筋力が直接影響する．それぞれの筋力低下によって，全肺気量は減少し，残気量は増加する．その結果，肺活量も低下する [図 2-1][1]．非活動によって，肺の伸展性（compliance）はほとんど変化しないものの，胸郭を形成する関節の可動域制限によって，胸郭伸展性が低下することも，全肺気量の減少を促進する．日常生活における活動量の増加によって，低下した肺活量は回復していく．

4 代謝・内分泌系

(1) 窒素平衡

安静臥床に伴い筋量や除脂肪体重は減少するが体脂肪はむしろ増加するため，一般的には体重は変化しない．しかし，食欲の低下に伴い蛋白摂取が低下すると，体重は減少し，低蛋白血症を示すようになり，筋量の減少に伴い窒素が尿中に排泄される．この負の窒素平衡は，臥床開始5〜6日目から始まり，2週目に最高となる．身体活動を開始しても，負の窒素平衡はすぐには改善しない．2週目になってようやく正常化し，以後喪失した分を取り戻すため窒素の排泄が正常以下（正の窒素平衡）となる時期を経て，6週目頃に正常化する[8]．

(2) カルシウム平衡

臥床により，骨への重力や腱を介する骨格筋によるストレスが減少するため，骨吸収が増加し，廃用性骨萎縮を生じて，病的骨折を引き起こしやすくなる（p19，骨萎縮の項参照）．骨吸収増加に伴って尿中あるいは便中へのカルシウム排泄も増加する．副甲状腺ホルモンが上昇し，高カルシウム血症になることがある．高カルシウム血症は青年に起こりやすく，脊髄損傷などの外傷を負って2～4週間後に，食欲不振，吐き気・嘔吐，腹痛，さらに意識レベルの低下などの症状が現れる．骨萎縮の予防には，定期的な等尺性および等張性運動や傾斜台などによる立位負荷が有効である．高カルシウム血症に対してはカルシトニン，ビスホスホネート，生理食塩水とフロセミドの投与など内科的治療が必要である．

(3) その他の電解質平衡

長期臥床に伴い，リン酸，硫黄，ナトリウム，カリウム，マグネシウム，亜鉛が減少する．低ナトリウム血症が進行すると，食欲低下や傾眠，痙攣などが生じる．

(4) 内分泌障害

臥床に伴い，耐糖能障害が引き起こされる．主に骨格筋におけるインスリン感受性が低下することによってもたらされ，高インスリン血症を伴う．骨格筋への糖の取り込みは，臥床後3日では20％，14日では50％低下するという．その他，副腎皮質ホルモン，甲状腺ホルモン，成長ホルモン，男性ホルモンなどにも変化が認められる．

5 腎・尿路系

臥床により，①カルシウムとリン酸の尿中排泄が増加する，②腎盂への尿貯留，膀胱から尿管への尿の逆流が生じる，③膀胱内の尿を完全に排出することが困難で残尿が生じる，④尿を分解する細菌の繁殖が起こりやすくなり，アンモニアが増加，尿中のpHが上昇し，カルシウムとリン酸が沈殿する．このように，臥床に伴うカルシウム平衡，残尿，感染，尿路結石（腎結石，尿管結石，膀胱結石）形成は密接に関連している．予防対策として，十分な水分摂取や排泄時には体幹を起こすように努める．神経因性膀胱や留置カテーテルは，細菌感染や結石形成の原因となる．

6 消化器系

長期臥床の消化器系への影響は，食欲低下（特に蛋白に富んだ食物）と栄養吸収率減少である．その結果，低蛋白血症や便秘が生じやすくなる．その原因として，交感神経活動亢進に伴って消化管蠕動運動が低下し括約筋が収縮すること，臥床に伴う循環血漿量の低下による脱水などが関与していると考えられている．さらに，胃液の酸性度が上昇し，胃内容物が停滞する時間が長くなるため，逆流性食道炎が起こりやすくなる．

低蛋白血症の予防には，適切な蛋白質を含む食事を摂取する．便秘予防のためには，繊維分の多い食事，適切な水分摂取の指導をして，必要であれば下剤を用いる．また，差し込み便器で排泄する場合，非生理的な姿勢であることや周囲が気になり，ためらわれるなどの心理的側面も関与していると考えられるので，ポータブルトイレや通常のトイレをできるだけ使用するようにすることも大切である．逆流性食道炎の予防兼治療には，枕を高くし，上体をやや起こした姿勢で寝かせること，プロトンポンプ阻害薬（PPI）の投与が効果的である．

7 皮膚

安静臥床により皮膚の萎縮が生じる．また，持続的な圧迫や栄養状態の悪化が加わると褥瘡が

生じる.

8 精神・神経系

社会的孤立と身体的不活発によって，不安，抑うつ状態，易興奮性など情緒不安定になる．判断力，問題解決能力や学習能力，記憶力，集中力，動機の欠如あるいはうつ状態により，可能な課題遂行能力も障害される．予防のためには，グループ訓練や気晴らし的な作業を利用する．家族による定期的な励ましも，ときには有効である[9]．

9 加齢と老化

加齢に対して，老化は機能の低下および衰退ということが強調される．成熟期以後の過程で，徐々に身体諸機能の低下および衰退を経て，死亡するまでの過程を老化（aging）と定義する．老化による身体機能の変化が老化現象である．また，老化の基本的な特徴が純粋な形で観察される場合には，生理的老化現象とよぶ．それに対して，主として外因性侵襲（環境因子）によって，生理的老化にとどまらず，広範でしかも進行した老化を認めるときは，病的老化現象とよぶ．高齢者では，疾病が潜在的に病的老化に関与することも多い．

（上月正博）

文献

1) 上月正博：廃用症候群と老年症候群．新編・内部障害のリハビリテーション第2版（上月正博編），医歯薬出版，2017，pp19-34．
2) 上月正博：「安静」が危ない！1日で2歳も老化する！「らくらく運動療法」が病気を防ぐ！治す！，さくら舎，2015．
3) Belardinelli R et al : Randomized, controlled trial of long-term moderate exercise training in chronic heart failure : effects on functional capacity, quality of life, and clinical outcome. *Circulation* 99 : 1173-1182, 1999.
4) Ringbaek TJ et al : Outdoor activity and performance status as predictors of survival in hypoxaemic chronic obstructive pulmonary disease (COPD). *Clin Rehabil* 19 : 331-338, 2005.
5) 大井直行：筋骨格系．入門リハビリテーション医学（中村隆一監修），第3版，医歯薬出版，2007，pp432-436．
6) 伊藤正明・他：肺血栓塞栓症および深部静脈血栓症の診断，治療，予防に関するガイドライン（2017年改訂版），日本循環器学会ホームページ；http://www.j-circ.or.jp/guideline/pdf/JCS2017_ito_h.pdf
7) 上月正博：呼吸器系．入門リハビリテーション医学（中村隆一監修），第3版，医歯薬出版，2007，pp438-440．
8) 南 尚義，上月正博：代謝・内分泌系．入門リハビリテーション医学（中村隆一監修），第3版，医歯薬出版，2007，pp440-441．
9) 長岡正範：老化（加齢）と疾病．入門リハビリテーション医学（中村隆一監修），第3版，医歯薬出版，2007，p442．

3 運動と呼吸

1 運動と外呼吸

呼吸と肺の役割[1]

呼吸は循環とともに人間が生きるためにはなくてはならない機能である．呼吸を生理学的に考えた場合，外呼吸と内呼吸の2種類に分けられる．外呼吸は肺循環ともよばれ，肺胞においてガスの交換をつかさどる．内呼吸は体循環ともよばれ，ガスを運搬し，細胞レベルでの酸素と二酸化炭素の代謝をつかさどる．

換気調節

1 高位中枢による調節

20世紀初めに，運動による換気の亢進は運動開始前に出現することが示され[2]，大脳皮質の運動領から呼吸中枢を介して，運動と対応した換気出力が発生するという説が生まれた．この説はMorikawaらの報告で，対麻痺の患者に対し下肢を受動的に動かしても換気の応答がない一方で，動かすように意図させるだけで有意な換気応答がみられたことからも支持される[図3-1][3]．

しかし，大脳皮質を除去したネコの視床下部乳頭体後方のsubthalamic locomotor regionやmesencephalic locomotor regionを電気刺激することにより，自発歩行時の運動と換気がよく相関したため，必ずしも大脳皮質が換気調整を行っているとは限らないという報告[4,5]や，電気刺激による下肢の他動運動の換気応答が自発運動と有意差を認めなかったことから，運動時の換気応答には高位脳中枢の働きはないとしている報告[6]もある．

2 運動筋の中枢への換気調節

骨格筋の運動性収縮の情報が，求心路を介して換気出力レベルを決定すれば，血液ガスの恒常性が維持される．Kaoらは交差循環法の研究[7]を行い，運動レベルに応じた換気は，運動筋収縮の情報が脊髄側索路を通過して呼吸中枢に伝わることにより出現することを示した．先ほどのMorikawaら[3]の下肢麻痺患者の受動運動と健常人の意図的運動との換気出力差も，運動筋からの求心情報が換気量を左右する可能性を示唆している[図3-1]．この調節機構については，いまだ賛否両論がある．実際，運動刺激が働く場所については，筋や関節の機械的受容体，Hイオンや$PaCO_2$に反応する化学受容体，筋の代謝亢進に反応する代謝受容体などが候補としてあげられるがいまだ不明であり，

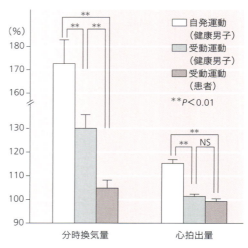

[図3-1] 健常者の自発運動と受動運動，および対麻痺患者の受動運動による呼吸・循環反応
(Morikawa et al, 1989)[3]

今後の研究成果が待たれるところである．

運動強度の増加と換気亢進

$\dot{V}_E$（分時換気量）は運動強度に比例して直線的に増加する．運動強度が無酸素代謝（嫌気性代謝）閾値（AT）に達すると，乳酸が産生されるために重炭酸イオン（HCO_3^-）が緩衝する．その結果体内CO_2産生増加がより顕著となり，それに呼応して$\dot{V}_E$は急峻に上昇し始め$PaCO_2$の上昇を補正する．さらに乳酸性アシドーシスが出現するレベルの運動強度になると呼吸代償が出現するため，換気の亢進が著明となる（RCポイント）．

一方，血液ガスデータ（PaO_2と$PaCO_2$，pH）は運動負荷がAT以下の運動強度では，安静時との差異をほとんど認めない．RCポイントを超えるとpH，$PaCO_2$の低下，PaO_2の上昇が起こる．

1 AT以下での運動時の換気調節[8,9]

$\dot{V}_{CO_2}$は$\dot{V}_A$（肺胞換気量）と肺胞内CO_2分画（F_{ACO_2}）の積である．

$$\dot{V}_{CO_2} = \dot{V}_A \times F_{ACO_2}$$

これより$\dot{V}_A$を体温，大気圧，水蒸気飽和状態（BTPS）l/分で，$\dot{V}_{CO_2}$を標準状態（STPD）ml/分で表すとP_{ACO_2}は

$$P_{ACO_2} = 0.863 \dot{V}_{CO_2} / \dot{V}_A \quad となる．$$

この式から運動により代謝が亢進しても呼吸が亢進すればP_{ACO_2}は変化しないことがわかる．
また$\dot{V}_A$が一定（定常状態）であれば

$$P_{AO_2} = P_{IO_2} - P_{ACO_2}/R \quad である．$$

P_{IO_2}は吸入気O_2分圧を示し，1気圧の大気呼吸下では150 mmHgである．Rはガス交換比を意味し，0.8と一定である．上の式からP_{ACO_2}が一定ならばP_{AO_2}も一定である．したがって運動時でもAT以下であれば，血液ガスは安静時とほとんど変わることなく運動強度（運動時の代謝）に合った換気が生じると考えられる．

2 ATポイント以上RCポイント以下での換気亢進 [図3-2]

ATポイントを超えた運動では無機的代謝が行われる．無気的代謝では乳酸が生成されるため，HCO_3^-による緩衝からCO_2が産生される．

体内（動脈血）CO_2を一定に保ち乳酸アシドーシスの発生を防ぐためには，$P_{ACO_2} = 0.863 \dot{V}_{CO_2}/\dot{V}_A$の関係から$CO_2$の産生増加に対して$\dot{V}_A$の増加が必要である．このためATを超えた運動でも，$\dot{V}_E/\dot{V}_{CO_2}$は変化せずP_{ETCO_2}も増加しない．

3 RCポイント以上での換気亢進

ATを超えた運動における無機的代謝由来の乳酸はHCO_3^-による緩衝を受けるが，その緩衝が追いつかなくなるほど運動強度が強いと乳

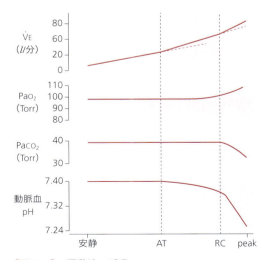

[図3-2] 運動時の呼吸
運動負荷の強度を示す心拍数の増加に対する$\dot{V}_E$，PaO_2，$PaCO_2$，pHの変化． （谷口・他，2004）[12]

酸性アシドーシスが出現する．乳酸性アシドーシスが出現すると，$PaCO_2$ を補正するため呼吸性代償起点が働き，さらに換気が亢進し過換気が著明となる．

> **side memo**
>
> RC ポイント以上の運動では RC ポイント以下の運動と比べて過剰換気が出現する．それは乳酸が HCO_3^- による緩衝を受けたことにより生成された二酸化炭素を体外に排出するためと考えられてきたが，最近別の考えも提唱されている．

Bainton[10] は，運動時のイヌに酸や HCO_3^- を投与して体内 pH を変動させ，そのときの換気応答を頸動脈体の有無で比較し，動脈血 pH 変動による換気応答が頸動脈体に由来するものであることを示した．Wasserman ら[11] は，頸動脈体を摘出した患者が RC ポイント以上の運動を行っても過剰換気が起こらなかったと報告している．以上の報告から，従来は乳酸アシドーシスの出現が RC ポイント以上の換気亢進を説明すると考えられてきたが，近年別の作用機序があることについても報告されている．

文献

1) Chin K et al：Breathing during sleep with mild hypoxia. *J Appl Physiol* **67**：1198-1207, 1989.
2) Krough A, Lindhard J：The regulation of respiration and circulation during the initial strages of muscular work. *J Physiol* **47**：112-136, 1913.
3) Morikawa T et al：Afferent and cardio：dynamic drives in the early phase of exercise hyperpnea in humans. *J Appl Physiol* **67**：2006-2013, 1989.
4) Eldridge FL et al：Exercise hyperpnea and locomotion：parallel activation from the hypothalamus. *Science* **211**：844-846, 1981.
5) Dimarco AF et al：Immediate changes in ventilation and respiratory pattern associated with onset and cessation of locomotion in the cat. *J physiol* **343**：1-16, 1983.
6) Adams L et al：Is the voluntary control of exercise in man necessary for the ventilator response? *J Physiol* **355**：71-83, 1984.
7) Kao FF：An experimental study of pathways involved in exercise hyperpnea employing cross circulation techniques. In The Regulation of Human Respiration (Cunningham DJC, et al, eds), Blackwell Oxford, 1963, pp461-502.
8) Yamamoto WS：Mathematical analysis of the time course of alveolar CO_2. *J Appl Physiol* **15**：215-219, 1960.
9) Wasserman K et al：Cardio dynamic hyperpnea：hyperpnea secondary to cardiac output increase. *J Appl Physiol* **36**：457-464, 1974.
10) Bainton CR：Canine ventilation after acid-base infusions, exercise, and carotid body denervation. *J Appl Physiol* **44**：28-35, 1978.
11) Wasserman K et al：Effect of carotid body resection on ventilatory and acid base control during exercise. *J Appl Physiol* **39**：354-358, 1975.
12) 谷口興一，伊東春樹（編）：心肺運動負荷テストと運動療法，南江堂，2004.

2　運動と内呼吸（代謝）

内呼吸とは

呼吸を生理学的に考えた場合，外呼吸と内呼吸の 2 種類に分けられる．そのうち内呼吸＊は体循環ともよばれ，ガスを運搬し，細胞レベルでの酸素と二酸化炭素の代謝をつかさどる．

骨格筋におけるエネルギー産生[1]

骨格筋の収縮や張力は，ATP のリン酸基が加水分解されることで放出されるエネルギーによって発生する．ATP は運動中に骨格筋で産生される．このエネルギー産生には酸素が必要であ

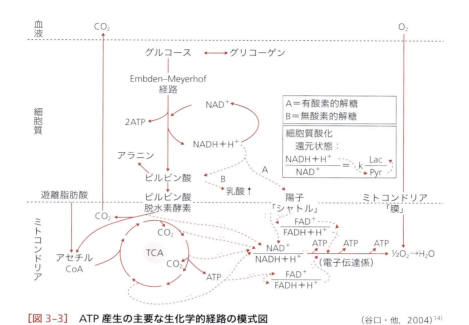

[図3-3] ATP産生の主要な生化学的経路の模式図　　　　　　　　　　　(谷口・他, 2004)[14]

ることが多いため，運動量が増大するためには呼吸量の増大や循環血流量の増大が必要である．

ATPはミトコンドリア内での炭水化物や脂肪の酸化によって得られるが，その仕組みについて糖質の代謝に沿って説明する [図3-3][1,14]．

糖質の代謝は解糖系とクエン酸回路を中心に成り立っている．解糖系は糖代謝の中心的な経路で細胞質にて行われる．ここではグルコースからピルビン酸または乳酸への異化が行われる．このうち十分なO_2の存在下ではピルビン酸へと異化される．ピルビン酸はミトコンドリア膜を透過してミトコンドリア内に入りクエン酸回路で代謝される．この場合グルコース1モルからATP 2モル，NADH 2モル，ピルビン酸2モルが生成される．さらにNADH+H^+は細胞質で再酸化を受け4分子のATPが生成される．また1モルのピルビン酸からは1モルのアセチルCoAが形成され，これがさらにTCA回路に入ることでNADH+H^+が計5分子産生され，さらにそのNADH+H^+がミトコンドリア内の電位伝達系によって再酸化されることでそれぞれ3分子のATPが生じる．したがって1モルのグルコースの完全な酸化からは合計36分子のATPが形成されることになる．

一方，酸素が十分にない条件ではピルビン酸が乳酸となる．このときの乳酸への転換のために2モルのNADHが消費され，嫌気的条件下では1モルのグルコースからATP 2モル，乳酸2モルが生成される．乳酸はピルビン酸がNADH+H^+をNAD$^+$に再酸化する際に変化したものであるが，乳酸1モルが生成される過程でATPが3モル産生される．したがって無酸素解糖ではグルコース1モル当たりのATP産生は

> *side memo*
>
> **＊内呼吸**
>
> 内呼吸は有酸素代謝と無酸素代謝に大別される．有酸素代謝とはエネルギー産生のために酸素を用いる代謝過程を意味する．一方，無酸素代謝は酸素が十分にない状態でエネルギーを生み出すための酸素を利用しない代謝過程を意味する．
>
> 有酸素代謝は，軽度から中等度の運動におけるエネルギー産生を担い，比較的長い時間持続が可能である．一方無酸素代謝は，中等度以上の強度におけるエネルギー産生を担い，長時間継続が困難である．有酸素代謝と無酸素代謝の比率は，骨格筋機能と心肺機能およびその連関効率に依存している．

8モル（2＋3×2）にとどまり，有酸素性解糖の30モルに比べ非効率である．中等度レベルの運動強度では，有酸素性解糖，無酸素性解糖が混在しているが，運動強度が強くなり有酸素性解糖を行うのに十分な酸素を供給できない場合，無酸素性解糖によるエネルギー産生の割合が増す．

運動強度と乳酸値[1,2]

運動負荷を行ったときの動脈血乳酸値の変化は，運動強度で2つのパターンに分けられる[1,2]．中等度以下の運動では，安静時と比べて乳酸はほとんど増加せず，たとえ運動中に増加してもすぐに低下する．そのため中等度以下の運動では疲労が少なく，長時間継続することができる．一方，中等度以上の運動では乳酸濃度は安静時より高くなるので，長時間の継続で疲労しやすい．

なお乳酸濃度増加は，理論的に考えると解糖反応の過剰な進行によるピルビン酸の蓄積でも，細胞質内の $NADH＋H^+$ の再酸化に必要な酸素供給を伴わない場合でも生じ得る．近年の研究では後者，すなわち相対的な O_2 不足の状態で生じると考えられている．

critical P_{O_2} と無酸素代謝の関係

動脈血の O_2 分圧（P_{O_2}）は 80〜100 mmHg が正常とされており，安静時はほぼ一定している．しかし運動時の骨格筋細胞は，エネルギーを生み出すための必要な有酸素代謝により O_2 を消費する．そのため骨格筋に供給される血液内の P_{O_2} は，毛細血管のなかを動脈側から静脈側に流れる過程で低下する．その過程で P_{O_2} が 15〜20 mmHg（critical P_{O_2}：ミトコンドリア機能維持のために最低限必要な P_{O_2}[3]）以下になると，運動を継続するためには無酸素代謝も出現し，有酸素代謝と無酸素代謝が共存することとなる．無酸素代謝が行われるようになると，運動筋の乳酸産生が急激に増加することとなり，長時間の運動継続は困難となる．

乳酸の緩衝による CO_2 産生[1,2]

乳酸の pKa は約 3.9 であり強い酸である．そのため，強度の運動により骨格筋内に乳酸が発生すると H^+ の産生も伴う．H^+ は細胞内で即座に HCO_3^- と化学反応し，H_2O と CO_2 となる．なお細胞内の乳酸の増加と HCO_3^- の減少，CO_2 の発生は，細胞膜の交換輸送によって瞬時にバランスがとられる．

無酸素代謝出現による呼気ガスの変化

運動を行ううえで必要なエネルギー産生は，軽度のうちは有酸素代謝によるものが主体であるが，運動強度があるレベルを超えると無酸素代謝によるエネルギー産生も出現し，乳酸が増加する．乳酸の増加が出現する $\dot{V}_{O_2}$ は同一個人における同一の運動様式では一定である（lactate threshold）[1]．呼気ガス分析によって得られる AT はこの時点での $\dot{V}_{O_2}$ にほぼ一致するといわれている[4]．

運動時に消費する酸素量 $\dot{V}_{O_2}$ と産生する $\dot{V}_{CO_2}$ は，AT 前後でその比率が変化する．AT 以下の負荷量では有酸素代謝が主体であり，$\dot{V}_{CO_2}$ と $\dot{V}_{O_2}$ の増加の比率（$\Delta\dot{V}_{CO_2}/\Delta\dot{V}_{O_2}$）は 1.0 で一定しているといわれている[5,6]．ただしグリコーゲンの枯渇状態では，脂肪がエネルギー源として用いられるため，RQ の低下に伴い $\Delta\dot{V}_{CO_2}/\Delta\dot{V}_{O_2}$ も低下する[7]．

しかしAT以上の運動強度では，有酸素代謝のみならず無酸素代謝によりエネルギーが産生される．つまり，無酸素代謝で産生された乳酸が，上述の「乳酸の緩衝によるCO_2産生」のメカニズムでCO_2を産生する分があるため，$\Delta \dot{V}_{CO_2}/\Delta \dot{V}_{O_2}$は1.0より増加する．V-slope法で示すと，$\Delta \dot{V}_{CO_2}/\Delta \dot{V}_{O_2}$のスロープは乳酸の産生増加の時点から急峻となる．この急峻となるポイントがATであり[8-10]，血液中では乳酸アシドーシスが出現する時点（lactic acidosis threshold）と一致する．

無酸素代謝の役割

これまで述べてきたとおり，無酸素代謝が出現すると，有酸素代謝のみの運動に比べて長時間の運動は困難になり，血中乳酸濃度の増加が大きくなるほど同じ運動強度でも運動耐容時間は短くなる．しかし逆にいえば，無酸素代謝によるエネルギー産生は，強い運動により有酸素代謝に必要な酸素供給を得られなくなった骨格筋にとってはO_2消費の節約になるともいえる．

さらに，この無酸素代謝（乳酸の産生）とこれに伴う代謝性アシドーシスは，骨格筋の血管拡張反応[11]とO_2解離曲線の右方偏位をもたらす（Bohr効果）ことによりヘモグロビンからのO_2解離を促進する[12]．その結果，ミトコンドリアへの大量のO_2供給の維持を可能にもする．

ATP再合成と骨格筋・心血管系・呼吸器系の連関

骨格筋収縮のエネルギー源はATPである．しかしATPは筋肉内にほとんど貯蔵されていないため，筋運動を継続するためにはATPを絶えず合成する必要がある．ATPを再合成する過程は，①ATP-クレアチンリン酸（PCr系），②糖質・脂質の酸化-ATP系，③乳酸-ATP系の3つに分類される [図3-4][15]．

① ATP-PCr系

PCrはATPとともに筋細胞内に蓄えられているリン酸化物である．運動開始とともに筋細胞のATPが分解されてADPが産生されるが，PCrはクレアチンキナーゼ酵素活性によりADPを

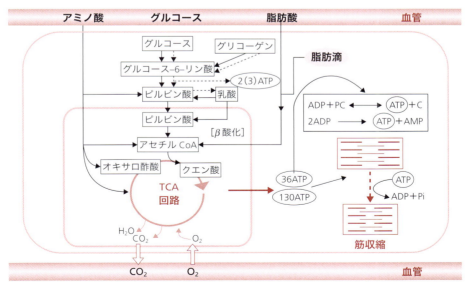

[図3-4] 筋収縮エネルギーが作り出される過程 （上月，2017）[15]

ATPに再合成することができる．このことにより運動開始直後に急低下するATP濃度を一定に保つことが可能となる．骨格筋内に含まれるATPとPCr量では全力疾走のような筋運動で7～8秒程度しか行えないがその間に糖質・脂質の酸化や乳酸-ATP系が賦活化するため，引き続きATP産生が可能となり，全力疾走のような運動でもさらに継続することが可能である．

2 糖質・脂質の酸化-ATP系

有酸素代謝のエネルギー源はグリコーゲン，グルコース，遊離脂肪酸，トリグリセリドなどである．グリコーゲン，グルコースからは「骨格筋におけるエネルギー産生」で述べたとおり完全酸化されればグルコース1分子当たり36～37分子のATPが産生される．脂肪酸の酸化からは1分子当たり130分子のATPが産生される．安静時エネルギー産生は脂質優位であるが，運動の開始とともに脂質の比率は低下し，糖質によるエネルギー産生の比率が上昇する．

3 乳酸-ATP系

無酸素代謝のエネルギーは「骨格筋におけるエネルギー産生」で述べたとおりの経緯で，ピルビン酸から$NADH+H^+$をNAD^+に再酸化する際にATPを産生する．無酸素代謝のメリットは「無酸素代謝の役割」で述べたとおり，酸素消費をしないでエネルギーを生み出せる点と，有酸素代謝よりもATP生成を素早く行える点である．たとえば短距離走のような急激にエネルギー産生が必要なときに，ATP-PCr系と乳酸-ATP系によりATPが産生される．ATを超えるような運動レベルでは，乳酸-ATP系にエネルギー産生を大きく依存することとなることも上記で述べたとおりである．

骨格筋・心血管系・呼吸器系の連関

有酸素代謝を効率よく行うためには，必要な酸素を筋細胞に運搬し，代謝によって生じたCO_2を体外に排除しなければならない．これを行うためには循環器，呼吸器，骨格筋細胞の代謝活性が互いに連関協調する必要がある．

1 O_2供給と心血管系

より強い運動を継続して行うためには，前述のとおりより多くのO_2供給が必要であり，そのためには適切な心拍出量増加が不可欠である．心拍出量増加には，一回拍出量（SV）と心拍数の増加が必須である．SVの増加は心収縮力の増加に加えて，静脈環流量の増加に規定される．静脈環流は，骨格筋の弛緩・収縮によるポンプ作用によって生じる．しかし，ある程度以上の運動強度ではSVの増加が困難になり，心拍出量の増加は心拍数の増加に規定されるようになる．

2 骨格筋への酸素供給

運動中は，安静時に比べ単に心拍出量が増大するのみならず，より効率的に骨格筋へO_2供給が行われるために，自律神経系と代謝因子（水素イオン，P_{CO_2}，カリウムイオン，浸透圧，アデノシン，体温，P_{O_2}など）の働きで運動負荷の増大とともに活動筋への血流配分が高まる[1,11]．その一方で，内臓（腎臓，肝臓，消化管）の血流配分は相対的に減少することとなる．

骨格筋への酸素供給を規定する因子としては血流のほかに，動脈血O_2含量も重要である．動脈血O_2含量はPaO_2とヘモグロビン濃度によって規定される．正常時のPaO_2は約90 mmHgであるが心肺疾患を伴う症例では同じ運動強度でもPaO_2は低下しやすく，骨格筋でのO_2供給が困難となる．またヘモグロビンの絶対値の低下やメトヘモグロビン，COHbなどの異常ヘモグロビンの増加した状態でも，骨格筋におけるO_2濃度は低下しやすい．

3 代謝と換気の連関

　筋収縮に必要な高エネルギーリン酸化合物を生合成する際の最終代謝産物は炭酸や乳酸などの酸であるため，体液のpHを維持するためには呼吸器系が適切に働き，静脈血からCO_2を除去し，この静脈血にO_2を補給する必要がある．

　ATレベル以下の運動時，すなわち有酸素代謝のみが行われている場合は，産生されるCO_2の量に比例して換気量は増加する．そのため動脈血のpHとP_{CO_2}は安静時と同じレベルに維持される[13]．一方，ATレベル以上の運動時には無酸素代謝も行われ乳酸が増加するため，代謝性アシドーシスがより強くなる．無酸素代謝でpHを維持するためには，有酸素代謝のみの場合より換気亢進が必要となる．

（長坂　誠）

文献

1) Wasserman K et al：Principles of Exercise Testing and Interpretation, Lippincott Williams & Wilkins, Baltimore, 1999.
2) Wasserman K et al：Interaction of physiological mechanisms during exercise. *J Appl Physiol* **22**：71-85, 1967.
3) Wittenberg BA, Wittenberg JB：Transport of oxygen in muscle. *Annu Rev Physiol* **51**：857-878, 1989.
4) Wasserman K et al：Anaerobic threshold and respiratory gas exchange during exercise. *J Appl Physiol* **35**：236-243, 1973.
5) Koike A et al：Anaerobic metabolism as an indicator of aerobic function during exercise in cardiac patients. *J Am Coll Cardiol* **20**：120-126, 1992.
6) Wasserman K：New concepts in assessing cardiovascular function. *Circulation* **78**：1060-1071, 1998.
7) Cooper CB et al：Factors affecting the component of the alveolar CO2 output-O2 uptake relationship during incremental exercise in man. *Exp Physiol* **77**：51-64, 1992.
8) Koike A et al：Evidence that the metabolic acidosis threshold is the anaerobic threshold. *J Appl Physiol* **68**：2521-2526, 1990.
9) Beaver WL et al：A new method for detecting anaerobic threshold by gas exchange. *J Appl Physiol* **60**：2020-2027, 1986.
10) Sue DY：Metabolic acidosis during exercise in patients with chronic obstructive pulmonary disease. *Chest* **94**：931-938, 1988.
11) Duling BR：Control of striated muscle blood flow. The Lung Scientific Foundation（Crystal RG, West JB, eds），Raven Press, New York, 1991, p1497.
12) Kilmartin JV, Rossi-Bernardi L：Interaction of hemoglobin with hydrogen ions carbon dioxide, and organic phosphates. *Physiol Rev* **53**：836-890, 1973.
13) Wasserman K et al：Effect of carotid body resection on ventilatory and acid-base control during exercise. *J Appl Physiol* **39**：354-358, 1975.
14) 谷口興一，伊東春樹（編）：心肺運動負荷テストと運動療法，南江堂，2004．
15) 上月正博（編）：新編・内部障害のリハビリテーション，第2版，医歯薬出版，2017．

4 循環器系の症候と検査

1 自覚症状

胸痛（chest pain）

　胸痛はさまざまな循環器疾患で生ずる重要な症候である．しばしば生命にかかわる疾患で生じ，速やかな対処が求められる．疾患によって特徴的な胸痛を呈するので，熟知しておく必要がある［表4-1］．痛みの部位，性状，持続時間，増悪・寛解因子，随伴症状が診断のポイントになる．胸痛は心臓のほかにも，①大動脈，肺動脈，気管支，胸膜，縦隔，食道，横隔膜などの胸

［表4-1］　各種循環器疾患における胸痛の特徴

疾病	胸痛の場所	胸痛の性質	持続時間	増悪・寛解因子	随伴症状・その他
狭心症	胸骨裏側（胸の中央）の痛み．しばしば頸部・下顎・上腹部・肩・腕（ことに左側）に放散する．	圧迫感，絞扼感，灼熱感．不快感．重苦感．息苦しさ．	通常2〜10分．30分以上続くときはむしろ心筋梗塞を疑う．	運動，寒冷刺激，精神的ストレスで増悪し，安静，硝酸薬で寛解．異型狭心症では運動と関係なく生じ，特に夜間から早朝に多い．	重症のときには，胸痛時に過剰心音や乳頭筋不全に起因する収縮期性心雑音を聴取．
不安定狭心症	同上．	性質は同上だがより強い．痛みの閾値や程度が増減する．	通常20分以下．	硝酸薬で寛解．運動耐容能は著しく低下．	同上，ただしより強い．一過性の心不全症状を呈し得る．
急性心筋梗塞	狭心症と同様だが，より広く放散し，またより強い．	性質は同上だが程度が最も強く激烈．「焼け火箸を胸に突っ込まれたような痛み」．	急激な発症，30分以上続く．	安静や硝酸薬で寛解しない．	息切れ，冷汗，顔面蒼白，吐気，嘔吐，失神など．
心膜炎	通常胸骨部から心尖部にかけて生じ，頸部や肩に放散することがあるが，心筋虚血に比べて局所的．	鋭い痛み．刺すような痛み．切られるような痛み．	数時間から数日続く．痛みに消長がある．	深吸気，体幹のひねり，仰臥位などで悪化，起き上がったり前かがみになると改善．労作では不変．	心膜摩擦音．しばしばウイルス感染症状が先行する．
解離性大動脈瘤	前胸部から背部，腰部に放散．解離の方向に向かって進行することが大きな特徴．	激烈な痛み．裂かれるような痛み．ナイフで切られるような痛み．	急激な発症で強いまま持続する．	基礎疾患として，高血圧やマルファン症候群の患者に起こる．	大動脈弁逆流の心雑音．血圧の左右差，上下肢差．神経学的異常．冷汗，顔面蒼白，吐気，嘔吐などのショック症状．
肺塞栓	胸骨下，または肺梗塞部．	胸膜炎様，または狭心症様．	急激な発症，数分から1時間以下．	吸気で症状悪化（胸膜刺激症状）．	呼吸困難，頻呼吸，頻拍，低血圧，急性右心不全の症状，胸膜摩擦音，喀血．
肺高血圧症	胸骨下．	狭心症様の圧迫感．		運動で悪化．	呼吸困難と関連した痛み．

34

郭内臓器，②胸部の筋肉，皮膚，骨・軟骨系，および③胃，十二指腸，胆嚢，膵臓などの上腹部臓器の異常で生ずる．

動悸（palpitation）

　動悸は，不愉快な心拍の自覚をさし，心拍を強くあるいは速く感じる．瞬間的なものから長時間続くものまでさまざまである．患者の訴えとしては，「ドキンとする」「パタパタする」「ドキドキする」「脈が飛ぶ」「脈が速い」「脈が不規則」などで，そのために胸部（ときに頸部）の不快感を訴える．正常人であっても，強い労作・運動時，精神的ストレス時など，心機能亢進時には動悸を自覚する．病気に基づく動悸も，非心疾患によるものと心疾患によるものがあり，心疾患によるもののなかにも，不整脈によるものと不整脈によらないものがある．動悸の原因として器質的な心臓病があるか否か，また，失神などの重篤な症状を伴っているか否かが診断のポイントとなる．

呼吸困難（dyspnea）

　呼吸をするときに感ずる異常な不快感や苦しさで，循環器，呼吸器，胸壁，呼吸筋などの病気の重要な症候である．労作時に呼吸を自覚する程度の軽い息切れ感から安静時の激しい呼吸苦まで，その症状の範囲は広い．正常人でも激しい運動をすると息切れ感を生じるが，運動に見合っただけの息切れ感は呼吸困難とはよばない．呼吸困難を引き起こす機序としては，肺組織硬化による機械的受容体の刺激，低酸素，高炭酸ガス血症，気道の気流障害，換気・血流比の異常などがある．呼吸困難をもつ患者に対しては，その起こり方（急性か慢性か），強さ，呼吸困難の起こる時刻，持続時間，体位と症状の消長との関係などが診断のポイントとなる．

　循環器領域においては，心不全症状の一つとして呼吸困難に出合うことが多い．これは肺静脈圧・肺毛細血管圧の上昇に起因する．軽症のときには労作時のみの息切れで済むが，重症では安静時にも呼吸困難となる．このように呼吸困難の程度で心不全の重症度を表すことが臨床的によく用いられ，NYHAの心機能分類（p61，表2-6参照）とよばれる．

　心不全に特徴的な呼吸困難として起座呼吸（orthopnea）と発作性夜間呼吸困難（paroxysmal nocturnal dyspnea）がある．
- 起座呼吸：仰臥位で増悪し，起座位で軽減する状態．
- 発作性夜間呼吸困難：夜間就寝後2〜4時間したときに激しい呼吸困難が出現し，覚醒し，しばしば咳嗽，喘鳴，冷汗を伴い，重篤である．起き上がることにより15〜30分で徐々に改善する．

チアノーゼ（cyanosis）

　還元型ヘモグロビンの増加により皮膚や粘膜が青紫色や暗赤色に変色することである．異常ヘモグロビンの増加によっても生ずる．症状でもあり，視診所見でもあるといえる．表皮の薄い場所や血流の豊富な場所（口唇，鼻，頬，耳，手足，口腔粘膜）によく観察される．一般に患者本人よりも家人によって気づかれる．皮膚毛細血管内の血液中または動脈血中の還元型ヘモグロビン濃度が$5 g/dl$以上のときに出現する．中枢性チアノーゼ（central cyanosis）と末梢性チアノーゼ（peripheral cyanosis）に分類される．

2 身体所見

脈拍の診察

　脈拍の診察にあたっては，一般的には両側の橈骨動脈（radial artery）を用いるが，後述するように脈拍のより詳細な性状から心臓の情報を得ようとする場合は，頸動脈（carotid artery）あるいは上腕動脈（brachial artery）がより適しているとされる．

　両側の橈骨動脈を第2〜4指の指尖を用いて観察する．①左右差の有無，②緊張度（良好か不良か），③不整の有無について判断し，続いて④脈拍数を計測する．通常15秒間測定し，4倍して1分間あたりの脈拍数を求める．不整がある場合は，1分間脈拍を数える．脈拍数は片側の橈骨動脈のみを用いて計測してよい．日常診療においてよく遭遇する脈拍の不整には，期外収縮により脈拍が1回ほとんど脱落するように感じられる場合（脈拍欠損 pulse deficit）と，脈拍の規則性が全く失われる場合（絶対性不整脈 absolute arrhythmia）とがある．後者はほとんどの場合，心房細動による．通常，脈拍数は心拍数に一致するが，期外収縮あるいは心房細動などでは一致しないことが多い．脈として感知できない心拍（心拍出量が不十分）が存在するためである．

　脈圧が小さく，立ち上がりが遅い脈（小脈・遅脈）の典型例は重症の大動脈弁狭窄症にみられるが，一回心拍出量が低下した心不全症例にも観察され得る．これとは逆に脈圧が大きくかつ立ち上がりが速い脈（大脈・速脈）の典型は大動脈弁閉鎖不全症，動静脈瘻，動脈管開存症などにみられる．発熱時，貧血，甲状腺機能亢進症など一回心拍出量が増加した状態，あるいは末梢血管抵抗が低下した病態でも観察され得る．奇脈とは吸期終末に脈拍が弱く感じられることをさし，心タンポナーデにおいて観察される．収縮性心膜炎や閉塞性肺疾患でも観察されることがある．

血圧測定

　通常，上腕動脈を用いて血圧を測定する．排尿をすませ，できれば5分間程安静にした後に座位で測定する．原則として，まず触診法による測定により収縮期血圧を推定した後に，聴診法により測定する．

1 触診法による収縮期血圧の測定

　橈骨動脈を第2〜4指を用いて触れながら水銀柱を約70mmHgまで速やかに上昇させ，その後約10mmHgずつ上げていく．橈骨動脈の脈が触れなくなってから，さらに20〜30mmHg速やかに上昇させる．その後1秒間に2mmHgずつ水銀柱を下げ，脈が触れ始める値，すなわち収縮期血圧を読み取る．その後は速やかに水銀柱を下げる（拡張期圧は触診法では測れない）．

2 聴診法による収縮期血圧と拡張期血圧の測定

　聴診器の採音部を肘窩の上腕動脈上に置く．触診法で決定した収縮期血圧の値よりも20〜30mmHg高い値まで水銀柱を速やかに上げ，その後2mmHg/秒の速さで水銀柱を下げる．Korotkoff（コロトコフ）音が聞こえ始める収縮期血圧の値を読み取る．引き続いて2mmHg/秒の速さで水銀柱を下げ，Korotkoff音が聞こえなくなる拡張期血圧を読み取る．その後さらに10mmHg以上水銀柱を下げ，Korotkoff音が再出現することがないことを確認する（後述する聴診間隙がないことの確認）．以後は急速に圧を下げる．正式には30秒後にもう一度測定し，2

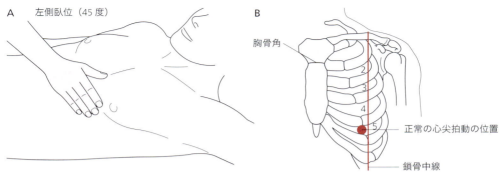

[図 4-1] 心臓の触診

回の平均値を求める．さらに，初診の患者では反体側の上腕動脈の血圧測定も行う．

心臓の診察

心臓の診察は臥位で行う方法と座位で行う方法の 2 通りがあるが，状況に応じてどちらでもできるようにしておく必要がある．一般的に，視診，触診，打診，聴診の順番で行う．

1 視診

心尖拍動および胸壁拍動（右室隆起による胸骨下部および傍胸骨拍動，あるいは大動脈瘤による拍動，apex beat）の有無を確認する．心尖拍動は仰臥位ではみえないことが多い．左側臥位（45 度程度）にすると最もみやすい．

2 触診

心尖拍動の位置と広がりを確認する．始めに第 2〜4 指の指腹を用いて心尖拍動の位置を同定する [図 4-1A]．正常では，心尖拍動は第 4〜5 肋間の鎖骨中線よりやや内側に触れる [図 4-1B]．位置を確認したら，次にその広がりが肋間に沿って何横指分なのかを確認する．2 横指以内かつ 1 肋間でのみ触れるのが正常とされ，それを超えて触れる場合は心室の拡大が示唆される（LV heave, RV tap）*．心尖拍動を触れる持続時間も重要であり，Ⅰ音とⅡ音の間の 2/3 以内が正常とされ，収縮期を通して触れる場合は，左室の拡大・肥大が示唆される．心尖拍動は左側臥位（45 度程度）にすると触れやすく，通常，仰臥位では触れないことが多い．

胸壁拍動の有無は，手掌の近位部で胸骨下部および傍胸骨部を触知して確認する．正常では触知しない．さらに振戦（thrill）の有無を聴診上の 4 領域（Erb 領域を入れると 5 領域）において手掌遠位部で確認する．振戦は強い心雑音の存在（Levine 分類の 4 以上）[表 4-2] を示唆し，正常では触知しない．

3 打診

心臓の打診は心拡大の有無の評価をするために行われてきたが，心尖拍動の触診の有用性が明らかになるにつれて，最近は行われなくなってきている．しかし，心囊液が貯留している場合には，心臓（実際は心囊）が拡大しているにもかかわらず，心尖拍動が視診

> **side memo**
>
> *** LV heave, RV tap**
> LV heave：AR などのように左室が拡大すると，正常位置よりもさらに外側かつ下方に心尖拍動は移動し，その広さも拡大してくる．さらに収縮期の長い間，心尖拍動を台起して触れる．RV tap：MS などで右室に負荷が加わり右室肥大が生じるようになると，胸骨左縁第 4〜5 肋間で収縮期の拍動を触れる．正常では右室の心尖拍動は触れない．

[表 4-2] 心雑音の Levine の分類

1度	ごく弱い雑音．静寂な部屋で注意深い聴診でのみ聴くことができる
2度	弱い雑音
3度	中等度の雑音で，明瞭に聴くことができる
4度	強い雑音で，振戦（thrill）を伴う
5度	強大な雑音で，聴診器の一部を胸壁から離しても聴くことができる
6度	聴診器を胸壁から離しても聴くことができる

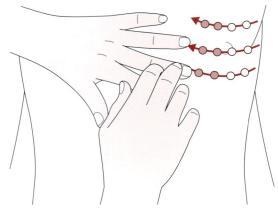

[図 4-2] 心臓の打診

および触診により確認できない場合がある．このような場合には心臓の打診が役に立つ．図 4-2 に示すように左第 3～5 肋間を左腋窩から胸骨に向かって打診を行い，清音（resonant）が濁音（dull）に変化する点を明らかにして心濁音界の左縁を決定する．心濁音界右縁も同様に右腋窩側から胸骨右縁に向かって打診を行って決定する．正常では，心濁音界左縁は鎖骨中線よりも内側，右縁は胸骨右縁である．

4 聴診

第 2 肋間胸骨右縁（大動脈弁領域），第 2 肋間胸骨左縁（肺動脈弁領域），第 4 または第 5 肋間胸骨左縁（三尖弁領域）および心尖部（僧帽弁領域）の 4 領域に加えて，第 3 肋間胸骨左縁（Erb の領域）を聴診する［図 4-3］．心尖部においては膜型に加えて，ベル型でも聴診する．Ⅰ音とⅡ音の同定，Ⅱ音の分裂の有無，Ⅲ音およびⅣ音の有無（ベル型で聴く），収縮期雑音あるいは拡張期雑音の有無，さらには心雑音のより詳細な性状（収縮中期性雑音，汎収縮期性雑音など）を診断する［表 4-2］．なお，大動脈弁閉鎖不全症における拡張早期性雑音は第 2 肋間胸骨右縁（大動脈弁領域）ではなく，第 3～5 肋間胸骨左縁で最も聴きやすいので注意しておかなければならない．逆流による血流の方向を考えると理解しやすい．

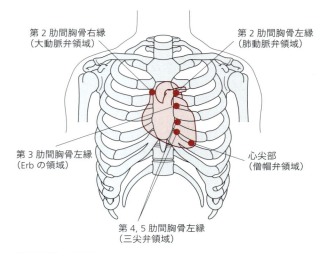

[図 4-3] 聴診点

頸部血管の診察

1 視診

以下の診察において，外頸静脈と内頸静脈を混同しないようにする必要がある．外頸静脈は皮下の比較的浅い部位にあるため通常輪郭を追えるが，内頸静脈はより深部に存在するため輪郭を追うことはできず，拍動のみが観察できる．まず，外頸静脈の観察をする．正常者では仰臥位で

その輪郭を認めるが，座位では認めないことが多い．息こらえあるいはバルサルバ手技（息を吸って止めて胸腔と腹腔の圧を上げる手技）をすると怒張するので確認が可能となる．次に上半身を約 45 度に保ち，内頸静脈の拍動を観察する．胸骨角の高さから内頸静脈の拍動の先端までの距離を計測する．これを jugular venous pressure とよび，正常は 3～4 cm 以内とされる．

2 聴診
下顎角直下約 2 cm のところの両側頸動脈を聴診し，血管雑音（bruit）の有無を確認する．

3 触診
一側ずつ頸動脈を甲状軟骨の高さで指腹を使って軽く触診する（聴診で心雑音があるときには行わない．また，両側を同時には触診しないこと）．脈拍の性状に関しては，脈拍の診察と血圧測定の項を参照すること．

3 検査

胸部 X 線検査
胸部 X 線写真による心疾患の診断は，心臓の形態異常のみならず血行動態の把握も可能であり，多種多様な検査法が開発され臨床応用されている現代においてもその有用性は失われていない．疾患により惹起される心形態の変化は，疾患の血行動態的な異常と理論的かつ有機的に結びついており，心疾患を深く理解することと胸部 X 線診断は表裏一体の関係にあるといってよい．まず胸部 X 線写真を構成する解剖学的背景を明確にしたのち，心疾患により惹起された血行動態と形態の異常をどう把握するかが大切となる．ここでは重要な心疾患の代表的な胸部 X 線像の特徴について述べることにする．

1 正面像
この方向の心臓・大血管陰影は，右縁は 2 弓，左は 4 弓から構成される．
- **右第 1 弓**：上大静脈．ときに上行大動脈
- **右第 2 弓**：右心房
- **左第 1 弓**：弓部大動脈
- **左第 2 弓**：肺動脈
- **左第 3 弓，第 4 弓**：それぞれ左心耳，左心室を示すが，正常では区別できないことが多い．

左第 2，3 弓は陥凹しており，心腰部（cardiac waist）とよばれる．また，右心室は正常では正面像のどの辺縁にも関与しない．図 4-4 に正常の正面の胸部 X 線像と，対応する構造を示す．胸部 X 線像をみるときは意識して，隠れた心臓，大血管の構造を頭のなかに描いてみるとよい．

2 側面像
側面像は正面像の補助として用いるとよい．正面像では把握できなかった背腹方向の心臓の形態上の変化を捉えることができる．特に，左心室や右心室の軽度の拡大，下行大動脈の変化を捉えやすい．図 4-5 に正常の側面胸部 X 線像と，対応する構造を示す．

3 主な異常所見
胸部単純 X 線検査にて判読される主な異常所見は，心臓の大きさや形，肺血管陰影，肺野異

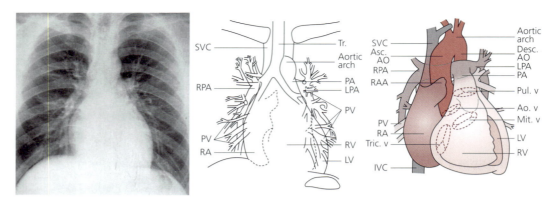

[図 4-4] 正常の心臓大血管と対応する解剖学的構造

Aortic arch：弓部大動脈，Ao.v：大動脈弁，Asc.AO：上行大動脈，Desc.AO：下行大動脈，IVC：下大静脈，LPA：左肺静脈，LV：左室，Mit.v：僧帽弁，PA：肺動脈，Pul.v：肺動脈弁，PV：肺静脈，RA：右房，RAA：右心耳，RPA：右肺動脈，RV：右室，SVC：上大静脈，Tr.：気管，Tric.v：三尖弁．

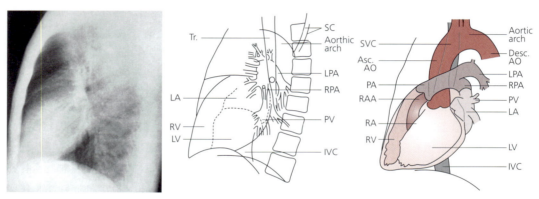

[図 4-5] 正常の側面胸部 X 線像と対応する解剖学的構造

常陰影，胸水，大血管の異常や石灰化，縦隔異常，異物などがあるが，詳細については各疾患の項を参考にされたい．

心臓超音波検査（心エコー，echocardiography）

心臓超音波検査は，心電図検査と並んで心臓疾患の非侵襲的な日常検査として最も頻用されている検査の一つである．ベッドサイドにおいて心臓の形態および機能に関する精度の高い情報を瞬時に提供することができるという点で，極めて有用な検査法である．

1 断層法

図 4-6 に正常例の 4 つの異なる断面で見た心臓の断層像を示す．断層法は最も基本となる手技であり，心臓の解剖学的な異常あるいは心室の収縮の異常など

---

side memo

心胸郭比の計測

心胸郭比（CTR）は胸部 X 線写真（正面像）で心臓の直径（図の a＋b）と胸郭（図の A）の比をいう．50％以下を正常とし，50％超は心拡大と考えられる．間接撮影では 53％以上を心拡大とする場合もある．

$$\frac{(a+b)}{A} \times 100 = 50\% 以下：正常$$
$$50\% 超：心拡大$$

（ただし間接撮影では 53％以上を心拡大とする）

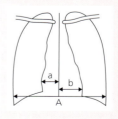

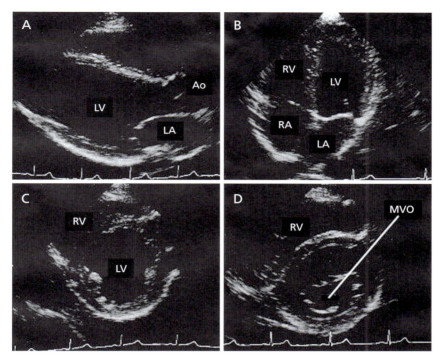

[図 4-6] 正常例の心臓の断層像
A：傍胸骨左室長軸断層像，B：心尖部四腔断層像，C：左室乳頭筋レベルの左室短軸断層像，D：僧帽弁口レベルの左室短軸断層像．LV：左室，LA：左房，Ao：大動脈，RV：右室，RA：右房，MVO：僧帽弁口．

を即座に視覚的に捉えることができる．

2 Mモード法

　断層法で心臓のある断面を見ながら，目標とする構造（弁など）にカーソルを合わせると，縦軸にトランスデューサーからの距離，横軸に時間経過を示す Mモード法による表示がなされる．本法は，弁あるいは左室壁の動きをより客観的に評価するのに適している．より客観的な収縮の指標として左室短縮率（left ventricular fractional shortening）が用いられる．

　　　左室短縮率 ＝（左室拡張末期径 − 左室収縮末期径）/ 左室拡張末期径

　左室を回転楕円体とみなして，左室拡張末期径と左室収縮末期径から左室容積の変化を求めて左室駆出率を計算する方法もあるが，誤差が大きい．心筋梗塞後など左室の収縮様式が一様でない場合には特に誤差が大きくなる．このため最近は，拡張末期と収縮末期の左室長軸断層像から，Simpson 法とよばれる左室造影で用いられる方法を用いて左室駆出率を求めることが多い．

3 パルスドプラ法

　パルスドプラ法を用いて，関心領域における血流速度の時間経過による変化を表示することができる．拡張早期の急速流入期の血流（E 波）と心房収縮による流入血流（A 波）の波形のパターンから左室の拡張機能の指標が得られる．

4 カラードプラ法

　ドプラ法による血流測定をある断層像内で行い，トランデューサーに近づく血流を赤で，遠ざかる血流を青で表示したものである．乱流はモザイク状の色調となる．

心電図

1 正常12誘導心電図波形 [図4-7]

- **P波**：心房の電気的興奮を表す．洞結節を発した興奮が心房に伝わり，その心房の電気的興奮によって形成される．aV_Rではベクトルが遠ざかるため常に下向きの振れになり，II，III，aV_F，V_5，V_6では上向きの振れになる．幅は0.11秒を超えず（小児では幅＜0.08秒），高さは0.25 mVを超えない．
- **Ta波**：P波に続いてP波と逆方向の振れ，Ta波がみられることがあり，心房の再分極を示す．

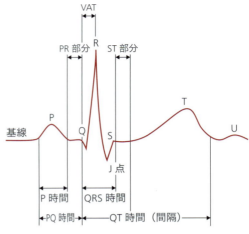

[図4-7] 心電図波形

- **PR（PQ）時間**：心房から心室への電気的興奮の伝導時間を表す．0.12～0.20秒（小児では0.11～0.16秒）である．
- **QRS波**：心室へ達した電気的興奮が心室筋全体へ伝わる過程（脱分極過程）を表す．R波は基線より上に振れた棘波を表し，Q波はR波の前にみられる下向きの振れ，S波はR波の後ろにみられる下向きの振れを表す．振れが小さい場合はいずれも小文字で表す．幅は0.06～0.10秒である．
- **心室興奮到達時間（VAT）**：心室の興奮開始から胸壁電極直下の心筋に興奮が到達するまでの時間を表す．V_1では0.035秒以内，V_5とV_6では0.045秒以内である．
- **J（junction）点**：QRS波の終了点．
- **ST部分**：心室筋の脱分極過程の完了と再分極過程の開始の間で，心室興奮の極期にあたる．
- **T波**：心室筋の再分極過程に由来する．
- **QT時間（間隔）**：心室筋の電気的興奮時間（脱分極開始から再分極終了まで）を表す．心拍数の影響を除くため，補正QT（corrected QT；QTC）を求める．QTCは成人で0.35～0.44秒$^{1/2}$である．

$$QTC = QT/(先行 R\text{-}R 時間)^{1/2} \quad [Bassetの式]$$

- **U波**：成因ははっきりしないが，プルキンエ線維の緩やかな再分極によるという説がある．認められない場合もある．
- **基線**：P波の始めを結ぶ線をいう．決めにくいときにはQRS波の始めの点を結んだ線を基線とみなす．

2 心拍変動

心拍数の周期的変動をコンピュータを用いて検出する方法．交感神経および副交感神経の経時的推移（心臓への自律神経の関与）を知ることができる．

心臓カテーテル検査

1 心臓カテーテル検査とは

心臓カテーテル法は，末梢の動静脈より心臓内へカテーテルを挿入し，血液ガスや圧を計測して血行動態を評価し，さまざまな心疾患の診断や重症度の評価を行うものである [表4-3]．ま

た．最近では，この心臓カテーテル法を応用して，冠動脈の再建や，不整脈に対するアブレーションなどの治療も行えるようになってきている．

2 心臓カテーテルに必要な装置と器具

カテーテルを心臓へ到達させ最適な位置へ運ぶには，X線透視装置が必要である．また，左心室や冠動脈の造影検査では，多方向より撮影する必要があり，C型アーム状の透視装置を用いる．また，心臓の動きや冠動脈を見る際には動画を撮影する必要があり，シネモードの撮影記録装置が必要となってくる．一方で，大動脈や肺動脈を撮影するときは，骨などの陰影を消すため，DSA（digital subtraction angiography）を用いて撮影を行う．

心臓の内腔や冠動脈にカテーテルを進めるために，さまざまな形のカテーテルが開発されている [図4-8]．pigtailカテーテルは，左室造影をはじめ，さまざまな血管の造影をするのに適している．先端が突き出ていないため，血管の損傷も少ないのが特徴である．Judkinsカテーテルは冠動脈の選択的造影に頻用されている．

3 心拍出量の測定

心拍出量の測定は，大きく熱（色素）希釈法とFick法に分別される．

(1) 熱希釈法

図4-8C のようなスワン・ガンツ（Swan-Ganz）カテーテルを使用する．通常は，右房から冷水を注入し，肺動脈における血液の温度変化を測定して心拍出量を求める．

(2) Fick法

Fickの原理とは，「ある器官（肺）がある物質（酸素）を摂取するとき，その器官へ流入する血液と流出する血液の物質の濃度差でその器官が一定時間に摂取する物質量を除けば，その器官の血流量を算定し得る」というものである．これによれば，心拍出量＝O_2消費量（ml/分）/〔肺静脈血O_2含有量(vol%)－肺動脈血O_2含有量(vol%)〕×100 で表すことができる．酸素消費量は，ポーラルグラフ酸素法やダグラスバッグ法などにより測定する．通常，成人の基礎酸素消費量は，体表面積あたり110～150 ml/分であるが，個体差が多く，よってFickの原理による心拍出量は，10％程度の誤差があるといわれている．

4 Forrester分類

スワン・ガンツカテーテルは，上記の心拍出量のみならず，肺動脈楔入圧，肺動脈圧，右房圧の測定が可

[表4-3] 心臓カテーテル検査にて測定できる項目

- 心臓内圧曲線分析
- 心臓内血液ガス分析
- 心拍出量
- 心臓血管造影
- 弁口面積
- 血管抵抗
- 短絡
- 心筋生検

他職種へのメッセージ

心疾患の原因精査の手法として，BNP*，心エコーや心臓カテーテル検査は非常に有用な検査となっている．なかでも心エコーは，非侵襲的に行える検査であり，心臓弁膜症や虚血性心疾患，心筋症などの鑑別に有用な検査法となっている．しかし，患者の心疾患を発見するために最も重要なことは，患者からの病歴聴取とそれに基づく身体診察であることは銘記したい．

---

side memo

* BNP

BNP（brain natriuretic peptide）の正式名称は「脳性ナトリウム利尿ペプチド」というが，これは最初ブタの脳から精製されたことから「脳性」という名が付いている．BNPは心臓から分泌されるホルモンの一種で，心不全のように心臓に負担がかかった状態になると心臓（主に心室）から血液中に分泌される．つまり，このBNPの数値が高いということは，心臓に負担がかかっていることを意味し，最近では検診やドックで測定されることも増えてきている．しかし，BNP検査所見のみに頼らず，患者の症状や身体所見に基づいた心臓病の病態や治療効果判断が重要であることを忘れてならない．

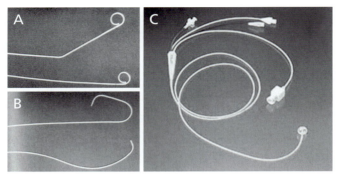

[図 4-8]　カテーテルの種類
A：pigtail カテーテル，B：Judkins カテーテル，C：熱希釈法に用いられるスワン・ガンツカテーテル

能であり，心不全患者などの心血行動態の評価に有用である．スワン・ガンツカテーテルを用いた心係数と肺動脈楔入圧から，心機能の重症度を分類し，予後の予測や治療方針の決定に用いることができる（第2章2.心不全，p57〜参照）．

血管機能検査

わが国で主に行われている以下の血管機能検査があげられる．

①血管内皮機能検査〔プレチスモグラフィ，血流介在血管拡張反応（FMD），reactive hyperemia peripheral arterial tonometry（RH-PAT）〕．
②動脈スティフネス〔頸動脈-大腿動脈間脈波伝播速度（cfPWV），上腕-足首間脈波伝播速度（baPWV），心臓足首血管指数（CAVI）〕，スティフネスパラメータ β（stiffness parameter β）．
③増大係数（AI），中心血圧，加速度脈波．
④足関節上腕血圧比（ABI），足趾上腕血圧比（TBI）．

特に，ABI は末梢血管の閉塞性動脈硬化症の診断検査であると同時に，心血管疾患および多くの心血管疾患危険因子疾患での予後予測指標としての有用性が確立された検査である．ABI が 0.90 以下の場合には，何らかの狭窄または閉塞性病変が疑われ，値が小さければ小さいほど狭窄または閉塞性病変が高度である [図 4-9]．ABI が 0.90 以下ならびに 1.40 を超える異常値を呈する症例には，潜在性の心血管病変の存在を疑うべきである．

（松本泰治，下川宏明）

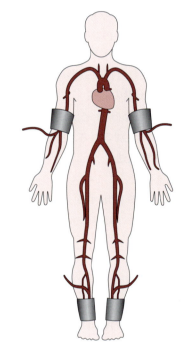

右側ABI = 高いほうの右側足関節収縮期血圧（後脛骨動脈または足背動脈） / 高いほうの上腕収縮期血圧（左側または右側）

左側ABI = 高いほうの左側足関節収縮期血圧（後脛骨動脈または足背動脈） / 高いほうの上腕収縮期血圧（左側または右側）

[図 4-9]　ABI の測定
日本循環器学会．循環器病の診断と治療に関するガイドライン 2013 血管機能の非侵襲的評価法に関するガイドライン http://www.j-circ.or.jp/guideline/pdf/JCS2013_yamashina_h.pdf（2019 年 1 月閲覧）

[第2章]
循環器疾患各論

1 虚血性心疾患

1 虚血性心疾患総論

定義・概念

心筋虚血とは，心臓が正常に働くための酸素が不足した状態であり，心筋に血液を運ぶ冠動脈の病変によって生じる．原因としては冠動脈硬化に伴う器質的狭窄によるものが多いが，冠攣縮，冠塞栓，微小循環障害など，心筋虚血を引き起こすさまざまな疾患を包括して虚血性心疾患とよぶ [表 1-1]．

■ 発生原因

心筋虚血は，心筋が必要とする酸素の需要と供給のバランスが不均衡になることにより生じ，その結果，心筋代謝障害，心機能障害，心電図異常，胸痛などが認められるようになる [図 1-1]．

動脈硬化とは，内膜・中膜・外膜の3層構造のうち，内膜への平滑筋細胞の遊走，単球の浸潤とマクロファージへの分化，コレステロールの蓄積によるプラーク形成に伴い，血管内腔の狭窄や閉塞をきたすことである [図 1-2]．プラーク内に脂質やマクロファージなどの細胞が少なく，それを覆う被膜が線維に富み厚い場合は安定プラークとなり，狭窄が有意になると労作性狭心症の原因となる．一方，脂質や細胞成分を多く含み，被膜が薄い場合は狭窄が軽度であっても不安定であり，急性冠症候群（acute coronary syndrome；ACS）に含まれる不安定狭心症，急性心筋梗塞の原因となる．冠動脈狭窄のみが動脈硬化をさすわけではなく，冠攣縮も動脈硬化の一表現型と考えられる．

■ 冠危険因子

虚血性心疾患の発症要因，すなわち冠危険因子をスクリーニングして，その治療（生活習慣の改善など）を行うことが予防の主体となる．主な動脈硬化の危険因子として，高血圧，脂質異常症，糖尿病（耐糖能異常），慢性腎臓病，喫煙などがあげられる [表 1-2]．

1 高血圧

高血圧は，フラミンガム研究[*1]の成果が発表された50年以上前から動脈硬化の危険因子であることが示されており，虚血性心疾患との因果関係については疑う余地はない．

高血圧は冠動脈硬化の主要な危険因子であると同時に，左室後負荷・心筋酸素需要の増大などに

[表 1-1] **虚血性心疾患の分類**
- ❶ 労作性狭心症（effort angina pectoris）
- ❷ 冠攣縮性狭心症（vasospastic angina pectoris）
- ❸ 無症候性心筋虚血（silent myocardial ischemia）
- ❹ 急性冠症候群（acute coronary syndrome）
  - 急性心筋梗塞（acute myocardial infarction）
  - 不安定狭心症（unstable angina pectoris）
  - 心臓性突然死（cardiac sudden death）

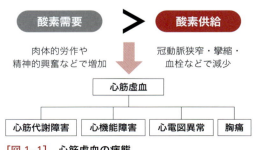

[図 1-1] 心筋虚血の病態

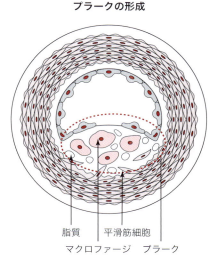

[図 1-2] 動脈硬化

[表 1-2] 冠危険因子
- ●改善可能なもの
  高血圧症
  脂質異常症
  (高コレステロール血症, 高 LDL 血症, 低 HDL 血症)
  糖尿病, 喫煙, 高尿酸血症, 肥満, ストレス
- ●改善困難なもの
  年齢 (男性 45 歳, 女性 55 歳以上), 性別 (男性), 家族歴

より心筋虚血を増悪させるため, 血圧の管理は虚血性心疾患の治療の面からも極めて重要である. 食塩制限や野菜・果物の積極的摂取などの食生活改善による降圧効果は明らかであり, 低強度の有酸素運動は血圧低下だけでなく, 適正体重の維持, インスリン感受性の改善効果も示されている. 収縮期血圧と拡張期血圧の両方を厳密にコントロールするために, まず生活習慣の改善を行った後, 必要に応じて薬物療法を追加することが原則である.

2 脂質異常症

総コレステロール (total cholesterol；TC) 値, 低比重リポ蛋白コレステロール (low density lipoprotein cholesterol；LDL-C) 値や中性脂肪 (triglyceride；TG) 値の上昇, 高比重リポ蛋白コレステロール (high density lipoprotein cholesterol；HDL-C) 値の低下に伴い虚血性心疾患の相対的危険度は増加する.

動脈硬化巣でみられる脂質は LDL-C であり, 高 LDL-C 血症と虚血性心疾患発症との間には強い関連が認められる. TG の高値は HDL-C の低値と密接に関連しており, 低 HDL-C 血症は虚血性心疾患の明らかな危険因子であるが, 現状では低 HDL-C 血症を直

---

side memo

*1 フラミンガム研究

米国ボストン近郊の町, Framingham の一般住民を対象として 1948 年に開始され, 現在も続く世界を代表する疫学調査である. これまでに 1 万人以上の住民が参加しており, その内容は心血管疾患以外に, がん, 認知症, 骨粗鬆症など多岐にわたっている. この研究は, 高血圧が動脈硬化の危険因子であることを世界で初めて示し, さらに高血圧に多くの危険因子が集積すると心血管疾患のリスクが相乗的に増大することも示した.

接改善させる薬物療法はない．したがって，TGとHDL-Cを同時に改善させ得る運動などの生活習慣改善指導が推奨されている．虚血性心疾患においてはLDL-C 100 mg/dl未満，non-HDL-C（TC－HDL-C）130 mg/dl未満，さらにHDL-C 40 mg/dl以上，TG 150 mg/dl未満を目標とする．

3 糖尿病（耐糖能異常）

糖尿病と診断されるレベルである空腹時血糖126 mg/dl以上，随時血糖200 mg/dl以上，グリコヘモグロビンHbA1c 6.5％以上（National Glycohemoglobin Standardization Program；NGSP値）のいずれで判定しても，糖尿病は虚血性心疾患の明らかな危険因子である．空腹時高血糖（100〜125 mg/dl）と耐糖能異常（随時血糖140〜199 mg/dl）など正常と糖尿病との中間領域に関しては，どの病態が最も虚血性心疾患発症と関連するかについては知見が乏しく，今後さらなる検討が必要である．

4 慢性腎臓病

慢性腎臓病（chronic kidney disease；CKD）が心血管疾患のリスクとして確定されている．軽度の腎機能低下や蛋白尿が心筋梗塞や脳卒中の大きな危険因子であることが欧米のみならず日本でも明らかにされている．そのため，わが国のCKD患者においても虚血性心疾患合併の有無を確認することが重要である[1]．

5 喫煙

多くの疫学研究で，喫煙は虚血性心疾患の危険因子であることが示されている．しかし，実際の臨床の場では，しばしば「禁煙が必要なのはわかるが，それによる体重増加はむしろ害ではないか」というジレンマが生じている．実際，禁煙により2 kg程度は体重が増加し，血圧やTCなどのHDL-C以外の検査所見が悪化するとの報告がある．しかし，そのような検査所見の増悪を考慮しても禁煙したほうが虚血性心疾患の発症リスクは低下し，禁煙による体重増加を抑えることができればさらにリスクは減ることが解析により示されている[2]．

6 その他の危険因子

生活習慣の改善や薬物療法などで変えることができない危険因子に，家族歴（遺伝），性，年齢（加齢）がある．男性は女性に比べて虚血性心疾患の頻度が高いことが知られている．また，閉経後の女性は閉経前の女性に比べ虚血性心疾患のリスクが高いことも知られている．

2 狭心症

狭心症は，心筋が一過性に虚血，すなわち酸素が不足した状態に陥ることにより，胸痛や心電図変化などをきたす代表的な虚血性心疾患である．

病態

心筋に酸素不足をもたらす病態として，酸素需要の増加に酸素供給が追いつかなくなる相対的虚血と，冠血流自体が減少ないし途絶することにより酸素の供給が不足する絶対的虚血がある．

心筋の酸素需要は，心筋の収縮力と心拍数および収縮期の心室壁の張力によって規定されているが，運動時や精神的な緊張時などのように，それらが増加するような状況では酸素需要が増

す．この状況下で，冠血流を必要量まで増やすことができない場合，たとえば冠動脈狭窄の場合には，心筋は酸素不足に陥るため胸痛や心電図変化が生じる．

一方，心筋の酸素需要が一定でも，冠動脈の攣縮や短時間の閉塞などによって冠動脈内腔が一過性に狭窄ないし途絶をきたす場合にも心筋虚血を生じる．

分類

1 労作性狭心症

動脈硬化により内膜が肥厚し冠動脈は狭窄するが，その程度が有意な場合は，臨床的に労作性狭心症として発症する．安静時の冠血流は狭窄度が80％以上となって初めて減少するのに対し，運動時には50％くらいから減少し始め，70％を超えると急激に減少し虚血を生じる．労作性狭心症においては，心筋の酸素供給の限界を超えて初めて虚血が生じるため，その労作の種類や強度は比較的一定である．

2 冠攣縮性狭心症

冠動脈の攣縮により冠動脈内腔が一過性に狭窄・閉塞し，冠血流の減少ないし途絶をきたすことにより虚血が生じる．完全に血流が途絶した場合は灌流域に貫壁性虚血が生じ，心電図上ST上昇をきたす（異型狭心症）．

欧米に比べわが国には冠攣縮性狭心症が多いとされ，また造影上は正常な冠動脈に起こる例が多いとされている．冠攣縮の原因として，血管内皮細胞の障害があげられており動脈硬化との関連が示唆されている．さらに，最近頻用されるようになった薬剤溶出ステント（drug-eluting stent；DES）では内皮機能障害が生じやすく，冠攣縮が起こりやすくなるという新知見も報告されており，今後の冠攣縮性狭心症の診療に関する重要なテーマの一つになると思われる[3]．

3 不安定狭心症

冠動脈内におけるプラークの破綻，それに続く血栓形成による内腔閉塞が急性冠症候群（ACS）の病態であり，臨床的には一部の不安定狭心症と急性心筋梗塞が含まれる．不安定狭心症は，心筋梗塞に移行しやすい危険な狭心症であり，大きくは，新規に発症した労作性狭心症，安静時狭心症，増悪型狭心症の3つが含まれ［表1-3］[4]，緊急を要する病態である．

4 無症候性心筋虚血

胸痛ないしそれに関連する症状を伴わずに起きる一過性の心筋虚血を，無症候性心筋虚血という．無症候性心筋虚血の発症機序として，虚血の程度が軽い場合，虚血の範囲が狭い場合，患者の疼痛閾値が高い場合などが考えられている．特に高齢者や糖尿病患者では一般に疼痛の閾値が高いとされ，無痛性心筋梗塞や無症候性心筋虚血が比較的多くみられる．

[表1-3] 不安定狭心症の重症度分類

Class I	新規発症の重症または増悪型狭心症 ・最近2カ月以内に発症した狭心症 ・1日3回以上発作が頻発するか，軽労作にても発作が起こる増悪型狭心症
Class II	亜急性安静狭心症 ・最近1カ月以内に1回以上の安静狭心症があるが，48時間以内に発作を認めない
Class III	急性安静狭心症 ・48時間以内に1回以上の安静狭心症を認める

(Braunwald, 1989)[4] を改変

診断

狭心症の診断で最も重要なのは病歴の聴取であり，それを補う手段として運動負荷心電図や核医学検査，さらに冠動脈CTやMRIが用いられる．確定診断には冠動脈造影検査が必要である．

1 病歴聴取

狭心症の病歴聴取においては，胸部症状の性状，部位，持続時間，どういう状況で誘発されるか，軽快する因子，再現性の有無などが重要である．

胸痛の表現としては単に胸が痛いというよりも，締め付けられるような，圧迫されるような，重苦しいような，などが典型的である．部位は胸骨正中部，場合によっては心窩部にみられ，手のひらで「このあたり」と示されることが多い．持続時間は通常5分，長くとも10分程度であり，長時間にわたって持続する胸痛は狭心症の可能性を低くする．

労作性狭心症の場合，階段の昇降や自転車こぎなどの運動や精神的興奮，寒冷刺激なども誘発の引き金になる．また，冠攣縮性狭心症では夜間から早朝の安静時に症状がみられることが多い．胸痛は，休憩またはニトログリセリンの使用によって速やか（30秒から10分以内）に軽快する．典型的な胸痛だけではなく，下顎部，頸部，左上腕の痛みなどの，いわゆる放散痛を伴うこともあるため注意が必要である．

2 検査

(1) 運動負荷心電図

ほとんどの狭心症患者では，安静時心電図は正常の所見を呈する．病歴から狭心症が疑わしいと判断された場合，運動負荷心電図あるいはホルター心電図検査を行う．

運動負荷法としては，マスター二階段負荷試験や多段階運動負荷試験（トレッドミル，自転車エルゴメータなど）が行われるが，いずれの方法も適切な負荷量に達しない場合の診断能力は低くなる．運動負荷により虚血が誘発されると，心電図のST部分に変化が生じる [図1-3]．

(2) ホルター心電図

ホルター心電図は日常生活での心筋虚血の診断が可能であり，発作の頻度や時間帯の情報を得ることができる．特に冠攣縮性狭心症がよい適応となるが，器械の装着中に発作が生じるかどうかは予測不可能であり，最終的にはアセチルコリンの冠動脈内注入による冠攣縮誘発試験が必要である．

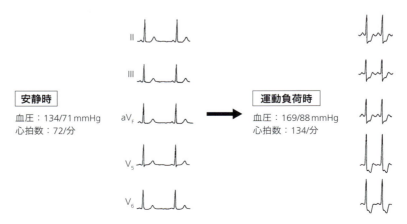

[図1-3] 労作性狭心症例の運動負荷心電図所見

(3) 負荷心エコー検査

心電図検査と同様に，狭心症患者では多くの場合，通常の心エコー検査で心筋虚血を検出することは困難である．心筋虚血による壁運動の異常は，胸痛などの症状や心電図変化よりも早期に出現することから，負荷心エコー検査は虚血診断の鋭敏な手法とされている．

薬物負荷では交感神経作動薬であるドブタミンを使用することにより，運動負荷と同様に心筋酸素需要を増加させることで心筋虚血が誘発される．

(4) 心臓核医学検査

心筋血流を反映する放射性医薬品である ^{201}Tl（タリウム），^{99m}Tc（テクネチウム）標識の MIBI（methoxy-isobutyl isonitrile）や tetrofosmin が用いられる．運動負荷や薬剤負荷（アデノシン）による心筋血流イメージングにより，冠動脈狭窄の評価のみならず心電図同期 SPECT（single photon emission computed tomography）を併用することで心機能異常の検出も同時に可能である．

心臓核医学検査の意義は，虚血の診断，重症度評価，治療方針の決定，治療効果の判定，予後予測，心筋バイアビリティ*2 の評価など多岐にわたる．

(5) 冠動脈 CT 検査，心臓 MRI 検査

近年，冠動脈 CT や心臓 MRI といった非侵襲的な画像診断における技術の進歩は著しく，急激に普及している．冠動脈 CT は低侵襲でありながら，冠動脈狭窄の診断能が高く，プラークを含めた動脈壁の状態も画像化できるという利点がある [図 1-4]．MRI は造影剤の使用や放射線被曝がないなどの利点から虚血性心疾患のスクリーニングに適しており，今後急速に普及することが予想される．

(6) 冠動脈造影検査

虚血性心疾患の診断における冠動脈造影の重要性は論じるまでもなく，拍動している冠動脈を画像として表示できる方法は冠動脈造影以外にない．副作用の少ない造影剤の開発や，カテーテル挿入部位の変遷（大腿動脈から，上腕動脈，橈骨動脈へ）により，安全性

---

side memo

*2 心筋バイアビリティ

主に虚血などで機能の低下した領域における心筋の生存能のことであり，治療により心機能の改善が得られる．心筋バイアビリティがあるかどうかを判定することは，積極的にその部位を PCI，手術あるいは薬物療法によって治療をすべきかどうかを決定するうえで重要である．

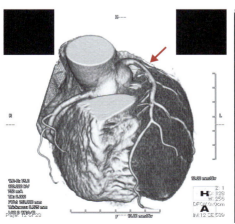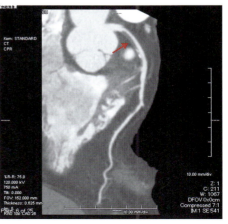

[図 1-4]　冠動脈 CT
左前下行枝 #6 に中等度狭窄とプラーク・石灰化を認める（矢印）．

が高まり患者の負担も軽減している．冠動脈造影の延長線上に，治療としての経皮的冠動脈形成術（percutaneous coronary intervention；PCI）があることからも，本法の臨床的意義は大きい．

治療

狭心症の治療には，生活の質（QOL）の改善と生命予後の改善という2つの目的がある．QOLの改善とは，胸痛発作があればそれを早く寛解し，また発作を予防することで質の高い生活を送れるようにすることであり，生命予後の改善とは，狭心症から心筋梗塞への進展を予防し死亡率を低下させることである．

安定労作性狭心症に対しては，薬物療法が基本である．薬物療法で症状をおさえることができない場合には，症状改善のためにPCIや冠動脈バイパス術（coronary artery bypass grafting；CABG）が推奨される．

不安定狭心症に対しては，硝酸薬，抗血小板薬，抗凝固薬などの投与により病態を安定させながら，速やかに冠動脈造影と冠血行再建術（PCIあるいはCABG）を行う．

1 薬物療法

(1) 発作の寛解

- 硝酸薬：強力な血管拡張作用を有しており，冠血流を増加させる．また，全身の動静脈も拡張し心臓の前負荷および後負荷を軽減するため，酸素需要を減らし胸痛を改善する．最も繁用されているニトログリセリンや硝酸イソソルビド（舌下投与あるいは口腔内噴霧）は，速効性でありかつ確実な効果が得られ，症状の鎮静に有用である．発作が予測される状況で事前に使用することで予防することも可能である．

(2) 発作予防と予後改善

- 硝酸薬：普通錠の内服では効果の持続が30分程度であるため，予防のためには徐放錠の内服か貼付薬を使用する．
- β遮断薬：血圧の下降，心筋収縮性の低下および心拍数の減少により，心筋酸素消費量を減らす効果があるため，冠動脈狭窄下でも酸素需要と供給のバランスを保ち，発作を予防する．
- カルシウム拮抗薬：血管平滑筋の拡張による血圧低下作用により，後負荷軽減作用を有する．特に冠攣縮性狭心症に対しては第一選択薬となる．
- ニコランジル：硝酸薬の血管拡張作用に加え，カリウムチャネル開口作用をもつ．細動脈に対しても拡張作用があるため，微小循環に対する効果が期待される．
- 抗血小板薬：冠動脈疾患患者に対する低用量アスピリン投与の長期予後改善効果が示されている．その他，チクロピジンに加えてクロピドグレルが使用されるようになり，特にPCIが適用される症例に適応がある．
- HMG-CoA還元酵素阻害薬（スタチン）：スタチンはLDL-Cを強力に低下させる薬剤で，虚血性心疾患の一次および二次予防効果が示されている．

2 冠血行再建術

(1) 経皮的冠動脈形成術（PCI）

心筋虚血所見を認め，薬物療法だけでは狭心症症状の改善が認められない場合にPCIが適応となる[図1-5]．薬剤溶出性ステント（DES）の使用により，急性期だけでなく長期にわたる再狭窄の発生を低下させることが報告されている[5]．

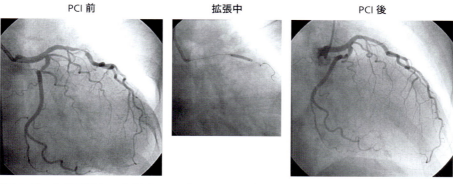

[図 1-5] 左前下行枝 #7 に対する PCI（ステント留置）

（2）冠動脈バイパス術（CABG）

左冠動脈主幹部病変や 3 枝病変は基本的に CABG の適応となる．

3 心筋梗塞

冠動脈の閉塞で血流が持続的に途絶し，その灌流域の心筋が壊死に陥り，さまざまな合併症を伴うのが急性心筋梗塞である．急性心筋梗塞を発症すると，30〜40％は発症直後に心室細動で死亡するとされ，bystander CPR（cardiopulmonary resuscitation）[*3] の重要性が強調されている．

病態

冠動脈内の不安定プラークの破綻による血栓性閉塞が急性心筋梗塞の原因であり，不安定狭心症においても同様の機序がみられることがあり，これらの病態を総称して急性冠症候群（ACS）とよぶ [図 1-6][6)]．

診断

1 症状

耐えがたい激烈な胸痛を訴え，多くは冷汗を伴う．痛みは 30 分以上続き，数時間に及ぶこともしばしばである．随伴症状として悪心，嘔吐などの消化器症状を認めることがある．

狭心症と比較すると，胸痛はより激烈で，安静やニトログリセリンに反応しないのが特徴である．心不全による呼吸困難や不整脈による動悸・失神などで発症する場合がある．

2 身体所見

心原性ショックをきたした場合は，顔面は蒼白で口唇にチアノーゼを認める．

乳頭筋不全や断裂による急性の僧帽弁逆流や，心室

> *side memo*
>
> **[*3] bystander CPR**
> 現場に居合わせた人による心肺蘇生のことであり，倒れている傷病者を社会復帰させるために，bystander（立会人）として心肺停止状態になればただちに心肺蘇生を開始する必要がある．

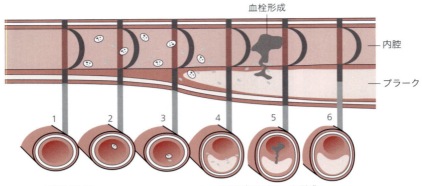

1 正常冠動脈
2 冠動脈硬化の初期
3 冠動脈硬化の進行（内膜肥厚）
4 冠動脈内のプラーク形成
5 冠動脈内の不安定プラーク破綻と血栓形成（急性冠症候群）
6 プラーク内への平滑筋細胞・コラーゲン蓄積（安定プラーク）

[図1-6] 急性冠症候群の成り立ち　　　　　　　　　　　　　　　　（Libby et al, 2007）[6]を改変

中隔穿孔をきたした場合は収縮時雑音が聴取される．肺野の聴診では，心不全を合併した症例において湿性ラ音が聴取される．

3 検査

(1) 心電図検査

急性心筋梗塞の診断に心電図は必須である．発症初期においては典型的な異常所見を呈さない場合もあるため，経時的な観察が必要である．心筋梗塞発症早期には，高く尖った陽性T波（hyperacute T波），ST上昇，異常Q波，T波終末部陰性化，冠性T波が出現してくる．R波は減高し，最終的にQSパターンとなる[図1-7]．心電図変化がどの誘導でみられるかによって，ある程度閉塞冠動脈を推定することが可能である[図1-8]．

(2) 血液検査

白血球増加は非特異的ではあるが，心筋梗塞発症後最も早期（2時間以内）に認められる変化である．心筋が壊死に陥ると，経時的にミオグロビン，トロポニン，CK，AST，LDHなどの心筋逸脱酵素の上昇を認める．心筋に特異性の高いCK-MBの上昇は心筋障害を強く疑う所見である．トロポニンTやヒト心臓由来脂肪酸結合蛋白（human heart fatty acid-binding protein；H-FABP）は簡易キットで測定可能であり，CKよりも心筋特異性が高いマーカーである．

(3) 心エコー検査

心筋梗塞発症とほぼ同時に左室の局所的壁運動異常が出現するため，心機能のみならず梗塞の部位診断が可能である．大動脈解離などの鑑別や，心室中隔穿孔，乳頭筋断裂，心タンポナーデなどの合併症の有無が診断できる．

(4) 冠動脈造影検査

閉塞冠動脈の部位診断，続いて行われるPCIなどの方針決定のため冠動脈造影は必須である．

治療

急性心筋梗塞が疑われる場合は，可能な限り冠血行再建術の施行可能な施設に収容すべきである．発症12時間以内で，心電図上ST上昇を認める場合には，ただちに冠動脈造影を行い，責任冠動脈に対しPCIを行う．左冠動脈主幹部病変や3枝病変では，緊急CABGも考慮される．

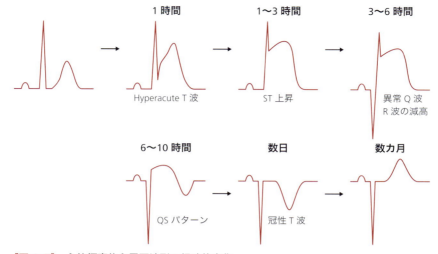

[図1-7] 心筋梗塞後心電図波形の経時的変化

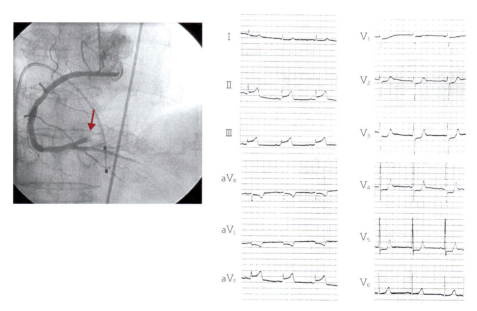

[図1-8] 右冠動脈閉塞による心電図変化
Ⅱ，Ⅲ，aV_F 誘導の ST 上昇は下壁梗塞（責任冠動脈は右冠動脈）を表す．

心筋梗塞の合併症

(1) 心不全
　広範囲の心筋梗塞で壊死に陥った心筋量が多いと，左室のポンプ機能が低下し心不全をきたす．心不全の治療は，スワン・ガンツカテーテルにより肺動脈楔入圧と心係数を測定し，Forrester 分類を用いて方針を決める．急激なポンプ失調で心原性ショックを呈し，補液，カテコラミンなどの強心薬投与でも血圧を維持できない場合は，大動脈内バルーンパンピングや経皮的心肺補助装置が必要になることがある．

(2) 不整脈
　心室頻拍や心室細動は最も重篤な不整脈で，心筋梗塞発症から 1 時間以内が多く，心臓突然

死の原因となる．発症した場合はただちに電気的除細動が必要となる．右冠動脈の心筋梗塞では，房室ブロックから徐脈となることがあり，一時ペースメーカの挿入を要することがある．

(3) 心破裂

急性心筋梗塞に伴う心破裂には，左室自由壁破裂と心室中隔穿孔がある．高齢の女性，初回の前壁梗塞で高血圧例に多い．自由壁破裂の場合は外科的処置でも救命できない場合が多い．

心室中隔穿孔は，突然左右シャントを生じ心不全が急速に進行する．心不全がコントロールされ手術できれば救命可能である．

(4) 乳頭筋断裂

右冠動脈あるいは回旋枝の閉塞により起こり，急激な僧帽弁逆流のために肺水腫となる．救命のためには緊急の弁置換術が必要である．

心筋梗塞慢性期の治療

心筋梗塞部の線維化・瘢痕化が完成する4～8週以降を陳旧性心筋梗塞とよぶことが多い．慢性期の治療においては，心不全，狭心症，不整脈などの合併症に注意しながら，患者のQOLの向上と再発予防が主体となる．

狭心症の項で述べたようにβ遮断薬，抗血小板薬（アスピリン），スタチンなどを使用することにより予後改善，再発予防効果が得られる．心筋を保護し，左室リモデリング[*4]を抑制するためにアンジオテンシン変換酵素（ACE）阻害薬やアンジオテンシン受容体拮抗薬（ARB）を使用する．心機能が低下している虚血性心疾患患者に合併した心室性不整脈に対するアミオダロンの使用は，多くのエビデンスにより有効性が示されている．

心臓リハは薬物療法によらない手段として，一次予防，二次予防に有用である．メタ解析により，運動療法は心筋梗塞後の累積死亡率を20％減少することが示されている[7]．

（小坂俊光，伊藤 宏）

> **side memo**
>
> **[*4] 左室リモデリング**
>
> 心筋梗塞後では，急性期に梗塞部の壊死・線維化が進み壁張力により容易に伸展され，機能障害に陥る．慢性期には低下したポンプ機能を維持するため，非梗塞部の壁が肥大かつ伸展する．このような左室内腔拡大は数カ月から数年にわたって進行し，心収縮力低下をきたし心不全を起こすことになる．

文献

1) 島本和明・他；循環器病の診断と治療に関するガイドライン（2011年度合同研究班報告）：虚血性心疾患の一次予防ガイドライン（2012年改訂版），日本循環器学会ホームページ；http://www.j-circ.or.jp/guideline/pdf/JCS2012_shimamoto_h.pdf

2) Tamura U et al : Changes in weight, cardiovascular risk factors and estimated risk for coronary heart disease following smoking cessation in Japanese male workers: HIPOP-OHP Study. *J Atheroscler Thromb* **17**: 12-20, 2010.

3) 小川久雄・他；循環器病の診断と治療に関するガイドライン（2012年度合同研究班報告）：冠攣縮性狭心症の診断と治療に関するガイドライン（2013年改訂版），日本循環器学会ホームページ；http://www.j-circ.or.jp/guideline/pdf/JCS2013_ogawah_h.pdf

4) Braunwald E : Unstable angina. A classification. *Circulation* **80**(2): 410-414, 1989.

5) Holmes DR Jr et al : Analysis of 1-year clinical outcomes in the SIRIUS trial: a randomized trial of a sirolimus-eluting stent versus a standard stent in patients at high risk for coronary restenosis, *Circulation* **109**: 634-640, 2004.

6) Lippy P et al : Braunwald's Heart Disease, 8th ed, Saunders, 2007, p1210.

7) Lan J et al : Cumulative meta-analysis of therapeutic trials for myocardial infarction. *N Engl J Med* **327**: 248-254, 1992.

2 心不全

1 心不全総論

心不全とは

　心不全とは「なんらかの心臓機能障害，すなわち，心臓に器質的および/あるいは機能的異常が生じて心ポンプ機能の代償機転が破綻した結果，呼吸困難・倦怠感や浮腫が出現し，それに伴い運動耐容能が低下する臨床症候群」と定義される[1]．わが国の循環器疾患の死亡数は，がんに次いで第2位で，心不全による5年生存率は50%とその予後はいまだ不良である．その事実と心不全の実態については，国民に広く周知されていないという背景から，国民によりわかりやすく理解してもらうため，2017年に一般向けの定義が日本循環器学会他から提唱された [表2-1][1]．一方，心不全の病態を理解するうえでは，近年の基礎研究の成果から，心不全にはレニン-アンジオテンシン系・交感神経系・サイトカイン系あるいは睡眠呼吸障害の関与が重要であることがわかっており，心臓の構造不全や機能不全における生理学，心臓力学のみならず，神経体液性因子の理解が必要である．そして，それは現在の治療の基礎となっている．

心不全の臨床症状と診断（HFpEF/HFrEF）

　心不全の症状と所見を表2-2に示す．これらの症状や所見は，心臓のポンプ不全から心室の背後に過剰な体液が貯留すること，つまりうっ血により，あるいは著明なポンプ不全により各臓器に十分な血液を供給できない状態，つまり低心拍出状態（LOS）により説明される．息切れ，呼吸困難，聴診上のIII音，あるいは頸静脈怒張といった比較的典型的なものから，喘鳴，食思不振や不穏など非典型的なものまでさまざまである．

　心臓は右房・右室からなる右心系と，左房・左室からなる左心系があり，それぞれ左心不全，右心不全と分類される．大動脈弁疾患，僧帽弁疾患，陳旧性心筋梗塞，心筋症，心筋炎，高血圧性心疾患などの多くは左心不全の原因疾患となり，呼吸困難や息切れなどの症状を呈す．右心不全が単独で起こる原因として三尖弁疾患，肺動脈弁疾患，心房中隔欠損症などの先天性心疾患，肺血栓塞栓症，収縮性心膜炎，右室梗塞，肺性心などがあげられ，浮腫や膨満感などの症状を呈する [表2-2]．しかし，左心不全と右心不全の症状には重複が多く，たとえば左心不全でも肺高血圧症から二次的に右心機能が障害され，浮腫や食欲不振などの右心不全症状が認められるようになる．

[表2-1] 心不全の定義

ガイドラインとしての定義	なんらかの心臓機能障害，すなわち，心臓に器質的および/あるいは機能的異常が生じて心ポンプ機能の代償機転が破綻した結果，呼吸困難・倦怠感や浮腫が出現し，それに伴い運動耐容能が低下する臨床症候群．
一般向けの定義 （わかりやすく表現したもの）	心不全とは，心臓が悪いために，息切れやむくみが起こり，だんだん悪くなり，生命を縮める病気です．

日本循環器学会，日本循環器学会/日本心不全学会合同ガイドライン 急性・慢性心不全診療ガイドライン（2017年改訂版）
http://www.j-circ.or.jp/guideline/pdf/JCS2017_tsutsui_h.pdf（2019年1月閲覧）

[表2-2]　心不全の自覚症状，他覚所見と原因疾患

うっ血による症状と所見	
右心不全	左心不全
症状：右季肋部痛，食思不振，腹満感，心窩部不快感，易疲労感	症状：呼吸困難，息切れ，頻呼吸，起座呼吸
所見：頸静脈怒張，肝腫大，胸水，肝胆道系酵素の上昇	所見：水泡音，喘鳴，胸水，ピンク色泡沫状痰，Ⅲ音やⅣ音の聴取
疾患：心臓弁膜症（三尖弁、肺動脈弁），右室梗塞，先天性心疾患，心筋症，心筋炎，肺高血圧症，肺血栓塞栓症，収縮性心膜炎	疾患：急性心筋梗塞，心臓弁膜症（大動脈弁，僧帽弁），高血圧性心疾患，心筋症，心筋炎，先天性心疾患

低心拍出（LOS）による症状と所見
症状：倦怠感，食欲低下，意識障害，不穏，記銘力低下
所見：四肢冷感，チアノーゼ，低血圧，乏尿，身の置き場がない様相

　心不全の診断はフラミンガム（Framingham）の心不全診断基準が用いられる[表2-3][2]．これは臨床症状から疑い，身体所見を併せて診断するが，前述したごとく心不全の症状と所見は非典型的なものも多く，症状，所見のみでは心不全の診断が困難な場合がある．そのため心電図，胸部X線写真，心エコー，血液検査などから総合的に基礎心疾患の診断と心収縮力の低下，うっ血の程度や心不全の重症度を捉えることが重要である．また循環不全と心不全という用語は似ているが，混同してはならない．血液循環は心臓，血液量，動脈血酸素飽和度，血管床などの因子により規定されており，これらの因子に異常があれば循環不全に陥る．つまり，心不全は常に循環不全の原因となるが，たとえば大量出血のような血液量減少性ショック（＝低容量性ショック）のような非心臓性の病態は，心機能が正常であったとしても循環不全をきたす．循環不全は必ずしも心不全とはならないゆえ鑑別が必要である．

[表2-3]　心不全診断基準

2つ以上の大基準，1つの大基準かつ2つ以上の小基準で心不全と診断

大基準	小基準
● 夜間発作性呼吸困難 ● 頸静脈怒張 ● 肺ラ音 ● 心拡大 ● 急性肺水腫 ● Ⅲ音聴取（奔馬調律） ● 静脈圧上昇（16cmH₂O以上） ● 循環時間延長（25秒以上） ● 肝・頸静脈逆流	● 足首の浮腫 ● 夜間の咳嗽 ● 労作性呼吸困難 ● 胸水 ● 肺活量低下（最大の1/3以下） ● 頻脈

利尿薬使用…大基準　　それ以外…小基準
● 治療に反応して5日間で4.5kg以上の体重減少

(Mckee et al, 1971)[2]

　心不全の分類として左室駆出率（Left Ventricular ejection fraction；LVEF）は重要である．それは治療や評価方法が変わってくるためである[表2-4]．これまでの臨床研究から，LVEFの低下した心不全（heart failure with reduced ejection fraction；HFrEF）はLVEF 40%未満，LVEFの保たれた心不全（heart failure with preserved ejection fraction；HFpEF）はLVEF 50%以上とされる．HFpEFは駆出率が保たれているのにもかかわらず，なぜ心不全になるのか？ 心拍出を維持するために左室に多くの血液を流入させる必要があるが，拡張機能障害の心臓はコンプライアンスが低下しており，心臓が硬くなっているために，血液を左室内に入れようとするとかなりの圧力が必要になる．その結果，左房の圧力，肺血管抵抗が上がり，右心系が高圧になり，三尖弁閉鎖不全を引き起こし，心不全症状を呈すると考えられる．HFrEFに比較して，HFpEFは高齢女性に多く，高血圧，糖尿病，肥満の合併率が高いことが報告されている．さら

[表 2-4] LVEF による心不全の分類

定義	LVEF	説明
LVEF の低下した心不全 (heart failure with reduced ejection fraction;HFrEF)	40%未満	収縮不全が主体．現在の多くの研究では標準的心不全治療下での LVEF 低下例が HFrEF として組み入れられている．
LVEF の保たれた心不全 (heart failure with preserved ejection fraction;HFpEF)	50%以上	拡張不全が主体．診断は心不全と同様の症状をきたす他疾患の除外が必要である．有効な治療が十分には確立されていない．
LVEF が軽度低下した心不全 (heart failure with midrange ejection fraction;HFmrEF)	40%以上 50%未満	境界型心不全・臨床的特徴や予後は研究が不十分であり，治療選択は個々の病態に応じて判断する．
LVEF が改善した心不全 (heart failure with preserved ejection fraction, improved;HFpEF improved または heart failure with recovered EF;HFrecEF)	40%以上	LVEF が 40% 未満であった患者が治療経過で改善した患者群．HFrEF とは予後が異なる可能性が示唆されているが，さらなる研究が必要である．

に LVEF が軽度低下した心不全（heart failure with midrange ejection fraction；HFmrEF）あるいは LVEF が改善した心不全（heart failure with preserved ejection fraction, improved；HFpEF improved または heart failure with recovered EF；HFrecEF）はいまだ臨床研究が不十分な患者群である．

心不全の代償機構と神経体液性因子

　従来，「心不全＝心筋障害に起因する心臓ポンプ機能不全」と捉えられ，心臓の収縮性や弛緩性が研究され，心不全の理解のために心臓力学，生理学の研究がなされてきたが，これは心筋・心室不全の生理学であり，心不全の病態研究の一部であった．心機能の障害により絶対的あるいは相対的な心拍出量の低下が生じた場合，生体内には代償機構が備わっている．その代償機構は①神経体液性因子の変化，②前負荷の増大（循環血漿量）による心拍出を保つ機序＝Frank-Starling 機序，③心室のリモデリング＝心筋肥大による収縮組織の増加，である．特に神経体液性因子としての交感神経系の亢進，すなわちカテコラミン分泌の亢進，レニン-アンジオテンシン-アルドステロン系の活性の亢進は，血液循環の維持に重要な役割を担っており，初めのうちは有益な代償性の反応であるが，これらの持続は最終的には心室のリモデリングを引き起こし，悪循環サイクルを形成し，心不全の進行の一因となることが明らかになった．このような研究結果から，心不全は種々の神経体液性因子が複雑に関連した一つの症候群と考えられるようになり，また治療においても神経体液性因子の調節は心不全の治療で基本となっている．

---

side memo

うっ血性心不全という病名

　"うっ血性心不全＝congestive heart failure" という病名は急性であれ，慢性であれ，心不全の病態を示すうっ血を用いた，古くから欧米で使われてきたものであるが，すべての心不全患者がうっ血つまり循環血漿量増加（volume overload）を伴うわけではない．ガイドラインによっては acute heart failure と congestive heart failure を個別に扱っているものもあるが，そのニュアンスは理解できるかと思う．同様に "急性非代償性心不全＝acute decompensated heart failure" という病名も用いられている．非代償性は心不全の病態をよく示す言葉であり，これも感覚的に理解しやすい病名である．

2 急性心不全

急性心不全と慢性心不全

心不全には急性心不全と慢性心不全があり，病態の重症度による分類ではなく，病状の経過が急性あるいは慢性かにより分類されている．急性心不全とは，「心臓の構造的および/あるいは機能的異常が生じることで，心ポンプ機能が低下し，心室の血液充満や心室から末梢への血液の駆出が障害されることで，種々の症状・徴候が複合された症候群が急性に出現あるいは悪化した病態」と定義される[1]．新規発症や慢性心不全の急性増悪により起こるが，症状や徴候は軽症のものから致死的患者まで極めて多彩である．その代表例が急性心筋梗塞であり，これまで症状のなかった人に突然新たな心疾患が生じ，それと同時に循環不全に陥る場合が相当する．一方，長年にわたる心疾患により慢性的に心機能や血液循環が障害された状態を慢性心不全という．陳旧性心筋梗塞による低心機能，根治されていない先天性心疾患，高齢者の大動脈弁狭窄症あるいは特発性拡張型心筋症などが代表例である．

日本循環器学会，日本心不全学会などの合同研究班より急性・慢性心不全診療ガイドラインが公開されているが[1]，以前は急性と慢性の個別のガイドラインが公開されていた．治療内容の決定にあたり，急性心不全と慢性心不全の区別以上に重要な点がある．すなわち急性心不全と慢性心不全は独立したものではなく，図2-1[3]に示すようにそれぞれが連続する病態であると認識すべきである．塩分，水分の過剰摂取，過労，感冒，肺炎などの感染症，服薬中止，貧血，心筋虚血などの誘因により慢性心不全が急性増悪し，急性心不全となる場合がある．一方で急性心不全に対し，急性期の治療を行う際，慢性期にうまく引き渡しができるように臓器保護も考慮しなが

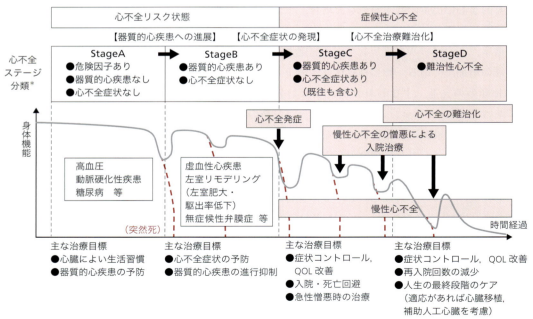

*2013 ACCF/AHA guideline for the management of heart failure Circulation. 2013; 128: e240-327.

[図2-1] 包括的な心不全治療に関する概要

(厚生労働省)[3]

[表 2-5] クリニカルシナリオ（CS）による急性心不全の病態分類と治療

収縮期血圧	CS1 ＞140mmHg	CS2 100〜140mmHg	CS3 ＜100mmHg
発症様式 病態	● 急激な発症 ● 急激な肺水腫 ● 浮腫は軽度 ● 高血圧歴 　肺水腫	● 比較的緩徐な発症 ● 肺水腫は軽度 ● 体重増加 ● 静脈圧上昇 ● 肝，腎障害 　全身性浮腫	● 発症経過はさまざま ● 肺水腫は軽度 ● 全身浮腫 ● 慢性左室充満圧上昇 ● 低心拍出症状，ショック 　低灌流
治療	● NPPV ● 硝酸薬 ● 塩酸モルヒネ	● NPPV ● 硝酸薬 ● 利尿剤 ● カルペリチド	● 利尿剤 ● 強心薬，血管収縮薬 ● 心肺補助装置 ● 持続的腎代替療法

CS4 急性冠症候群	CS5 右心不全

ら対応すること，繰り返す心不全悪化による再入院を避けることなど予後効果に配慮した治療戦略が求められる．

臨床的分類

低心拍出徴候（LOS）あるいはショック状態に陥ると臓器灌流不全を起こすため，速やかに血行動態の改善を図る必要がある．2008年にMebazaaらはクリニカルシナリオ[表2-5]を提唱し[4]，急性心不全患者を救急隊接触時または病院収容時，つまり患者が心不全症状を訴えてから初期治療までの超急性期の初期収縮期血圧に基づいて層別化した．これは心不全症状を訴えて最初に測った収縮期血圧はその心不全の病態を反映するという観点から，収縮期血圧によって病態の概要を迅速に把握し，治療選択を迅速に行うというものである．初期収縮期血圧が高い症例（＞140mmHg）をCS1，正常範囲の症例（100〜140mmHg）をCS2，低い症例（＜100mmHg）をCS3と3群に分け，さらに病態および治療が異なる急性冠症候群をCS4，肺高血圧症などの右心不全をCS5と5群に層別化した．この分類は急性期における簡潔な治療選択に有用であり，治療の項で詳しく説明する．

[表 2-6] NYHA 心機能分類

Ⅰ	心疾患を有するが，身体活動が制限されることのない患者 通常の身体活動で疲労，息切れ（心不全症状）をきたさない
Ⅱ	心疾患を有し，身体活動が軽度から中等度制限される患者 安静時は無症状だが，通常の活動で心不全症状をきたす
Ⅲ	心疾患を有し，身体活動が高度に制限される患者 通常以下の活動で心不全症状をきたす
Ⅳ	心疾患を有し，安静時またはごく軽度の身体活動が制限される患者 安静時あるいは少しの身体活動で心不全症状をきたす

ニューヨーク心臓協会（NYHA）のクラス分類[表2-6]は国際的に広く用いられており，自覚症状に基づく重症度分類である．心不全患者は息切れ，呼吸困難，疲労感などの症状により，日常生活（QOL）が制限されている状態である．通常の活動をしても全く自覚症状を欠く軽症をクラスⅠ度，安静を保っても症状が持続する最重症をクラスⅣ度として4段階に分類する．なおクラスⅢあるいはⅣ度の患者は，クラスⅠあるいはⅡ度の患者と比較して予後が不良であり，簡単なリスク層別化が可能である．

急性心不全の診断・病態把握と治療

　急性心不全において，救命，脳などの臓器保護の観点から，症状，徴候で特に重要なものは呼吸困難および低心拍出徴候，ショックである．それぞれ重症度を正確かつ迅速に把握しなければならない．そのため診断と並行して治療を行うことが求められ，心電図や心臓超音波検査などの検査の前に非侵襲的陽圧換気療法（NPPV）を用いて呼吸補助を行うことはよくみられる状況である．

　急性心不全の診断・治療の流れを図2-2[5]に示す．心不全は呼吸不全，浮腫，ときにショック状態を呈すが，いずれも特異的なものはなく，実臨床においては心不全疑いとして初療にあたることになる．まず心原性ショックであれば循環サポート，呼吸不全があれば換気サポートを行うことが必要である．そのうえで，以下のような心不全急性期の他覚的評価を行う．①症状・徴候として湿性ラ音，Ⅲ音，起座呼吸，②パルスオキシメーター（SpO_2）あるいは動脈血ガス分析，③胸部X線で心拡大，肺水腫，胸水，④心電図，⑤血漿BNP濃度（あるいはNT-proBNP濃

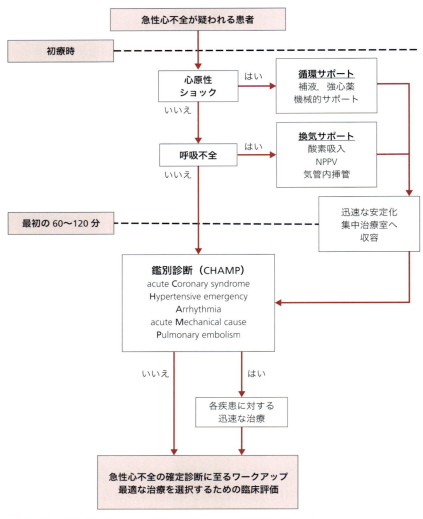

[図2-2]　急性心不全の初期対応から急性期対応のフローチャート
(Ponikowski et al, 2016)[5] を改変

度).これらを参考に迅速に重症度判定を行いながら,最終的に心臓超音波検査(心エコー図)を行い,かつ心不全をきたした鑑別診断を同時並行で行う.心臓超音波検査の目的は2つある.第一にLVEFなどの心機能を含む原因疾患の検索のため,第二に血行動態(左室充満圧,肺高血圧の有無や心拍出量など)の推定のためである.非侵襲的にベッドサイドで行うことができ,機動性に優れた検査である.何より視覚的に心臓構造,機能異常の検出が可能であり,この検査法の習熟は必須である.

クリニカルシナリオ[表2-5]は,以下のような心不全の病態的特徴から治療戦略の選択を決定することができる.

- CS1:急激に発症する肺水腫が主病態.水分貯留は軽度で,高血圧歴があり,左室駆出率は保たれていることが多い(HFpEF)
- CS2:比較的緩徐な発症で,肺水腫は軽度,水分貯留が主病態.肝臓,腎臓など他臓器不全を伴う
- CS3:発症の経過はさまざまであるが,低心拍出症状あるいはショックが主病態.重度の低心機能で慢性心不全があり(HFrEF),肺水腫は軽度から重度とさまざまで,水分貯留を伴う
- CS4:急性冠症候群で血行再建が検討される
- CS5:肺血栓塞栓症や肺動脈性肺高血圧症などの右心機能不全で,治療方針は個別に検討される

このような病態の理解から治療法の考え方を述べる[図2-2, 表2-5].CS1は,血圧が高く,肺水腫が著明であることから,血管拡張薬(ニトログリセリンやカルペリチド)で血圧を下げながら,NPPVあるいは挿管による人工呼吸で酸素化を図る.CS2は,浮腫が強いので利尿薬を中心に,そしてCS3は,低心拍出症状が強く,慎重に治療を行えば,血管拡張薬や利尿剤で改善することもあるが,症状の改善を認めない場合には強心薬を用いる.低心拍出が著明であれば,機械的循環補助装置(IABP,IMPELLA,PCPS,VAD)または持続的腎代替療法(ECUM,CHDF)を考慮する.また収縮期血圧は急性心不全患者の強力な独立した予後規定因子であり[6,7],この分類は予後を予測する意味でも有用である.

近年,病態把握にはスワンガンツカテーテルを用いたForrester分類よりも非侵襲的な方法であるNohria-Stevenson分類[8]が使われている[図2-3].これは臨床所見に基づき,心不全患者をうっ血の程度と末梢循環の状態から4つに分類するものである.しかしながら治療に抵抗性である心不全の場合には,スワンガンツカテーテルによる評価(右心カテーテル検査)を行い,治療方針に反映させることが重要である.

慢性心不全

心不全はすべての心疾患の終末像であり,かつ日本社会の高齢化および欧米化に密接にかかわっている.40歳以上のアメリカ人の心不全を発症する生涯リスクは20%ともいわれ,さらにアメリカにおける心不全の新規発症患者は年間65万人といわれている[9].全国レベルでの心不全の疫学研究はこれまでにされていないが,以前より日本では虚血性心疾患が欧米よりも少ないと認識されていた.東北地方の多施設が参加し,2006年からすべての慢性心不全患者,約1万人が登録されたCHART-2研究では,高血圧歴あるいは虚血性心疾患が原因である割合がCHART-1研究(2000〜2005年)のときよりも有意に増加していることが報告され[10],疾患の

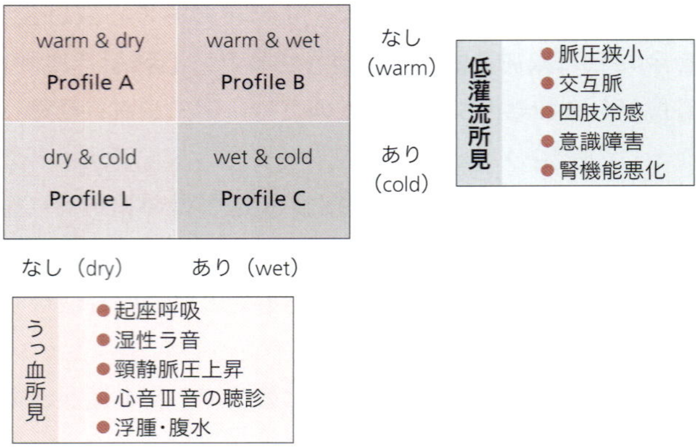

[図2-3] Nohria-Stevenson 分類による病態把握
(Nohria et al, 2002)[8] を改変

欧米化が懸念されている．さらに高齢化に伴い，心不全治療は社会的にも重要な問題になっているといえる．

慢性心不全の検査

心不全の検査の目的は大きく，3つある（表2-7）
1) 心疾患の診断の検査
2) 心不全コントロールの評価の検査
3) 重症度（予後規定因子）評価の検査

1 心疾患の診断の検査

甲状腺などホルモンの異常ならホルモンの改善，心筋梗塞など虚血性心疾患による心機能低下ならば血行再建の検討，心サルコイドーシスであれば免疫抑制剤の検討，徐脈性不整脈であればペースメーカの検討，感染性心内膜炎による弁膜症であれば抗生剤投与と外科的治療の検討など心不全をきたした基礎心疾患によりそれぞれ治療法が異なるため，心疾患の検索は重要かつ必須である．ただし冠動脈造影検査や心筋生検など侵襲のある検査もあり，検査結果により治療方針に影響のない検査をルーチンで行うことは勧められない．心不全の原因としての冠動脈病変の検索においては遅延造影 MRI 検査，負荷血流核医学検査，冠動脈 CT が勧められているが[11]，心肺運動負荷検査は ST 変化による虚血の症状のみならず，運動時の自覚症状の観察かつ運動耐容能の評価も行うことができ，得られる情報が多い．

2 心不全コントロールの評価のための検査

慢性心不全は体液量のコントロールが重要である．このため患者教育として，塩分・水分制限，体重測定の指導が必要であるが，心不全の悪化が疑われた場合には，血漿 BNP 濃度測定や胸部 X 線写真，経胸壁心臓超音波検査などで評価を行う．

3 重症度（予後規定因子）評価のための検査

左室収縮機能や腎機能，血漿ナトリウム濃度あるいは血漿 BNP 濃度は心不全の代表的な予後規定因子である．NYHA クラス分類は理解がしやすく，汎用性に優れた分類法であるが，この分類法はクラスそれぞれの区別が曖昧であり，患者あるいは診察医の主観の影響もあり，細かな

[表 2-7] 心不全における検査

心疾患の診断の検査	心不全コントロールの評価の検査	重症度（予後規定因子）評価の検査
●内分泌検査 ●安静時心電図 ●経胸壁心臓超音波検査 ●経食道心臓超音波検査 ●心肺運動負荷検査 ●冠動脈造影検査 ●心臓 CT ●心臓核医学検査 ●心臓 MRI ●心筋生検	●血液検査（BNP，NT-proBNP 濃度） ●胸部 X 線 ●経胸壁心臓超音波検査 　（ドプラ法） ●スワンガンツカテーテル検査	●血液検査（BNP，NT-proBNP 濃度，腎機能，血漿 Na 濃度、血中ノルエピネフリン濃度など） ●左室収縮機能評価として 　・経胸壁心臓超音波検査 　・心臓核医学検査 　・心臓 MRI ●心肺運動負荷検査

定量性に欠ける点がある．より活動能力を定量的に評価する方法として，運動耐容能を酸素摂取量で評価する方法がある．詳細は他項を参照されたいが，最大酸素摂取量は心肺運動負荷試験により得ることができ，最大酸素摂取量は患者の重症度とよく相関し，心臓移植の適応基準の一つとしても用いられている．

慢性心不全の治療

　前述したごとく，急性心不全と分離して考えるのではなく，慢性心不全から急性心不全，急性心不全から慢性心不全への連続した病態として捉えることが重要であり，これから述べる慢性心不全の治療は，急性期治療から体液性因子あるいは臓器保護の観点を踏まえて行う必要がある．一方，Dzau ら[12]は，心不全発症より早期に患者のスクリーニングを行い，心不全症状が出る前に，早期からの生活改善・介入，薬物療法を行うことを推奨している [図 2-1]．つまり高血圧・糖尿病・メタボリックシンドロームのような心血管疾患発症のリスクを有している状態をステージ A，心筋梗塞や無症候性弁膜症などの器質的な異常があり，近く心不全を発症する可能性の高い状態をステージ B，すでに心不全を発症した状態をステージ C，安静時でも症状を認め，通常治療では改善が難しい状態をステージ D，と心不全を 4 つのステージに分類し，それぞれのステージにおけるエビデンスに基づいた治療を行い，次のステージに進行しないように早期介入を行うことがポイントとされている．

　心不全患者約 1 万例を登録したわが国の CHART-2 研究においても，ステージ B，C，D の患者の頻度はそれぞれ，54%，45%，1% と報告されている[10]．心不全発症予備軍はほぼ心不全患者と同等の患者数と考えられ，将来的に心不全に至る可能性の高い器質疾患を有する患者を抽出し，心不全発症前からの介入が重要である．

　心不全の急性期は救命，臓器保護が目的であるが，強心薬，血管拡張薬に長期予後改善のエビデンスはなく，唯一急性期での治療成績改善のエビデンスがあるのは，NPPV だけである．予後改善のためには，より早期から長期予後を見据えた治療を行う必要があり，すでにエビデンスの確立されている β 遮断薬，ACE 阻害薬や ARB，アルドステロン拮抗薬による薬物療法を積極的に行いたい．一方で，これらのエビデンスは HFrEF では証明されているものの，HFpEF ではいまだ有効な薬物療法は示されておらず，高血圧などのリスク因子の管理を行い，心不全再入院の予防を行う．HFmrEF あるいは HFpEF improved の治療におけるエビデンスも乏しいが，2018 年に TRED-HF 研究が報告された[13]．心機能の改善した拡張型心筋症に対し，薬物療法の

[表 2-8] 慢性心不全に対する治療

薬物療法	非薬物療法
● 利尿薬 ● β遮断薬 ● ACE阻害薬 ● ARB ● アルドステロン拮抗薬 ● バソプレシン受容体拮抗薬 ● ジギタリス ● 経口強心薬 ● 抗不整脈薬（アミオダロン）	● 心臓リハビリテーション ● ICD, CRT ● 呼吸補助療法（ASV） ● 温熱療法 ● 外科的治療 ● 補助人工心臓（VAD） ● 心移植

中止は心機能の再度の低下，心拡大あるいは心不全再燃を有意に増加させた．このため HFpEF improved に対しては現状，至適薬物療法は継続すべきと考えられる．

患者の病態，重症度に応じて，非薬物療法にはさまざまな選択肢があり，その選択が重要である［表 2-8］．詳細は別項を参照されたいが，心臓リハは慢性心不全において運動耐容能，骨格筋・血管内皮，神経体液因子，QOL への良好な影響を与える．2010 年に報告されたメタアナリシスでは運動療法は心不全入院を減少させると結論している．一方，心不全急性期における心臓リハの早期介入による長期予後効果は証明されていないが，その目的として，①早期離床による長期安静臥床の弊害の防止，②運動耐容能の改善，③患者教育と疾病管理による心不全再発や再入院の防止，がある．担当医を含めた治療チームは，患者の全身状態を評価しながら，早期から運動療法の介入を検討し，慢性心不全に対する前述のエビデンスから，入院中の運動療法では単に早期離床・退院のみならず，退院後から継続した患者教育，運動療法への参加と継続を図ることが重要である．また非薬物療法として，心不全重症例であれば CRT あるいは補助心臓装置，心移植まで検討する必要がある．

慢性心不全の予後

上記最適治療を行ったとしても心不全の予後は不良であるが，わが国における主な慢性心不全登録研究から検討してみる．CHART-1 研究[14]は，2000 年から 2005 年に登録された安定心不全患者 1,154 症例の東北地方の多施設コホート研究である．平均年齢は 68 歳，虚血性心疾患，心筋症，弁膜症の頻度はそれぞれ，25％，28％，28％で，平均 LVEF は 49％であった．平均 1.9 年の追跡が行われ一年死亡率は約 7％であった．JCARE-CARD 研究[15]は，2003 年から 2004 年に心不全で入院した 2,675 症例を対象とした全国 164 施設による多施設登録研究である．そのうち LVEF が測定されており，弁膜症を除外した 1,692 症例の解析では，平均年齢が 71 歳，虚血性心疾患，高血圧性心疾患，心筋症の頻度がそれぞれ 32％，25％，26％で，平均 LVEF は約 39％であった．平均 2.4 年の追跡が行われ，一年死亡率は，HFpEF（EF≧50％）および HFrEF（EF＜40％）において，それぞれ約 9％と 12％であった．2006 年のアメリカの研究[16]では，HFpEF も HFrEF も同様の予後を示すことが報告されたが，わが国での疫学的研究と一致する結果であった．またこの研究では経年的に心不全患者の予後を調べると，HFrEF では予後は改善してきているが，HFpEF では予後は改善していないことが報告された．上述のごとく，現在のところ HFpEF の治療法に証明されたエビデンスはなく，今後のさらなる臨床研究に期待される．

Shiraishi らはわが国の3つの急性心不全登録研究（ATTEND 研究，WET-HF 研究，REALI-TY-AHF 研究）から急性心不全の9年間にわたる傾向と治療内容，予後解析を報告している[17]．登録された9,075人の解析から，登録患者の平均年齢が2007年の71.6歳から2015年には77歳となり統計学的に有意に高齢化が進行していた．幸い，予後や再入院率には大きな変化はないとの報告ではあったが，これはすでに超高齢社会を迎えた日本において，医療従事者にとって避けられない問題に直面させられている．医療従事者は心不全の病態を理解し，心不全発症予防，さらに再入院予防，予後改善に努め，またこの超高齢社会においてはQOL改善が臨床目標となる状況もあると思われる．心不全診療が患者にとってベストのものになることを期待する．

（藤野雅史）

文献

1) 筒井裕之・他；日本循環器学会/日本心不全学会合同ガイドライン：急性・慢性心不全診療ガイドライン（2017年改訂版）．日本循環器学会ホームページ；http://www.j-circ.or.jp/guideline/pdf/JCS2017_tsutsui_h.pdf
2) McKee PA et al：The natural history of congestive heart failure；the Framingham study. *N Engl J Med* **285**：1441, 1971.
3) 厚生労働省：脳卒中，心臓病その他の循環器病に係る診療提供体制の在り方に関する検討会 脳卒中，心臓病その他の循環器病に係る診療提供体制の在り方について（平成29年7月）；http://www.mhlw.go.jp/file/05-Shingikai-10901000-Kenkoukyoku-Soumuka/0000173149.pdf
4) Mebazaa A et al：Practical recommendations for pre-hospital and early in-hospital management of patients presenting with acute heart failure syndromes. *Crit Care Med* **36**：S129, 2008.
5) Ponikowski P et al；ESC Scientific Document Group：2016 ESC Guidelines for the diagnosis and treatment of acute and chronic heart failure：The Task Force for the diagnosis and treatment of acute and chronic heart failure of the European Society of Cardiology（ESC）Developed with the special contribution of the Heart Failure Association（HFA）of the ESC. 2016；https://academic.oup.com/eurheartj/article/37/27/2129/1748921
6) Gheorghiade M et al：Systolic blood pressure at admission, clinical characteristics, and outcomes in patients hospitalized with acute heart failure. *JAMA* **296**：2217, 2006.
7) Zannad F et al：Clinical profile, contemporary management and one-year mortality in patients with severe acute heart failure syndromes：The EFICA study. *Eur J Heart Fail* **8**：697, 2006.
8) Nohria A et al：Medical management of advanced heart failure. *JAMA* **287**：628, 2002.
9) Yancy CW et al；American College of Cardiology Foundation；American Heart Association Task Force on Practice Guidelines：2013 ACCF/AHA guideline for the management of heart failure：a report of the American College of Cardiology Foundation/American Heart Association Task Force on Practice Guidelines. *J Am Coll Cardiol* **62**：e147-e239, 2013.
10) Shiba N et al：Trend of westernization of etiology and clinical characteristics of heart failure patients in Japan：First report from the CHART-2 study. *Circ J* **75**：823, 2011.
11) 山科 章・他；循環器病の診断と治療に関するガイドライン（2007-2008年度合同研究班報告）：冠動脈病変の非侵襲的診断法に関するガイドライン，日本循環器学会ホームページ；http://www.j-circ.or.jp/guideline/pdf/JCS2010_yamashina_h.pdf
12) Dzau VJ et al：The cardiovascular disease continuum validated：clinical evidence of improved patient outcomes：part II：Clinical trial evidence（acute coronary syndromes through renal disease）and future directions. *Circulation* **114**：2871, 2006.
13) Hlliday BP et al：Withdrawal of pharmacological treatment for heart failure in patients with recovered dilated cardiomyopathy（TRED-HF）：an open-label, pilot, randomised trial. *Lancet* **393**：61, 2019.
14) Shiba N et al：Analysis of chronic heart failure registry in the Tohoku district；third year follow-up. *Circ J* **68**：427, 2004.
15) Makaya TM et al：Characteristics and outcomes of hospitalized patients with heart failure and reduced vs preserved ejection fraction；a report from the Japanese Cardiac Registry of Heart Failure in Cardiology（JCARE-CARD）. *Circ J* **73**：1893, 2009.
16) Owan TE et al：Trends in prevalence and outcome of heart failure with preserved ejection fraction. *N Engl J Med* **355**：251, 2006.
17) Shiraishi Y el al：9-Year Trend in the Management of Acute Heart Failure in Japan：A Report From the National Consortium of Acute Heart FailureRegistries. *J Am Heart Assoc* **7**：e008687, 2018.

3 弁膜疾患と先天性疾患

1 弁膜症

弁膜症は高齢者に多い疾患であり，高齢者の慢性心不全の主要な原因疾患である．高齢者人口の増加で近年弁膜症患者が増加している．臨床的に頻度が多く重要なものは大動脈弁狭窄症と僧帽弁閉鎖不全症である．弁膜症に対しては有効な薬物療法はなく，外科的開心術が根治的治療であり，手術適応の判断とタイミングが極めて重要である．近年，大動脈弁狭窄症に対する経カテーテル大動脈弁置換術（TAVI）が臨床応用され，これまで外科的弁置換術が施行困難であった高齢者に対する低侵襲な代替療法として広く普及している．

大動脈弁狭窄症
■ 病態

大動脈弁の開放制限から心拍出量の低下をきたし，左室は慢性的な後負荷の増加から左室肥大を呈する．原因は，先天性と後天性の2つの要因に分けられる．先天性は二尖弁が重要で，比較的若年例では二尖弁を疑う．後天性要因に比べ，より若年で重症化する．後天性要因では，リウマチ性，石灰化性が主な原因である．近年，リウマチ性は減少し，石灰化性が主な原因である（かつて退行性，変性性といわれたが，近年は石灰化性とよばれる）．近年，高齢者人口の増加に伴い石灰化性大動脈弁狭窄症が増加傾向であり，高齢者の心不全の主要な原因である．

弁の狭窄は，数十年の経過を経て，無症候性に進行する．重症化して初めて，胸痛，失神，心不全を呈し，予後はそれぞれ5年，3年，2年と推測され，極めて予後不良である [図3-1][1]．

■ 診断と検査

特徴的な聴診所見（収縮期駆出性雑音）により診断は容易である．心電図では左室肥大や心房細動を呈し，X線上は心不全を呈した症例では心拡大を認める．心エコーでは，石灰化し可動性が低下した大動脈弁と合併する左室肥大所見（求心性左室肥大）を認める．心エコーで簡便に重症度を評価することができる [表3-1][1]．

心エコーで治療方針決定に必要な情報が得られるため，心臓カテーテル検査の意義は減少しつつある．主に，合併する冠動脈疾患の除外目的に行われる．冠動脈疾患の合併率は20〜40%程度である．冠危険因子を有する症例では合併率が高い．

■ 治療

狭窄が高度かつ症状のある症例は手術適応（クラスⅠ）である．手術は，外科的弁置換（AVR）と経カテーテル的大動脈弁留置術（TAVI）[図3-2] が選択できる．AVRは確立した治療選択だが，身体的負担が大きい治療である．TAVIはAVRに比べ身体的負担の少ない治療であるが，AVRに比べ新しい治療であり，人工弁の長期耐久性や術後の抗血栓療法の長期成績が明らかでないことや，弁周囲逆流がAVRに比べてやや多い点等から現時点で大動脈弁狭窄症の第一選択となる治療ではない．現時点ではAVRの適応を判断したうえで [表3-2][1]，施行困難な症例にTAVIを選択する．年齢（概ね80歳以上），併存疾患などによる総合的な手術リスクを総合的に

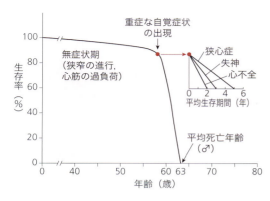

[図 3-1] **大動脈弁狭窄症の自然歴**

報告当時は症候性となるのが 50 歳代後半であった（Ross J Jr, Braunwald E : Circulation 38(supple V)：V61-67, 1968）．高齢化が進んだ近年，石灰化性大動脈弁は 80 歳前後で症候性となる（Bosse Y, et al : J Am Coll Cardiol 51：1327-1336, 2008）．二尖弁は進行が，石灰化性に比べ数十年早い．

[表 3-1] **大動脈弁狭窄症の重症度**

	軽度	中等度	高度
連続波ドプラ法による最高血流速度（m/s）	<3.0	3.0〜4.0	≥4.0
簡易ベルヌーイ式による収縮期平均圧較差（mmHg）	<25	25〜40	≥40
弁口面積（cm^2）	>1.5	1.0〜1.5	≤1.0
弁口面積係数（cm^2/m^2）	—	—	<0.6

心エコーにより大動脈口での連続波ドプラによる最大流速を v（m/s）とすると，簡易ベルヌーイ式により最大圧較差は $4×v^2$ として簡便に評価できる．弁口面積 1 cm^2 未満を高度としている．

(Bonow RO et al : Circulation 114(5)：e84-231, 2006)

判断し決定する．狭窄が高度であるが無症状の症例は，基本的に症状出現時まで経過観察を考慮するが，弁狭窄が重症の症例では，経過観察中の突然死などの心事故の発生も考慮する必要があり，手術のリスクを勘案した治療方針を個別に選択する必要がある．

僧帽弁閉鎖不全症

■ 病態

僧帽弁の閉鎖不全により左室から左房へ血液が逆流する．左室の後負荷が減少し，左室と左房に容量負荷をきたす．閉鎖不全を生じる原因はさまざまである．病態の原因と進行状況によって急性と慢性に大別される．急性発症の症例は，慢性に比べ発症頻度は稀ではあるが，急激に肺うっ血と低心拍出状態を呈し，ときにショックに至る重症例も経験する．慢

[表 3-2] **大動脈弁狭窄症に対する AVR の推奨**

クラス I
1. 症状を伴う高度 AS
2. CABG を行う患者で高度 AS を伴うもの
3. 大血管または弁膜症にて手術を行う患者で高度 AS を伴うもの
4. 高度 AS で左室機能が EF で 50%以下の症例

クラス IIa
1. CABG，上行大動脈や弁膜症の手術を行う患者で中等度 AS を伴うもの

クラス IIb
1. 高度 AS で無症状であるが，運動負荷に対し症状出現や血圧低下を来たす症例
2. 高度 AS で無症状，年齢・石灰化・冠動脈病変の進行が予測される場合，手術が症状の発現を遅らせると判断される場合
3. 軽度な AS を持った CABG 症例に対しては，弁の石灰化が中等度から重度で進行が早い場合
4. 無症状でかつ弁口面積<0.6 cm^2，平均大動脈-左室圧格差>60 mmHg，大動脈弁通過血流速度>5.0 m/sec

クラス III
1. 上記の Class IIa 及び IIb に上げられている項目も認めない無症状の AS において，突然死の予防目的の AVR

日本循環器学会．循環器病の診断と治療に関するガイドライン（2011年度合同研究班報告）弁膜疾患の非薬物治療に関するガイドライン（2012年改訂版）http://www.j-circ.or.jp/guideline/pdf/JCS2012_ookita_h.pdf（2019 年 1 月閲覧）

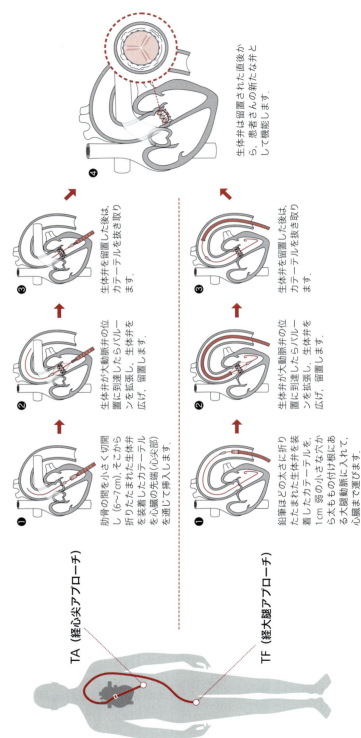

[図 3-2] 経カテーテル的大動脈弁留置術（TAVI）

TAVIは外科的弁置換に比べ身体的負担が少ない治療である。TAVIには、大腿動脈から逆行性にカテーテルを進める経大腿動脈アプローチ（Transfemoral：TF）と肋間を小さく切開し、心臓の心尖部から順行性にカテーテルを進める経心尖部アプローチ（Transapical：TA）の2つのアプローチがある。血管の問題などによりTFが難しい症例はTAを考慮する。

（エドワーズライフサイエンス社ホームページより）

性の症例は，容量負荷により無症候性に左房と左室の拡大が徐々に進行し経過する．左室の拡大により心拍出量を代償するが，進行すれば肺うっ血の合併や左室リモデリングの進行による左室の収縮性低下を伴う．

心房細動の合併は心不全の状態を悪化させるだけでなく，脳梗塞などの心原性塞栓症の原因となり，QOLを大きく低下させる．

■ 診断と検査

心雑音や心電図，X線上の心拡大を契機に受診することが多いが，急性左心不全発症を契機に診断される症例も時に経験する．心臓の聴診では，Ⅰ音の減弱，心尖部における全収縮期雑音，Ⅲ音を聴取する．進行した症例では，心電図上左房負荷所見や心房細動を呈し，X線では心拡大や左3～4号の突出，肺動脈の拡大や肺血管陰影の増強を認める．心エコーにて確定診断する．

心臓カテーテル検査は，観血的血行動態の把握と冠動脈疾患の除外目的に行われる．左室造影によるセラーズ（Sellers）分類*1 は重症度判定に使用される．

> **side memo**
>
> *1 セラーズ分類
> 造影剤逆流の度合いによる重症度判定の指標である［図3-3］．Ⅲ度以上が高度の逆流である．心エコー検査が普及する以前は手術適応判定の golden standard であった．

■ 治療

心房細動を合併した症例はワルファリンによる抗凝固療法を行い，頻脈を伴う症例に対してはレートコントロールを行う．安静時頻脈がなくとも，労作時頻脈となることがあるので，適宜ホルター心電図にて心拍数を評価する．心不全症状に対してはフロセミドなどの利尿薬を使用する．高度の僧帽弁逆流を呈する症例に対しては，手術の適応を検討する［図3-4］[1]．慢性の症例では，左室収縮性低下による心不全を呈する以前に外科治療の適応を判断することが肝要である．

急性の症例で，心不全治療にても血行動態の改善が認められない症例は緊急手術の適応である．慢性例では，無症候性左室機能不全の進行を心エコーによる定期経過観察で追跡し，左室駆出率が低下しない段階で手術を施行する．無症候性例では，左室駆出率60%未満，左室収縮末

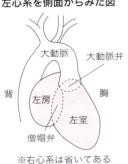

左心系を側面からみた図

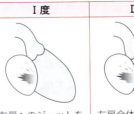
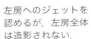
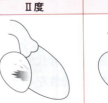
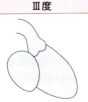
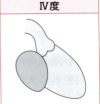

Sellers の逆流度分類（MR）

Ⅰ度	Ⅱ度	Ⅲ度	Ⅳ度
左房へのジェットを認めるが，左房全体は造影されない．	左房全体が造影されるが，その程度は左室よりも薄い．	左房全体が造影され，左房と左室が同程度に造影される．	左房全体が造影され，左房が左室よりも濃く造影される．

[図3-3] セラーズ（Sellers）分類
カテーテルを左室内に挿入し，左室を造影する．僧帽弁閉鎖不全があれば，左室の造影剤が左房に逆流し，左房が描出される．左房の描出の程度により重症度を評価する．Ⅲ度以上が高度である．大動脈弁閉鎖不全症のセラーズ分類も基本的に同じ分類である．

では無症状であるが，1.5 cm² 未満（中等症）になると臨床症状を呈し，1.0 cm² 未満（重症）では心不全症状はより顕著となる．心エコーで診断可能であり，心臓カテーテル検査の意義は近年低下している．観血的血行動態の把握と冠動脈疾患の除外目的に行われる．

> *side memo*
>
> ***2 経皮的僧帽弁交連切開術（PTMC）**
> カテーテルによって行われる弁形成術である．開心術が不要で，侵襲が少ないことから，かつての直視下交連切開術の代替療法として行われる．弁拡張用のバルーンを大腿静脈から心房中隔を経由し，僧帽弁に導き，拡張する．遠隔期の再狭窄も少なく，治療成績も良好である．

■ 治療

ワルファリンによる抗凝固療法を行い，心原性塞栓を予防する．心房細動を合併すると労作時に頻脈をきたしやすく，血行動態の悪化により心不全の増悪をきたすためレートコントロール（心拍数の調節）を行う．肺うっ血や下腿浮腫などうっ血症状に対してはフロセミドなどの利尿薬を使用し，手術の適応を検討する．術後の洞調律の維持，心原性塞栓，および肺高血圧症の予防の観点から，従来より早期に外科的治療が考慮されるようになってきている．NYHA Ⅱ度以上の心不全症状，心房細動の出現，心原性塞栓症の出現などにより総合的に手術適応を判断する[1]．

手術は，カテーテルによる経皮的僧帽弁交連切開術（PTMC）*2 と，外科的交連切開術（直視下僧帽弁交連切開術：OMC）や僧帽弁置換術（MVR）に分けられる．PTMCは低侵襲で治療成績も良好であり，まずはPTMCの適応を考慮する．僧帽弁逆流がなく，弁の可動性が比較的良好で，弁ならびに弁化組織の肥厚や石灰化の少ない症例がPTMCのよい適応である．PTMCの適応のない症例に関してはOMCやMVRの適応を評価する．

2 先天性心疾患

これまで，先天性心疾患を小児科・小児外科以外の医師が診察する機会は多くはなかったが，先天性心疾患の治療成績の向上により，成人期を迎えた先天性心疾患患者が増加しており，今後一般内科医などが診療する機会が増加することが予測されている．現在，循環器内科でも先天性心疾患の専門的知識を有する医師は少ないのが現状で，今後は先天性心疾患に対する知識を有していることが望まれる．成人期を迎えた先天性心疾患患者に対する術後再手術や続発症（不整脈，感染性心内膜炎，心不全）に対しては，知識と経験を有する小児科医，小児外科医と循環器内科医の協力体制が必要である．

心房中隔欠損症

■ 病態

成人で診断される先天性心疾患で最も多い．幼少時欠損口が小さく短絡量が少ないため診断されなかった症例が，加齢に伴う右室コンプライアンスの増大により短絡量が増加し臨床症状を呈し，診断に至る．

■ 診断と検査

短絡量が増加すると駆出性収縮期雑音とⅡ音の固定性分裂を聴取する．さらに短絡量が増加す

ると相対的三尖弁狭窄から胸骨左縁下部にて拡張期ランブルを聴取する．心電図は一般に所見に乏しく，ときに右軸偏位，Ⅰ度房室ブロック，右脚ブロックを呈する．進行した症例では心房細動・粗動を合併する．心房細動・粗動合併例では経食道心エコーによる左房内血栓の合併の除外が重要である．

　肺高血圧症を合併した症例では右室負荷所見を呈することがある．心エコーでは右室容量負荷所見を呈し，右心系の拡大や三尖弁逆流，心室中隔の奇異性運動を呈する．心エコーでは，三尖弁逆流から肺動脈圧の推定や肺体血流比を推測することができる．ときに部分肺静脈還流異常を合併することがあり，心臓カテーテル検査での血液サンプリングによるO_2 step up や，肺動脈造影の後期像は診断に有用である．造影 CT による三次元構築も部分肺静脈還流異常などの合併奇形の診断に有用であり，手術治療の際に必要な解剖学的情報も得られる．

■ 治療

　X線上心拡大や肺血管陰影の増強，心エコー上右心系の拡大などを認める症例は，心エコーや心臓カテーテル検査による肺体血流などを参考に手術適応を判断する．肺体血流比が1.5以上は治療の対象となる．肺血管抵抗の高い症例は，肺高血圧症の合併を念頭におき，肺血管の可逆性を評価し手術適応を判断する．

　手術適応と判断された場合は，経皮的デバイス閉鎖[*3]か外科的閉鎖術を選択する．外科的閉鎖は治療の基本であり，第一選択である．経皮的デバイス閉鎖は限られた承認施設でのみ施行可能で，適応病変も限られる．

> **side memo**
> **[*3] 経皮的デバイス閉鎖**
> 　心房中隔欠損症は，経皮的デバイス（Amplatzer septal occluder）の登場により，実施施設は限られるもののカテーテル治療が可能になった．わが国では2006年から保険適応となり，6,000例を超える治療実績がある．欠損口の径38mm未満の二次孔欠損で，前縁を除く欠損周囲縁が5mm以上ある場合が適応となる．

心室中隔欠損症

■ 病態

　心室中隔での欠損口の解剖学的局在により，膜性部，筋性部，および肺動脈弁下に分ける分類が汎用される [図 3-5]．欠損口を介する短絡量は，欠損口の大きさ，体循環抵抗，および肺循環抵抗により規定される．短絡量の増加は左心系の容量負荷を惹起し，左房や左室の拡大，拡張期圧の上昇から肺静脈圧上昇をきたし，さらには肺血管抵抗の増大から肺高血圧を呈する．

　肺高血圧が進行し，肺血管抵抗が体血管抵抗を凌駕すると，欠損口を介して右左短絡を生じる．これをアイゼンメンジャー（Eisenmenger）化[*4]とよぶ．先天性心疾患のなかで最も頻度が高い（30%）が，小児期に診断され根治術が施行されていることが多く，未手術例に遭遇することは心房中隔欠損症より少な

> **side memo**
> **[*4] アイゼンメンジャー化**
> 　心房中隔欠損症や心室中隔欠損症など心内シャントでは，左心系のほうが通常右心系より内圧が高いため，欠損口を通じ左心から右心系への血液の流入が起こる（左→右シャント）．シャント血流が多い状態で長く経過すると肺の血管抵抗が上昇し，右心系の圧が高くなり，右→左シャントをきたすようになる．この状態をアイゼンメンジャー化ないし，アイゼンメンジャー症候群とよぶ．
> 　アイゼンメンジャー化すると，肺で酸素化されていない静脈血が左心系に多く流入し，チアノーゼをきたすばかりか，肺血管抵抗上昇から肺高血圧を合併すると根治的な修復術が施行困難となり，予後不良である．

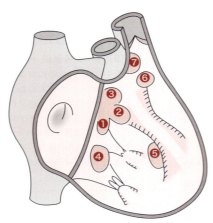

[図 3-5] 心室中隔欠損口の部位による分類
膜性周囲部（①流入部，②肉柱部，③流出部），筋性部（④流入部，⑤肉柱部，⑥流出部），⑦肺動脈弁下

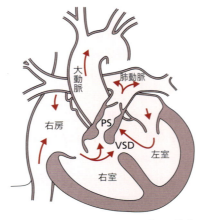

[図 3-6] ファロー（Fallot）四徴症の解剖学的特徴
PS：肺動脈狭窄症，VSD：心室中隔欠損症

い．小欠損口のため，小児期に手術適応と判断されず成人期を迎えた症例が対象となると考えられる．

■ 診断と検査

聴診で全収縮期雑音を聴取する．短絡量が増加すると心尖部で拡張期ランブルを聴取する．胸部 X 線では左心系の容量負荷から，心拡大と肺血管陰影の増強をみる．心電図では左室容量負荷による左室肥大所見を呈する．進行し肺高血圧を呈すると右室肥大所見も伴い，両心負荷所見を認める．肺高血圧が高度になると V1 誘導で R 波の増高とストレイン型の ST 低下を伴う．

心エコーでは，中等度以上の短絡を伴う症例では左房，左室の拡大を伴う．カラードプラ法による三尖弁逆流から，肺動脈圧や肺体血流比を推測することができる．肺動脈弁下欠損の症例では，大動脈弁逆流の合併の有無の判定が治療方針決定に重要である．

■ 治療

一般に肺体血流比が 1.5 を超え，左室の拡大を認めれば手術を考慮する．膜性部や肺動脈弁下の症例では，大動脈弁や肺動脈弁の逆流の有無を確認する．心内膜炎の合併にも注意する必要がある．アイゼンメンジャー化した症例など高度肺高血圧の症例は，酸素負荷による肺血管抵抗の低下の有無を検討し，手術適応を慎重に判断するべきである．

ファロー（Fallot）四徴症

■ 病態

右室流出路狭窄（漏斗部狭窄，肺動脈弁輪部，肺動脈狭窄），心室中隔欠損，大動脈騎乗，右室肥大の四徴からなる [図 3-6]．肺動脈は低形成で，上行大動脈は拡大する．心室中隔欠損と肺動脈狭窄を伴うため，チアノーゼを呈する．成人期の未治療例に遭遇することは稀で，通常小児期に心室中隔欠損パッチ閉鎖および右室流出路狭窄解除術が行われており，内科日常臨床では修復術後の症例である．肺動脈が低形成の症例に対しては肺動脈発育を促す Blalock-Taussig（ブラロック・トーシッヒ）手術などの姑息手術が行われる．

修復術は，心室中隔欠損パッチ閉鎖および右室流出路狭窄解除術である．修復術後は肺動脈弁閉鎖不全，右室収縮不全に伴う右室拡大による右心不全，心室頻拍症の出現が予後に大きく影響する．これらの症例に対しては，右室流出路形成，肺動脈弁置換術，大動脈弁置換術や，カテーテルアブレーションなどの適応を検討する．

■ 診断と検査

自覚症状を訴えない場合でも，小児期より生活や運動の制限がされていることがあり，活動度を確認する必要がある．動悸や息切れや呼吸困難，および失神などの有無を確認する．頸静脈怒張，下腿浮腫や肝腫大など右心不全所見の有無，II音の亢進や収縮期雑音の有無を確認する．

心電図では完全右脚ブロックを認める．QRS幅は経年的に延長するとされ，おおよそ右室機能を反映する．房室ブロックや洞不全の合併に注意する．胸部X線では右大動脈弓を認めることが多い．心不全進行による心拡大の進行に注意する．体血流が多いため，大動脈径は生後早期から大きい．大動脈の拡張した症例は，動脈瘤や大動脈解離，大動脈弁閉鎖不全の合併に留意する．心エコーは，肺動脈弁閉鎖不全，右室機能，右室流出路狭窄の有無，および残存心室中隔欠損の有無を簡便に評価することができる．ホルター心電図で不整脈の合併をスクリーニングする．

■ 治療

未治療例はすべての症例が手術適応であるが，未手術例の成人での生存例は稀で，未手術例は30歳までに95%の症例が死亡する．手術法の選択には心エコーとともに心臓カテーテル検査が必須である．解剖学的情報の把握には3DCTやMRIも有用である．修復術後の症例は，肺動脈弁閉鎖不全，右室収縮不全による右心不全，心室頻拍症の発生に注意する．突然死は0.5～6%に認められ，右心不全や心室頻拍が大きく影響する．

房室ブロックなどの伝導障害に対しては恒久式ペースメーカーの植込み，頻脈性不整脈に対してはカテーテルアブレーションを検討する．薬剤ならびにカテーテルアブレーションでの根治が困難な心室頻拍症例に対しては，植込み型除細動器の適応を検討する．右室機能不全の原因となる遺残心室中隔欠損，遺残右室流出路狭窄，肺動脈弁閉鎖不全，三尖弁閉鎖不全は，適切な時期に再手術を行う．

（宮本卓也）

文献
1) 大北 裕・他；循環器病の診断と治療に関するガイドライン（2011年度合同研究班報告）：弁膜疾患の非薬物治療に関するガイドライン（2012年改訂版），日本循環器学会ホームページ；http://www.j-circ.or.jp/guideline/pdf/JCS2012_ookita_d.pdf
2) Baumgartner H et al；ESC Scientific Document Group：2017 ESC/EACTS Guidelines for the management of valvular heart disease. *Eur Heart J* 38(36)：2739-2791, 2017.

4 不整脈

1　頻脈性不整脈

上室性期外収縮（PAC）

　期外収縮とは洞調律の基本周期よりも早期に発生する興奮波のことであり，発生部位によって上室性期外収縮，心室性期外収縮に分類することができる．上室性期外収縮は洞性P波とは異なる心房波が，基本周期よりも早期に出現するものである [図 4-1A]．

心房粗動（AFL）

　右（左）心房の中の三尖弁周囲を大きく時計回りまたは反時計回りに興奮が旋回する頻拍である．12誘導心電図にてⅡ，Ⅲ，aV$_F$誘導にて鋸歯状波を呈する通常型（type Ⅰ）[図 4-1B] と，それ以外の波形を呈する稀有型（type Ⅱ）に分類することができる．心拍数コントロールは薬物療法で困難な場合が多く，三尖弁-下大静脈間の右房峡部のアブレーションにて根治されることからカテーテルアブレーションが施行されることが多い [図 4-2]．

心房細動（AF）

　心房細動は，心房内で1分間に300〜600回の頻度で無秩序なリエントリーが起こることによって生じる不整脈である [図 4-1C]．心房細動は自然停止する発作性心房細動（paroxysmal AF），薬物や除細動にて停止する持続性心房細動（persistent AF）と除細動が不可能な永続性心房細動（permanent AF）に分類することができる．また心房細動症例においては，抗凝固療法を行って血栓を予防する必要がある．脳梗塞や一過性脳虚血発作の既往があるか，もしくはうっ血性心不全，高血圧，75歳以上，糖尿病などの危険因子を2つ以上合併した場合には脳梗塞の再発が高いとされており，リスク評価として用いられているのがCHADS$_2$スコア [表 4-1] である．またCHADS$_2$スコアよりもさらにリスクを細かく評価し，CHADS$_2$スコア1点以下の群から，高リスク群や極めて低リスクの群を抽出することを目的に導入されたのが，CHA$_2$DS$_2$-VAScスコア [表 4-2] である．

　薬剤抵抗性の症例に対してはカテーテルアブレーションが施行されているが，心房細動は肺静脈起源が主であり肺静脈と左心房間の伝導ブロックを作成する肺静脈隔離術が現在の主流になっている．カテーテルアブレーションのガイドラインも改訂され積極的に施行されるようになってきた．

発作性上室性頻拍症（PSVT）

　心房あるいは房室接合部が起源となり出現する頻拍のことであり，一般的には幅の狭いQRS波形を呈しR-R間隔は一定である [図 4-1D]．しかしながら変行伝導を伴った場合には幅の広いQRS波形となることがある．発作性上室性頻拍症には房室結節二重伝導路を頻拍回路に含んだ房室結節リエントリー性頻拍，副伝導路を頻拍回路に含んだ房室リエントリー性頻拍や心房頻

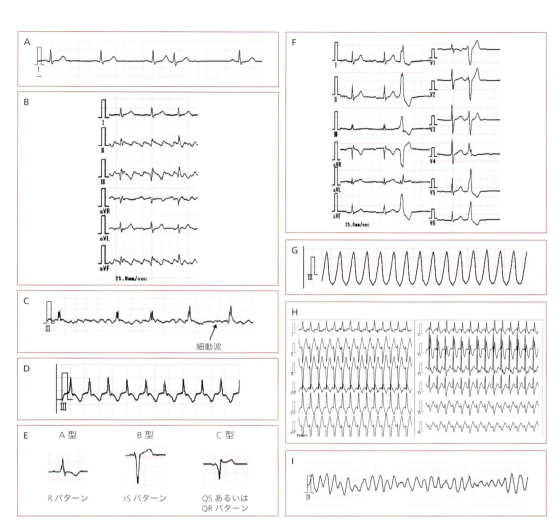

[図 4-1] 頻脈性不整脈でみられる心電図波形
A：上室性期外収縮の心電図．4 心拍目が上室性期外収縮で，QRS は洞調律と同様の波形である．
B：通常型心房粗動の心電図．心電図波形はのこぎりの歯のような鋸歯状波を示す．
C：心房細動の心電図．R-R 間隔は不規則で，P 波は消失し細動波を認める．
D：発作性上室性頻拍症の心電図．幅の狭い QRS 波形を呈しており R-R 間隔は一定である．
E：心電図による Kent 束の局在診断．V_1 誘導におけるデルタ波の極性から Kent 束の局在を診断する．A 型は R パターン，B 型は rS パターン，C 型は QS あるいは QR パターンを示す．
F：右室流出路起源の心室性期外収縮．右室流出路起源の場合には下壁誘導（Ⅱ，Ⅲ，aV_F 誘導）は下方軸（上向きの QRS 波形）であり，V_1 誘導は左脚ブロックパターン（QS パターン）を示す．
G：心室頻拍の心電図．心室頻拍の心電図で，幅広い QRS 波形を呈している．
H：ベラパミル感受性心室頻拍の心電図．比較的 QRS 幅が狭く，右脚ブロック＋左軸偏位（もしくは右軸偏位）パターンを示す．
I：心室細動の心電図．虚血性心疾患を基礎心疾患とした心室細動の心電図である．

拍などが大半を占めている．頻拍の停止には迷走神経刺激[*1]．薬物療法やペーシング治療が行われるが，根治を希望される場合にはカテーテルアブレーションが行われるケースが多い．

side memo

*1 迷走神経刺激

迷走神経刺激ではバルサルバ法（深く息を吸い，口や鼻孔を閉じて強くいきませる）がよく用いられる．頸動脈洞マッサージや眼球圧迫は，頸動脈狭窄の際の脳循環障害や眼球損傷などの合併症が危惧されるため現在は推奨されていない．

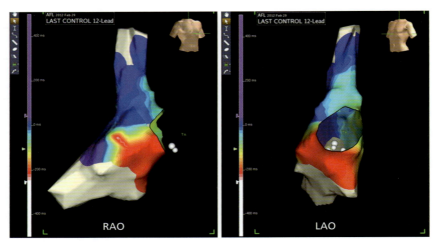

[図 4-2] 通常型心房粗動の興奮様式
三次元マッピングシステムである Ensite system で記録した通常型心房粗動の興奮順序である．右心房内を赤→黄→青→紫の順序で伝導しており，下大静脈–三尖弁間のアブレーションで頻拍は停止した．

[表 4-1] CHADS$_2$ スコア

		点数
C	CHF（心不全）	1
H	Hypertension（高血圧）	1
A	Age（年齢 75 歳以上）	1
D	Diabetes mellitus（糖尿病）	1
S$_2$	Stroke（脳梗塞の既往）	2

[表 4-2] CHA$_2$DS$_2$-VASc スコア

	危険因子	スコア
C	CHF（心不全）	1
H	Hypertension（高血圧）	1
A$_2$	Age（年齢 75 歳以上）	2
D	Diabetes mellitus（糖尿病）	1
S$_2$	Stroke（脳梗塞の既往）	2
V	Vascular disease（血管疾患）	1
A	Age（年齢 64–74 歳）	1
Sc	Sex category（性別：女性）	1
合計		0–9*

＊：年齢によって 0，1，2 点が配分されるので合計は最高で 9 点にとどまる．

WPW 症候群

　WPW（Wolff-Parkinson-White syndrome）症候群とは 1930 年に米国の Wolff と Parkinson および英国の White の共著による「Bundle branch block with short P-R interval in healthy young people prone to paroxysmal tachycardia」と題する 11 例の本症候群に関する症例報告から命名された．房室結節以外に減衰伝導の性質を有しない副伝導路（Kent 束）が存在することで頻拍症を引き起こす．検診心電図での WPW 症候群の発生頻度は 1,000 人に 1〜2 人とされており，稀な疾患ではない．副伝導路には Kent 束の他に，James 束や Mahaim 線維などがある．12 誘導心電図上デルタ波を有する顕性 WPW 症候群，デルタ波を有しない潜在性 WPW 症候群と間欠的にデルタ波の消失をみる間欠性 WPW 症候群に分類することができる．顕性 WPW 症候群は房室結節以外に心房から心室への Kent 束を介して興奮が伝導するため 12 誘導心電図で，PQ 時間の短縮（120 ms 以下），デルタ波の存在と，QRS 時間の延長（120 ms 以上）を特徴とする．顕性 WPW 症候群では 12 誘導心電図のデルタ波の極性からおおよその Kent 束の局在を診断する

ことが可能であり，大きく分けて左側（僧帽弁輪）に付着するA型，右側（三尖弁輪）に付着するB型と中隔に付着するC型に分類することができる［図4-1E］．

心室性期外収縮（PVC）

ヒス束より遠位の心室側から発生し，先行するP波を伴わない幅広いQRSを呈し基本周期よりも早く出現する．正常収縮と心室性期外収縮が交互に現れるものを二段脈とよび，正常収縮2回に心室性期外収縮が1回出現するものを三段脈とよぶ．心室性期外収縮の重症度分類としてLown分類がよく用いられる．起源は右室流出路からの発生頻度が最も多く，カテーテルアブレーションの成功率も高い［図4-1F］．

心室頻拍（VT）

心室頻拍はヒス束より遠位の心室側から発生し，幅広いQRS波形を呈する頻拍である［図4-1G］．30秒以上持続するものは持続性心室頻拍といい，それ以下で停止するものを非持続性心室頻拍とよぶ．心室頻拍によって意識消失，血圧低下や心不全を起こしたり，後述する心室細動に移行することもあるので早急な処置が必要なこともある致死的不整脈である．心筋梗塞，心筋症，弁膜症などの基礎心疾患を有する場合が多いが，基礎心疾患を有さない特発性のものもある．なかでも比較的QRS幅が狭く，右脚ブロック＋左軸偏位（もしくは右軸偏位）パターンの心室頻拍はベラパミル感受性心室頻拍とよばれている［図4-1H］．頻拍起源にPurkinje networkを含む場合が多く，カテーテルアブレーションで根治が得られる場合が多い．

心室細動（VF）

心室細動の心電図はQRS波とT波を区別することができない無秩序で不規則な波形である［図4-1I］．心室細動になると有効な心拍出を行うことが困難となり，3〜4分間持続すると脳の不可逆的変化を生じて死に直結する致死性不整脈である．心肺停止症例においては心肺蘇生を行いながら，一般市民も使用できるAEDにて除細動の必要性を判断し早期に除細動を行うことが救命率の向上につながるとされている．心室細動の原因は虚血性心疾患，心筋症，心筋炎や電解質異常などがあり，蘇生症例や再発作が予想される場合には後述する植込み型除細動器の植込みが行われる．

2　徐脈性不整脈

洞不全症候群（SSS）

洞不全症候群は，洞結節の機能不全のために洞徐脈，洞房ブロックや洞停止を呈する状態のことである．洞不全症候群の分類としてはRubensteinの分類［表4-3］が用

［表4-3］ Rubenstein分類

群	
Ⅰ群	原因不明の持続性洞徐脈（HR 50拍/分以下）
Ⅱ群	洞停止あるいは洞房ブロック
Ⅲ群	徐脈頻脈症候群

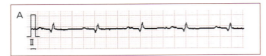
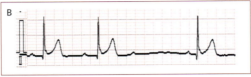
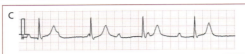

[図4-3] 房室ブロックでみられる心電図波形
A：Ⅰ度房室ブロックの心電図．PQ時間が0.2秒以上に延長している．
B：Ⅱ度房室ブロック MobitzⅠ型（Wenckebach型）の心電図．PQ時間が0.24秒から0.32秒に延長し，3心拍目ではQRSが脱落している．
C：Ⅲ度房室ブロック（完全房室ブロック）の心電図．Ⅲ度房室ブロック心電図ではP波とQRSが別々に出現している．

いられており，徐脈のためにアダムス・ストークス発作（Adams-Stokes attack）を起こす場合には恒久的ペースメーカ植込みの適応になる．

房室ブロック（AV block）

房室ブロックとは，心房から心室への刺激が，刺激伝導系のいずれかの部位でブロックされる伝導障害であり，Ⅰ度からⅢ度房室ブロックに分類されている．

1 Ⅰ度房室ブロック

洞結節から房室結節への伝導時間，つまりはPQ時間（正常は0.2秒以下）の延長を認める [図4-3A]．通常は特別な治療は必要としない．

2 Ⅱ度房室ブロック

MobitzⅠ型（Wenckebach型）とMobitzⅡ型があり，Ⅰ型はPQ時間が次第に延長しQRSが脱落するもので，比較的良性で治療の必要性がないことが多い [図4-3B]．Ⅱ型はP波に続くQRSがPQ時間の延長なしに突然脱落するもので，Ⅰ型と異なりアダムス・ストークス発作を起こして治療を必要とすることがしばしばある．

3 Ⅲ度房室ブロック（完全房室ブロック）

完全房室ブロックともよばれ，洞結節からの興奮は心室まで伝わらないために，補充調律が心室から起こる．心電図ではP波とQRSが別々に出現し，R-R間隔は一定の徐脈になる [図4-3C]．アダムス・ストークス発作や心不全を起こし，ペースメーカ植込みの適応になることが多い．

3 治療

薬物治療

薬物療法は主に頻脈性不整脈に対して行われるが，古典的な分類としてVaughan Williams（ボーン・ウィリアムズ）分類 [表4-4] がある．この分類は作用するイオンチャネルによって4群に分けたものである．Ⅰ群がNaチャネル抑制，Ⅱ群が交感神経β受容体遮断，Ⅲ群がKチャ

[表 4-4] Vaughan Williams 分類

	I 群薬	II 群薬	III 群薬	IV 群薬
Ia	キニジン プロカインアミド ジソピラミド アジマリン シベンゾリン ピルメノール	プロプラノロール ナドロール	アミオダロン ソタロール ニフェカラント	ベラパミル ジルチアゼム ベプリジル
Ib	リドカイン メキシレチン アプリンジン フェニトイン			
Ic	プロパフェノン フレカイニド ピルジカイニド			

[表 4-5] Sicilian Gambit が提唱する薬剤分類枠組（日本版）

薬剤	イオンチャンネル Na Fast	Na Med	Na Slow	Ca	K	If	受容体 α	β	M_2	A_1	ポンプ Na-K ATPase	臨床効果 左室機能	洞調律	心外性	心電図所見 PR	QRS	JT
リドカイン	○											→	→	●			↓
メキシレチン	○											→	→	●			↓
プロカインアミド		Ⓐ			●							↓	→	●	↑	↑	↑
ジソピラミド			Ⓐ		●				○			↓	→	●	↑↓	↑	↑
キニジン		Ⓐ			●		○		○			→	↑	●	↑↓	↑	↑
プロパフェノン		Ⓐ						●				↓	↓	○	↑	↑	↑
アプリンジン		Ⓘ		○	○	○						→	→	○	↑	↑	→
シベンゾリン			Ⓐ	○	●				○			↓	↑	○	↑	↑	→
ピルメノール			Ⓐ		●				○			↓	↑	○	↑	↑	↑→
フレカイニド			Ⓐ		○							↓	↓	○	↑	↑	↑
ピルジカイニド			Ⓐ									↓	↓	○	↑	↑	↑
ベプリジル	○			●	●							→	↓	○			↑
ベラパミル	○			●					●			↓	↓	○	↑		
ジルチアゼム				●								↓	↓	↑	↑		
ソタロール					●			●				↓	↓	○	↑		↑
アミオダロン	○			○	●		●	●				→	↓	●	↑		↑
ニフェカラント					●							→	→	○			↑
ナドロール								●				↓	↓	○	↑		
プロプラノロール	○							●				↓	↓	○	↑		
アトロピン									●			→	↑	●	↓		
ATP										■		?	↓	○	↑		
ジゴキシン									■		●	↑	↓	●	↑		↓

遮断作用の相対的強さ：○低　●中等　●高
A＝活性化チャネルブロッカー　I＝不活性化チャネルブロッカー
■＝作動薬

（抗不整脈薬ガイドライン委員会（編）：抗不整脈薬ガイドライン CD-ROM 版ガイドラインの解説とシシリアンガンビットの概念，ライフメデイコム，2000）を改変

ネル抑制，Ⅳ群がCaチャネル抑制で分類している．さらにⅠ群は心筋活動電位持続時間への効果からⅠa群（延長），Ⅰb群（短縮），Ⅰc群（不変）に細分化されている．しかし抗不整脈薬は単一のイオンチャネルに作用しないことや，実臨床で使用されているジギタリスやATP製剤がVaughan Williams分類に含まれていないなどの不備を指摘されたことからSicilian Gambitの新しい分類法［表4-5］[1]が提唱された．

カテーテルアブレーション

　カテーテルアブレーションとは経静脈的または経動脈的にアブレーションカテーテルを心臓内に挿入し，不整脈の起源となる心筋組織を焼灼する頻脈性不整脈に対する根治療法である．臨床応用は，難治性の上室性頻拍症に対する房室ブロックの作成が最初で1982年に行われた．当初は直流通電で行われていたが，それによる合併症の報告（障害の大きさと障害部位が新たな不整脈源となる）があり，現在の高周波通電（radiofrequency：RFラジオの周波数と同じ）によるアブレーションが主流になった．現在はほぼすべての不整脈に対して行われるようになってきており，発作性心房細動に対してはバルーンを用いたアブレーションも行われている．

　不整脈の発生する機序としては，異常自動能，撃発活動とリエントリーの三つに分類され，異常自動能，撃発活動においては異常な興奮を起こす病変部，リエントリーにおいてはリエントリー回路がアブレーションの目標となる．また三次元マッピングシステムを使用することで，頻拍回路の同定や被曝線量の軽減に寄与している［図4-2，4-4］．図4-5は顕性WPW症候群の洞調律時の心内心電図である．順伝導の最早期部位は冠静脈洞遠位部であり左側壁のKent束と診断される．心房波（A）と心室波（V）が近接した部位からの高周波通電にて順伝導でのKent束が離断され，3心拍目にデルタ波が消失し心房波（A）と心室波（V）の間隔が延長している．

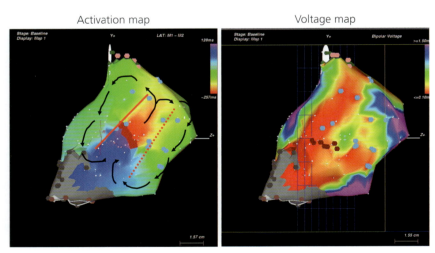

［図4-4］　**開心術後に生じた心房頻拍**
修正大血管転移症術後に生じた心房頻拍のCARTO systemで記録したactivation mapとvoltage mapである．右房切開線を8の字状に頻拍が旋回しており，切開線の下方でアブレーションを行うことで頻拍の治療に成功した．

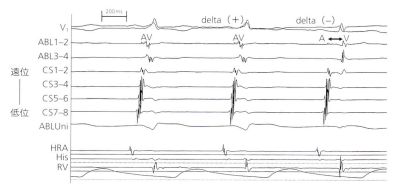

[図 4-5] **通電中の心内心電図**
顕性 WPW 症候群の洞調律時の心内心電図を示す．順伝導の最早期部位は冠静脈洞遠位部であり，左側壁の Kent 束と診断される．心房波（A）と心室波（V）が，近接した部位からの高周波通電にて順伝導での Kent 束が離断され，3 心拍目にデルタ波が消失し心房波（A）と心室波（V）の間隔が延長している．

電気的除細動

　電気的除細動とは，電気的通電にて不整脈を除去する方法である．抗不整脈薬が無効な際や，血行動態の破綻や頻拍にて心不全を呈した不整脈を確実に停止させたい際に行うものである．一般的には心電図の QRS に同期させて通電する cardioversion を行うが，心室細動の場合には心電図と非同期にて通電する defibrillation を行う．意識下で電気的除細動を行う場合にはチオペンタールなどの静脈麻酔を用いて鎮静下に行う．

ペースメーカ

　徐脈性不整脈によるアダムス・ストークス発作の治療のために用いられる．体外式ペーシングとは緊急でペーシング治療を行う際に体外にペースメーカを置いて行うものである．それに対して恒久式ペーシングはペースメーカ本体を胸壁皮下などに植込む[*2] ものである．植込み適応となる疾患は房室ブロック，洞不全症候群，徐脈性心房細動などだが，心抑制型の神経調節性失神や閉塞性肥大型心筋症でも適応となることがある．表 4-6 はペーシング部位，センシング部位やペーシング様式を表した ICHD（intersociety commission of heart disease resource）コードである．

植込み型除細動器（ICD）

　致死性心室性不整脈の既往や，今後発生の可能性がある心疾患患者の体内に植込むことができる除細動器を植込み型除細動器（ICD）とよんでいる．ICD は 1980 年から開始されたが（第一世代），当時は開胸手術による心外膜除細動パッチを用いたものであっ

他職種へのメッセージ

心室頻拍のなかでも右室流出路起源の心室頻拍［図 4-1F］とベラパミル感受性心室頻拍［図 4-1H］は基礎心疾患なくカテーテルアブレーションで根治可能なことが多い．知っていると循環器専門医にも一目おかれるかもしれない．

side memo

[*2] ペースメーカ植込みと MRI 検査

今まではペースメーカ植込みと MRI 検査は禁忌であったが，条件付きで MRI 撮影可能なペースメーカと専用のペーシングリードが使用可能となった．

[表 4-6] ICHD (intersociety commission of heart disease resource) コード

1文字目 ペーシング部位	2文字目 センシング部位	3文字目 モード（デマンド機能）
A 心房	A 心房	I 抑制機能
V 心室	V 心室	V 同期機能
D 心房心室両方	D 心房心室両方	D 抑制および同期
O いずれも含まない	O いずれも含まない	O いずれも持たない

● 心拍応答機能を有する場合には末尾に R をつけるのが一般的．
● 多点ペーシングを行った場合には 5 文字目にその部位 (A, V, D) を入れる．

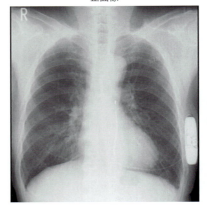
正面像

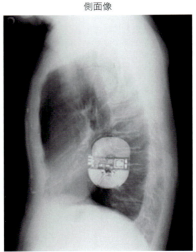
側面像

[図 4-6] 皮下植込み型 ICD (S-ICD) 植込み後の胸部 X 線
皮下植込み型 ICD 植込み後の胸部 X 線の正面と側面像で，皮下の傍胸骨に除細動リード，前鋸筋と広背筋間に ICD 本体が植込まれている．

た．その後ペーシング機能が搭載され（第三世代），さらに小型化，軽量化され前胸部植込みが可能な機種（第四世代），dual chamber ICD（第五世代）が登場し，経静脈除細動リードを使用しない皮下植込み型 ICD [図 4-6] も使用可能になった．

両心室ペーシング (bi-ventricular pacing)

心臓再同期療法（CRT）ともよばれており，ペーシング機能のみの CRT-P とペーシング機能に加えて除細動機能（ICD）が付いた CRT-D がある．通常左室リードは経静脈的に冠静脈洞から over the wire 方式で，側壁枝もしくは後側壁枝に植込まれる．経静脈的リード植込みが困難な場合や開心術に付随して行われる場合には開胸下に植込まれることもある．QRS 幅（120 ms 以上）の延長と左室収縮能低下（左室駆出率 35％未満）の心不全（NYHA class II 以上）症例が植込みの適応となる．図 4-7 は CRT-D 植込みにて心不全から脱却できた症例の胸部 X 線と心エコー図である．

両心室ペーシング機能付き植込み型除細動器 (CRT-D)

両心室ペースメーカに除細動機能が付いたもので CRT-D とよばれている．CRT-D と CRT-P では植込み手技の違いもほとんどなく，心室性不整脈による突然死予防の観点から，現在新規植

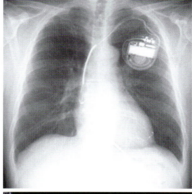
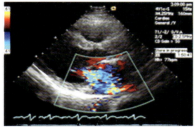
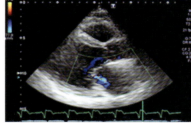

[図4-7] CRT前後の胸部X線と心エコー図

CRT植込み前は奇異性壁運動のために左室は拡張し，それによって僧帽弁閉鎖不全症を重度に認めていた．植込み後は左室の奇異性壁運動が改善され，リバースリモデリングが得られたことで左室も縮小し，僧帽弁閉鎖不全症も軽度まで改善している．

込みのほとんどがCRT-Dである．最近は除細動やペーシング機能以外に心不全，無呼吸やST変化などのモニタリング機能付きの機種も出現している．さらにデバイスから読み取った情報をインターネット回線で医療者に報告する遠隔モニタリングも開始されており，心不全の早期治療やデバイス外来の簡略化などに寄与している．

（神山美之，竹石恭知）

文献 1) 児玉逸雄・他；循環器病の診断と治療に関するガイドライン（2008年度合同研究班報告）：不整脈薬物治療に関するガイドライン（2009年改訂版），日本循環器学会ホームページ；http://www.j-circ.or.jp/guideline/pdf/JCS2009_kodama_h.pdf

5 その他の心血管疾患

1 心筋・心膜疾患

拡張型心筋症

- **病態**：心室，特に左室内腔の拡大とびまん性の収縮能低下を呈する心筋疾患である．家族性発症が20〜35%程度存在し，遺伝子異常が原因のものが存在する．また，ウイルス感染や自己免疫異常による持続的心筋破壊が原因のものも混在する．
- **診断**：心エコーなどで左室内腔の拡大とびまん性の壁運動低下が認められる場合，本疾患を疑う．心臓カテーテル検査などで特定心筋症を否定し，原因が明らかにできない場合，除外診断で本疾患と診断する．
- **症状**：初期には自覚症状は乏しく検診で発見されることもある．病期が進行すると労作時呼吸困難，発作性夜間呼吸困難，起座呼吸を呈するようになり，また不整脈による動悸や胸部不快感を呈するようになる．最終的には両心不全による症状を呈する．
- **検査**：胸部X線では心陰影の拡大（左第3，4弓が突出），心電図では非特異的ST変化，脚ブロック，心房細動，心室性期外収縮，心室頻拍，心エコーでは左室内径拡大，びまん性壁運動低下，左室駆出率低下を認める．僧帽弁輪の拡大，僧帽弁閉鎖不全，右室拡大，肺動脈圧上昇に伴う三尖弁逆流も認める．心臓カテーテル検査では，心拍出量の低下，左室拡張終期圧，肺動脈楔入圧の上昇，冠動脈造影では有意な冠狭窄を認めず，左室造影ではびまん性壁運動低下と球状の拡大，心筋生検では心筋細胞の変性や間質の線維化など非特異的所見を認める．
- **治療**：内科的治療としては，心不全に対する薬物治療が行われる．それに加えて，徐脈性不整脈や左脚ブロック例では両心室ペーシング，致死性心室性不整脈には植込み型除細動器が植込まれる．外科的治療としては内科的治療で管理できない重症心不全に対して心臓移植の適応があり，移植待機時には左室の補助循環装置が用いられる．

肥大型心筋症

- **病態**：左室肥大を生じる原因疾患を伴わない左室の異常な肥厚（非対称性中隔肥厚；ASH）と，左室内腔の狭小化を特徴とする．左室内圧較差を生じる閉塞性肥大型心筋症（HOCM）と，生じない非閉塞性肥大型心筋症（HNCM）に分類される．
- **診断**：原因不明のST-T変化を伴う心肥大症例では本症を疑う．突然死の家族歴もしばしば認める．心エコーは本症の診断に極めて有用で，不均等な心肥大（特にASH）を認め，心筋生検で特徴的な所見が得られると本症が確定する．また鑑別診断として，心筋壁肥厚を生じる特定心筋症（心アミロイドーシス，心Fabry病など）の除外が必要である．
- **症状**：無症状のことが多く，検診で発見されること

> **他職種へのメッセージ**
>
> 塩分やカロリーの過剰摂取や運動不足・喫煙などは心機能に悪影響を及ぼすため，内科的薬物療法に加えて，生活習慣の改善が重要である．さらには，心臓リハによる適切な有酸素運動や温熱療法などが有効である．

もある．労作時の呼吸困難感，胸痛，動悸を訴える．閉塞性肥大型心筋症ではめまいや失神を呈することもある．
- **検査**：胸部X線写真は正常のことが多い．心電図ではST-T変化を伴う著明な左室肥大所見を呈する．心エコーでは左室壁厚13mm以上で不均一に増大し，特に拡張期心室中隔壁厚/後壁厚≧1.3となる非対称性の心室中隔肥厚（ASH）を認めることが多い．CT，MRIは形態診断に有用で，心室壁肥厚の局在と程度をより正確に描出できる．心臓カテーテル検査で，左室流入路と流出路間に20mmHg以上の圧較差を認めた場合，閉塞性と診断する．左室造影では収縮期心内腔は狭小化するが拡張終期容積は正常に近く，左室駆出率は正常上限かそれ以上になる．心筋生検では心筋細胞の肥大や錯綜配列，線維化，小動脈壁厚の肥厚も認める．
- **治療**：現在特異的な治療法は存在しない．突然死の予防として運動制限やアミオダロンなどのIII群抗不整脈薬，非薬物療法として植込み型除細動器が用いられる．心不全症状に対しては，β遮断薬を中心に薬物療法が行われる．閉塞性肥大型心筋症では右室ペーシングや，左冠動脈中隔枝へ無水アルコールを注入する心室中隔アブレーションや肥大部の外科的切除が行われる．

急性心膜炎

- **病態**：原因を表5-1に示すが，原因不明も多い．心筋梗塞後24〜72時間で心膜炎を生じることもある（Dressler syndrome）．
- **診断**：特徴的胸痛，心電図所見，心嚢液貯留により診断する．心嚢穿刺液の性状解析は病因検索に有用である．
- **症状**：深呼吸や仰臥位で増強する胸痛を呈することが多い．
- **検査**：心電図では，aV_Rを除く全誘導で上に凹のST上昇（第一期）を認める．第二期にはSTは基線に戻り，第三期にはT波は陰性化し，第四期には正常化する．血液検査では白血球増加・赤沈亢進などの炎症所見を認め，心筋炎の合併（心膜心筋炎）では心筋逸脱酵素などの上昇を認める．心臓超音波検査や心臓CTでは，ときに心嚢液貯留を認める．
- **治療**：原因疾患の治療を行い，胸痛と発熱が消失するまで安静とする．胸痛に対しては抗炎症薬を投与する．心タンポナーデ合併例では心嚢穿刺による廃液を行う．

[表5-1] 急性心膜炎の原因

分類	原因
感染症	ウイルス性，細菌性，結核性，真菌性
免疫異常・炎症性	膠原病，血管炎，急性心筋梗塞，薬剤性
悪性新生物	原発性心膜腫瘍，二次性転移性
放射線照射後	
心手術術後早期	
医原性	カテーテルインターベンション，ペースメーカ植込み
外傷	事故，心肺蘇生術後
先天性	嚢胞
その他	慢性腎不全，甲状腺機能低下症，アミロイドーシス，大動脈解離

[表 5-2] 感染性心内膜炎（IE）の診断基準（Duke による）

IE 確診例	Ⅰ．臨床的基準 　大基準 2 つ，または大基準 1 つと小基準 3 つ，または小基準 5 つ （大基準） 　1．IE に対する血液培養陽性 　　A．2 回の血液培養で以下のいずれかが認められた場合 　　　（ⅰ）*Streptococcus viridans, Streptococcus bovis*, HACEK グループ 　　　（ⅱ）*Staphylococcus aureus* または *Enterococcus* が検出され，他に感染巣がない場合 　　B．次のように定義される持続性の IE に合致する血液培養陽性 　　　（ⅰ）12 時間以上間隔をあけて採取した血液検体の培養が 2 回以上陽性 　　　（ⅱ）3 回の血液培養すべてあるいは 4 回以上の血液培養の大半が陽性（最初と最後の採血間隔が 1 時間以上） 　2．心内膜が侵されている所見で A または B の場合 　　A．IE の心エコー図所見で以下のいずれかの場合 　　　（ⅰ）弁あるいはその支持組織の上，または逆流ジェット通路，または人工物の上にみられる解剖学的に説明のできない振動性の心臓内腫瘤 　　　（ⅱ）膿瘍 　　　（ⅲ）人工弁の新たな部分的裂開 　　B．新規の弁閉鎖不全（既存の雑音の悪化または変化のみでは十分でない） （小基準） 　1．素因：素因となる心疾患または静注薬物常用 　2．発熱：38.0℃以上 　3．血管現象：主要血管塞栓，敗血症性梗塞，感染性動脈瘤，頭蓋内出血，眼球結膜出血，Janeway 発疹 　4．免疫学的現象：糸球体腎炎，Osler 結節，Roth 斑，リウマチ因子 　5．微生物学的所見：血液培養陽性であるが上記の大基準を満たさない場合，または IE として矛盾のない活動性炎症の血清的証拠 　6．心エコー図所見：IE に一致するが，上記の大基準を満たさない場合 Ⅱ．病理学的基準 　菌：培養または組織検査により疣腫，塞栓化した疣腫，心内膿瘍において証明，あるいは病変部位における検索：組織学的に活動性を呈する疣贅や心筋膿瘍を認める
IE 可能性	"確診"の基準には足りないが，"否定的"に当てはまらない所見
否定的	心内膜炎症状に対する別の確実な診断，または 心内膜炎症状が 4 日以内の抗菌薬により消退，または 4 日以内の抗菌薬投与後の手術時または剖検時に IE の病理学所見なし

感染性心内膜炎

- **病態**：心内膜，大血管内膜に細菌集簇を含む疣腫（vegetation）を形成し，菌血症，動脈塞栓など多彩な臨床症状を呈する全身性敗血症性疾患である．
- **診断**：Duke 臨床的診断基準を表 5-2 に示す．
- **症状**：亜急性では，発熱，全身倦怠感，食欲不振，体重減少，関節痛などの非特異的な症状を呈する．病原性が高い場合は急性で発症し，高熱を呈し，心不全症状が急速に進行する．
- **検査**：血液培養陽性は Duke 診断基準で大基準の一つである．原因菌の同定および抗菌薬の感受性を判定することにより，適切な抗菌薬の使用が可能となる．心エコーによる疣腫の同定は二大基準の一つであり，感染性心内膜炎の診断には欠かせない．
- **治療**：内科的には，有効な血中濃度が得られる十分量の抗菌薬を必要期間投与する．内科治療経過中に，抵抗性感染，うっ血性心不全，感染性塞栓症のいずれかが確認されることが予測できる場合に，手術適応とそのタイミングを考慮する．

心タンポナーデ

- **病態**：心膜の炎症反応で心囊液の形成が増加することにより生じる．極めて緩徐に貯留した場合は，壁側心膜が伸展し心膜腔圧は上昇しない．急激に心膜伸展を超える心囊液貯留が生じると，心膜腔圧が上昇し静脈還流を妨げられ，一回拍出量の低下と血圧低下を起こし，心拍数増加と末梢血管抵抗上昇が生じる．
- **診断**：超音波検査により診断するが，吸気時に胸腔内圧と心膜腔圧が低下し，右房圧が低下，静脈還流量が増加，右室充満が増加し，心室中隔が左室側に偏位する．そのため左室充満は低下し，左室一回拍出量の低下と収縮期体血圧低下が起こる．吸気時に体血圧が10mmHg以上低下するときに奇脈とよぶ．
- **症状**：心膜炎があれば，胸痛，呼吸困難を呈する．心タンポナーデでは，低心拍出，ショック，意識消失，末梢のチアノーゼや冷感，頻呼吸，食欲不振，倦怠感などを呈する．
- **検査**：低電位や電気的交互脈を認めることがある．心エコーにて，貯留した心囊液がecho free spaceとして直接観察できる．収縮早期の右房虚脱および拡張早期の右室虚脱がさらに進行すると，収縮早期の左房虚脱が生じる．またドプラ心エコー所見として，吸気時の三尖弁と肺動脈弁の血流速度増大と，僧帽弁・大動脈弁の血流低下と速度低下を認める．
- **治療**：心膜穿刺にて心囊液を排出．急激な心膜腔への出血では緊急開胸で止血を行うこともある．

2　肺動脈疾患

肺動脈血栓塞栓症

- **病態**：急性肺血栓塞栓症は，一般的に体静脈系，特に下肢深部静脈で形成された血栓が，血流に乗り肺動脈へ到達し肺動脈を部分的にもしくは完全に閉塞することにより発症する疾患であり，その塞栓源の約90％以上は，下肢あるいは骨盤内静脈である．
- **診断**：本疾患を念頭において疑うことが重要である．循環動態が不安定な症例は予後不良であるため，より迅速な診断，治療が必要である．血液検査でD-ダイマーの上昇，心エコーで右心負荷の有無，胸部造影CTで肺動脈内の血栓の有無により診断する．
- **症状**：呼吸困難が最も多いが，肺血管床を閉塞する血栓の大きさ，発症患者の心肺予備能，右心負荷・肺高血圧症・肺梗塞の存在などにより，突然死をきたすこともある．
- **検査**：心電図所見では，S1Q3T3の出現頻度は低く，前胸部誘導（V_1〜V_3）の陰性・二峰性T波は比較的頻度が高い．D-ダイマーの上昇は体内のどこかに血栓の存在を示すもので，肺血栓塞栓症に特異的ではない．胸部造影CTで肺動脈内に血栓を認めれば，診断となる．
- **治療**：治療アルゴリズムを図5-1[1])に示す．

肺高血圧症

- **病態**：肺高血圧症は，安静時平均肺動脈圧が25mmHg以上と定義され（2013年ニース分類），その成因に器質的肺動脈病変および肺動脈攣縮が大きく関与している．また進行性の肺血管抵抗上昇および肺動脈圧上昇が特徴で，極めて予後不良な疾患である．2013年のニース分類で

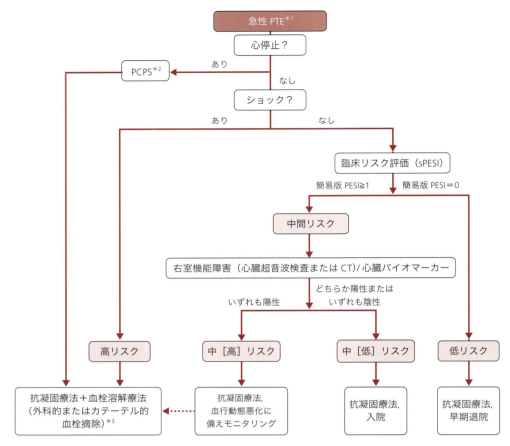

*1：診断されしだい，抗凝固療法を開始する．高度な出血のリスクがある場合など，抗凝固療法が禁忌の場合には下大静脈フィルター留置を考慮する
*2：施設の設備や患者の状態により，装着するか否かを検討する
*3：施設の状況や患者の状態により，治療法を選択する

[図 5-1] 急性 PTE のリスクレベルと治療アプローチ

(Konstantinides SV et al：*Eur Heart J* 35(43)：3033-69, 3069a-3069k, 2014) を改変

は障害部位に基づいて大きく 5 つの分類に分かれている [表 5-3][2)]．

　肺高血圧症の原因はさまざまであり，そのうち肺高血圧症の基礎疾患となり得る心肺疾患がなく，原因不明の高度の前毛細血管性肺高血圧症を特発性肺動脈性肺高血圧症（IPAH），同様の病態で遺伝子異常や家族歴を背景にするものを遺伝型肺動脈性肺高血圧症（HPAH）と定義している．そのほか膠原病，先天性心疾患，薬剤性などの複数の成因により肺動脈性肺高血圧症をきたし得る．肺高血圧症にはそのほか左心疾患，呼吸器疾患，慢性肺血栓塞栓症に伴うものがある．
● **診断**：肺高血圧症の確定診断は右心カテーテル検査にて行う[3)]．

　肺動脈性肺高血圧症の診断は右心カテーテル検査にて，①肺動脈圧の上昇（肺動脈平均圧で 25 mmHg 以上），②肺動脈楔入圧（左心房圧）は正常（15 mmHg 以下）の場合に診断される．

　肺動脈楔入圧と肺動脈拡張期圧に圧較差を認めることで，前毛細管性肺高血圧症であることを証明する．肺動脈楔入圧が上昇している場合は，左心系疾患に伴う肺高血圧症を考える．
● **症状**：初期症状は労作時息切れや全身倦怠感である．進行すると労作時胸痛，失神を起こす．

[表 5-3]　再改訂版肺高血圧症臨床分類（ニース分類［2013 年］）

第 1 群　肺動脈性肺高血圧症（PAH）
 1.1　特発性 PAH
 1.2　遺伝性 PAH
  1.2.1　BMPR2
  1.2.2　ALK1, ENG, SMAD9, CAV1, KCNK3
  1.2.3　不明
 1.3　薬物・毒物誘発性 PAH
 1.4　各種疾患に伴う PAH
  1.4.1　結合組織病
  1.4.2　HIV 感染症
  1.4.3　門脈圧亢進症
  1.4.4　先天性心疾患
  1.4.5　住血吸虫症
第 1' 群　肺静脈閉塞性疾患（PVOD）および/または肺毛細血管腫症（PCH）
第 1" 群　新生児遷延性肺高血圧症（PPHN）
第 2 群　左心性心疾患に伴う肺高血圧症
 2.1　左室収縮不全
 2.2　左室拡張不全
 2.3　弁膜疾患
 2.4　先天性/後天性の左心流入路/流出路閉塞および先天性心筋症
第 3 群　肺疾患および/または低酸素血症に伴う肺高血圧症
 3.1　慢性閉塞性肺疾患
 3.2　間質性肺疾患
 3.3　拘束性と閉塞性の混合障害を伴う他の肺疾患
 3.4　睡眠呼吸障害
 3.5　肺胞低換気障害
 3.6　高所における慢性曝露
 3.7　発育障害
第 4 群　慢性血栓塞栓性肺高血圧症（CTEPH）
第 5 群　詳細不明な多因子のメカニズムに伴う肺高血圧症
 5.1　血液疾患：慢性溶血性貧血，骨髄増殖性疾患，脾摘出
 5.2　全身性疾患：サルコイドーシス，肺組織球増殖症，リンパ脈管筋腫症
 5.3　代謝性疾患：糖原病，ゴーシェ病，甲状腺疾患
 5.4　その他：腫瘍塞栓，線維性縦隔炎，慢性腎不全，区域性肺高血圧症

(Simonneau G et al：*J Am Coll Cardiol* 62(25 Suppl)：D34-41, 2013)

- **検査**：
  ① 心電図：肺高血圧症の心電図は，右軸偏位，右室肥大，前胸部誘導での陰性 T 波が特徴である．
  ② 胸部 X 線：心胸郭比が拡大し，右下行肺動脈径が 18 mm 以上の場合は肺高血圧症が疑われるが，感度は低く，上記所見を呈する場合は，すでに病状が進行していることが多い．
  ③ 心エコー検査：非侵襲的検査では，経胸壁心エコー検査が最も情報量が多く，有用である．連続ドプラ法を用いて三尖弁逆流の流速を測定し，右房-右心室圧較差を求め，中心静脈圧を加えることで，肺動脈収縮期圧が推定可能だが，誤差も大きい．
  ④ 心臓カテーテル検査：侵襲的であるが，肺高血圧症の診断に必須である．
- **治療**：肺動脈性肺高血圧症に対する治療指針［図 5-2］[2) ］および薬物療法の推奨とエビデンスレベル［表 5-4］[2)] を示す．

他職種へのメッセージ

肺動脈疾患は，その存在を念頭においておかないと診断できないため，疑って検査をしないと見逃すことがある．

（福本義弘）

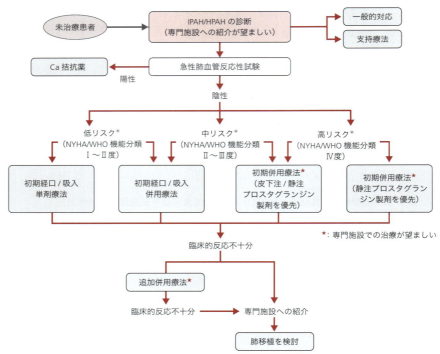

[図 5-2] **IPAH/HPAH の治療指針図**
治療の選択にあたっては，予後決定因子として最も重要な平均肺動脈圧を常に考慮する．
日本循環器学会．肺高血圧症治療ガイドライン（2017 年改訂版）http://www.j-circ.or.jp/guideline/pdf/JCS2017_fukuda_h.pdf（2019 年 1 月閲覧）

[表 5-4] **IPAH/HPAH における肺血管拡張薬（重症度別）に関する推奨とエビデンスレベル（過去の報告のまとめ）**

推奨クラス	エビデンスレベル	NYHA/WHO 機能分類Ⅰ度	NYHA/WHO 機能分類Ⅱ度	NYHA/WHO 機能分類Ⅲ度	NYHA/WHO 機能分類Ⅳ度
Ⅰ	A or B	—	ERA po PDE5 阻害薬 po sGC 刺激薬 po セレキシパグ po	ERA po PDE5 阻害薬 po sGC 刺激薬 po エポプロステノール iv トレプロスティニル sc イロプロスト吸入 セレキシパグ po	エポプロステノール iv
Ⅱa	C	—	—	初期併用療法 トレプロスティニル iv	初期併用療法
Ⅱb	B			ベラプロスト po	
Ⅱb	C	ベラプロスト po ERA（アンブリセンタン）po sGC 刺激剤 po セレキシパグ po	ベラプロスト po イロプロスト吸入	—	ベラプロスト po ERA（アンブリセンタンを除く）po PDE5 阻害薬 po イロプロスト吸入 トレプロスティニル sc/iv

ERA：マシテンタン，アンブリセンタン，ボセンタン　PDE5 阻害薬：タダラフィル，シルデナフィル　sGC 刺激薬：リオシグアト　po：経口，iv：静注，sc：皮下注
日本循環器学会．肺高血圧症治療ガイドライン（2017 年改訂版）http://www.j-circ.or.jp/guideline/pdf/JCS2017_fukuda_h.pdf（2019 年 1 月閲覧）

文献

1) 伊藤正明・他；肺血栓塞栓症および深部静脈血栓症の診断，治療，予防に関するガイドライン（2017 年改訂版），日本循環器学会ホームページ；http://www.j-circ.or.jp/guideline/pdf/JCS2017_ito_h.pdf（2019 年 1 月閲覧）
2) 福田恵一・他；肺高血圧症治療ガイドライン（2017 年改訂版），日本循環器学会ホームページ；http://www.j-circ.or.jp/guideline/pdf/JCS2017_fukuda_h.pdf（2019 年 1 月閲覧）
3) Fukumoto Y, Shimokawa H：Recent progress in the management of pulmonary hypertension. *Circ J* **75**：1801-1810, 2011.

3　大動脈疾患

大動脈瘤

　大動脈は，左心室から出て全身の動脈に血液を送り出している血管で，上行大動脈，弓部大動脈，下行大動脈，腹部大動脈に分けられる．大動脈壁がなんらかの原因で弱くなると，血圧に耐えられなくなり外側に向かって膨張し，局所的に通常径の1.5倍以上になったものを大動脈瘤とよぶ．大動脈壁3層（内膜，中膜，外膜）すべてが拡張した真性動脈瘤，大動脈内膜に亀裂が入り流れ込んできた血流により中膜が2層に解離したのが大動脈解離，血管壁が破れて内膜・中膜から漏れ出た血液が血管周囲に血栓をつくり瘤を形成する仮性大動脈瘤がある．

- **原因**：動脈硬化（特に高血圧が関与），囊胞状中膜壊死（マルファン症候群，エーラス・ダンロス症候群），感染性動脈炎．
- **症状**：瘤破裂時には激烈な痛みとともにショックになることが多く，救命率は低い．破裂しなければ無症状である．
- **診断**：胸部大動脈瘤は胸部X線で，腹部大動脈瘤は触診または検診の腹部超音波検査やCT検査で発見されることが多い．確定診断は，超音波検査，CT，MRI，血管造影などによる．
- **治療**：仮性大動脈瘤は破裂の危険性が高いため，サイズによらず手術（人工血管置換術）またはステントグラフト治療の適応である．真性大動脈瘤については，胸部なら最大直径が6cm以上（Class 1）[1]，腹部瘤で男性であれば5.5cm以上，女性であれば5.0cm以上（Class 1）[1]が手術（人工血管置換術）またはステントグラフト治療の適応である．それ以下のサイズであれば，十分な降圧療法と外来での定期的な瘤直径フォローアップを行う．瘤直径が1cm/年以上の増加を示す場合も破裂の危険性が高いので手術の適応と考える．

■大動脈瘤手術やステント後のリハビリテーション

　術後翌日朝から病棟内トイレ歩行を開始し，同日午後またはその翌日から歩行リハを開始する．合併症がなければ大動脈瘤術後6～7日で，ステント後なら3日で退院となる．発熱や傷の痛みが強いときには，リハの進め方を患者に合わせて多少遅らせて調節する．

大動脈解離

　突然，大動脈内膜に亀裂が入り，そこから流れ込んできた血流により中膜が2層に解離する．予後不良で緊急性を要する疾患である．

- **症状**：突然の激烈な胸の痛みまたは背部や腹部の刺されたような痛みで発症し，痛みが移動することが多い．解離が起こす局所の虚血症状により眼前暗黒感や下肢の痛みが生じることもあり，心タンポナーデによりショックになることも少なくない．
- **分類**：Stanford分類では，上行大動脈に解離があるA型と，ないB型に分けられる．
- **診断**：超音波検査とCT［図5-1］による．
- **治療**：緊急入院させ，降圧（収縮期血圧＜120mmHg）．偽腔開存型のStanford A型では早期に手術治療が望ましい．特に心タンポナーデや中等度以上の大動脈弁逆流を認める症例では緊急手術の適応である．Stanford B型および偽腔閉塞型のA型では，重篤な合併症がなければ内科的治療（降圧）でフォローする．

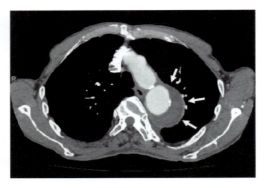

[図 5-1] 胸部造影 CT 写真
血栓閉塞型大動脈解離 Stanford B.

[表 5-1] 急性大動脈解離 (Stanford B) リハビリテーションプログラム

ステージ	コース	病日	安静度	活動や排泄	清潔
1	標準・短期	発症〜2日	他動 30°	ベッド上	介助
2	標準・短期	3〜4日	他動 90°	ベッド上	介助
3	標準・短期	5〜6日	自力座位	ベッド上	歯磨き，洗面
4	標準・短期	7〜8日	ベッドサイド足踏み	ベッドサイド便器	同上
5	標準 短期	9〜14日 9〜10日	50m 歩行 同上	病棟トイレ 同上	洗髪（介助） 同上
6	標準 短期	15〜16日 11〜12日	100m 歩行 同上	病棟歩行 同上	下半身シャワー 同上
7	標準 短期	17〜18日 13〜14日	300m 歩行 同上	病院内歩行 同上	全身シャワー 同上
8	標準 短期	19〜22日 15〜16日 退院	500m 歩行 同上	外出・外泊 同上	入浴 同上

■ Stanford B 型急性大動脈解離のリハビリテーション

発症から 48 時間以内は絶対安静，それ以後安静を徐々に解除してリハを開始する．収縮期血圧＜120mmHg の管理，高齢者ではせん妄や呼吸不全の管理にも注意を要する．全身状態，偽腔開存の有無，ulcer like projection の有無，大動脈最大外径，臓器虚血の有無，DIC の合併の有無をチェックし，日本循環器学会診療ガイドライン[1]に沿ってリハコース（標準，短期）を決定する [表 5-1]．

4　末梢動脈疾患

末梢動脈疾患（PAD）患者の予後は心筋梗塞や脳卒中既往患者よりも不良で，その死因の約70%は心筋梗塞や脳卒中である[2,3]．PAD 患者の約半数は，冠動脈疾患や脳血管疾患など他の部位の動脈硬化疾患を合併している．PAD 患者の主な症状は間欠性跛行であり，間欠性跛行のある PAD 患者の最高酸素摂取量（peak $\dot{V}O_2$）は同一年齢健常者の約 50% と報告されており，こ

れは約 3〜4 METs で NYHA 心機能分類のⅢに相当する．この運動耐容能の低下は，日常生活での運動量の減少を招き，骨格筋のデコンディショニングと内臓肥満を助長しインスリン抵抗性などを介して全身の動脈硬化進展をさらに促進し，ついには心筋梗塞や脳卒中のイベントを増やすと考えられている．運動療法は，PAD 患者の生命予後と QOL を改善する土台となる治療方法であり，ガイドライン[4,5]では中等症以下の PAD 患者に対して運動療法を初期治療として強く推奨している．

生命予後改善を目指して，積極的に動脈硬化危険因子の管理を行う [図5-2][3,4]．喫煙と糖尿病は末梢動脈疾患の強い危険因子である．肥満者には減量を，脂質異常症には LDL コレステロール $< 100\,mg/dl$ を目標に食事療法＋脂質改善薬を，糖尿病では HbA1c $< 7.0\%$（国際基準値）を目標に血糖をコントロールし，高血圧患者では血圧 $< 140/90\,mmHg$ を目標に減塩指導（$< 6\,g/$日）と薬物療法によるコントロールを行う[4,5]．

■ 末梢動脈疾患のリハビリテーション

軽症から中等症（Fontaine Ⅰ，Ⅱ）では，運動療法と抗血小板薬の投薬を開始する[4,5]．本疾患患者は，約半数に冠動脈疾患を合併するので，運動療法開始前に心電図をモニターしながら運動負荷試験を行い，狭心症症状，ST-T 変化や不整脈が出現しないことを確認する．PAD 運動療法実施の手順を表5-2 に示す．運動療法としては，トラック歩行やトレッドミル，水中歩行が推奨されている．

間欠性跛行を有する PAD 患者を対象とした運動療法のメタアナリシスによると，運動療法（主に監視下で 1 回 30〜60 分間を週 2〜3 日，3〜6 カ月間トラック歩行，トレッドミル歩行または下肢運動を施行）は，最大歩行距離を通常治療群と比較して約 260 m 延長させる．監視下運動療法と非監視下運動療法の無作為化比較試験のメタアナリシスによれば，監視下運動療法は

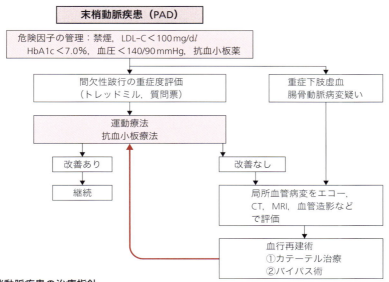

[図5-2] 末梢動脈疾患の治療指針

PAD の治療指針として，Fontaine Ⅰ，Ⅱの軽症末梢動脈疾患では，監視下での運動療法と抗血小板薬（TASC Ⅱはシロスタゾールを推奨）の投薬を行い，3〜6 カ月間観察期間を設け，症状の改善がなければ血行再建療法を勧める．特に腸骨動脈病変のような近位部狭窄例では，いたずらに血行再建療法の時期を遅らせてはいけない．Fontaine Ⅲ，Ⅳの重症虚血肢では最初から血行再建術を勧め，術後に運動療法を指導する．

[表 5–2] **PAD 運動療法実施の手順**

Fontaine Ⅱ度以下であれば歩行運動療法を指導する（可能なら監視下が望ましい）．
① 準備運動を 5 分施行．
② 最初は 3〜5 分で跛行が出現する速度で 1 日約 30 分，週に 3 回の間欠的な歩行運動を行う．中等度の跛行症状まで歩き続けてもらい，その後休憩する．疲労しすぎない程度の強度と持続時間を設定するようにする．数分の休憩後，下肢症状が消失したら再び歩行運動を行う．
③ 歩行運動終了後に整理体操 5 分施行．
しだいに歩行時間を増加させ，その後は万歩計で毎日の歩数をチェックし，運動日誌に記録をつけてもらうようにして，非監視下での運動療法へと移行していく．

(Steg et al, 2007)[2]

非監視下と比較して 3 カ月後の最大歩行距離を約 150 m 延長させる．

間欠性跛行に対する薬剤であるシロスタゾールは，間欠性跛行を有する末梢動脈疾患患者を対象とした 8 つの二重盲検試験のうち 6 試験で最大歩行距離の有意な延長を認めたことより，ガイドラインで[3,4]，クラスⅠ，エビデンスレベル A の第一選択薬剤として推奨されている．なお，狭心症や心筋梗塞合併例では，抗血小板薬としてアスピリンが第一選択薬となる．

■血行再建術後と運動療法

Fontaine Ⅲ，Ⅳの重症虚血肢では，救肢のために迅速な評価と早急な治療（血行再建術）が求められる．PAD の各病変に対して，外科的治療か血管内治療かを選択する際に参考になるのが TASC Ⅱで示されている TASC 分類である[4,5]．腹部大動脈から大腿膝窩動脈までの血管が，どの部位にどのような形で閉塞・狭窄しているかを図で示し，各病態に対する推奨される治療法をまとめている．A 型病変に対しては，血管内治療が推奨されている．一方，D 型病変には手術療法が第一選択である．B 型病変については血管内治療が望ましいとされている．血管内手技の成績が良好であるため，同じ領域の他の合併病変が外科的血行再建術を必要としない場合は血管内治療が第一選択である．C 型病変にはリスクが高くない患者に手術療法が推奨されている．この病変では，外科的血行再建術の長期成績がよいため，外科手術がハイリスクになる患者の場合に血管内治療が選択される．ただし，B 型，C 型病変については，患者の合併症，十分な情報を提供したうえでの患者選択，術者の手技について十分考慮する必要があるとしている．血行再建術は短期間に最大歩行距離を延長するが，1 年以上経過すると積極的運動療法群と比較して差はなくなってしまうため，血行再建術後に積極的に歩行運動療法を指導する．

5　末梢静脈疾患

深部静脈血栓症

深部静脈血栓症とは，筋膜より深部にある静脈に発生する静脈血栓症と定義されている[6]．血管の炎症のない状態で，主に血流うっ滞と凝固能亢進，血管内皮障害により，下腿深部静脈から血栓が形成されることによって起こる．

- **症状**：患肢の腫脹と疼痛，下腿筋の硬化や圧痛があり，また大腿静脈や膝窩静脈が触知される．突然肺動脈血栓塞栓症で発症することもあり，この場合には突然の呼吸困難，重症例ではショックとなる．血栓の範囲から，膝窩静脈より中枢側にある中枢型と，末梢側にある末梢型

を区別する．下肢の症状や所見は，急性期には中枢型では腫脹，疼痛，色調変化があるが，末梢型では無症状が多い．
- **診断**：D-ダイマー高値，静脈エコーで血栓エコー所見や静脈非圧縮所見，造影CTで静脈充填欠損所見を得られれば確定診断となる．
- **治療**：治療目的は，急性期の静脈血栓症再発と肺血栓塞栓症発症の予防，および晩期の血栓後症候群発症の予防である．急性期にはヘパリン，慢性期にはワルファリンで抗凝固療法を行う．肺動脈血栓塞栓症を合併した症例や，しやすいと判断された症例では，下大静脈に一時的なフィルタを経静脈から挿入することもある．疼痛が消失した後に下肢弾性ストッキングを着用し，下肢腫脹の軽減と二次性静脈瘤の発症を予防する．

血栓性静脈炎

カテーテルの留置などによる静脈内膜の傷害からその場所に血栓を生じ，索状の発赤と浮腫や痛みを伴う硬結が生じる．また，ときに発熱や悪寒などの全身症状が現れることもある．
- **診断**：急性期の血栓性静脈炎は，局所腫脹，色調，皮膚温，表在静脈の拡張など，視診や触診で診断が可能．
- **治療**：カテーテルの早期抜去，局所の安静と湿布，弾性包帯．

静脈瘤

中高年女性に好発する皮下静脈の拡張や蛇行，屈曲をきたす疾患．誘因として肥満，妊娠，立位作業，加齢などがあり，静脈弁の逆流により圧が上がり静脈が拡張することにより生じる．
- **治療**：弾性ストッキング，硬化療法，ストリッピング手術，レーザー治療．

（安　隆則）

文献
1) 高本眞一・他：大動脈瘤・大動脈解離診療ガイドライン（2011年改訂版）．*Circ J* **77**：789–828, 2013.
2) Steg PG et al：One-year cardiovascular event rates in outpatients with atherothrombosis. *JAMA* **297**：1197–1206, 2007.
3) Alberts MJ et al：Three-year follow-up and event rates in the international reduction of atherothrombosis for continued health registry. *Eur Heart J* **30**: 2318–2326, 2009.
4) Norgren L et al：Inter-society consensus for the management of peripheral arterial disease (TASC II). *Eur J Vasc Endovasc Surg* **33**：S5–S75, 2006.
5) 宮田哲郎・他：末梢動脈疾患の治療のガイドライン（2015年改訂版）．日本循環器学会ホームページ；http://j-circ.or.jp/guideline/
6) 伊藤正明・他：肺血栓塞栓症および深部静脈血栓症の診断，治療，予防に関するガイドライン（2017年改訂版）．日本循環器学会ホームページ；http://j-circ.or.jp/guideline/

6 生活習慣病・代謝疾患

1 高血圧

病態・症状

　現在日本の高血圧人口は約4,300万人と推測され，高血圧は日常診療のなかで最も多く遭遇する生活習慣病の一つである．高血圧は動脈硬化の原因となり，心筋梗塞や心不全を含む心血管疾患の最大のリスクの一つである．実際，「健康日本21」では，日本人男性では収縮期血圧が10mmHg上昇すると冠動脈疾患の罹患・死亡のリスクは約15％増加すると報告されている．したがって，心血管疾患の発症予防ならびに進展・再発予防に高血圧の管理は極めて重要であるが，高血圧は自覚症状に乏しい疾患であるため病識に欠けやすく，未治療者が多いのが問題である．140/90mmHg以上を高血圧とした場合，若年者の8～9割が未治療であり，高血圧患者全体でも治療を受けているのは半数以下と考えられている[1]．さらに，降圧治療を受けている患者でも，その約半数は管理不十分と推測されている[1]．わが国の高血圧者4,300万人のうち自らの高血圧を認識していない者が1,400万人，認識しているが未治療の者が450万人，治療を受けているが管理不良の者が1,250万人であった[1]．このようにわが国における高血圧管理はいまだ不十分であり，高血圧管理の改善，さらには国民の血圧水準そのものを低下させる環境整備が必要と考えられている．

　高血圧の発症には多くの環境因子・遺伝因子が複雑に関与するが，これらのなかで日本人の高血圧発症には食塩の過剰摂取が重要であると考えられている．過去には1日20gを超えていた日本人の食塩摂取量は徐々に減少傾向にあり，平成28年（2016年）の国民健康・栄養調査結果では，国民1人1日当たりの食塩摂取量は平均9.9g（男性10.8g，女性9.2g）であった[2]．しかしながら，ヒトにおける食塩の必要量は1日1g以下と考えられており，日本人はその約10倍の食塩摂取を続けていることになる（ただし，介入試験で安全性が確認されているのは1日3.8mgまでである[3]）．食塩摂取量の多い集団では血圧が高く，血圧と食塩摂取量には正の相関関係のあることが古くから明らかにされている[4]．

　したがって，（正常血圧者を含めたすべての）日本人の食生活において食塩摂取量をさらに減らす必要があり，2012年策定の「健康日本21（第2次）」では2022年までに国民の平均食塩摂取量を8.0gにすることを目標にしている[5]．ただし，食塩摂取量の増加に伴う昇圧反応，あるいは食塩制限に伴う降圧反応には個人的ばらつき（食塩感受性）があり，高血圧患者でどこまで食塩摂取量を減らす必要があるのかは，個々人の食塩感受性によって異なる．現段階で日本高血圧学会は，高血圧患者の1日塩分摂取量を6g未満にするべきと提唱している．

---

side memo

収縮期血圧と拡張期血圧

　心臓は血液に圧力をかけて血管へ送り出しているが，血圧とはその圧力によって血管壁が押される力のことであり，心臓から送り出される血液の量（心拍出量）と血管の硬さ（血管抵抗）によって決定される．血圧値には収縮期血圧と拡張期血圧の2つがある．収縮期血圧とは心臓が収縮して血液が送り出されるときの高い血圧（最大血圧）である．一方，血液を送り出した後に心臓は拡張するが，このときの最も低い血圧を拡張期血圧（最小血圧）とよぶ．また，最大血圧と最小血圧の差を脈圧とよぶ．

診断

　高血圧と診断するには正しい血圧測定が必要である．診察室血圧測定はカフを心臓の高さに保ち，安静座位の状態で測定する．1～2分の間隔をおいて複数回測定し，安定した値（測定値の差が5mmHg未満を目安）を示した2回の平均値を血圧値とする．高血圧の診断は，少なくとも2回以上の異なる機会における診察室血圧値に基づいて行う．診察室血圧で収縮期血圧140mmHgまたは拡張期血圧90mmHg以上を高血圧と診断するが，診察室以外の血圧値を測定することも極めて重要である．つまり，血圧は一日のなかでも変動しているため，診察室で計測する時間帯に正常血圧値であっても，その他の時間帯に高血圧となっている場合がある．これを仮面高血圧とよぶ．また降圧剤が処方されている場合でも，その効果が切れている時間帯に高血圧を呈している場合もある．逆に，普段は正常血圧なのに診察室で（白衣を着た）医師や看護師が測定すると緊張して血圧が高血圧レベルまで上昇してしまう場合もあり，"白衣高血圧"とよばれる．白衣高血圧や仮面高血圧の診断，さらに降圧治療を受けている患者で降圧効果や薬効を判断するために家庭血圧測定や自動血圧計による24時間自由行動下血圧の測定が有効である．これらの測定法による高血圧基準値は診察室血圧のそれとは異なり，家庭血圧値で135/85mmHg以上，24時間自由行動下血圧値で130/80mmHg以上の場合に高血圧として対処する．

　高血圧の診断が確定すれば，血圧のレベル・臓器障害・高血圧以外に合併する危険因子の有無を検索し，患者の総体としての心血管リスクを評価する[1]．さらに，高血圧をきたす原因疾患をもつ二次性高血圧症の可能性を検討する必要もある．二次性高血圧症の頻度は高血圧患者全体の10%程度と決して高くないが，原因によっては根治させることで高血圧が完全に治癒し得ること，また高血圧だけを治療していても原疾患の進行を抑制し得ないことから，高血圧患者の診察に際しては，初診時より二次性高血圧症か本態性高血圧症かをしっかりと鑑別する必要がある．二次性高血圧症を見逃さないためには，まず疑うことが必要である．そのためには本態性高血圧症と二次性高血圧症の発症と経過の違いを考えながら問診することが最も有用である．一般に，本態性高血圧症では家族歴が濃厚であり，血圧は20歳代からやや高めで，30歳代，40歳代となってだんだんと高くなっていくのが普通である．したがって，若いときに発症する重症の高血圧や急速に発症する高血圧，逆に60歳を過ぎてから高血圧が発症してくるのは通常本態性高血圧症ではない．さらに，二次性高血圧症を疑わせる所見を理学的所見・尿検査・電解質検査などの一般的な所見から見出すことが重要である．表6-1に二次性高血圧を疑う主な所見を示す．

[表6-1] 二次性高血圧を疑う所見

- 若年発症，特に家族歴のないとき
- 急速な高血圧の発症
- 血圧コントロールが困難な例，または，それまで良好だった血圧コントロールが急に困難となった例
- 60歳を超えてから発症した高血圧，特に拡張期高血圧
- 悪性高血圧
- 特徴的な症状や身体および検査所見
- 血圧値に比較し臓器障害が強い場合
- レニン・アンジオテンシン系阻害薬の著効

[表6-2] 高血圧患者が行うべき生活習慣の修正項目

1.	食塩制限 6g/日未満
2.	野菜・果物の積極的摂取* 飽和脂肪酸，コレステロールの摂取を控える 多価不飽和脂肪酸，低脂肪乳製品の積極的摂取
3.	適正体重の維持：BMI（体重[kg]÷身長[m]^2）25 未満
4.	運動療法：軽強度の有酸素運動（動的および静的筋肉負荷運動）を毎日 30 分，または 180 分/週以上行う
5.	節酒：エタノールとして男性 20-30 m*l*/日以下，女性 10-20 m*l*/日以下に制限する
6.	禁煙

生活習慣の複合的な修正はより効果的である

*カリウム制限が必要な腎障害患者では，野菜・果物の積極的摂取は推奨しない
肥満や糖尿病患者などエネルギー制限が必要な患者における果物の摂取は 80 kcal 程度にとどめる

（日本高血圧学会高血圧治療ガイドライン作成委員会，2019）[1]

二次性高血圧症が強く疑われれば，専門医へ紹介する．

検査

高血圧の検査は個人の心血管リスクの総合評価と二次性高血圧の診断につながる検査を費用対効果を考慮して行う．高血圧患者の初診時と降圧療法中に少なくとも年に1回は実施すべき検査として，一般尿検査，血球検査，生化学検査（電解質，eGFR を含む腎機能，脂質，糖代謝，肝機能など），胸部 X 線写真（心胸郭比），心電図（左室肥大，ST-T 変化，心房細動などの不整脈）がある．さらに，家庭血圧モニタリングを行う．臓器障害評価の特殊検査として，心臓エコー，頸動脈エコー，頭部 MRI 検査などを代表とし，推奨される検査を適宜行う．問診・身体所見・一般臨床検査より二次性高血圧症が疑われる場合には特殊スクリーニング検査（血漿レニン活性など）も行うが，確定診断は専門医に委ねるのがよい．

治療

二次性高血圧症が否定されれば，すべての血圧高値者（正常血圧以上：収縮期血圧 120 mmHg 以上または拡張期血圧 80 mmHg 以上）で，生活習慣の修正を行う [表6-2][1]．正常血圧レベル（120/80 mmHg 未満）には，適切な生活習慣を継続的に行うことを推奨する．正常高値血圧レベル（120-129/80 mmHg 未満）では 3〜6 カ月間，高値血圧レベル（130-139/80-89 mmHg）のうち低・中等リスクではおおむね 3 カ月間の生活習慣の修正を行い，それによっても改善が認められない場合は，生活習慣修正のさらなる強化（生活習慣の修正／非薬物療法）を行う．高

> **他職種へのメッセージ**
>
> 高血圧は脳卒中，心筋梗塞，腎臓病などの原因となる重要な疾患であるが，よほどひどくならない限りは無症状のことが多く，自分が高血圧であることを知らない人も多い．血圧が高い人には自覚症状がなくとも注意喚起をするとともに，医療機関への受診を勧めていただきたい．また，家族歴のない若年者や急速に血圧が上昇してきた患者では，原因疾患を有する二次性高血圧の可能性があるので，精査が必要である．

[表6-3] 主要降圧薬の積極的適応（a）と禁忌もしくは慎重投与となる病態（b）

a) 積極的適応

	Ca拮抗薬	ARB/ACE阻害薬	サイアザイド系利尿薬	β遮断薬
左室肥大	●	●		
LVEFの低下した心不全		●*1	●	●*1
頻脈	●(非ジヒドロピリジン系)			●
狭心症	●			●*2
心筋梗塞後		●		●
蛋白尿/微量アルブミン尿を有するCKD		●		

*1 少量から開始し、注意深く漸増する　*2 冠攣縮には注意

b) 禁忌・慎重投与

	禁忌	慎重投与
Ca拮抗薬	徐脈（非ジヒドロピリジン系）	心不全
ARB	妊娠	腎動脈狭窄症*1 高カリウム血症
ACE阻害薬	妊娠 血管神経性浮腫 特定の膜を用いるアフェレーシス/血液透析	腎動脈狭窄症*1 高カリウム血症
サイアザイド系利尿薬	体液中のナトリウム、カリウムが明らかに減少している病態	痛風 妊娠 耐糖能異常
β遮断薬	喘息 高度徐脈 未治療の褐色細胞腫	耐糖能異常 閉塞性肺疾患 末梢動脈疾患

*1 両側性腎動脈狭窄の場合は原則禁忌
（日本高血圧学会高血圧治療ガイドライン作成委員会，2019)[1]

値血圧レベルの高リスク者および高血圧レベル（140/90 mmHg以上）の低・中等リスク者では，当初から生活習慣への計画的な介入を行い，おおむね1カ月後をめどに再評価し，改善が認められない場合は，さらなる非薬物療法の強化に加え，降圧薬治療の開始を考慮する．なお，高値血圧の高リスク者のうち，後期高齢者（75歳以上），両側頸動脈狭窄や脳主幹動脈閉塞がある，または，それらが未評価の脳血管障害患者，非弁膜症性心房細動患者については，初期には低・中等リスクと同様に対応し，経過の中で降圧薬治療の必要性やその開始時期を個別症例ごとに検討する．

高血圧レベルにある高リスク者では，生活習慣への計画的な介入の開始に遅れることなく降圧薬治療を開始する．なお，個別症例においては，降圧薬を開始した初期には，有害事象の出現に注意し，降圧のスピードなどを考慮しながら目標血圧を目指す．

脳心血管病の既往者は高リスクであり，いずれの血圧レベルであっても生活習慣への計画的な介入を行う．また，それぞれの疾患に対応する降圧目標を参考に早期に降圧薬治療を開始する．加えて，発症した脳心血管病に対応する二次予防のための降圧以外の治療（脂質治療，糖尿病治療，禁煙，抗血栓治療など）も確実に行う．

降圧薬を投与するに際しては，①1日1回投与のものを優先する，②20/10 mmHg以上の降圧を目指す場合には初期から併用療法を考慮する，③副作用をきたすことなく降圧効果を高めるために適切な組み合わせで併用する，④投与した降圧薬の降圧効果がほとんどない場合や忍容性が悪い場合には作用機序が異なる他の降圧薬に変更する．主要な降圧薬としてCa拮抗薬，ARB，ACE阻害薬，少量の利尿薬，β遮断薬があり，表6-3にあげる積極的な適応や禁忌もしくは慎重使用となる病態や合併症の有無に応じて，適切な降圧薬を選択するのが基本である[1]．単薬で効果不十分の場合には，増量・変更するか，相加・相乗作用の期待できる他のクラスの降

圧薬を併用する．利尿薬を含まない2薬の併用で降圧が不十分の場合には3薬目に利尿薬を用いることを原則とする．24時間にわたる降圧が望ましく，夜間高血圧・早朝高血圧に対しては利尿薬が有効であることも多いが，より長時間作用する降圧薬への変更や，朝に服用している降圧薬を晩に服用したり，朝晩の2回に分服，あるいは晩や就寝前に追加投与することなどを試みる[1]．

生活習慣の修正を行ったうえで，利尿薬を含む適切な用量の3剤以上の降圧薬を継続投与しても，なお目標血圧まで下がらない場合を，治療抵抗性高血圧とよぶ．このような症例では適切な時期に高血圧専門医へコンサルトするのが望ましい．

(有馬秀二)

文献
1) 日本高血圧学会高血圧治療ガイドライン作成委員会：高血圧治療ガイドライン2019，ライフサイエンス社，2019, pp4-93.
2) 厚生労働省健康局健康課栄養指導室：平成28年国民健康・栄養調査報告．2017.
3) Sacks FM et al : DASH-Sodium Collaborative Research Group. Effects on blood pressure of reduced dietary sodium and the Dietary Approaches to Stop Hypertension (DASH) diet. DASH-Sodium Collaborative Research Group. *N Engl J Med* **344** : 3-10, 2001.
4) Intersalt Cooperative Research Group : Intersalt : an international study of electrolyte excretion and blood pressure. Results for 24 hour urinary sodium and potassium excretion. *BMJ* **297** : 319-329, 1988.
5) 厚生科学審議会地域保健健康増進栄養部会 次期国民健康づくり運動プラン策定専門委員会：健康日本21（第2次）の推進に関する参考資料．2012.

2　糖尿病・耐糖能障害

糖尿病とは

インスリン作用不足のため，肝臓，筋，脂肪でブドウ糖取り込み・利用が低下し，肝臓からのブドウ糖放出が抑制されないために血糖値が高くなる病態である．代謝異常が長く続けば細小血管障害による特有の合併症をきたし，動脈硬化も促進される．糖尿病の疾病概念は，これらすべてを包括する．

糖の流れ—糖尿病病態の理解のために

1 摂食時の血糖調節

摂食時の血糖調節においては，炭水化物（糖質）が食後の血糖値に最も寄与する．食事に含まれるデンプンは，唾液や膵液のα-アミラーゼにより，口腔内や十二指腸，小腸でデキストリン→マルトースと分解され，小腸吸収上皮表面に存在するマルターゼによって，マルトースは2分子のグルコースになる．同様に二糖類であるスクロースとラクトースは腸吸収上皮表面に存在するスクラーゼとラクターゼにより，それぞれグルコースとフルクトース，グルコースとガラクトースに分解される．生成されたグルコースは小腸上皮を通し門脈系に移行する［図6-1, 図6-2A］．

門脈中のグルコース濃度が上昇すると，瞬時に膵β細胞からインスリンが分泌される［図6-2］．β細胞へグルコーストランスポーター（GLUT）2を介してグルコースが取り込まれると［図6-3A］，細胞内でATPが産生され（同B）ATP感受性K$^+$チャネルが閉鎖（同C），脱分極（同D）した結果，電位依存性Ca^{++}チャネルを介してCa^{++}が流入し（同E），インスリンの開口

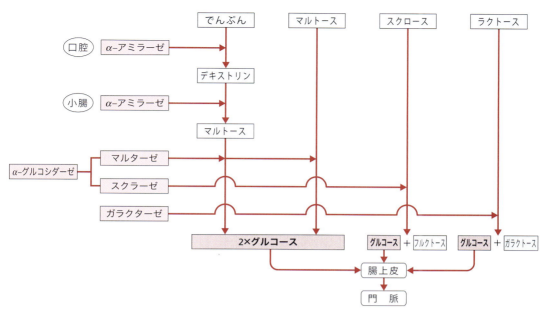

[図 6-1] 糖質の消化

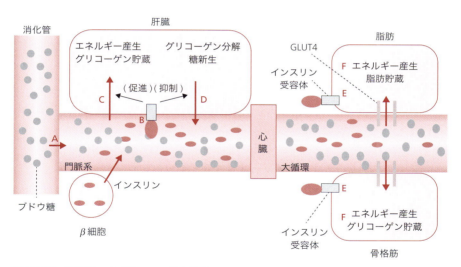

[図 6-2] 肝細胞へのグルコース取り込み

分泌（同 F）に至る．

　門脈血中のインスリン濃度が上昇すると，肝細胞に作用 [図 6-2B] し，グルコキナーゼが活性化し，解糖系やグリコーゲン合成系の反応が進行する．その結果，肝細胞内外のグルコース濃度が開大し，GLUT2 を介したグルコース取り込み（同 C）が進行する．インスリンにより，糖新生系とグリコーゲン分解系は抑制される（同 D）．

　肝臓で利用されなかったグルコースとインスリンは大循環に至る [図 6-2]．筋や脂肪細胞にインスリンが作用し（同 E），GLUT4 が細胞内から細胞膜に移動し，細胞内にグルコースが取り込まれ，エネルギー産生，中性脂肪（脂肪細胞）やグリコーゲン（筋細胞）の貯蔵（同 F）が起こる．残りのグルコースはインスリン非依存的に肝，筋，脂肪細胞以外の細胞に取り込まれる．

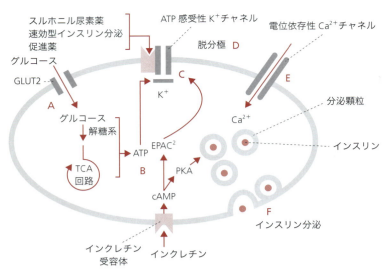

[図 6-3] インスリン分泌機構

2 空腹時の血糖調節

空腹時，絶食の初期には，インスリンによる抑制が解除され肝細胞でグリコーゲンが分解され[図 6-2D]，グルコースの供給源になる．さらに絶食が長引くと，乳酸，アミノ酸を基質にした糖新生系によりグルコースが合成される．このような状態においては，グルコースはその要求性が高い中枢神経や赤血球で優先的に用いられる．

糖尿病の分類

1 1型糖尿病

1型糖尿病は，膵β細胞が破壊され絶対的インスリン不足をきたすことによりインスリン作用不足をきたし，高血糖状態となる．典型的な急性発症1型糖尿病のほとんどが自己免疫性である．亜型として，経過のどこかの時点でグルタミン酸脱炭酸酵素（GAD）抗体もしくは膵島細胞抗体（ICA）が陽性であるが，糖尿病の発症（もしくは診断）時，ケトーシスもしくはケトアシドーシスはなく，ただちには高血糖是正のためインスリン療法が必要とならない，緩徐進行1型糖尿病や，HbA1cの著明な上昇をみるほどの期間を経ずして，β細胞が急激に破壊されインスリン分泌が枯渇する，劇症1型糖尿病がある．

2 2型糖尿病

臨床的にみられる糖尿病のほとんどが2型糖尿病である．インスリン分泌低下とインスリン抵抗性とが症例によってさまざまな割合で相まってその病因となる．インスリン分泌低下は主に遺伝因子により規定される．インスリン抵抗性とは，血中のインスリン濃度に見合ったインスリン作用が得られない状態をいう．肥満で肥大した内臓脂肪が産生する，腫瘍壊死因子（TNF）や遊離脂肪酸などがインスリン受容体の細胞内情報伝達を抑制することが原因となる．

3 その他の特定の機序，疾患による糖尿病

遺伝因子として遺伝子異常が同定された糖尿病，たとえばインスリン遺伝子異常，MODY，ミトコンドリア遺伝子異常などが，また他の疾患，病態に伴う種々の糖尿病，すなわち従来二次性

糖尿病とよばれてきた膵疾患，内分泌疾患，肝疾患などに伴う糖尿病がここに含まれる．

糖尿病の診断

1 判定区分

判定区分には，糖尿病型，境界型，正常型がある．糖尿病型は空腹時血糖値≧126 mg/dl，75 g経口ブドウ糖負荷試験（OGTT）2時間値≧200 mg/dl，随時血糖値≧200 mg/dl，HbA1c（NGSP）≧6.5％（HbA1c（JDS）≧6.1％），正常型は空腹時血糖値＜110 mg/dlかつOGTT2時間値＜140 mg/dlであり，糖尿病型でも正常型でもないものを境界型とする

2 HbA1c

HbA1cは，赤血球内の酸素を運ぶ血色素ヘモグロビンA（HbA）に血中のグルコースが結合したものをいう．赤血球の寿命は約120日なので，HbA1cは過去1〜2カ月の血糖の平均値に相関する．言い換えれば，長期的な血糖コントロールの指標となる．

3 糖尿病の診断

診断は図6-4[1]の流れによる．HbA1cによる糖尿病型だけでは，診断に至らない．過去に糖尿病と診断される条件が満たされていたことが確認できる場合は，現在の診断の条件に合致しなくても糖尿病と診断するか，糖尿病の疑いをもって対応する．空腹時血糖値を用いる判定の場合は，絶食条件の確認が特に重要である．1回目の判定が随時血糖値≧200 mg/dlで行われた場合は，2回目は他の検査方法を用いることが望ましい．

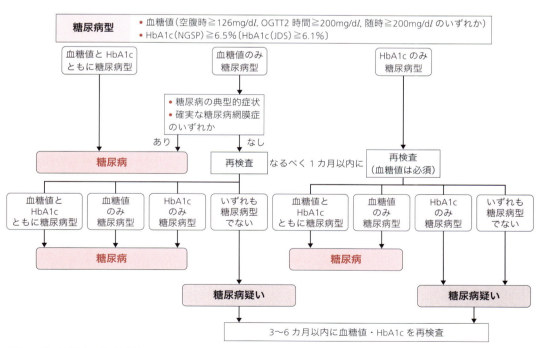

[図6-4] 糖尿病の臨床診断のフローチャート

（清野・他，2012）[1]

糖尿病の治療

1 治療の原則

合併症予防のための治療目標は HbA1c＜6.9%（NGSP）である．

1型糖尿病では，後述の強化インスリン療法か持続皮下インスリン注入法により，生理的なインスリン分泌に準じたインスリンの補充がほぼ必須である．

インスリン非依存状態の2型糖尿病症例では，まず糖尿病の病態を十分理解し，適切な食事療法と運動療法を行うように指導する．これらを2～3カ月続けても目標の血糖コントロールが達成できない場合，経口血糖降下薬またはインスリン製剤を用いる．インスリン療法の適応であれば，食事療法指導とともにインスリン治療を開始する．

2 食事療法

食事療法は，糖尿病治療の基本である．「糖尿病食事療法のための食品交換表第7版」[2]によれば，摂取エネルギー量は標準体重［身長(m)^2×22kg］× 身体活動量（kcal/kg 標準体重）で求める．炭水化物は指示エネルギー量の50～60%，蛋白質は標準体重1kg当たり1.0～1.2g，残りを脂質とするが総摂取量は総エネルギー量の25%以内になるように留意する．食物繊維は1日20～25g以上摂取する．

食事中の糖質量に着眼して，食後血糖をコントロールするカーボカウント法も近年紹介された[3]．特に糖質量と食直前に投与する（超）速効型インスリン製剤量をマッチさせる必要があり，1型糖尿病の食事療法で広まりつつある．

3 運動療法

運動療法は，糖尿病治療のもう一つの基本である．開始時には，細小血管障害，大血管障害，整形外科的疾患の有無や状態の評価など，メディカルチェックが必要である．良好な血糖コントロールが維持され，合併症の進行がなければ，運動療法が可能である．2型糖尿病患者での効果として，血糖コントロールの改善，脂質代謝の改善，血圧の低下，インスリン感受性を高めることなどがあげられる．運動強度と頻度としては，最大心拍数の50～69%程度で，自覚的にはBorg 指数の「楽である」～「ややきつい」くらいで，少なくとも1週間のうち3～5日間行う．

4 薬物療法

(1) 概論

薬物療法には，インスリン療法と経口血糖降下薬による治療法がある．

インスリン療法の絶対的適応は，1型糖尿病，糖尿病昏睡，重症の肝障害，腎障害のため経口血糖降下薬が禁忌の場合，重症感染症の併発，中等度以上の外科手術の周術期，糖尿病合併妊娠，妊娠糖尿病などである．著明な高血糖（たとえば空腹時血糖 250mg/dl 以上，随時血糖 350mg/dl 以上），ケトーシス傾向，経口血糖降下薬療法で良好な血糖コントロールが得られない場合などは，相対的適応になる．

インスリン療法の適応にならない症例において，食事・運動療法のみで経過をみるか，経口血糖降下薬投与に踏み切るかは，血糖コントロール状態で判断する．早期に経口血糖降下薬の投与を考慮するのは，HbA1c 8.0%以上，空腹時血糖値 160mg/dl 以上，食後血糖値 220mg/dl 以上，などの場合である．

(2) 経口血糖降下薬

経口血糖降下薬 [図6-5][4] による2型糖尿病の治療では，インスリン分泌低下とインスリン

抵抗性のどちらが主たる病態なのかを勘案して，薬物を選択する．

1）インスリン分泌促進系

インスリン分泌促進系の薬剤には，スルホニル尿素薬（SU薬），速効型インスリン分泌促進薬，DPP-4阻害薬がある．

SU薬には，グリクラジド，グリベンクラミド，グリメピリドなどがある．ATP感受性K+ATPチャネルを閉鎖し[図6-3]，β細胞内へのグルコース流入時と同じメカニズムでインスリン分泌を刺激する．インスリン依存状態の糖尿病，重症感染症，糖尿病昏睡やケトアシドーシス，外科手術や外傷時，高度の肝・腎障害時，妊婦などが禁忌である．

速効性インスリン分泌促進薬にはナテグリニド，ミチグリニド，レパグリニドなどがあり，作用機序はSU薬と同じである．SU薬より速効・短時間型であり，各食直前に服用する必要がある．

DPP-4阻害薬には，シタグリプチン，ビルダグリプチン，アログリプチン，リナグリプチン，テネリグリプチン，アナグリプチン，サキサグリプチン，トレラグリプチン，オマリグリプチンがある．トレラグリプチン，オマリグリプチンは週1回投与が可能である．後述の内因性GLP-1（glucagon-like polypeptide-1）やGIP（glucose dependent insulinotropic polypeptide）の失活を阻害して，抗糖尿病作用を増強する．

2）インスリン抵抗性改善系

インスリン感受性を改善する薬剤（非分泌系薬剤）には，ビグアナイド薬とチアゾリジン薬がある．

ビグアナイド薬には，メトホルミン，ブホルミンがあり，肝臓での糖新生を抑制[図6-2C]する．直接インスリン抵抗性を改善するわけではなく，肝臓におけるインスリン抵抗性の結果起こる糖新生の亢進を抑えることに注意したい．重篤な副作用に乳酸アシドーシスがある．乳酸アシドーシスの既往，腎機能障害，肝機能障害，心血管系，肺機能の高度の障害，過度のアルコール摂取者，脱水症，高齢者が慎重投与，禁忌となる．

チアゾリジン誘導体にはピオグリタゾンがある．肥満に伴い肥大した脂肪細胞から産生されインスリン抵

side memo

糖質制限食

近年，糖質（炭水化物）制限食が話題になっている．糖質は炭水化物のなかで血糖値に反映されるデンプン，ショ糖（砂糖），麦芽糖，乳糖，ブドウ糖などをさす．おおむね，炭水化物＝糖質＋食物繊維と考えてよい．

炭水化物は三大栄養素のなかで食後血糖値に最も影響を与えるので，糖尿病治療上重要であるが，糖尿病の食事療法に最適な炭水化物，蛋白質，脂質の比率はなく，総エネルギーや代謝管理上の目標値を鑑みつつ，患者ごとに個別化されるべきであるとされる[7]．もっとも昭和22年から平成29年まで国民健康・栄養調査[8]や，JDCS（Japan Diabetes Complications Study[9,11]によれば，一般人口，糖尿病患者での炭水化物摂取は総エネルギー量の53〜60％程度である．

糖質制限には，Atkins dietのような糖質摂取量を20g以下に減じるものから，Zone dietのような炭水化物を摂取エネルギー量の40％程度まで落とす中程度のものもある．米国糖尿病学会と欧州糖尿病学会によれば，炭水化物摂取を総エネルギー量の26％未満まで下げる高度の糖質制限食は，6カ月までは有効であるが，12カ月，24カ月では効果が低減する．また，中等度の糖質制限（総エネルギーの26〜45％）は無効である[7]．

最近，PURE試験[10]により，全死亡リスクと炭水化物摂取量との間に正の相関関係があることが報告された．一方，ARIC試験では，炭水化物からのエネルギー摂取の比率と死亡率の間にU字型の関連がみられ，エネルギー摂取率が50〜55％の場合に死亡リスクが最も低いこと，また，炭水化物を動物由来の脂肪や蛋白質に置き換えた場合死亡リスクが上昇し，植物由来の代替物に置き換えた場合は死亡リスクが低下することを報告した[11]．さらに，PURE試験[10]でも，実際は炭水化物からのエネルギー摂取の比率と死亡率の間にU字型の関連がみられることも示した[11]．

2型糖尿病の食事療法における糖質制限の意義や安全性はいまだ確立していないが，血糖コントロール不良の症例において，総エネルギーが過剰な場合に糖質摂取が過剰になっていることも事実である．糖質制限の程度や糖質制限時にモニターすべき指標の検討を積み重ねたうえで，長期安全性のさらなる検証が必要であり，慎重に取り扱われるべきである[12]．

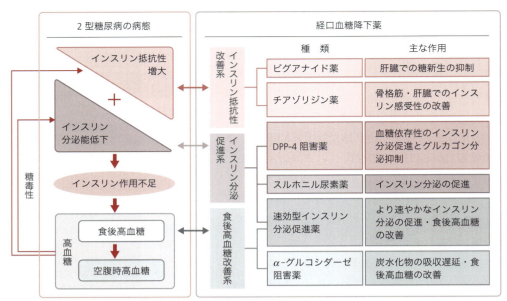

[図6-5] 病態に合わせた経口血糖降下薬の選択　　　　　　　　　　　　　（日本糖尿病学会, 2018）[4]

抗性の原因となる遊離脂肪酸，TNFなどの産生を抑制する．副作用として，肝障害，浮腫，心不全がある．心不全，心不全の既往，重症ケトーシス，糖尿病性昏睡または前昏睡，1型糖尿病，重篤な肝機能障害，重篤な腎機能障害，重症感染症，手術前後，重篤な外傷，妊婦または妊娠している可能性のある女性が禁忌となる．

3）糖吸収・排泄系調整系

糖吸収・排泄系調整系薬剤には，α-グルコシダーゼ阻害薬とSGLT-2阻害薬がある．

α-グルコシダーゼ阻害薬は，ボグリボース，ミグリトール，アカルボースであり，スクラーゼやマルターゼなどのα-グルコシダーゼ[図6-1]を阻害することによって，食後の血糖上昇を抑制する．副作用には，腹部膨満，放屁などがある．この薬物はショ糖（砂糖，スクロース）の消化を阻害するので，インスリン製剤やインスリン分泌系の薬物を併用している患者が低血糖を起こしたときには，ショ糖ではなくグルコースを投与する必要がある．

(3) インクレチン関連薬

消化管ホルモンである，GIPとGLP-1は，インクレチンとよばれる．GIPとGLP-1はインスリン分泌促進作用を有する．GLP-1は多岐にわたる抗糖尿病作用を呈する[表6-1]．

インクレチン関連薬には，前述のDPP-4阻害薬とGLP-1受容体作動薬とがあり，後者は糖尿病治療薬として注射剤の形で使用される．リラグルチド，エキセナチド，リキシセナチド，デュラグルチドがある．エキセナチドの徐放製剤とデュラグルチドは週1回の投与が可能である．副作用には，腹部膨満感，嘔気・嘔吐がある．

(4) インスリン製剤

生理的なインスリン分泌を図6-6[5]に示した．基礎分泌とは，生理的なベースラインの変化に対応するために必要なインスリン分泌のことで，追加分泌とは，炭水化物摂取に伴う血糖上昇に対応するインスリン分泌[図6-2]のことをいう．

注射用インスリン製剤には，基礎分泌を補填する目的の製剤と，追加分泌を補填する製剤とが

あり，作用持続時間によって分類される．また，遺伝子組み替え技術により合成して製剤化したヒトインスリンと，薬物動態を変えるためにヒトインスリンのアミノ酸配列を一部変更したアナログ製剤とがある．アナログとは類似物の意である．

基礎分泌を補填する目的の製剤には，中間型製剤と持効型溶解製剤がある．中間型製剤はヒトインスリンやアナログインスリンを結晶化したもので，Neutral Protamine Hagedorn（NPH；N）製剤とよばれる．持効型溶解製剤はアナログ製剤で，グラルギン，デテミル，デグルデグなどがある．

追加分泌を補填する目的の製剤には，速効型製剤と超速効型製剤がある．速効型製剤は，合成ヒトインスリンで「Regular」の頭文字をとり，Rと略してよばれる．超速効型製剤はアナログ製剤で，リスプロ，アスパルト，グルリジンがある．

混合製剤は速効型や超速効型と中間型とをさまざまな比率で混合した製剤である．

製剤の詳細については，オンラインリソースを活用されたい[6]．

side memo

インスリン抵抗性のメカニズム

インスリン抵抗性とは，血中のインスリン濃度に見合ったインスリン作用が得られない状態をいう．

肥満に伴い大型化した脂肪細胞はTNF，レジスチン，遊離脂肪酸などを産生する．これらの物質はインスリンによる細胞内情報伝達を妨害し，骨格筋・脂肪ではブドウ糖の細胞内への取り込みを低下させ，また肝細胞ではグリコーゲンの分解や糖新生の亢進によりブドウ糖の放出を促進し，結果としてインスリンが存在するにもかかわらず血糖値が低下しない状態を引き起こす．

チアゾリジン誘導体の作用点はPPARγとよばれる物質で，脂肪細胞が分化していくうえで重要な物質である．チアゾリジンによりPPARγが活性化すると，大型化した脂肪細胞は小型化しTNF，レジスチン，遊離脂肪酸の産生が下がり，インスリン抵抗性を改善するアディポネクチンの産生が上昇し，インスリン感受性が上昇する．

インクレチン

血糖値の時間経過が同じになるように，ブドウ糖を経口投与した場合と経静脈投与した場合とを比較すると，前者のほうがよりインスリン分泌が多くなる[13]．すなわち，食事による刺激により腸管（intestine）からインスリン（insulin）分泌（secrete）を媒介する液性因子が分泌されていることが予言され，インクレチン（incretin；intestine secrete insulin）と命名された．現在ではその実態は小腸前半のK細胞から分泌されるGIPと小腸後半と回盲部のL細胞から分泌されるGLP-1であることが明らかにされている．

GIPとGLP-1はともにインスリン分泌刺激作用[14]や，β細胞増殖促進，アポトーシス抑制作用[15]を有する．さらに，GLP-1はグルカゴン分泌抑制作用[16]や，中枢を介した食欲抑制作用[17]，胃内容排泄遅延作用を有し[18]，血糖コントロールの改善のみならず，抗肥満作用を有する．

[表6-1] GIPとGLP-1の作用の異同

	GIP	GLP-1
構造	42アミノ酸	30/31アミノ酸
分泌細胞	K細胞（近位小腸）	L細胞（遠位小腸，大腸）
非活性化	DPPIV	DPPIV
インスリン分泌	促進	促進
胃内容排泄	?	遅延
β細胞増殖	刺激	刺激
グルカゴン分泌	不変ないしは促進	抑制
食物摂取	増加	減少

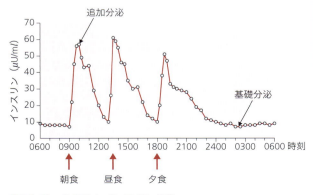

[図6-6] 生理的なインスリン分泌

(Polonsky et al, 1988)[5]

2型糖尿病では，症例によりさまざまなレベルでインスリン分泌が障害されるので，症例ごとに適切な補充を行うようなデザインが必要である．中間型や持効型溶解製剤，または混合型製剤を1日1～2回注射する方法を従来法という．経口血糖降下薬と併用しながら，中間型や持効型溶解製剤を就寝前に1回使用する場合もある．

　強化インスリン療法は，各食前の速効型または超速効型製剤と夕食前ないしは就寝前の中間型または持効型溶解製剤を用いて，基礎分泌と追加分泌を十分に補充する．1型糖尿病やインスリン依存期の2型糖尿病，膵全摘などによる二次性糖尿病では，この方法が必須であることが極めて多い．

　持続皮下インスリン注入法（continuous subcutaneous insulin infusion；CSⅡ）は，マイクロコンピュータを搭載したポンプを用いて，基礎分泌投与速度を時間刻みでプログラムして投与し，追加分泌は食直前の投与量をポンプのマニュアルボタンで投与する方法である．超速効型製剤を用いる．強化インスリン療法同様，1型糖尿病やインスリン依存期の2型糖尿病，膵全摘などによる二次性糖尿病で用いられる．皮下の間質液のグルコース濃度センサと連動した，SAP（Sensor Augmented Pump）療法も広まりつつある．

糖尿病合併症

1 急性合併症

　急性合併症には糖尿病ケトアシドーシス，高血糖高浸透圧症候群，急性感染症などがあるが，本項では前二者について解説する．

2 糖尿病ケトアシドーシス［図6-7］

　病態の本態は高度のインスリン不足である．高血糖とケトン体の増加が起こり，脱水と体液の酸性化により意識障害をきたす．1型糖尿病発症時，インスリン注射の中止，暴飲暴食，感染，ストレスが誘因となる．ケトン体には，アセト酢酸，3-ヒドロキシ酪酸，アセトンの3つの分画があり，本症では前二者の血中濃度が上昇する．

　インスリン不足により，中性脂肪の分解と遊離脂肪酸の生成が促進され，肝臓で遊離脂肪酸からケトン体が合成される．アセト酢酸と3-ヒドロキシ酪酸は心筋，骨格筋，脳でエネルギー源となる．症状と検査所見は図6-7に示した．

　治療は，生理的食塩水の大量投与による脱水の補正，インスリン投与による血糖の補正，カリウムの補正が中心になる．重炭酸ナトリウムによるアシドーシスの補正は，回復不能な低カリウム血症の原因になることがあるので，原則的にはしない．

3 高血糖高浸透圧昏睡

　高度の脱水が病態の本態である．著しい高血糖と高浸透圧を特徴とし，高Naを伴った高度の脱水を呈する．アシドーシスは軽度ないしは欠如する．高浸透圧を原因とする神経障害により，多彩な精神神経症状を呈する．2型糖尿病患者（特に高齢者）において，感染，下痢，脱水，ストレスが誘因になる．

　症状としては，高度な脱水を原因として，口腔粘膜の乾燥，血圧低下，頻脈がみられ，また神経細胞の細胞内脱水を原因として，けいれん，意識障害，運動麻痺，言語障害などをみる．検査上は，著明な高血糖や血漿浸透圧上昇がみられ，尿ケトン体（−）～（±）である．

　治療は糖尿病ケトアシドーシスに準じる．

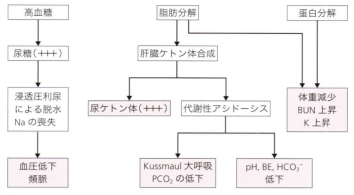

[図 6-7] 糖尿病ケトアシドーシスの病態生理

慢性合併症

　糖尿病の慢性合併症には，大血管の障害に基づく動脈硬化症を基盤とした虚血性心疾患（狭心症，心筋梗塞など），脳血管疾患（脳梗塞など），末梢動脈疾患（閉塞性動脈硬化症）と，細小血管障害を基盤とした糖尿病網膜症，糖尿病腎症，糖尿病神経障害がある．本稿では後者について述べる．

1 糖尿病網膜症

　病態の本態は，網膜動脈の硬化と，新生血管の形成およびその出血である．後天性失明の原因の第2位である．

　初期は無症状であるが，進行とともに視力が低下し，硝子体出血や広範囲な眼底出血をきたすと飛蚊症や急激な視力低下がみられる．急激な血圧変化や，血糖値の乱高下により，眼内病変が急に悪化することがある．

　糖尿病網膜症は，進行度と特徴的な所見に応じて，網膜症なし，単純網膜症，前増殖網膜症，増殖網膜症の四段階に分類される（改変 Davis 分類）．

　治療は，血糖，血圧，脂質コントロールが基本である．前増殖網膜症以降は，眼科的に光凝固療法を，増殖網膜症では硝子体切除術を施行する．

2 糖尿病腎症

　病態の本態は，形態的には細小血管病変を基礎にした糖尿病性糸球体硬化症で，臨床的には蛋白尿，浮腫，高血圧症，心不全である．維持透析新規導入と維持透析の第一の原因である．早期診断は，尿中微量アルブミンによって行う．病期分類を表6-2に示した．

　治療上，初期の段階では血糖コントロールが重要である．血圧コントロールも重要であり，アンジオテンシン変換酵素阻害薬やアンジオテンシンⅡ受容体拮抗薬が用いられる．食事療法では，病期の進行に応じて，蛋白制限，塩分制限，カリウム制限を行う．

3 糖尿病神経障害

　病態の本態は，高血糖に伴う神経細胞やシュワン細胞の代謝障害，神経栄養血管の循環障害による多様な神経の障害である．簡易診断基準を表6-3に示した．

---

side memo

劇症1型糖尿病

　劇症1型糖尿病は非常に短期間でインスリン分泌が枯渇し，重症のケトアシドーシスをきたす．消化器症状，感冒様症状に口渇，多飲，多尿，全身倦怠感などを訴える外来患者には，ぜひ尿糖，尿ケトン体検査を施行していただきたい．

[表 6-2] 糖尿病腎症の病期

病期	尿アルブミン値（mg/dl）あるいは尿蛋白量（g/gCr）	GFR (eGFR) (ml/分/1.73m²)
第 1 期（腎症前期）	正常アルブミン尿（30 未満）	30 以上
第 2 期（早期腎症期）	微量アルブミン尿（30～299）	30 以上
第 3 期（顕性腎症期）	顕性アルブミン尿（300 以上）あるいは持続的蛋白尿（0.5 以上）	30 以上
第 4 期（腎不全期）	問わない	30 未満
第 5 期（透析療法期）	透析療法中	

[表 6-3] 糖尿病神経障害簡易診断基準

必須項目	以下の 2 項目を満たす． 1. 糖尿病が存在する． 2. 糖尿病性神経障害以外の末梢神経障害を否定し得る．
条件項目	以下の 3 項目のうち 2 項目以上を満たす場合を"神経障害あり"とする． 1. 糖尿病性神経障害に基づくと思われる自覚症状 2. 両側アキレス腱反射の低下あるいは消失 3. 両側内踝振動覚低下
注意事項	1. 糖尿病性神経障害に基づくと思われる自覚症状とは， 　1）両側性 　2）足趾先および足底の「しびれ」「疼痛」「異常感覚」のうちいずれかの症状を訴える． 　上記の 2 項目を満たす． 　上肢の症状のみの場合および「冷感」のみの場合は含まれない． 2. アキレス腱反射の検査は膝立位で確認する． 3. C128 音叉については老化による影響を十分考慮する．
参考項目	神経伝導速度で 2 つ以上の神経でそれぞれ 1 項目以上の検査項目（伝導速度，振幅，潜時）の明らかな異常を認める場合は，条件項目を満たさなくても"神経障害あり"とする．

（糖尿病性神経障害を考える会 1998 年 9 月 11 日作成，2001 年 8 月 31 日改訂）

　対称性ポリニューロパチーにみられる感覚神経障害は，下肢末端から始まる自発痛，局所性の感覚障害（しびれ），振動覚障害を主徴とする．また，自律神経障害では，起立性低血圧，胃腸症，便秘，インポテンツ，弛緩性膀胱，発汗異常などの症状を呈する．さらに運動神経障害により，骨間筋の萎縮や足の変形がみられる．糖尿病足病変の原因となり得るので注意が必要である．

　局所性ニューロパチーでは，動眼，滑車神経麻痺などの脳神経麻痺や，腓骨，尺骨神経麻痺などの四肢の末梢神経障害を呈する．

　治療は，血糖コントロールを基本とするが，アルドース還元酵素阻害薬や，痺れや疼痛に対する対症療法として，抗けいれん薬，抗うつ薬，抗不整脈薬，プレガバリンなどが用いられる．

（高橋和眞）

文献　1）清野 裕・他；糖尿病診断基準に関する調査検討委員会：糖尿病の分類と診断基準に関する委員会報告（国際標準化対応版），糖尿病 55(7)：485-504，2012．
　　　2）日本糖尿病学会（編著）：糖尿病食事療法のための食品交換表，第 7 版，文光堂，2013．

3) 日本糖尿病学会（編著）：医療者のためのカーボカウント指導テキスト「糖尿病食事療法のための食品交換表」準拠, 文光堂, 2017.
4) 日本糖尿病学会（編著）：糖尿病治療ガイド 2018-2019, 文光堂, 2018.
5) Polonsky KS et al：Twenty-four-hour profiles and pulsatilepatterns of insulin secretion in normal and obese subjects. *J Clin Invest* 81(2)：442-448, 1988.
6) 糖尿病リソースガイド；http://dm-rg.net/1/img/table_insulin/insulinchart_sp.pdf.（2018年11月28日アクセス可能）
7) Davies MJ et al：Management of hyperglycaemia in type 2 diabetes, 2018. A consensus report by the American Diabetes Association (ADA) and the European Association for the Study of Diabetes (EASD). *Diabetes Care*, 2018 Oct 4.
8) 厚生労働省：国民健康・栄養調査；https：//www.mhlw.go.jp/bunya/kenkou/kenkou_eiyou_chousa.html（2019年1月閲覧可能）
9) Horikawa C et al：Dietary intake in Japanese patients with type 2 diabetes：Analysis from Japan Diabetes Complications Study. *J Diabetes Investig* 5(2)：176-187, 2014.
10) Dʼghan M et al：Associations of fats and carbohydrate intake with cardiovascular disease and mortality in 18 countries from five continents (PURE)：a prospective cohort study. *Lancet* 390(10107)：2050-2062, 2017.
11) Seidelmann SB et al：Dietary carbohydrate intake and mortality：a prospective cohort study and meta-analysis. *Lancet Public Health*. 3(9)：e419-e428, 2018.
12) 加藤剛寿・他：エネルギー摂取量適正度からみた食事実態調査に基づいた2型糖尿病患者の摂取栄養成分バランスに関する検討. 看護総合科学研究会誌 17(1)：3-19, 2016.
13) Nauck M et al：Reduced incretin effect in type 2(non-insulin-dependent) diabetes. *Diabetologia* 29(1)：46-52, 1986.
14) Mojsov S et al：Insulinotropin：glucagon-like peptide I (7-37) co-encoded in the glucagon gene is a potent stimulator of insulin release in the perfused rat pancreas. *J Clin Invest* 79(2)：616-619, 1987.
15) Li Y et al：Glucagon-like peptide-1 receptor signaling modulates beta cell apoptosis. *J Biol Chem* 278(1)：471-478, 2003.
16) Nauck MA et al：Preserved incretin activity of glucagon-like peptide 1 (7-36 amide) but not of synthetic human gastric inhibitory polypeptide in patients with type-2 diabetes mellitus. *J Clin Invest* 91(1)：301-307, 1993.
17) Turton MD et al：A role for glucagon-like peptide-1 in the central regulation of feeding. *Nature* 379(6560)：69-72, 1996.
18) Willms B et al：Gastric emptying, glucose responses, and insulin secretion after a liquid test meal：effects of exogenous glucagon-like peptide-1(GLP-1)(7-36 amide) in type 2(noninsulin-dependent) diabetic patients. *J Clin Endocrinol Metab* 81(1)：327-332, 1996.

3　脂質異常症

病態

　脂質異常症とはリポ蛋白の異常で，リポ蛋白の産生または異化の障害により，リポ蛋白の粒子数の増減やさまざまな粒子が出現することである．リポ蛋白は超遠心法による比重によりカイロミクロン（CM），VLDL，IDL，LDL，HDLに分類される [図6-1]．粒子に含まれるコレステロールとトリグリセリド（TG）の濃度によりコレステロールリッチリポ蛋白とTGリッチリポ蛋白に分かれる．リポ蛋白には①腸管で吸収された脂質を運搬するCM，②肝臓で合成された脂質を全身に運搬するVLDLとその代謝物であるIDLおよびLDL，③末梢からコレステロールを引き抜くHDLの3種類がある．CMとVLDLに含まれるTGがリポ蛋白リパーゼ（LPL）により分解され脂肪酸を遊離した粒子がレムナントリポ蛋白で，肝臓の受容体に取り込まれる．LDLはVLDLの9倍以上多く存在し，その量は肝臓のLDL受容体が規定している．食後は腸管でCMが産生されるため，空腹時と食後ではリポ蛋白組成が異なる．

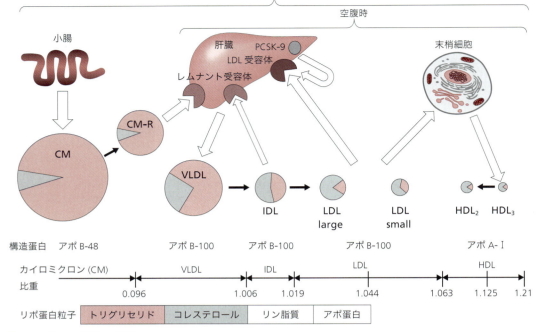

[図 6-1] リポ蛋白の種類
CM-R＝chylomicron remnant, VLDL-R＝VLDL remnant

動脈硬化病変の形成には酸化・糖化などによる変性LDLとレムナントリポ蛋白が関与する．LDLのなかで粒子径が小さく比重の大きいものを small dense LDL[*1] とよび，被酸化性が高く，動脈壁に蓄積しやすい特徴から，通常のLDLよりも動脈硬化惹起性が高い．Small dense LDL は，冠動脈疾患（CAD），末梢動脈疾患や動脈瘤との関連が多数報告されている[1]．CADでは small dense LDL が増加し，LDL-C に比し LDL 粒子数が多い [図 6-2][2]．

脂肪食摂取後に長時間レムナントリポ蛋白が血中に増加する病態が食後高脂血症である．食後高脂血症，small dense LDL と CAD は密接に関連している[2]．

> *side memo*
>
> **[*1] small dense LDL**
>
> small dense LDL は LDL 粒子のなかでサイズが小さく比重の大きいもので，一般に比重 1.044〜1.063，粒子径 25.5 nm 以下のものをさす．small dense LDL は通常のLDLに比し，①細胞壁を透過しやすく，②被酸化性が高く，③血中の滞在時間が長く，④LDL受容体以外の経路によって細胞膜表面に結合して処理される，ことなどから動脈硬化惹起性が高いと考えられている．

診断

空腹時の血液検査で行う [表 6-1]．国内外の多くの疫学調査の結果，LDL-C，non-HDL-C，TG が高いほど，HDL-C が低いほど CAD の発症頻度が高いことは明らかであるが，この直線関係は危険因子の集積によりシフトする．糖尿病等 CAD の高リスク状態では LDL-C 120 mg/dl 以上を境界域高 LDL-C 血症，non-HDL-C 150 mg/dl 以上を境界域高 non-HDL-C 血症とする[1]．未治療時の LDL-C 180 mg/dl 以上の際は家族性高コレステロール血症ヘテロ接合体を疑い精査する．

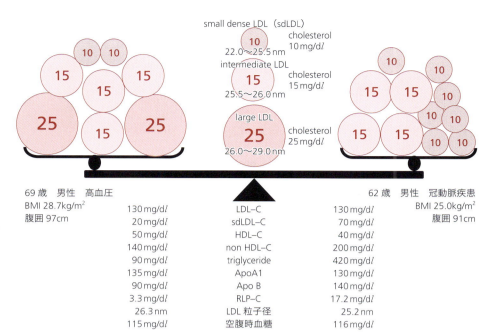

[図 6-2] LDL 粒子数の異なる同等の LDL-C 値
健康人と冠動脈疾患患者の LDL 粒子組成と血清糖脂質値の比較.　　　　　　　　　　　　　　　　　　　　　　　　　　　（木庭，2011）[2]

[表 6-1]　脂質異常症と成人家族性高コレステロール血症ヘテロ接合体の診断基準

脂質異常症の診断基準

LDL コレステロール（LDL-C）	140 mg/dl 以上	高 LDL コレステロール血症
	120～139 mg/dl	境界域高 LDL コレステロール血症
HDL コレステロール（HDL-C）	40 mg/dl 未満	低 HDL コレステロール血症
トリグリセリド（TG）	150 mg/dl 以上	高トリグリセリド血症
non-HDL コレステロール（non-HDL-C）	170 mg/dl 以上	高 non-HDL コレステロール血症
	150～169 mg/dl	境界域高 non-HDL コレステロール血症

non-HDL-C＝総コレステロール（T-C）－HDL-C
LDL-C＝non-HDL-C－TG/5

成人家族性高コレステロール血症ヘテロ接合体診断基準

1) 未治療時 LDL-C 180 mg/dl 以上
2) 腱黄色腫（手背，肘，膝などの腱黄色腫またはアキレス腱肥厚）あるいは皮膚結節性黄色腫
3) 2 親等以内の血族に家族性高コレステロール血症または男性 55 歳未満・女性 65 歳未満で発症冠動脈疾患

上記 2 項目が当てはまる場合．LDL-C 250 mg/dl 以上の場合強く疑う

症状

　自覚症状はほとんどなく，臨床的に問題となるのは，動脈硬化性疾患と急性膵炎である．後者は著明な高 TG 血症（1,000 mg/dl 以上）を呈する場合に注意するが，動脈硬化症との関連は少ない．
　脂質異常症に特有な身体所見として，黄色腫と角膜輪がある [図 6-3][3]．黄色腫はコレステロールエステルを多量に含む泡沫細胞の集簇により生じたもので，皮膚ならびに腱に好発する．ア

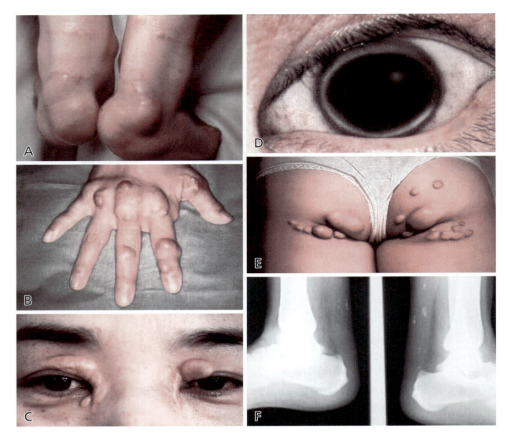

[図6-3] 脂質異常症の身体所見
A：アキレス腱の肥厚，B：手の黄色腫，C：眼瞼黄色腫，D：角膜輪，E：殿部の結節性黄色腫，F：軟X線写真によるアキレス腱肥厚と石灰化．（動脈硬化性疾患予防のための脂質異常症治療ガイド 2013 年版）[3] より許可を得て掲載

キレス腱肥厚は腱黄色腫で，家族性高コレステロール血症で頻度が高く，診断的価値が高い．軟X線写真でのアキレス腱最大径 9 mm 以上でアキレス腱肥厚ありと診断する．

検査

- **LDL-C**：LDL-C 直接測定法の正確性は以前より上がった．Friedewald の計算式[*2] は空腹時 TG 値の 1/5 が VLDL-C に相当する仮定に基づき計算されるが，TG 400 mg/dl 以上では精度上使用できないため，高 TG 血症例では総コレステロール（T-C）から HDL-C を引いた non-HDL-C 値を二次的判断基準に用いる．
- **アポ蛋白 B**：VLDL，IDL および LDL の粒子数を表す．
- **レムナント様リポ蛋白（RLP）コレステロール（RLP-C）**：レムナントリポ蛋白の測定法で，原理の異なる 2 種類の方法がある．
- **Lp（a）**：LDL のアポ蛋白 B-100 にアポ（a）がジスルフィド結合したリポ蛋白である．
- **酸化 LDL**：LDL の脂質成分，特にリン脂質に酸化修飾が生じ，その酸化脂質がアポ B のアミノ酸構造を修飾したさまざまな粒子の集合である．マロンジアルデヒド（malondialdehyde；MDA）がアポ B 中のリジン残基を修飾したマロンジアルデヒド修飾 LDL（MDA-LDL）は酸

[表 6-2] LDL コレステロール リスク区分別脂質管理目標値

治療方針の原則	管理区分	脂質管理目標値（mg/dl）			
		LDL-C	non-HDL-C	HDL-C	TG
一次予防 まず，生活習慣の改善を行った後，薬物療法の適応を考慮する	低リスク	<160	<190	≥40	<150
	中リスク	<140	<170		
	高リスク	<120	<150		
二次予防 生活習慣の是正とともに薬物療法を考慮する	冠動脈疾患の既往	<100 （<70*）	<130 （<100*）		

1. 一次予防における管理目標達成の手段は生活習慣の改善が基本であるが，LDL-C 値が 180 mg/dl 以上の場合は薬物治療を考慮してもよい．
2. non-HDL-C の管理目標は，高 TG 血症を合併する場合に，LDL-C の管理目標値を達成したのちの目標として考慮する．
3. これらの値はあくまでも到達努力目標値であり，少なくとも目標値に向けて 20〜30％の低下，二次予防においては LDL-C 低下率 50％以上も目標となり得る．
4. *家族性高コレステロール血症，急性冠症候群，糖尿病でも他の高リスク病態（非心原性脳梗塞，末梢動脈疾患（PAD），慢性腎臓病（CKD），メタボリックシンドローム，主要危険因子の重複，喫煙）を合併するときに考慮する．

化 LDL の一つである．

脂質異常症の治療

基本は生活習慣の是正である．CAD 患者では LDL-C 100 mg/dl 未満，non-HDL-C 130 mg/dl 未満，特に急性冠症候群，家族性高コレステロール血症，糖尿病で他の高リスク病態を合併するときは LDL-C 70 mg/dl 未満，non-HDL-C 100 mg/dl 未満を目標に薬物療法を開始する［表 6-2, 6-3］[1]．

生活習慣を見直し，喫煙者には禁煙を勧め，受動喫煙を回避する．アルコールの過剰摂取は控えるとともに，過食を抑え，標準体重を維持する．肉の脂身，乳脂肪，卵黄の摂取を抑え，魚類，大豆製品，野菜，果物，未精製穀類，海藻類の摂取を増やす．

脂質代謝の改善には有酸素運動が有効で，最もよく観察される効果は HDL-C の増加である．

家族性高コレステロール血症ホモ接合体など重度の高 LDL-C 血症では PCSK9 阻害薬，MTP 阻害薬や LDL アフェレシスを考慮する．（木庭新治）

---

side memo

*2 Friedewald の計算式

LDL-C＝T-C−HDL-C−（TG/5）

空腹時採血で行い，TG 400 mg/dl 未満の場合に用いる．空腹時とは 10〜12 時間以上の絶食状態をさす．水やお茶などカロリーのない水分の摂取は可とする．

他職種へのメッセージ

- 脂質異常症の診断は空腹時採血で行う．
- 脂質異常症と診断された例の治療中のリスク評価は非空腹時でもよい．
- 高コレステロール血症では黄色腫・アキレス腱肥厚や甲状腺機能低下の有無をチェックする．

[表 6-3] 脂質異常症治療薬

薬剤名	作用機序	LDL-C	Non HDL-C	TG	HDL-C	特徴・エビデンス
HMG還元酵素阻害薬（スタチン）	●コレステロール合成阻害による肝臓のLDL受容体発現の増加	↓↓↓	↓↓↓	↓	↑	メタ解析でCADの一次予防，二次予防，脳梗塞の予防
エゼチミブ	●小腸でのコレステロール吸収抑制による肝臓のLDL受容体発現の増加	↓↓	↓↓	↓	↑	スタチンとの併用で末期腎障害，急性冠症候群患者における心血管イベント抑制
陰イオン交換樹脂（レジン）	●胆汁酸の再吸収抑制により肝臓のLDL受容体発現の増加	↓↓	↓↓	—	↑	妊娠女性での第一選択薬 RCTで初のCAD発症抑制
プロブコール	●胆汁へのコレステロール排泄促進 ●ABC A1活性の抑制 ●肝臓のHDL取り込み増加	↓	↓		↓↓	抗酸化作用 黄色腫退縮効果
PCSK9阻害薬	●肝臓LDL受容体の分解にかかわるPCSK9蛋白の作用を阻害することによるLDL受容体発現の増加を増加	↓↓↓↓	↓↓↓↓	—〜↓↓	—〜↑	LDL-C低下作用が最も強力．Lp(a)低下作用
MTP阻害薬	●肝臓でのVLDL産生の低下	↓↓↓	↓↓↓	↓↓↓	↓	FHホモ接合体患者に限定
ニコチン酸系薬	●遊離脂肪酸の肝臓への流入抑制によるVLDL合成の抑制 ●アポ蛋白A-1の異化抑制	↓	↓	↓↓	↑	Lp(a)低下作用
フィブラート	●核内転写因子PPAR-αのリガンド ●肝臓でのTG産生抑制 ●LPL活性促進によるVLDL異化の促進 ●アポ蛋白Aの合成促進	↓	↓	↓↓↓	↑↑	CAD抑制は高TG血症/低HDL-C血症，肥満，糖尿病例で顕著 糖尿病の細小血管症の抑制
N3系多価不飽和脂肪酸	●VLDL合成抑制	—	—	↓	—	メタ解析で冠動脈疾患の二次予防 高コレステロール血症におけるスタチンとの併用によるCAD二次予防 抗血小板作用，抗炎症作用

↓↓↓↓：−50％以上　↓↓↓：−50〜−30％　↓↓：−20〜−30％　↓：−10〜−20％　↑：10〜20％
↑↑：20〜30％　—：−10〜10％

文献
1) 日本動脈硬化学会（編）：動脈硬化性疾患予防ガイドライン2017年版，2017．
2) 木庭新治：Small dense LDL．心臓 43：444-451, 2011．
3) 日本動脈硬化学会（編）：動脈硬化性疾患予防のための脂質異常症治療ガイド2013年版，2013．

4　メタボリックシンドローム・肥満症

メタボリックシンドロームの概念

　メタボリックシンドロームの概念は，インスリン抵抗性を基本とし，このインスリン抵抗性の原因として，遺伝的素因とともに，食事，運動不足および，これらの生活習慣に基づく肥満が大きく関与している[1]．肥満は同時にレプチンやアディポネクチンなどのサイトカインを介して動脈硬化を促進させる［図6-1］．同時にこの動脈硬化は，臓器障害を通じて高血圧，糖尿病，脂質異常症そしてインスリン抵抗性を助長させていく動脈硬化促進ループを形成していく[2]．したがって上流に位置するインスリン抵抗性，生活習慣，肥満への介入は，動脈硬化，循環器疾患の治療・予防戦略上非常に大きな効果を発揮できると考えられ，心臓リハ導入時の評価としても重要である[2]．

メタボリックシンドローム・肥満症の病態

　メタボリックシンドロームの基本病態であるインスリン抵抗性の原因として遺伝的素因とともに食事，運動不足および，これらの生活習慣に基づく肥満が大きく関与している[3]．このインスリン抵抗性の出現により，インスリン機能低下すなわち血糖を下げる能力が低下し，その結果血糖の上昇を抑えるために過剰なインスリン分泌を余儀なくされた高（過剰）インスリン状態を惹起する．この過剰なインスリンは本来の血糖調節としては有用であるが，同時に血管内皮細胞，血管平滑筋，腎臓へと作用し，血管内皮細胞でのNO産生，血管平滑筋増殖，腎臓でNa再吸収に関与し高血圧へと導く［図6-2］．また，インスリン抵抗性のもう一つの標的臓器は脂肪細胞および肝臓であり，中性脂肪，遊離脂肪酸の増加，総コレステロール，LDLコレステロールの増加をきたし脂質異常症となる[4]．最終的にインスリン抵抗性が高度になると，インスリン本来の目的である血糖コントロール機能の低下をきたし，血糖上昇をきたす．この状態ではインスリンが存在するにもかかわらず血糖値は高くなる（2型糖尿病）．

　これらの病態は，臓器障害を通じて高血圧，糖尿病，脂質代謝そしてインスリン抵抗性を助長させていく動脈硬化促進ループを形成していく．したがって，これらの危険因子が重複することにより，単純な因子の加算ではなく相乗的に動脈硬化が加速され，冠動脈疾患等の発症リスクが

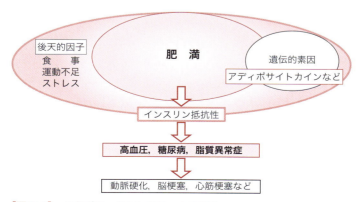

［図6-1］　メタボリックシンドロームの概念

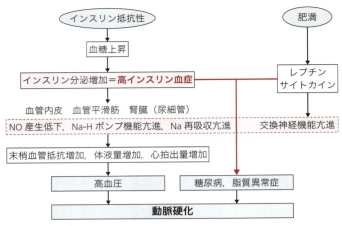

[図 6-2] 高インスリン血症に伴う動脈硬化機序

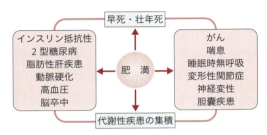

[図 6-3] 肥満による病態概念

(Hotamisligil, 2006)[7] を改変

高くなることが理論的にも十分予測され[5]，また大規模臨床研究による疫学調査においても確認されている[6]．また逆に，単独の疾患・病態にとらわれることなく，その上流に位置するインスリン抵抗性，生活習慣への介入は，動脈硬化，循環器疾患の治療・予防戦略上非常に大きな効果を発揮できると考えられる．日本人を含む東洋人種は，インスリン抵抗性が高いことが報告されており，わが国における動脈硬化疾患の治療上で非常に重要な病態と考えられる[2]．

一方，肥満はインスリン抵抗性を増大させるのみではなく，高血圧，脂質異常症の原因となり，メタボリックシンドロームのより上流に位置する危険因子として重要である．すなわち単純な過剰エネルギーの蓄積による脂肪蓄積状態ではなく，レプチンやアディポネクチンなどのさまざまな生理活性を有するホルモン，サイトカインを介してインスリン抵抗性，炎症反応，動脈硬化を促進させ，かつ悪性腫瘍，呼吸器疾患，関節障害，消化器疾患の合併などさまざまな病態を引き起こす多彩な病態を有する病態と考えられる [図 6-3][7]．

心臓リハビリテーションにおけるメタボリックシンドローム・肥満の評価法

メタボリックシンドロームの基本病態であるインスリン抵抗性の評価として最も正確な方法は，人工膵臓を使用し一定濃度のインスリンに対するブドウ糖必要量から求める方法があるが，手技，機器の費用等の面から一般的ではない．臨床的には空腹時インスリン値と血糖値の積から求めることが可能で，インスリン抵抗性指数・HOMA-IR (homeostasis model assessment-insulin resistance) = 空腹時血中インスリン値（μU/ml）× 空腹時血糖（mg/dl）/405 として求めら

[表 6-1] インスリン抵抗性の各種指標

種類	方法・特徴	判定基準
空腹時インスリン濃度		インスリン抵抗性：10〜15 μU/ml 以上
HOMA-IR	HOMA-IR= 空腹時血漿インスリン濃度(μU/ml)× 空腹時血糖値(血漿：mg/dl)/405	インスリン抵抗性：>2.5
75g 糖負荷試験時の血中インスリン反応	75g 糖負荷試験における0〜120分の血糖値とインスリン反応下面積の比（ΣBS/ΣIRI）やΣIRI，血糖値の最高値とそのときのインスリン濃度の比などが指標となる．	ΣIRI：≧90 μU・時/ml
SSPG (steady state plasma glucose) 法	内因性インスリン分泌をソマトスタチンで抑制しつつ，一定量のインスリンとブドウ糖を注入し，注入90分以後の恒常血糖（SSPG）を測定する．	インスリン抵抗性：≧125 mg/dl
高インスリン正常血糖域クランプ法	現在最も信頼できるインスリン抵抗性の評価法．人工膵島を使用してインスリンを一定速度で注入し，血中インスリン濃度を一定に保ちつつ，ブドウ糖を注入することにより目標血糖値に維持する．血糖値の維持に必要な体重当たりのブドウ糖注入速度の測定により，インスリン抵抗性を推定することができる．	GIR (mg/kg/分)：健常人：8.0〜12.0 インスリン抵抗性：≦6.0

(荒木，2013)[8]

[表 6-2] メタボリックシンドローム診断基準

まず腹囲により判定し，その後以下の2項目を有する場合メタボリックシンドロームと診断する

腹囲	≧85cm（男性）
	≧90cm（女性）

さらに以下のうち2つ

❶ 脂質代謝異常　中性脂肪≧150mg/dl
　　　　　　　　または
　　　　　　　　HDLコレステロール＜40mg/dl

❷ 高血圧　　　　最高血圧≧130mmHg
　　　　　　　　and/or
　　　　　　　　最低血圧≧85mmHg

❸ 空腹時血糖　　≧110mg/dl

[表 6-3] 肥満の分類

BMI	分類
＜18.5	低体重
18.5≦〜＜25	普通体重
25≦〜＜30	肥満1度
30≦〜＜35	肥満2度
35≦〜＜40	肥満3度
40≦	肥満4度

れる．同様に空腹時インスリン値や経口糖負荷試験でのインスリン総分泌量などもインスリン抵抗性の指標となる [表 6-1][8]．メタボリックシンドロームとしての診断は，腹囲，中性脂肪，HDLコレステロール，血圧値，空腹時血糖により可能である [表 6-2]．

　肥満の評価としては，BMIによる分類が肥満学会ガイドラインで示されており [表 6-3]，また肥満症診断フローチャートによる詳細評価も有用である [図 6-4]．またその他の肥満関連サイトカインとしての血清アディポネクチンや，CTによる内臓脂肪面積，DEXA法（二重エネルギー法）による体組成評価も肥満重症度，治療効果の指標として重要である．CTによる内臓脂肪面積では，皮下脂肪との比較も可能となる [図 6-5]．

メタボリックシンドロームの介入および改善機序

　メタボリックシンドロームの介入としては，原因となる生活習慣への介入が重要である．特に，運動療法によるインスリン抵抗性の改善は多くの報告がなされており，心臓リハにおける運動療法の有用性の大きな根拠になり得ると考えられている[7]．このインスリン抵抗性改善の機序

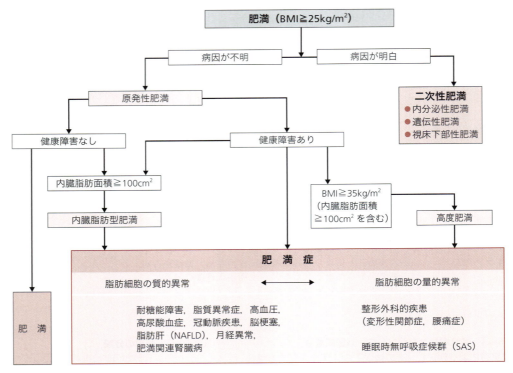

[図6-4] 肥満症診断フローチャート

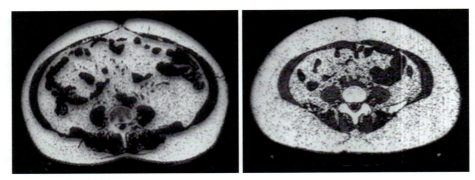

[図6-5] 臍部CT画像による内臓脂肪型肥満（左）と皮下脂肪型肥満（右）の違い

として，持久的有酸素運動による末梢筋組織におけるタイプⅡ線維の増加，毛細血管床の増加による末梢循環血液量の増加などがあげられている．

また筋での糖取り込みを担っている糖輸送単体であるグルコーストランスポーター4型（GLUT4）は，筋収縮により活性化しインスリン感受性を向上させる[10]．インスリン感受性を悪化させる炎症性サイトカインのTNFαなども運動により減少が認められ，運動効果として認められている[11]．さらにマイオカインと称されるイリシン，マイオスタチンなどの骨格筋由来のサイトカインや生理活性物質も同定され，インスリン抵抗性，脂肪代謝，動脈硬化に関与することが明らかになってきた[12]．

最終的に肥満に伴う内臓脂肪はさまざまな生理活性を有し，インスリン抵抗性を惹起するため，内臓脂肪の減少すなわち減量は最もインスリン抵抗性に有効な介入手段であるが，肥満症へ

の具体的な介入方法については紙面の都合で割愛する.

まとめ

メタボリックシンドローム,肥満症は互いに密接に関連しており,同時に運動,食事などの生活習慣に起因するところが大きく,心臓リハにおいては最も重要な領域である.したがってその病態の適切な評価,介入が重要となってくる.また,これらの介入は,医師や特定の職種のコメディカルのみで対応できるものではなく,各コメディカルの特徴を活かしたさまざまな介入によりより大きな効果を得ることができる[13].
今後,各領域での介入がいかに有機的に連携し,かつわが国の健康保険制度上(保険適用外も含め)で施行されていくかが大きな課題と考えられる.

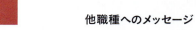

他職種へのメッセージ

メタボリックシンドロームは,単なる肥満ではなく,炎症性サイトカインやその他の生理活性物質を多く含む内臓脂肪を中心とした動脈硬化進行状態である.したがってその改善は心臓リハにおいては非常に重要である.同時に単なる減量ではなく,脂肪組織の性状の変化も重要であり,たとえ十分な減量が得られなくとも,運動による効果は大きく,日常生活での身体活動の増加も十分有効であり,これらの生活習慣の指導も重要である.

(木村 穣)

文献

1) Lakka HM et al : The metabolic syndrome and total and cardiovascular disease mortality in middle-aged men. *JAMA* **288**: 2709-2716, 2002.
2) Wincup PH et al : Early evidence of ethnic differences in cardiovascular risk : cross sectional complication of British South Asian and white children. *BMJ* **324**: 635, 2002.
3) Fujimoto WY et al : Metabolic and adipose risk factors for NIDDM and coronary disease in third-generation Japanese-American men and women with impaired glucose tolerance. *Diabetologia* **37**: 524-532, 1994.
4) 及川慎一:インスリン抵抗性と高脂血症.臨床医 **24**:102-104, 1998.
5) Simomura I et al : Insulin resistance and diabetes mellitus in transgenic mice expressing nuclear SREBP-1c in adipose tissue : model for congenital generalized lipodystrophy. *Genes Dev* **12**: 3182-3194, 1998.
6) Kannel WB et al : Cholesterol in the prediction of atherosclerotic disease. New perspectives based on the Framingham study. *Ann Intern Med* **90**: 85-91, 1979.
7) Hotamisligil GS : Inflammation and metabolic disorders. *Nature* **444**(7121): 860-867, 2006.
8) 荒木栄一:糖尿病治療の新たな潮流:糖尿病治療薬の作用機序と使い方.日内会誌 **102**(3):624-631, 2013.
9) Milani RV, Lavie CJ : Prevalence and profile of metabolic syndrome in patients following acute coronary events and effects of therapeutic lifestyle change with cardiac rehabilitation. *Am J Cardiol* **92**: 50-54, 2003.
10) Zorzano A et al : Mechanisms regulating GLUT4 glucose transporter expression and glucose transport in skeletal muscle. *Acta Physiol Scand* **183**(1): 43-58, 2005.
11) Tsarouhas K et al : Study of insulin resistance, TNF-α, total antioxidant capacity and lipid profile in patients with chronic heart failure under exercise. *In Vivo* **25**(6): 1031-1037, 2011.
12) Ouchi N et al : Protective Roles of Adipocytokines and Myokines in Cardiovascular Disease. *Circ J* **80**(10): 2073-2080, 2016.
13) 木村 穣:肥満症治療チームに必要な行動変容理論と各構成要員の役割.肥満研究 **18**:78-84, 2012.

5 慢性閉塞性肺疾患(COPD)

概念と疫学

慢性閉塞性肺疾患(COPD)とは,タバコ煙を主とする有害物質を長期に吸入曝露することで生じる肺の炎症性疾患である.呼吸機能検査で正常に復すことのない気流閉塞を示す[1].気流閉

塞は末梢気道病変と気腫性病変がさまざまな割合で複合的に作用することにより起こり，進行性である．臨床的には徐々に生じる体動時の呼吸困難や慢性の咳，痰を特徴とする．以前肺気腫とよばれていた疾患と慢性気管支炎とよばれていた疾患は，双方とも喫煙が関係し，通常，種々の割合で両者が合併することから，COPDとして総称する疾患概念となった．2001年の国際ガイドライン（GOLD）および日本呼吸器学会の診療ガイドライン[1]にこれらのことが明記され，日本および国際的な学会レベルでも本疾患概念は公式のものとなっている．

世界各国のCOPDの有病率調査では，10％前後とする報告が多い．2001年のWHO調査では，高所得国における死因の第5位，低・中所得国では第6位である．NICE studyの結果では，日本人の有病率は8.6％，40歳以上の約530万人，70歳以上では約210万人が罹患していると考えられた．わが国では死因の第10位であるが，男女ともに65歳以上あるいは75歳以上の高齢者の割合が増加しつつある[1]．

病態

COPDの体動時呼吸困難の原因となる基本的病態は，気流閉塞と動的肺過膨張である．

気道粘液の過分泌は慢性の咳や喀痰の原因になるが，すべてのCOPD患者に認められるわけではない．すべての喫煙者の肺には呼吸細気管支のレベルで炎症がみられる．COPDはそれらの末梢気道の病変を初発病変として，さらに炎症が慢性化するとともに周囲に進展し，進行するものと考えられている．末梢側に炎症が進展した場合，肺胞の破壊などのいわゆる気腫化が起こり，中枢側に炎症が波及した場合には，気管支粘液腺の肥大や気道上皮の浮腫，気道平滑筋の肥厚，気道分泌液の貯留，などのいわゆる気道病変が起こる．

換気血流比不均等分布は低酸素血症の原因になる．重症例では，肺胞低換気により高二酸化炭素血症も認められる．重症例では肺高血圧症が認められ，進行すると肺性心になる．肺高血圧症の主な原因は低酸素性肺血管収縮反応である．

可逆性の乏しい難治性喘息ではCOPDとの鑑別が困難なことがある．COPDでは心血管系疾患などの全身併存症がみられる．COPDは全身性疾患と捉えて，包括的な重症度の評価や治療を行う必要がある．また肺がん，気胸などの肺合併症にも注意する．

診断

慢性に咳，喀痰，体動時呼吸困難などがみられる患者に対しては，COPDを疑うことが診断の始まりである．そして，①気管支拡張薬投与後のスパイロメトリで$FEV_1/FVC<70\%$を満たすこと，②他の気流閉塞をきたし得る疾患を除外すること，から診断する．

診断確定には，X線画像検査や呼吸機能検査，心電図により，気流閉塞をきたす疾患を除外することが必要である．気道可逆性の大きいCOPD，可逆性の乏しい難治性喘息，COPDと喘息が併存している例では，気管支喘息との鑑別は困難である．鑑別を要する気流閉塞をきたし得る疾患としては，気管支喘息，びまん性汎細気管支炎，先天性副鼻腔気管支症候群，閉塞性細気管支炎，気管支拡張症，肺結核，塵肺症，肺リンパ脈管筋腫症，うっ血性心不全，間質性肺疾患，肺がんなどがある．

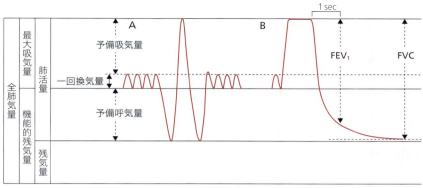

緩徐に最大吸気と最大呼気を行った場合（A）と，最大吸気位から最大努力呼気を行った場合（B）の典型健常波形．最大努力呼気曲線は Tiffeneau（ティフノー）曲線ともよばれる．
FVC（forced vital capacity）：努力肺活量，FEV_1（forced expiratory volume in 1 second）：1 秒量．

［図 6-1］　スパイログラムと肺気量分画

［表 6-1］　COPD の病期分類

病期	定義
0 期（COPD 予備群）	咳嗽，喀痰など症状はあるがスパイロメトリは正常（まだ COPD ではない）
Ⅰ期（軽症）	一秒率 70％未満かつ 1 秒量が正常値の 80％以上
Ⅱ期（中等症）	一秒率 70％未満かつ 1 秒量が正常値の 50％以上 80％未満
Ⅲ期（重症）	一秒率 70％未満かつ 1 秒量が正常値の 30％以上 50％未満

検査
1 画像診断

　胸部単純 X 線写真は，他疾患の除外や進行した気腫性病変および気道病変の診断に有用であるが，早期の病変検出は困難である．

　早期の気腫性病変の検出には高分解能 CT（HRCT）が有用である．気管支拡張薬吸入後における FEV_1/FVC が 70％未満のときに，COPD による閉塞と診断される．

2 呼吸機能検査

　COPD の診断には，スパイロメトリによる閉塞性換気障害の検出が必要である．スパイログラムと肺気量分画の関係を図 6-1 に示す．気管支拡張薬吸入後における FEV_1/FVC が 70％未満のときに，COPD による閉塞性換気障害があると判定する．COPD のガス交換機能の低下は，D_{LCO} の測定により評価できる．

　COPD の病期分類はスパイロメトリ検査により，1 秒量の正常値に対するパーセント（FEV_1/predicted FEV_1：%FEV_1）で，0 期（COPD 予備群）および Ⅰ期〜Ⅳ期の 5 期に分類される**［表 6-1］**．

治療
1 安定期の治療［図 6-2］

　COPD の発症を予防し進行を抑制するためには，タバコ煙からの回避が最も重要である．

　安定期の管理では，気流閉塞の程度（FEV_1 の低下）による病期の進行度だけでなく，症状の

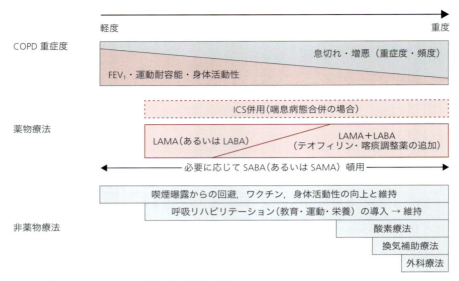

[図 6-2] 安定期 COPD の重症度に応じた管理
（日本呼吸器学会 COPD ガイドライン第 5 版作成委員会，2018）[1]

程度を加味して重症度を総合的に判断したうえで治療法を段階的に増強していく [図 6-2]．COPD の増悪は，気流閉塞の進行や死亡率の増加原因となることから，予防が重要である．

COPD の管理においては，患者ごとに病期，病型，重症度を総合的に評価した病状から治療反応性を考慮したうえで，個別に管理方針を定めるとともに，全身併存症や肺合併症の管理も重要である．FEV_1 の低下だけではなく，症状の程度を加味し，重症度を総合的に判断したうえで治療法を選択する．増悪を繰り返す症例には，長時間作用性気管支拡張薬に加えて吸入用ステロイドや喀痰調整薬の追加を考慮する．インフルエンザワクチンは COPD の増悪による死亡率を 50％低下させ[2]，すべての COPD 患者に接種が勧められる．肺炎球菌ワクチンは 65 歳以上の COPD 患者，および 65 歳未満で％FEV_1 が 40％未満の COPD 患者に接種が勧められる．

COPD の進行により生命予後は悪化するが，適切な管理を行えば予後の改善が期待できる．予後因子には，年齢，性別，喫煙，呼吸困難の程度，FEV_1，気道過敏性，肺過膨張，低酸素血症，肺高血圧症，運動耐容能，増悪，全身併存症と肺合併症などがある．

禁煙，インフルエンザワクチン，在宅酸素療法は COPD 患者の生命予後を改善する．長時間作用性 β_2 刺激薬と吸入用ステロイドの配合薬や長時間作用性抗コリン薬の吸入は生命予後を改善する可能性がある．呼吸リハについてはこの本の他章（p313）を参照されたい．

2 COPD の増悪を抑制する薬剤

薬物療法は COPD 患者の症状の軽減，増悪の予防，QOL や運動耐容能の改善に有用である．薬物療法の中心は気管支拡張薬である．薬剤の選択にあたっては，患者ごとに薬剤の治療反応性を検討し，重症度に応じて段階的に使用し，副作用に注意しながら治療を継続する．気管支拡張薬には抗コリン薬，β_2 刺激薬，メチルキサンチンがある．薬剤の投与経路は，吸入が最も勧められる．

治療効果が不十分な場合には単剤を増量するよりも多剤併用が勧められる．吸入用ステロイドは，％FEV_1 が 50％未満で増悪を繰り返す症例に対しては，増悪頻度を減らし，QOL の悪化を抑制する．長時間作用性 β_2 刺激薬/吸入用ステロイド配合薬は，それぞれの単剤使用よりも呼吸

機能の改善，増悪の予防，QOL の改善効果に優れている．長時間作用性抗コリン薬や長時間作用性 β_2 刺激薬/吸入用ステロイド配合薬は，気流閉塞の進行や死亡率を抑制する可能性がある．

3 増悪の定義・頻度・原因

COPD の増悪とは，呼吸困難，咳，喀痰などの症状が日常の生理的変動を超えて急激に悪化し，安定期の治療内容の変更を要する状態をいう．ただし，他疾患（心不全，気胸，肺血栓塞栓症など）の合併により増悪した場合を除く．増悪の原因として多いのは呼吸器感染症と大気汚染であるが，約 30% の症例では原因が特定できない[3]．

4 重症度の評価・検査・入院の適応

呼吸困難の増加，喀痰量の増加，喀痰の膿性化を指標とした重症度分類は，抗菌薬を使用するかどうかの判断に有用である．増悪時には治療方針の決定と入院適応の決定や他疾患の鑑別のための検査が必要である．

呼吸不全を呈している患者や安定期の病期がⅢ期（高度の気流閉塞）以上の患者では，入院治療が勧められる．

5 増悪時の薬物療法

患者教育を行って増悪を早期に発見させるとともに，その対処法についてもあらかじめ指導しておく．増悪時の薬物療法の基本は，ABC アプローチ（抗菌薬：antibiotics，気管支拡張薬：bronchodilators，ステロイド：corticosteroids）である．呼吸困難の増悪に対する第一選択薬は，短時間作用性 β_2 刺激薬の吸入である．ステロイドの全身性投与は，安定期の病期がⅢ期（高度の気流閉塞）以上の増悪症例，入院管理が必要な症例，外来管理でも呼吸困難が高度な症例で勧められる．プレドニゾロン 30〜40 mg/日の 7〜10 日間の使用が一般的である．抗菌薬の使用は，喀痰の膿性化が認められる症例や換気補助療法が必要な症例に勧められる．

（海老原 覚）

文献
1) 日本呼吸器学会COPDガイドライン第5版作成委員会：COPD（慢性閉塞性肺疾患）診断と治療のためのガイドライン，第5版，メディカルレビュー社，2018.
2) Nichol KL et al：Effectiveness of influenza vaccine in the community-dwelling elderly. *N Engl J Med* **357**(14)：1373-1381, 2007.
3) Sapey E Stockley RA：COPD exacerbations, 2: aetiology. *Thorax* **61**(3)：250-258, 2006.

6　慢性腎臓病（CKD）

定義

慢性腎臓病（CKD）の定義は以下のとおりであり，①，②のいずれか，または両方が 3 カ月以上持続することで診断する[1]．

①尿異常，画像診断，血液，病理で腎障害の存在が明らか，特に 0.15 g/gCr 以上の蛋白尿（30 mg/gCr 以上のアルブミン尿）の存在が重要．

② GFR＜60 ml/分/1.73 m^2

なお GFR は日常診療では血清 Cr 値，性別，年齢から日本人の GFR 推算式を用いて算出する．

eGFRcreat（ml/分/1.73 m^2）= $194 \times$ 血清 Cr（mg/dl）$^{-1.094} \times$ 年齢（歳）$^{-0.287}$

[表 6-1] CKD の重症度分類

横軸にアルブミン尿，縦軸に GFR をとり，ヒートマップで末期腎不全や心血管疾患リスクを示している．もう一つの重症度規定因子には糖尿病か否かがあげられる．

原疾患	尿蛋白区分		A1	A2	A3
糖尿病	尿アルブミン定量（mg/日） 尿アルブミン/Cr 比（mg/gCr）		正常 30 未満	微量アルブミン尿 30〜299	顕性アルブミン尿 300 以上
高血圧，腎炎，多発性囊胞腎，不明，その他	尿蛋白定量（g/日） 尿蛋白/Cr 比（g/gCr）		正常 0.15 未満	軽度蛋白尿 0.15〜0.49	高度蛋白尿 0.50 以上
GFR (ml/分/1.73m²)	G1	正常または高値	>90		
	G2	軽度低下	60〜89		
	G3a	軽度〜中等度低下	45〜59		
	G3b	中等度〜高度低下	30〜44		
	G4	高度低下	15〜29		
	G5	腎不全	<15		

重症度のステージは GFR 区分と尿蛋白区分を合わせて評価する．
重症度は原疾患・GFR 区分・尿蛋白区分を合わせたステージにより評価する．CKD の重症度は死亡，末期腎不全，心血管死亡発症のリスクを□のステージを基準に，■，■ の順にステージが上昇するほどリスクは上昇する．

(日本腎臓学会，2018)[1]

女性の場合には×0.739

CKD があると脳血管疾患・心血管疾患等のリスクが上昇し，アルブミン尿と GFR の低下が，心臓血管疾患死と全死亡の独立した危険因子であることがメタアナリシスでも明らかとなった[2]．また，世界的に透析患者の急増などもあり，健康への重大な影響があるとして，腎臓病の重大性への認識が高まった．これを受け，KDIGO（国際腎臓病ガイドライン機構）と日本腎臓学会では，重症度，進行度を 3 つの要素，①腎臓に障害をきたした原因（Cause：C）と，②糸球体濾過量（GFR：G），アルブミン尿（Albumin：A）で判定するものとした [表 6-1][1]．重症化に関連する因子には，他に性別では男性，年齢，血圧，高度肥満などが各種の研究から示されており，心血管疾患の危険因子と共通項目が多い[3,4]．

CKD の有病者数と CKD 対策の推移

わが国の CKD の有病者数は住民検診対象，あるいは CKD 患者対象のいくつかのコホート研究と年間の新規透析導入患者数などから，G3b 以上が 154 万人，G1-2，G3a での蛋白尿陽性者が 290 万人と推定されている[5]．CKD は後に述べるように適切な治療や生活習慣の改善により，発症や重症化の予防が可能であるが，進行して腎機能が廃絶した末期腎不全患者は腎代替療法（透析療法や腎移植）を行って，生命を維持することになる．慢性透析患者に関しては日本透析医学会で統計調査が長期に継続されており，1983 年には 5 万 3,000 人が慢性透析を受けていた．以後，2000 年末には 20 万人，2017 年末には 33.4 万人に達した．新規に透析導入を要した患者の原因は 1997 年までは慢性糸球体腎炎が最も比率が高かったが，糖尿病性腎症を原因とする透析患者が増加し，1998 年からは新規導入数で最多となり，2017 年末には透析患者総数の 39.0％を糖尿病性腎症が占める[6]．

いずれが原因であっても，CKD は初期には症状がなかったり，医療者への認知度が低いなどの理由で，十分な治療や管理がなされずに末期腎不全に至った患者は今もなお多い．2018 年，厚生労働省では腎臓病対策検討会報告を公表し，腎疾患対策のために普及啓発，医療連携体制，

診療水準の向上，人材育成，研究の推進の5つの施策を推進する方針に加えて，2028年までに年間新規透析導入患者数を3万5,000人以下に減少させるという具体的数値目標を打ち出した[7]．

糸球体濾過量（GFR）

CKDの重症度判定のもととなるGFRは健常成人では約100 mL/分/1.73 m^{2}である．すなわち24時間では14,400 mLの原尿が生成され，尿細管で再吸収され，約100分の1が尿として体外に排泄されることになる．正確なGFR測定は，CKDの重症度を正しく評価する前提であり，検査方法による誤差は最小でなければならない．国際的に標準的とされるGFRの測定方法はイヌリンクリアランスである．しかしクリアランス物質を投与し，時間ごとに採血や採尿を行う手順が煩雑で，水負荷も要する検査である．そこで，クレアチニンクリアランス（Ccr）のほうが，生体に新たなクリアランス測定物質を投与することなく，内因性のクレアチニン（Cr）排泄を定量して算出できるため，GFRに相当する腎機能検査として利用が普及した．これは後述するように排泄量が筋肉量に関係することから畜尿が正確に行われることで信頼性が担保される．

しかし，Ccr値とGFR値を比較すると，健常人でCcr/GFR＝1.18，腎不全患者では2倍以上の差になることが報告され[8]，上述のクレアチニンを用いた推定GFRは，一般住民のCKDスクリーニングやかかりつけ医療機関が専門医紹介の目安にするなどCKDの重症度判定に利便性が高いが，推算値は体格の因子を含まずに計算しているため，腎機能に応じた薬剤投与設計においてはやはり体格を指標に盛り込んだ評価が必要である．特に筋肉量が極端に少ない患者，小児患者[9]の場合は血清シスタチンCを用いたGFR推算式や小児のための別の基準，あるいはCockroft-Gaultの式などを用いる．

腎臓の細胞，機能，疾患の関係

腎臓は複数種類の細胞がネフロンとして機能の単位を構成しているところが特徴である［図6-1］[10]．組織学的には，糸球体［図6-2a］，尿細管，血管の3要素の微細構造に関して形態学的な評価を行う．

CKDの定義は前項のように単純化されたとはいえ，病態生理はネフロンの構成細胞のいずれが障害の主座であるかによって異なってくる．疾病の例として糖尿病性腎症の糸球体像［図6-2b］を示す．

CKDの原因

腎臓に固有の病因をもつ一次性と他の疾患が原因となって発症する二次性とに分かれる［表6-2][11,12]．一次性の腎臓病は，慢性糸球体腎炎に代表され，年齢や病歴，臨床検査（尿，血液），画像などの臨床像と病理組織型によって細分類され，組織型ごと，あるいは同じ組織型でも進行度によって治療方針が異なるため，適応となる症例には腎生検診断を行う．腎臓病の種類と尿所見の特徴を表6-3に示す．

二次性腎臓病の代表的なものは糖尿病による腎症で，初期には微量アルブミン尿が検出されるが，進行して大量の蛋白尿が排泄されるようになると腎機能低下を止めることが困難な症例がほとんどである．

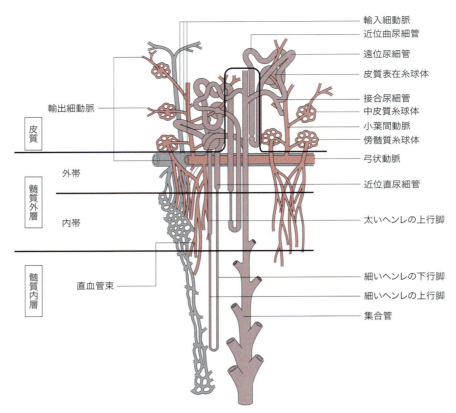

[図 6-1] ネフロンの構成 （上月，2012）[10]

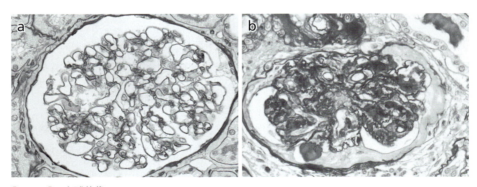

[図 6-2] 糸球体像
a：正常な糸球体（PAS 染色，200 倍）．
b：糖尿病性糸球体硬化症．PAS 染色，200 倍．（東北大学佐藤博博士・提供）

心疾患と関連する二次性腎臓病には，特発性やインターベンション後のコレステロール塞栓症，感染免疫が原因となる心内膜炎や人工弁感染に随伴した糸球体腎炎[13]など急速な経過をとる腎臓病として知られている．その他，大動脈瘤などで局所的 DIC に伴って生じる腎障害，ワルファリン[14]や造影剤による薬剤性の腎障害に遭遇する機会も多く，これらの一部は CKD の定義に当てはまらない病態も含まれるとはいえ，注意が必要である．造影剤は心臓血管系疾患の診断において必須の薬剤であり，3 学会合同で造影剤腎症に対する診療ガイドラインも発表され，共通の認識で診療にあたることを目指している[15]．

[表 6-2]　腎臓病の種類と障害部位
腎臓病を一次性の腎臓病と，全身疾患または他臓器疾患に続発してもしくは併発して生じる腎臓病，および遺伝性，先天性の概念と，腎臓のどの部位が障害を受けるかによって分類した．

	一次性の腎臓病	全身性疾患のなかで生じる腎臓病	遺伝性・先天性腎臓病
糸球体疾患	● IgA 腎症 ● 膜性腎症 ● 微小変化型ネフローゼ症候群 ● 巣状分節性糸球体硬化症 ● 半月体形成性腎炎 ● 膜性増殖性糸球体腎炎	● 糖尿病性腎症 ● ループス腎炎 ● 顕微鏡的多発血管炎（ANCA 関連血管炎） ● 肝炎ウイルス関連腎症 ● 紫斑病性腎炎 ● アミロイド腎症 ● 亜急性心内膜炎	● 良性家族性血尿 ● Alport 症候群 ● Fabry 病
血管性疾患		● 血栓性微小血管症 ● 高血圧性腎症（腎硬化症） ● コレステロール塞栓症 ● 腎動脈狭窄症（線維筋性形成異常，大動脈炎症候群，動脈硬化症） ● 虚血性腎症 ● 腎静脈血栓症	
尿細管間質疾患	● 慢性間質性腎炎	● 痛風腎 ● 薬剤性腎障害 ● IgG4 関連腎臓病	● 多発性嚢胞腎 ● ネフロン癆

(Longo et al, 2011[11]；日本腎臓学会・他，2010[12]) を一部改変

CKD の管理と治療

はじめの目標は CKD を悪化させないことである．まず治癒可能な CKD は早期発見，早期治療を行い，寛解ないし治癒を目指す．これは学校や職場での検診，保険者に義務付けられた基本健診が発見の契機となることが多いが，基本健診では尿検査の潜血反応は含まれず，血清クレアチニンはハイリスク受診者と判定された受診者に対して行われる．生活習慣病をもち CKD の初期と考えられる集団には生活習慣病の改善を基本にする．ここでは食事や運動の重要性が高い．さらに医療機関で薬剤が必要なレベルかどうかの評価を行う．

遺伝性を含む治癒が困難な CKD，あるいは障害が不可逆的な進行度，重症度の場合には，腎の血管や細胞の保護，および障害要因を除去ないし軽減するため，各種危険因子への介入治療を行う．腎障害が進行し，排泄能や内分泌機能が低下した場合にはそれを補う治療も必要になってくる．高カリウム血症，腎性貧血，ビタミン D 欠乏などは以前からよく知られているが，最近注目されているのが高リン血症，リン排泄を保存期に制御する FGF23 の作用である[16,17]．FGF23 の測定は日常診療ではまだ行われていないが，表 6-4 に「エビデンスに基づく CKD 診療ガイドライン 2018」[1]に記載されている管理目標の推奨ないし提案の値の範囲をまとめた．

[表 6-3]　腎臓病の種類と尿所見
代表的な腎臓病における尿異常所見の特徴を示す．

尿所見	蛋白尿	血尿
IgA 腎症	＋〜＋＋	＋＋〜＋＋＋
膜性腎症	＋＋＋	－/＋
微小変化型ネフローゼ症候群	＞＋＋＋	－
巣状分節性糸球体硬化症	＋＋＋	－〜＋
半月体形成性腎炎	＋〜＋＋	＋＋〜＋＋＋
膜性増殖性糸球体腎炎	＋＋/＋＋＋	＋＋〜＋＋＋
高血圧性腎硬化症	＋〜＋＋	－〜＋
糖尿病性腎症	＋＋〜＋＋＋	－〜＋

－：なし，＋：軽度，＋＋：中等度，＋＋＋：高度．

第2章 循環器疾患各論

[表 6-4] CKD 治療の原則と目標値
CKD は多くの病態に対しての介入が必要とされる．

CKD のステージにかかわらず
- 原因疾患の病勢に注目する．
- 血圧 130/80 以下（ただし収縮期は 110 mmHg 未満の降圧を避ける）
- HbA1c：合併症の重症度により，目標値に幅がある．低血糖リスクが軽微であれば 7.0 未満
- LDL コレステロール：120 mg/dl 以下（動脈硬化性疾患予防ガイドライン 2017 年に準じる）
- 尿酸は 8 mg/dl 以上で治療を開始し 6 mg/dl 以下を目標とする．
- カリウムは 4.0 mEq/l 以上，5.5 mEq/l 未満が推奨されている．

CKD 進行に伴い
- 11 g/dl 以上 13 g/dl 未満の範囲でのコントロールが推奨されている．
- 血清フェリチン＜100 μg/l，TSAT＜20％が鉄欠乏の目安と考えられる．
- カリウムは 4.0 mEq/l 以上，5.5 mEq/l 未満が推奨されている．
- リンは正常値の範囲内にコントロールする．

(日本腎臓学会，2018)[1]

[表 6-5] 心腎連関の概念
心臓が先に障害される病態と，腎臓が先に障害される病態がある．2 つの臓器をつなぐ機序は完全には解明されていないが，レニン・アンジオテンシン系や交感神経系の関与が考えられる．

症候群	急性心腎症候群 (Type 1)	慢性心腎症候群 (Type 2)	急性腎心症候群 (Type 3)	慢性腎心症候群 (Type 4)	2 次性心腎症候群 (Type 5)
定義	急速な心機能の増悪により腎障害や腎機能低下が惹起される	慢性的な心機能異常により腎障害または腎機能低下が惹起される	急速な腎機能の増悪により心機能障害が惹起される	慢性腎臓病により心不全，心機能障害が惹起される	全身状態の影響により心臓，腎臓の障害が同時に惹起される
契機となる疾患	急性心不全または急性冠症候群または心原性ショック	慢性心不全（左心室のリモデリングと機能障害，拡張障害など）	急性腎不全	慢性腎臓病	全身疾患（敗血症，アミロイドーシスなど）

心腎連関を念頭に置いた CKD 管理

　CKD 管理のもう一つの目標は心血管疾患や全死亡を防ぐことである．したがって心臓と腎臓の双方を見据えた病態の把握と管理が必要である．腎臓は，体液調節，電解質代謝，貧血や骨代謝の機能を有しており，心臓の前負荷を規定する循環血液量，後負荷を規定する末梢血管抵抗・平均血圧の調節に深く関与している．Ronco らは 4 つのタイプの心腎連関と，心や腎以外の疾患を契機として二次的に心腎連関が生じると提唱した [表 6-5][18]．この分類では，急性発症（Type 1 と 3）か慢性潜在性の発症（Type 2 と 4）か，cardio-renal syndrome という心臓が先に障害される型（Type 1 と 2）と，reno-cardiac syndrome という腎臓が先に障害される型（Type 3 と 4）とを基準にしている．Type 1 の発症はもともと CKD をもっている患者が重大な心イベントを発生した場合にハイリスクとなる．Type 2 は心疾患を原因とした CKD 患者という捉え方もできる．Type 3 では急性腎障害が遷延して GFR が低下したまま慢性化すれば，CKD の視点での管理が必要となる．Type 4 はステージの進んだ，ないしは罹病期間が長い CKD 患者がもつ心臓の異常を包括した概念で，CKD 患者や心疾患患者の予後に多大なる影響がある．

　Bongartz らは，心不全，腎不全の病態における生体の反応や防御機構を図 6-3 のように説明している[19]．このなかで説明されている病態はどちらかといえば細胞外液増加に起因している

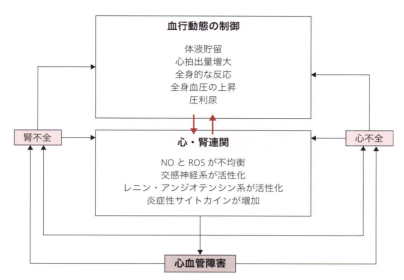

[図6-3] 心腎連関の病態生理
どちらかの臓器に強い障害が生じると，細胞外液の制御機構に影響が生じ，心腎双方に関連する生体のさまざまな制御機構に破綻をきたす．これが重症な心腎症候群の病態生理である．
(Bongartz et al, 2005)[19]

が，細胞外液減少による心腎連関もまた重要である．全身の循環不全により腎血流が減少する病態が典型的で，これは先行する心疾患の有無にかかわらない．基礎に心疾患を有する病態のもとでは，RAS阻害薬が積極的に使用されている．前負荷軽減のため，利尿薬併用を要する心不全患者では常に細胞外液量が少なめ，かつ無症候性に電解質異常や高尿酸血症を合併した状態で管理されていることもまれでない．これに脱水負荷ないしは炎症刺激が加わると急速に腎機能が低下することは診療現場ではしばしば観察される．予備力に乏しいなかで致命的とならないよう，安全域の狭いなかを中長期的に管理をすることが求められる．さらに，最近は蛋白結合型の尿毒症物質，前述の高リン血症やFGF23がCVDリスクとしてほぼ確立され[20]，CKDが心疾患に関与する病態の新たな切り口として，今後の治療戦略に加わっていくことが考えられる．

おわりに

以上解説したとおり，腎臓病は心臓病の発症や経過に相互に強い影響を及ぼしている．その機序には尿を作る機能，内分泌機能，そして尿毒症病態におけるCVDリスクを高める物質の蓄積などが関与していることを理解して心臓リハを進める必要がある．

(宮崎真理子)

文献
1) 日本腎臓学会：エビデンスに基づくCKD診療ガイドライン2018，東京医学社，2018．
2) Matsushita K et al：Association of estimated glomerular filtration rate and albuminuria with all-cause and cardiovascular mortality in general population cohorts：a collaborative meta-analysis. *Lancet* 375：2073-2081, 2010.
3) Peralta CA et al：Blood pressure components and end-stage renal disease in persons with chronic kidney disease：the Kidney Early Evaluation Program (KEEP). *Arch Intern Med* 172：41-47, 2011.
4) Chen J et al：The metabolic syndrome and chronic kidney disease in U.S. adults. *Ann Intern Med* 140：167-174, 2004.
5) Imai E et al：Prevalence of chronic kidney disease in the Japanese general population. *Clin Exp Nephrol* 13：621-630, 2009.
6) 新田孝作・他：わが国の慢性透析療法の現況（2017年12月31日現在）．透析会誌 51：699-766，2018．

7) 厚生労働省：腎疾患対策検討会報告書～腎疾患の更なる推進を目指して；https://www.mhlw.go.jp/content/10901000/000332759.pdf
8) Horio M et al：GFR estimation using standardized serum cystatin C in Japan. *Am J Kidney Dis* **61**：197-203, 2013.
9) Uemura O et al：Measurements of serum cystatin C concentrations underestimate renal dysfunctionin pediatric patients with chronic kidney disease. *Clin Exp Nephrol* **15**：535-538, 2011.
10) 上月正博・他：腎臓リハビリテーション，医歯薬出版，2012.
11) Longo DL et al：Harrison's Principles of Internal Medicine, 18th ed, McGraw-Hill, 2011.
12) 日本腎臓学会腎病理診断標準化委員会・他：腎生検病理アトラス，第2版，東京医学社，2010.
13) Orfila C et al：Rapidly progressive glomerulonephritis associated with bacterial endocarditis：efficacy of antibiotic therapy alone. *Am J Nephrol* **13**：218-222, 1993.
14) Kapoor KG et al：Warfarin-induced allergic interstitial nephritis and leucocytoclastic vasculitis. *Intern Med J* **38**：281-283, 2008.
15) 日本腎臓学会・日本医学放射線学会・日本循環器学会：腎障害患者におけるヨード造影剤使用に関するガイドライン2012，東京医学社，2012.
16) Lederer E：Regulation of serum phosphate. *J Physiol* **592**：3985-3995, 2014.
17) Hamano et al：Fibroblast growth factor 23 and 25-hydroxyvitamin D levels are associated with estimated glomerular filtration rate decline. *Kidney Int Suppl* **3**(5)：469-475, 2013.
18) Ronco C et al：Cardio-renal syndromes：report from the consensus conference of the acute dialysis quality initiative. *Eur Heart J* **31**：703-711, 2010.
19) Bongartz LG et al：The severe cardiorenal syndrome：'Guyton revisited'. *Eur Heart J* **26**：11-17, 2005.
20) Lekawanvijit S：Cardiotoxicity of Uremic Toxins：A Driver of Cardiorenal Syndrome. *Toxins* (*Basel*). **10**：pii：E352, 2018.

[第3章]
心臓・血管と他臓器連関

1 心臓・血管と腎臓

　心臓は全身に血液を送り，腎臓は血液量を決定している．したがって，全身の各臓器への適切な血液量の供給には心臓と腎臓の密接な協力関係が必要である．特に自然界では，循環血液量が低下し，循環不全に陥ることが生命維持の大きな脅威であった．心臓と腎臓はこのような危機に対応できるように，互いに精巧なプログラムで連携している．たとえば，外傷などにより循環血液量が低下すると，レニン・アンジオテンシン・アルドステロン（RAAS）や交感神経系の亢進により，腎臓ではNa再吸収が増大し，心臓では収縮力が増強して循環を維持しようとする．しかし，現代は食塩が自由に摂取でき，かつ過栄養と運動不足の社会となった．高血圧，糖尿病や肥満など，自然界においてはとても考えられない現象が人間社会で起こり，これらの疾患は心臓，腎臓そして血管を傷つける．心臓は機能障害が強くなればなるほど，腎臓にNaを貯留するようにシグナルを送り，腎臓はそれを忠実に守る．その結果，心臓の負荷はますます重くなるという悪循環に陥る．すなわち，心臓と腎臓はいったん障害されると，生命維持という同じ目的に向かって共同作業をしているつもりが，互いを傷つけ合って死期を早め合う運命の双子となってしまったといえる．

慢性腎臓病

　慢性腎臓病（CKD）は糸球体濾過量（GFR）の60 ml/分/1.73 m² 未満への低下，または，アルブミン尿などの腎損傷の所見が3カ月以上続く状態と定義される．CKDは，2002年にアメリカ腎臓財団が"腎臓病の生命に及ぼす影響や生活の質に関する改善策"のガイドラインとして初めて提唱した概念である．近年の疫学的研究により，微量アルブミン尿や中程度のGFRの低下は脳卒中や心筋梗塞などの心血管疾患（CVD）の発症や生命予後に重大な影響を与えることが明らかとなった．そこで，腎損傷を早期にとらえ，原因疾患の治療や危険因子をコントロールすることにより，末期腎不全と心血管疾患の発症を抑制する目的でCKDが提唱された．

　最近では，同程度のCKDでも原疾患によりCVDや末期腎不全の発生の頻度が違うことが明らかとなり，CKDの重症度分類に反映されている（第2章，

他職種に覚えてもらいたいポイント

　腎機能は血清クレアチニン値ではなく必ず推定GFRで評価すること．腎機能障害を表す血液検査としては血清クレアチニン値がある．透析導入は血清クレアチニン値が8 mg/dl程度で行われることが多い．したがって，血清クレアチニン値1.2 mg/dlは軽い腎障害と感じられるかもしれない．しかし，血清クレアチニン値とGFRは逆数の関係にあるため，GFRがかなり低下するまで血清クレアチニン値はほとんど上がらない．50歳女性で血清クレアチニン値が1.2 mg/dlであれば，推定GFRは38 ml/分/1.73 m² とすでにステージG3bの進行したCKDである．

side memo

推定（estimated）GFR（eGFR）

　腎機能の正確な評価にはイヌリンクリアランスを用いて糸球体濾過量を求めることが必要である．しかし，これは煩雑であるため，血清クレアチニン値からGFRを求める近似式を日本腎臓学会が発表した．この式はGFR 60 ml/分/1.73 m² 以下ではよく相関するが，腎機能が正常者ではややばらつきが大きい．現在は日常診療で広く使われている．

男性：eGFR (ml/分/1.73m²) = 194 × $Cr^{-1.094}$ × 年齢$^{-0.287}$
女性：eGFR (mL/分/1.73m²) = 194 × $Cr^{-1.094}$ × 年齢$^{-0.287}$ × 0.739

p130, 表6-1参照). 重症度は原因（Cause：C），腎機能（GFR：G），蛋白尿（アルブミン尿：A）によるCGA分類で評価する. GFRが低下するほど，アルブミン尿が多いほど心・腎リスクが増加することを視覚的に示している.

生活習慣病と心腎連関

　高血圧，肥満や糖尿病などの生活習慣病は全身の血管を傷害するが，すべての血管を一様に傷害するのではない. たとえば，高血圧では手指の血管傷害はみられないが，脳卒中，心筋梗塞や腎不全が起こる. つまり，生活習慣病は生命維持に重要な血管から傷害を起こしている. しかし，生命維持に重要な血管に傷害が起こっていることがなかなか検出できない. そもそも，高血圧や糖尿病などは自覚症状に乏しいために医療機関を受診することが少ないうえに，臓器障害の程度を患者も医療従事者も軽く考える傾向にある. たとえば，微量アルブミン尿である. 今でこそ，微量アルブミン尿は早期糖尿病性腎症の診断に保険適用が認められているが，実は糖尿病の有無にかかわらず，心血管疾患の発生に強く相関している.

　生活習慣病ではGFRが正常でも，10 mg/日程度の微量のアルブミン尿があるとCVDのリスクとなり，その量が増加するほどCVDリスクが高まる. 腎機能が正常の場合，糸球体で濾過される血漿に含まれるアルブミン量は6 kg（1日GFR 150 l × 4 g/dl）であることを考えると，アルブミン尿がいかに重要なメッセージを伝えているか理解できよう. 一方，IgA腎症などの原発性糸球体疾患では一日300 mg以上の顕性アルブミン尿でも脳心血管は起こらない. なぜだろうか. それはアルブミン尿の量の問題ではなく，アルブミン尿の発生機序に違いがあるからである.

　これを説明する機序としてstrain vessel（緊張血管）説がある. 図1-1に腎臓と脳の血管系を示す. 腎臓では弓状動脈から小葉間動脈，糸球体輸入細動脈へと分枝していく. 皮質の深部にある傍髄質糸球体輸入細動脈は太くて高い内圧を有する弓状動脈に近いため，拍動性の高い圧を受け，かつ糸球体までの圧較差を維持するために強く収縮している緊張度の高い細動脈（直径20～30 μm），すなわちstrain vesselである. 一方，小葉間動脈に沿った血圧の低下のため，表在糸球体輸入細動脈にかかる圧力はずっと低い. このような構造のために，高血圧や動脈硬化で最初に傷害されるのは傍髄質糸球体輸入細動脈であり，その結果，その下流にある糸球体が損傷されて，アルブミンがボーマン腔に漏出する. しかし，その他のほとんどの糸球体は傷害されていないので，尿中に出現するアルブミン量はごく微量である. すなわち，微量アルブミン尿はstrain vesselの早期の傷害を反映する. 脳の穿通枝も腎臓の血管系と同様の血行動態にあり，尿に微量のアルブミンが出現することは穿通枝の病変の存在を示唆する.

　一方，IgA腎症などの原発性糸球体疾患は糸球体の傷害であり，多くの糸球体が傷害されるが，輸入細動脈などのstrain vessel傷害ではない. したがって，アルブミン尿が多いことは末期腎不全（糸球体の硬化による濾過の低下）のリスクになっても，CVDのリスクにはならない.

> **他職種へのメッセージ**
>
> **strain vesselの意義**
>
> 　自然界では循環障害が生命を脅かす最も大きな脅威であり，低血圧時に生命維持に重要な部位へ有効に血液を運ぶためには，太い血管から直接分枝する細動脈が必要であった. しかし，食塩の過剰摂取と過栄養により高血圧や糖尿病が蔓延している現代では，strain vesselは逆に生命を脅かす構造となっている.

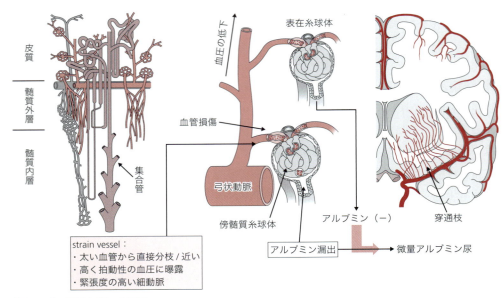

[図 1-1] 腎臓と脳の血管系

(Ito et al, 2009)[3] (Ito, 2012)[4]

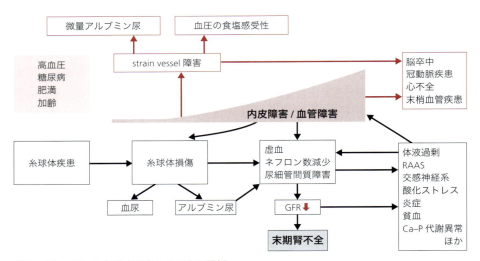

[図 1-2] CKD の各構成要素とリスクの関係

腎臓疾患が心臓に及ぼす影響

　生活習慣病では早期から動脈病変がみられるが，糸球体疾患でも GFR の低下が高度になるに従い血管病変が進行する．図 1-2 に CKD の進行に伴う CVD と末期腎不全の発生機序を示す．前述のように生活習慣病では strain vessel 傷害から始まるため，微量アルブミンは CVD の発症と関連するが，近未来における腎不全のリスクにはならない．血管障害が進行するにつれて，糸球体損傷や虚血などにより腎障害も進み，GFR が低下する．いったん GFR が低下すると，酸化ストレスなどの新たなリスク因子が加わり，血管障害と腎障害が加速され，末期腎不全や CVD の発症に至る．

一方，原発性糸球体疾患では当初から顕性蛋白尿や潜血を伴うが，strain vesselの傷害ではない．したがって，当初尿蛋白はCVDのリスクにはならない．しかし，尿異常は糸球体病変の重症度を反映するため，尿異常が強いほど腎機能が低下しやすい．図1-2から，糸球体疾患では腎機能が低下して，初めてCVDのリスクが高くなることが理解できよう．

心臓疾患が腎臓に及ぼす影響

心疾患が腎臓に及ぼす影響は急性心不全と慢性心不全の2つの場合に分けられる．急性心不全では心拍出量の低下に伴う虚血のために急性腎傷害（AKI）が起こる．AKIの特徴的腎組織損傷は皮質に近い髄質の外層にみられる．皮質には総腎血流の90％以上が流れている一方，髄質は元来血流量が少ない．髄質内層にある細いヘンレのループは能動輸送を行わないために酸素消費が少ないが，髄質外層にあるmTALは再吸収を活発に行っており，酸素が低下すると壊死に陥る．一方，集合管は再吸収量が少ないために酸素消費が少なく，虚血には強い．AKIは，心拍出量の低下とともに，急性冠症候群の診療に用いられる造影剤や薬剤などの外的要因や，RAASや交感神経，さらには炎症に関連するさまざまなサイトカインなども病態に関連している．また，脱水，腎動脈狭窄，心不全などのリスクがある場合には，RAASを強力に阻害すると糸球体血圧が低下してAKIを発症する危険があるので，注意が必要である．

慢性心不全においては体液量が過剰であるにもかかわらず，腎臓に送られてくるシグナルは「体液量が少ない」であり，腎臓はその情報に従って作業している．正常では食塩負荷により近位尿細管によるナトリウム再吸収が減少するのに対し，心不全では，逆に増える．すなわち，心不全では，単に負荷された食塩を排泄できないのではなく，食塩が負荷されたときにこそ，それを体内に蓄積する積極的な機序が働いている．糖尿病における「糖毒性」のように，心不全では「塩毒性」による悪循環があるといえよう．このような悪循環にはRAAS，交感神経系，アデノシンなどとともに，腎内血流の再分布異常が関与する．心不全が進行するに従って腎臓全体のGFRは低下するが，実は腎表在糸球体のGFRは大きく減少し，皮質深部に存在する糸球体（傍髄質糸球体）のGFRは増加している．図1-1からもわかるように，傍髄質ネフロンは長いループのネフロンで効率よくNaを再吸収する（Na貯留型ネフロン）．一方表在ネフロンはループが短くNa再吸収の効率が悪い（Na喪失型ネフロン）．したがって，表在ネフロンを通る水・Naが少なくなり，傍髄質ネフロンを通る水・Naが多くなれば，Naの喪失が少なくなり，貯留が増加することになる．また，うっ血による下大静脈圧の上昇は腎静脈圧の上昇を引き起こし，腎血流やGFRが低下する．このような変化が長期に続くと，虚血や酸化ストレス，炎症などが惹起され，糸球体や尿細管間質に線維化が生じ不可逆的変化となる．

おわりに

生物は3億年前に海から陸上に移り住んだ．自然界では，食塩の摂取が困難で外敵との戦いによる怪我のために，陸上の個体は常に循環の危機にさらされていた．低血圧や循環障害から生命を守るためには，strain vesselが必要であった．腎臓ではRAASが発達し，強力なナトリウム保持作用を獲得した．また，ヘンレのループが発達し尿の濃縮機能を獲得し，水の少ない環境でも生命維持が可能となった．かくして，個体は，塩と水の摂取が困難で，かつ，外敵と戦う厳しい環境下でも生命を維持することが可能になった．しかるに，現代の人間社会では食塩やエネ

ギーの過剰摂取や運動不足により，高血圧，肥満や糖尿病などが蔓延している．人間の歴史において豊富な食料と食塩と便利な機器が出現したのは，ほんのここ数十年であるが，この間，遺伝子も人体の構造も変化していない．すなわち，高血圧も糖尿病も肥満も，これまでの進化の過程からみると想定外なのである．文明の進歩により人類は多くの恩恵を受けているが，われわれの運命も自然の摂理によって規定されている．

（伊藤貞嘉）

文献

1) 日本腎臓学会（編）：CKD 診療ガイド 2012，東京医学社，2012.
2) 伊藤貞嘉：心腎連関．レジデント 4(6)：50-59，2011.
3) Ito S et al：Strain vessel hypothesis：a viewpoint for linkage of albuminuria and cerebro-cardiovascular risk. *Hypertens Res* 32：115-121, 2009.
4) Ito S：Cardiorenal Syndrome：An Evolutionary Point of View. *Hypertension* 60：589-595, 2012.

2 心臓・血管と肺

肺疾患が心臓に及ぼす影響

　心臓右室は酸素を取り込むために肺に血液を送り込むことから，慢性閉塞性肺疾患（COPD），肺線維症，肺高血圧症，睡眠時無呼吸などいずれの肺疾患も右室に影響を及ぼす可能性がある．その最たるものが肺性心（cor pulmonale）である．

　肺性心は，肺の疾患の存在による肺循環の障害によって肺へ血液を送り出している右心室に負担がかかって肺動脈圧の亢進をきたし，右心室の肥大拡張が生じる状態であり，肺高血圧あるいは右心系のうっ血性循環障害が認められる．体循環と肺循環の模式図を図2-1に示す．

　症状としては咳，痰，易疲労感のほか，喘鳴，呼吸困難が出現し，進行するとチアノーゼ，頸静脈の怒張，静脈拍動，浮腫をきたす．超音波検査では肺動脈径の拡大，後大静脈径の拡大，右心壁の拡大所見が認められる．心電図では右心室の拡大所見，P波の増高（肺性P）が認められる．X線撮影像では，肺動脈，後大静脈の拡大所見，肺のうっ滞所見が認められる．

　治療としては基本的には，肺性心の原因である肺の病気に対する治療を行う．低酸素血症は肺血管の抵抗を上昇させ，肺性心を悪化させる要因となるので，慢性呼吸不全を合併した肺性心の患者は在宅酸素療法を行う．右心不全に対しては，右心室にかかった負荷を軽くするため，余分な水分を尿として排泄させるフロセミドなどの利尿薬，ジゴキシンやジギトキシンなどの強心薬，ACE阻害薬やARBなどの血管拡張薬を使う．

心臓疾患が肺に及ぼす影響

　左右短絡をきたす先天性心奇形が未矯正のときに起こる肺合併症にアイゼンメンジャー（Eisenmenger）症候群がある．このとき肺血管抵抗が経時的に増大し，左右短絡から右左短絡への逆転が起こる．そして脱酸素化された血液が体循環に流入することにより，低酸素症症状が引き起こされる．無治療の場合にアイゼンメンジャー症候群に至る先天性心奇形としては，心室中隔欠損，房室弁口欠損，心房中隔欠損，総動脈幹遺残，大血管転位などがある．米国において

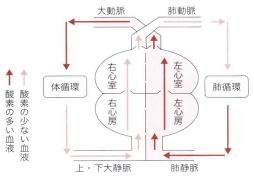

[図2-1] 血液の正常な流れと血流量

> side memo
>
> * 敗血症性肺塞栓症
>
> 　肺以外の部位でコロニーをつくった菌塊が血流にのって肺に飛び，そこでコロニーをつくる病態．胸部CTにて多発性，末梢性に空洞性病変を認める．原因としては心内膜炎のほかレミエール（Lemierre）症候群，中心静脈カテーテル，人工弁，ペースメーカ感染などがある．病理学的な診断が難しいので，血液培養，画像所見，臨床所見，エコー所見から診断する．

は，原因奇形の早期診断および根治的修復により発生率は著明に減少している．診断は心エコー検査または心臓カテーテル検査による．治療は一般的に支持的なものであるが，症状が重度の場合は心肺移植が治療の選択肢に入る．心内膜炎予防が推奨される．

アイゼンメンジャー症候群により右左短絡が生じると，チアノーゼとその合併症が生じる．体循環血の酸素飽和度低下により，指趾のばち状変形，赤血球増加，過粘稠，赤血球回転の亢進による続発症（例：痛風を引き起こす高尿酸血症，胆石症を引き起こす高ビリルビン血症，貧血を伴うまたは伴わない鉄欠乏症）などをきたす．

また，これも心臓に形態異常があるときに頻度が高くなるが，感染性心内膜炎が肺に広がることがある．これを敗血症性肺塞栓症（septic pulmonary embolism）＊という．僧帽弁に疣贅ができた場合にはたとえ心臓に形態異常がなくても肺に敗血症性肺塞栓症をきたす．

心血管疾患と肺疾患の合併

COPDは，現在世界の疾患別死因順位の第5位となっており，さらに患者数が増加することが危惧されている．現在，日本における患者数は約530万人と推定されている．COPDの原因は，その90％が喫煙であるといわれている[1]．COPDは喫煙によって呼吸機能が低下する肺の病気とされていたが，近年になって全身のさまざまな病気につながることが判明してきた．それは高血圧症，動脈硬化，骨粗鬆症，うつ状態，貧血，筋力低下などである．

とりわけ喫煙は動脈硬化性疾患とCOPD両者の重要な危険因子であり，この両者の併存が多い結果となる．COPDに関連する死因については，COPDの悪化によるものが約30％，動脈硬化による心臓病が約30％，肺がんが約20％となっている[2]．

さらに心不全発症と呼吸不全発症の直接的な因果関係は示されていないが，高齢心不全患者の33％にCOPDが合併しているという報告[3]や，高齢COPD患者の25％に心不全が合併しているなどの報告がある[4]．上記のことから心不全発症とCOPD呼吸不全発症には密接な関係があることが推察されるが，その理由として両者の運動機能低下にかかわる諸因子が共通していることなどがあげられる[5]．　　　　（海老原 覚）

他職種へのメッセージ

1914年生まれで，心血管系疾患および肺疾患の危険因子を有しているものの，55歳時点で降圧療法を受けていない男性375例を，68歳までの13年間の血圧値および脈圧の変化を調査した結果において，55歳以上の中年男性における肺機能の低下は，血圧の上昇と負の相関性を示すことが明らかにされた．したがって高血圧患者においては，肺疾患の存在を常に念頭におくことが重要と思われる．

文献
1) 日本呼吸器学会COPDガイドライン第3版作成委員会（編）：COPD（慢性閉塞性肺疾患）診断と治療のためのガイドライン，第5版，メディカルレビュー社，2018．
2) Mannino DM et al：Global Initiative on Obstructive Lung Disease (GOLD) classification of lung disease and mortality: findings from the Atherosclerosis Risk in Communities (ARIC) study. Respir Med 100(1)：115-122, 2006.
3) Havranek EP et al：Spectrum of heart failure in older patients: results from the National Heart Failure project. Am Heart J 143(3)：412-417, 2002.
4) Incalzi RA et al；GIFA Investigators：Construct validity of activities of daily living scale: a clue to distinguish the disabling effects of COPD and congestive heart failure. Chest 127(3)：830-838, 2005.
5) Gosker HR et al：Skeletal muscle dysfunction in chronic obstructive pulmonary disease and chronic heart failure: underlying mechanisms and therapy perspectives. Am J Clin Nutr 71(5)：1033-1047, 2000.

3 心臓・血管と脳・神経

心疾患と脳神経疾患

　2014年に改訂された脳血管障害，慢性腎臓病，末梢血管障害を合併した心疾患の管理に関するガイドラインでは，「脳卒中のハイリスクたる非弁膜症性心房細動（NVAF）はワルファリンまたは非ビタミンK経口抗凝固薬（DOAC）の適応であり，DOACはNVAFをもつ脳梗塞の再発予防効果を有し頭蓋内出血を減少させる」と記載されている．このように心血管疾患と脳疾患は日常診療でも関連深いことが知られており，たとえば病的洞不全症候群（SSS）では脳虚血による失神がしばしば初発症状のことがあり，また血管迷走神経反射（vasovagal reflex）による低血圧性失神もしばしば経験するところである．一方，シャイ・ドレーガー（Shy-Drager）症候群やパーキンソン病などの神経内科疾患において，その自律神経障害による起立性低血圧もしばしば臨床的に経験するところである．

　高血圧や脂質異常症，糖尿病，CKD（慢性腎臓病）といった心血管障害のリスクファクターはそのまま脳血管障害のリスクファクターでもあり，両疾患はリスクファクターを共有しているともいえる．虚血性心疾患患者における脳血管障害発生率は，狭心症患者では一般人の1.6〜2.4倍，心筋梗塞患者では2.7〜3.7倍，両者合併患者では3.8〜5.5倍と極めて高い．また米国では脳卒中患者の死因の1位は心疾患といわれている．

心臓・血管と脳・神経における類似性と相違点

　あらゆる臓器は血管と神経によって隙間なく埋められつながっている．その血管の中枢は心臓であり，神経の中枢は脳である．表3-1に心臓と脳における構造と循環についての基本的な類似点と相違点を比較掲示したが，主幹血管支配については他臓器のような深部からの進入と比べて表面から埋入する点は心脳で共通している．

　しかし構造上は心臓では心房や心室などの内腔があるのに対して，脳は基本的に充実性臓器であり，一部脳室があるだけである．また臓器構成細胞も心臓ではほぼ心筋のみで構成されるのに対して，脳はさまざまな種類の神経細胞やグリア細胞で構築されている．免疫体制としては，心臓が一般臓器と同様の免疫システムなのに対して，脳は脳血液関門で保護された免疫学的租界を

[表3-1] 心臓と脳における構造・循環の類似点と相違点

	心臓	脳
血管支配	表面から埋入	表面から埋入
臓器構造	内腔あり（心房・心室）	充質，脳室あり
細胞種類	ほぼ均一（心筋）	混在（多種神経細胞，多種グリア細胞）
循環動態	拡張期循環，内腔循環高速	収縮期循環，脳室循環緩徐
免疫反応	体免疫	免疫租界
臓器運動	拍動	静止
虚血障害	抵抗性	脆弱性
梗塞後の組織変化	線維化	溶解軟化

なしている．さらに心臓は常に拍動しているが，脳は静止した臓器である．このような類似点や相違点は，両臓器の循環動態や血管内皮の代謝などとも密接に関連しながら生活習慣病のリスク寄与度の相違につながっているものと考えられる．

脳の循環障害が大血管や中小血管に発生した場合は，脳梗塞といった急性の病態を引き起こすが，微小血管に循環障害が発生した場合は，臨床的には急性の脳梗塞といった病態とはならない．脳の循環代謝は他臓器と比べて特徴的な側面をもっている．すなわち脳は重量が1,200〜1,400g程度であり，人間の体重を60kgとすると重量比としては身体の約2％に当たる小臓器にすぎないが，血流は毎分50〜60ml/100g脳と心拍出量の15％を供給されており，酸素消費量は毎分3〜3.5ml/100g脳と実に身体の20％を消費している巨大臓器である．

また，ブドウ糖消費量は毎分20〜25μmol/100g脳と肝臓での糖産生量の80〜90％を消費しており，代謝面でも巨大臓器である．脳のエネルギー代謝はそのほとんどをブドウ糖に依存しており，脂肪酸も利用する心臓などの他臓器に比べて特段に優遇されている臓器ともいえ，しかもその代謝の90〜95％はミトコンドリアを中心とする酸素利用による好気的代謝が中心となっている．脳組織は脳循環上も特別扱いを受け，全身性の血圧低下に際しても容易に脳循環が低下しないように自動調節能が備わっており，これは「脳循環の自動調節能」とよばれている．

微小循環障害と脳機能障害

生体内の循環システムにおいて，微小循環*は細動脈と毛細血管，細静脈の3種血管から構成されている．細動脈は直径13μm程度で「抵抗血管」ともいわれ，毛細血管に流入する血流を直接コントロールしており，その特徴はズリ応力が147と高く，壁圧も26mmHgと微小循環を構成する血管のなかでは最も高いことである[1]．

一方，毛細血管は直径9μmの最細血管であり，「交換血管」として血管と組織との物質交換を主たる機能としている．毛細血管の特徴としては，循環血漿流速が3nl/分，赤血球流速がその1/3の1nl/分と極めて遅く，この極めて緩徐な流れの過程で周辺脳組織との活発な物質交換が可能となっており，細動脈でみられたような高いズリ応力や壁圧はみられないことである．細静脈に入ると，循環血漿流速および赤血球流速はそれぞれ41nl/分および18nl/分と再び速くなるが，血管径は細動脈よりむしろ太い21μmとなり，逆にズリ応力と壁圧は毛細血管よりさらに低くなり，「容量血管」としての機能が明確となる[1]．

微小循環を構成する各血管のこのような構造と機能の特徴に基づいて，細動脈は主として神経性の脳循環血流調節を担う一方で，高血圧などの血圧による影響を受けやすいのが特徴であり，また毛細血管はCO_2とNOによる脳循環の化学性調節を担う一方で，血糖値や血清脂質，フリーラジカル，赤血球変形能，血液粘度，血小板凝集・粘着能，グリア機能の影響を受けつつ物質交換を行っている．細静脈では接着因子や白血球粘着因子などが微小循環に影響を与える因子とし

side memo

* 脳微小循環

脳微小循環の特徴は，脳血管が基本的に収縮状態にあって，拡張することにより血流の調節を行っている点と，脳血管の拡張因子が年齢依存性にPGI_2主体からNO主体へ変化する点（冠血管は不変）である．

他職種へのメッセージ

脳と心臓はそれぞれ神経と血管の中枢であり，身体機能のなかで最も重要な臓器なので，リハという観点からも最も重要な治療対象となる．

て重要である．このように生理的に深く関連している正常脳の循環・代謝・機能（coupling）は，循環障害という病態においても相互に深く影響を及ぼし合っており，細動脈においては微小循環障害因子としての高血圧の影響を受けやすく，毛細血管においては代謝因子としての血清脂質（脂質異常症）や血糖値（糖尿病）の影響を受けやすい．

(阿部康二)

文献 | 1) Pries AR et al : Structure and hemodynamics of microvascular networks: heterogeneity and correlations. *Am J Physiol* **269**: H1713-1722, 1995.

4 心臓・血管と骨

加齢に伴い動脈硬化症をはじめとする心血管疾患・生活習慣病と骨粗鬆症の有病率はいずれも増加することが知られており，高齢者のADL/QOLや生命予後に及ぼす影響が大きいことからも，これらの疾患の予防・治療は重要な課題となっている．

近年，脂質異常症，糖尿病，高血圧，慢性腎臓病をはじめとする生活習慣病と骨代謝，骨粗鬆症との間に共通した病因，病態の可能性が示されるようになり，酸化ストレスによる骨質劣化などの骨・血管相関をはじめとする臓器連関が明らかになってきている．

骨粗鬆症と生活習慣病との関連性

骨粗鬆症と生活習慣病の有病率はいずれも加齢に伴って増加し，かつ併存する割合が高くなることが知られている．近年，生活習慣病と骨代謝，骨粗鬆症との間に共通した病因・病態が存在する可能性が示され，酸化ストレス，ホモシステイン，コラーゲン架橋異常である終末糖化産物（AGE）架橋などによる骨脆弱化，骨血管相関の分子基盤もしだいに明らかになってきている[1,2]．[図4-1]．2型糖尿病では骨密度低下は必ずしも認められない一方で骨質劣化による骨折リスク上昇を呈することが知られているように，生活習慣病における骨折リスク上昇には骨質劣化に伴う骨脆弱性が関与していると考えられている．

骨代謝と動脈硬化・心血管疾患

これまでの知見より，動脈硬化，心血管疾患と骨代謝，骨粗鬆症との間には共通する病因・病態が存在する可能性が示されてきている．疫学研究においては閉経後女性における椎体骨折数，重症度と心血管イベント数，心血管死亡率との間の相関が認められ，病因・病態における共通性が示唆されてきた．一方で，動脈硬化，心血管疾患の発症・進展にはホモシステイン，酸化スト

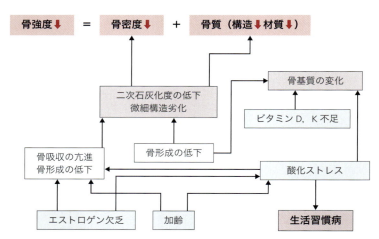

[図4-1] 生活習慣病に伴う骨質劣化，骨強度低下
（骨粗鬆症の予防と治療ガイドライン作成委員会，2015）[2]を改変

レス，アンジオテンシンⅡ，性ホルモン欠乏などの関与が明らかになってきている．血中ホモシステイン濃度が高い群では累積骨折リスクが増大し，ホモシステイン代謝に重要な酵素 MTHFR のなかでも C677T 多型を有する群では低骨密度，骨折リスクの増大につながることなども明らかになってきている[3]．また最近，脂質異常症と骨粗鬆症に共通して Wnt シグナル伝達経路が関与している可能性も明らかにされ，なかでも低比重リポ蛋白受容体関連蛋白（LRP）の関与が示唆されている．

ビタミン D は核内受容体 VDR（vitamin D receptor）に結合して作用すると考えられており，VDR の T 細胞，マクロファージ，胸腺などにおける発現，ビタミン D による IL-6，TNF-α などのサイトカイン産生抑制などから，動脈硬化に関与する炎症を抑制する可能性を含め，その抗動脈硬化作用が明らかになりつつあり，ビタミン D 欠乏状態における動脈硬化進展の可能性も示唆される．また，ビタミン D 低下によって血漿レニン活性上昇，レニン・アンジオテンシン系の賦活化が起こり，高血圧，心血管合併症を引き起こすことが報告されている．

本態性高血圧症患者においては，血中ビタミン D 濃度と血漿レニン活性との逆相関が認められ，VDR ノックアウトマウス（VDR-KO）でも傍糸球体細胞のレニン増加，心筋肥大が認められる．さらにまた，血中 25-hydroxyvitamin D〔25(OH)D〕濃度を指標とするビタミン D 栄養と心血管疾患の発生，あるいは心血管疾患に起因する死亡率についてのコホート研究が報告され，ビタミン D 低下は冠動脈石灰化および心血管疾患の有病率と関連することが示されている[4]．心血管疾患をもたない 1,739 人を対象とした追跡研究（平均フォローアップ期間 5.4 年）では，ビタミン D 低値群〔25(OH)D＜15 ng/ml〕はビタミン D 高値群〔25(OH)D≧15 ng/ml〕に比べて心血管イベント（冠動脈疾患，脳卒中，末梢血管疾患，心不全）発症率が有意に高い結果となった．また，冠動脈撮影予定の患者（3,258 名，平均 62±10 歳）を対象に，血中 25(OH)D 濃度の 4 分位群で死亡率，心血管疾患に起因する死亡率との関係について 7 年間追跡調査を行った結果，低 25(OH)D 濃度を示す第 1 位群の 25(OH)D 濃度最高位群に対する心血管死ハザード比は 2.22 であった [図 4-2][5]．

また，ビタミン D には血管石灰化促進作用が知られており，ビタミン D をウサギに週 2 回，1 カ月間投与した際には，大動脈平滑筋細胞における VDR の発現亢進，著明な血管石灰化が認められた．ビタミン D 投与による異所性石灰化促進の機序として，小腸における Ca 吸収促進や

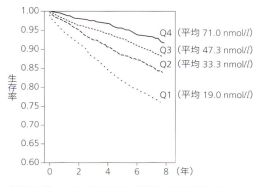

[図 4-2] **血中 25(OH)D 濃度と心血管死亡率**
(Dobnig et al, 2008)[5] を改変

骨代謝回転抑制などを介して，血中 Ca が軟部組織へ移行する可能性が考えられている．維持透析患者を対象とした研究では，25(OH)D 濃度低値は，血管石灰化高度，BNP 高値，脈圧高値との間で関連が認められた．さらに，非腎不全患者における検討では，冠動脈石灰化の程度は PTH やオステオカルシンとは関係が認められず，ビタミン D と逆相関していた[4]．

閉経後骨粗鬆症治療薬として用いられている女性ホルモン，選択的エストロゲン受容体モジュレーター（SERM）については，骨吸収抑制作用，骨折予防効果に加えて抗動脈硬化作用や，心血管疾患リスク軽減との関連性についても指摘されている．このように動脈硬化・心血管疾患と骨粗鬆症との間の共通機序についても明らかになってきている．

骨代謝とスタチン

脂質代謝異常に対する治療薬として用いられている HMG-CoA 還元酵素阻害薬（スタチン）は，コレステロール合成の律速酵素である HMG-CoA 還元酵素を拮抗的に阻害しコレステロール合成を抑制する．骨代謝に対するスタチンの臨床効果に関しては種々の報告があるが，明確な結論，方向性が示されるには至っていない．2 型糖尿病患者を対象に 15 カ月間スタチン内服後に大腿骨骨密度測定を行った研究では，スタチン服用患者のほうが有意に高値を呈し，男性が女性に比べてスタチン服用に伴う骨密度上昇の割合が高い結果となった．また，スタチン，フィブラート，その他脂質低下薬の服用が骨折リスク低下と関連しているかを明らかにするため，50 歳以上の一般人口集団を対象として行われた症例対照比較解析では，BMI，喫煙状況，受診回数，ステロイドや女性ホルモン使用などについて補正後，スタチン使用中の患者で非使用者に比べ有意な骨折リスクの低下が認められた[5]．スタチンによる骨折リスクの低下については，別の 65 歳以上を対象とした症例対照研究でも報告され，骨折リスク低下率とスタチン使用期間の間に有意な相関が認められた．

これらの結果により，高齢患者のスタチン使用と大腿骨頸部骨折リスク低下との間の関連性が示唆された．また，4 つの大規模前向き研究に基づくメタ解析によっても，スタチン内服は大腿骨，椎体骨折頻度の低下につながる結果が示された．スタチンによる骨折リスク低下効果については種々の肯定的な結果が報告されている反面，両者の関連性について否定的な報告も存在し，なお大規模かつ詳細な研究により確定的な結論が得られるものと考えられる．

一方，モデル動物を用いた研究からは，スタチンによる骨代謝改善効果が示唆されている．骨芽細胞様細胞 MG63 においてスタチン投与により骨形成因子 BMP2 の発現促進が認められ，マウス頭蓋冠培養実験において，スタチン投与により骨芽細胞数の増加が示された[6]．マウス頭頂骨に直接スタチンを投与した in vivo 実験系においても骨量増加効果が示され，卵巣摘除に伴う骨量減少モデルに対してもスタチンの骨代謝改善作用が確認された．

スタチンの骨吸収系への作用として，メバロン酸代謝産物である FFP，GGPP の生成抑制や，破骨細胞アポトーシスの誘導による骨吸収抑制作用を有する可能性，および前破骨細胞から成熟した多核破骨細胞への分化抑制をもたらす可能性が示された．

骨代謝と高血圧

骨粗鬆症と高血圧の関連性については，高血圧患者で骨折リスクが高いことが指摘され[7]，収縮期血圧と骨量との間に相関が認められる[8,9]一方で，見解が確立するには至っていない．高血

圧患者で比較的多く認められる尿中カルシウム排泄増加に伴う続発性副甲状腺機能亢進症により，骨からのカルシウム流出や骨量減少を呈する可能性も考えられ，最近の知見からアンジオテンシンIIによる直接的な破骨細胞機能亢進作用の関与も示唆される[10]．

また，CKDの発症・進展には糖尿病や高血圧などが深く関与しており，CKDと骨粗鬆症に関するエビデンスは比較的集積している．また，CKDステージG2相当の軽度腎機能低下がみられる高齢者においては大腿骨骨密度とクレアチニンクリアランスとの間に正の相関が認められるなど，CKD早期の段階から骨密度低下，骨折リスクに影響を及ぼす可能性が示唆される．

おわりに

本項では骨・血管相関のなかでも生活習慣病（動脈硬化症，高血圧）と骨粗鬆症との関連性について，ビタミンDの心血管作用，脂質異常症治療薬の骨代謝作用を含め概説した．今後，ビタミンDの心血管系作用や生活習慣病治療薬の骨作用をはじめ，心血管疾患と骨代謝との関連性がより明らかとなり，骨・血管相関に基づく新たな創薬，診断，治療法の開発など幅広い臨床応用につながることが期待される．

（小川純人）

文献

1) 日本骨粗鬆症学会生活習慣病における骨折リスク評価委員会：生活習慣病骨折リスクに関する診療ガイド，ライフサイエンス出版，2011．
2) 骨粗鬆症の予防と治療ガイドライン作成委員会：骨粗鬆症の予防と治療ガイドライン2015年版，ライフサイエンス出版，2015．
3) McLean RR et al : Homocysteine as a predictive factor for hip fracture in older persons. *N Engl J Med* **350**: 2042-2049, 2004.
4) Watson KE et al : Active serum vitamin D levels are inversely correlated with coronary calcification. *Circulation* **96**: 1755-1760, 1997.
5) Dobnig H et al : Independent association of low serum 25-hydroxyvitamin D and 1,25-dihydroxyvitamin D levels with all cause and cardiovascular mortality. *Arch Intern Med* **168**: 1340-1349, 2008.
6) Mundy G et al : Stimulation of bone formation in vitro and in rodents by statins. *Science* **286**: 1946-1949, 1999.
7) Sennerby U et al : Cardiovascular diseases and future risk of hip fracture in women. *Osteoporos Int* **18**: 1355-1362, 2007.
8) Cappuccio FP et al : High blood pressure and bone-mineral loss in elderly white women: a prospective study. Study of Osteoporotic Fractures Research Group. *Lancet* **354**: 971-975, 1999.
9) Tsuda K et al : Bone mineral density in women with essential hypertension. *Am J Hypertens* **14**: 704-707, 2001.
10) Shimizu H et al : Angiotensin II accelerates osteoporosis by activating osteoclasts. *FASEB J* **22**: 2465-2475, 2008.

[第4章]
心臓リハビリテーションに必要な評価

1 心臓リハビリテーション診療の手順

心臓リハビリテーション患者の診療の基本事項

心臓リハ対象患者の診察に当たっては，既往歴，現症，各種検査成績などをもとに，疾患，合併症，併存症の状況などの情報収集や評価を行う．また，個々の患者の身体的，精神・心理的，社会的背景および本人の希望の個人差を十分考えて，個々にリハ目標を立て，包括的に診療に当たることが肝要である．

情報収集と評価では，疾患の重症度，心血管病発症あるいは進行の危険因子 [表1-1][1] の有無，合併症の状態を把握するために，詳細な問診や血液生化学検査などを行う [図1-1][2]．循環器疾患の二次予防 [表1-2][3] には，危険因子を減じたりコントロールしたりすることが極めて重要である．危険因子のなかでも糖尿病を伴う場合は特に高リスクであり，糖尿病以外の3個以上の危険因子あるいは臓器障害/心血管病の存在と同じ程度の高いリスクである[1]．

循環器疾患の症状として，胸痛，動悸，不整脈，易疲労性，労作時呼吸困難，浮腫が代表的である．自覚症状からみた心不全の重症度分類にはNYHA心機能分類があり，クラスⅠ〜Ⅳに分類している（第2章，p61，表2-6参照）．はじめは坂道や階段を上るときに動悸や息切れが起こり，病状が進行すると平地を歩いても息苦しくなる．循環器障害のために運動に必要な四肢の筋肉への酸素供給が不十分になることに基づく症状である．さらに進むと，夜，床につくと咳が

[表1-1] 心血管病の血圧値以外の危険因子と臓器障害/心血管病

A．心血管病の血圧値以外の危険因子		B．臓器障害/心血管病	
高齢（65歳以上） 喫煙 脂質異常症[*1] 　低HDLコレステロール血症（＜40mg/dl） 　高LDLコレステロール血症（≧140mg/dl） 　高トリグリセリド血症（≧150mg/dl） 肥満（BMI≧25）（特に内臓脂肪型肥満） メタボリックシンドローム 若年（50歳未満）発症の心血管病の家族歴 糖尿病 　空腹時血糖≧126mg/dl 　負荷後血糖2時間値≧200mg/dl 　随時血糖≧200mg/dl 　HbA1c≧6.5%（NGSP）		脳 心臓 腎臓 血管 眼底	脳出血・脳梗塞 無症候性脳血管障害 一過性脳虚血発作 左室肥大（心電図，心エコー） 狭心症・心筋梗塞・冠動脈再建術後 心不全 蛋白尿・アルブミン尿 低いeGFR[*2]（＜60ml/分/1.73m²） 慢性腎臓病（CKD）・確立された腎疾患（糖尿病性腎症，腎不全など） 動脈硬化性プラーク 頸動脈内膜中膜複合体厚＞1.1mm 大血管疾患 末梢動脈疾患（足関節上腕血圧比低値：ABI≦0.9） 高血圧性網膜症

[*1] 空腹時採血によりLDLコレステロールはFRiedwaldの式（TC−HDL-C−TG/5）で計算する．TG400mg/dl以上や食後採血の場合にはnonHDL-C（TC−HDL-C）を使用し，その基準はLDL-C＋30mg/dlとする．

[*2] eGFR（推算糸球体濾過量）は下記の血清クレアチニンを用いた推算式（$eGFR_{creat}$）で算出するが，筋肉量が極端に少ない場合は，血清シスタチンを用いた推算式（$eGFR_{cys}$）がより適切である．
$eGFR_{creat}$ (ml/分/1.73m²) ＝194×Cr$^{-1.094}$×年齢$^{-0.287}$（女性は ×0.739）
$eGFR_{cys}$ (ml/分/1.73m²) ＝（10×Cys$^{-1.019}$×0.996^{年齢}（女性は ×0.929））−8

[表 1–2] 心筋梗塞二次予防要約表（クラスⅠおよびこれのない場合Ⅱaを用い［Ⅱa］と示した）

一 般 療 法

食餌療法 ①血圧管理	減塩 1 日 6 g 未満とする 1 日純アルコール摂取量を 30 mL 未満とする 毎日 30 分以上の定期的な中等度の運動が高血圧の治療と予防に有用である
②脂質管理	体重を適正（標準体重＝身長(m)× 身長(m)×22）に保つ 脂肪の摂取量を総エネルギーの 25％以下に制限する 飽和脂肪酸の摂取量を総エネルギーの 7％以下に制限する 多価不飽和脂肪酸、特に n-3 系多価不飽和脂肪酸の摂取量を増やす コレステロール摂取量を 1 日 300 mg 以下に制限する
③体重管理	Body Mass Index[*1] は 18.5〜24.9 kg/m^2 の範囲に保つようにカロリー摂取とエネルギー消費のバランスを考慮し、指導する［Ⅱa］
④糖尿病管理	糖尿病を合併する患者では、ヘモグロビン A1c（HbA1c）7.0％（国際標準値、JDS 値では 6.6％）未満を目標に、体格や身体活動量等を考慮して適切なエネルギー摂取量を決定し、管理する［Ⅱa］
運動療法 （心臓リハビリテーション）	運動負荷試験に基づき、1 回最低 30 分、週 3〜4 回（できれば毎日）歩行・走行・サイクリング等の有酸素運動を行う 日常生活の中の身体活動（通勤時の歩行、家庭内外の仕事等）を増す 10〜15 RM[*2] 程度のリズミカルな抵抗運動と有酸素運動とほぼ同頻度に行う 中等度ないし高リスク患者は施設における運動療法が推奨される
禁煙指導	喫煙歴を把握する 喫煙歴があれば、弊害を説明し、禁煙指導、支援を図る。受動喫煙の弊害も説明し、生活、行動療法も指導する
陽圧呼吸療法	心筋梗塞後の睡眠時無呼吸症候群に持続陽圧呼吸療法（CPAP）が有効である
飲酒管理	多量飲酒を控える
うつ、不安症、不眠症	心筋梗塞後の患者のうつ、不安症、不眠症へのカウンセリング、社会・家庭環境等の評価を行う
患者教育	心筋梗塞患者は、退院までに生活習慣の修正、服薬方法、等の再発予防のための知識についての教育をしっかりと受ける必要がある 患者本人およびその家族は、心筋梗塞・狭心症等の急性症状について理解し、それに対する適切な対処を取れるように教育を受ける必要がある

薬 物 療 法

抗血小板薬・抗凝血薬	禁忌がない場合のアスピリン（81〜162 mg）を永続的に投与する アスピリンが禁忌の場合のトラピジル（300 mg）を投与する 左室、左房内血栓を有する心筋梗塞、重篤心不全、左室瘤、発作性および慢性心房細動、肺動脈血栓塞栓症を合併する症例、人工弁の症例に対しワルファリンを併用する 冠動脈ステントを留置された場合に低用量アスピリンとチエノピリジン系抗血小板薬を併用する
β 遮断薬	低リスク（再灌流療法に成功し、左心機能が正常かほぼ正常で、重篤な心室性不整脈のないもの）以外で禁忌のない患者に β 遮断薬を投与する 中等度ないし高度の左心機能低下のある患者に、徐々に増量しながら β 遮断薬を投与する
脂質代謝異常改善薬	高 LDL コレステロール血症にスタチンを投与する 高 LDL コレステロール血症にはスタチンに加え高純度 EPA 製剤も考慮する
糖尿病治療薬	糖尿病治療に際して高血圧、脂質異常を包括的に改善することを目指す
硝酸薬	狭心症発作寛解のために、速効性ニトログリセリンや硝酸薬の舌下投与（スプレー式の場合は噴霧、注射の場合は one-shot 静注等）を行う
ニコランジル	安定狭心症を伴う陳旧性心筋梗塞患者に対して長期間投与する 梗塞後狭心症の症状改善、心筋虚血の改善目的に投与する
カルシウム拮抗薬	冠攣縮性狭心症を合併、あるいは冠攣縮が原因で発症したことが明確な心筋梗塞患者に対し、虚血発作予防目的で長時間作用型カルシウム拮抗薬を投与する
レニン・アンジオテンシン・アルドステロン系阻害薬 ① ACE[*3] 阻害薬	左心機能低下（左室駆出率が 40％未満）や心不全を有するリスクの高い急性心筋梗塞患者に対し発症 24 時間以内に投与する 心筋梗塞後の左心機能低下例に対し投与する 左心機能低下はないが、高血圧や糖尿病の合併、あるいは心血管事故の発生リスクが中等度から高い心筋梗塞患者に投与する
② ARB[*4]	ACE 阻害薬に不耐例で、心不全徴候を有するか左心室駆出分画が 40％以下の心筋梗塞例に急性期から投与する
③アルドステロン阻害薬	中等度〜高度の心不全、低用量で腎機能障害や高カリウム血症がない［Ⅱa］
④直接的レニン阻害薬	なし

1 心臓リハビリテーション診療の手順

抗不整脈療法	
①上室性不整脈	心不全合併のない心房細動症例に対するβ遮断薬，非ジヒドロピリジン系カルシウム拮抗薬，ジゴキシンの単独または併用により心拍数をコントロールする 収縮不全による心不全を合併した心房細動症例に対しβ遮断薬単独またはジゴキシンと併用し心拍数をコントロールする 収縮不全による心不全を合併した心房細動症例でβ遮断薬が使用できない場合にアミオダロンを用いて心拍数をコントロールする
②心室性不整脈	心室期外収縮，非持続性心室頻拍，持続性心室頻拍，心室細動に対しβ遮断薬を投与する（禁忌例を除いてできる限り積極的に投与する）
ジギタリス	頻脈性心房細動を伴う心不全を有する例に対してジギタリスを投与する
PDE阻害薬*5	なし
インフルエンザワクチン	心筋梗塞後の患者に対し，インフルエンザ不活化ワクチン接種を行う[Ⅱa]
侵襲的治療法	
冠動脈インターベンション（発症後24時間以降退院までの期間） ①急性心筋梗塞責任病変に対する冠動脈インターベンションの適応	薬物療法に抵抗性の心筋虚血がある場合（無症候性心筋虚血を含む）
②心筋梗塞非責任冠動脈に対する冠動脈インターベンションの適応	薬物療法に抵抗性の心筋虚血がある場合 心筋虚血により心機能低下が著しい場合
不整脈の非薬物治療 ①カテーテルアブレーション（心室期外収縮/心室頻拍）	心室頻拍あるいは心室細動の契機となる薬物治療が無効または副作用のため使用不能な単源性心室期外収縮がある場合 QOLの著しい低下または心不全を有する頻発性心室期外収縮で，薬物治療が無効または副作用のため使用不能な場合 頻発性心室期外収縮が原因で心室再同期治療のペーシング率が低下して十分な効果が得られず，薬物治療が無効または副作用のために使用不能な頻発性心室期外収縮がある場合 心機能低下または心不全に伴う単形性心室頻拍で，薬物治療が無効または副作用のために使用不能な心室頻拍がある場合 植込み型除細動器植込み後に治療が頻回に作動し，薬物治療が無効または副作用のために使用不能な心室頻拍がある場合 単形性心室頻拍が原因で心臓再同期治療のペーシング率が低下して十分な効果が得られず，薬物治療が無効または副作用のため使用不能な場合
②植込み型除細動器	心室細動が臨床的に確認されている 血行動態の破綻を来す持続性心室頻拍を有し，以下の条件を満たすもの 　心室頻拍中に失神を伴う場合 　頻拍中の血圧が80mmHg以下，あるいは脳虚血症状や胸痛を訴える場合 　多形性心室頻拍である場合 　血行動態的に安定している単形成心室頻拍であっても薬物療法が無効または副作用のため使用できなくなった場合や薬効評価が不可能な場合，あるいはカテーテルアブレーションが無効あるいは不可能な場合 左室機能不全（左室駆出率≦35%以下）を伴う非持続性心室頻拍で，電気生理学的検査により血行動態の破綻する持続性心室頻拍または心室細動が誘発される場合 慢性心不全で，十分な薬物治療を行ってもNYHAクラスⅡまたはⅢの心不全症状を有し，かつ左室駆出率35%以下で，非持続性心室頻拍を有する場合 慢性心不全で，十分な薬物治療を行ってもNYHAクラスⅡまたはⅢの心不全症状を有し，かつ左室駆出率35%以下で，原因不明の失神を有する場合
③心臓再同期療法 　CRT-P*6	最適の薬物治療でもNYHAクラスⅢまたは通院可能な程度のクラスⅣの慢性心不全を呈し，左室駆出率35%以下，QRS幅120msec以上で，洞調律を有する場合
CRT-D*7	最適の薬物治療でもNYHAクラスⅢまたは通院可能な程度のクラスⅣの慢性心不全を呈し，左室駆出率35%以下，QRS幅120msec以上，洞調律を有し，かつ植込型除細動器の適応となる場合

*1　Body Mass Index　体重(kg)÷身長(m)÷身長(m)
*2　RM　Repetition Maximum（最大反復回数）　10RMとは10回繰り返せる強さのこと
*3　ACE　アンジオテンシン変換酵素
*4　ARB　アンジオテンシンⅡ受容体拮抗薬
*5　PDE　フォスフォジエステラーゼ
*6　CRT-P　心臓再同期療法（ペーシングのみ）
*7　CRT-D　両室ペーシング機能付き植込み型除細動器

日本循環器学会．循環器病の診断と治療に関するガイドライン（2010年度合同研究班報告）心筋梗塞二次予防に関するガイドライン（2011年改訂版）http://www.j-circ.or.jp/guideline/pdf/JCS2011_ogawah_pdf（2019年1月閲覧）

[図1-1] 心臓機能障害患者のリハビリテーションに必要な情報 （上月，2010)[2]

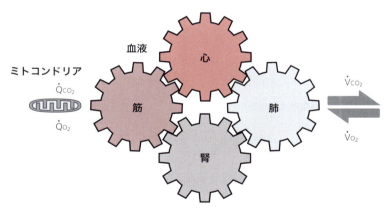

[図1-2] 運動耐容能（最大酸素摂取量）に影響を与える5つの因子

出たり，息苦しさで寝られなくなったりする．このような易疲労性や労作時呼吸困難は，循環器疾患患者における運動耐容能低下によって生じる典型的な症状でもある．

運動負荷試験は，標準的な運動負荷試験の中止基準の適応とその運動負荷試験の解釈法をよく知っている，訓練された医療関係者によって監視されるべきである．トレッドミル負荷試験，エルゴメータ負荷試験，6分間歩行試験などが適当と考えられる．運動耐容能は最高酸素摂取量や運動時間で示されるが，それらは心機能に加えて，肺，腎，血液，筋肉の機能・量で規定される[図1-2][4]．運動耐容能（最高酸素摂取量や運動時間）と左心室収縮機能指標（左心室駆出率）との相関は低いこと[5]，種々の治療介入により心拍出量などの血行動態は直後から改善するにも

かかわらず運動耐容能の改善は遅れること[6]などの事実から，循環器疾患患者の運動耐容能低下の主要な機序は左心室収縮機能低下ではなく，骨格筋の筋肉量減少や代謝異常，血管拡張能低下などの末梢因子であると考えられるようになってきた．

高齢患者の特徴

ヒトは血管とともに老いるという．わが国では超高齢社会を反映して，心臓リハの対象患者は主に高齢者である．高齢者には若年者と異なるいくつかの特徴があるので[表1-3][7]，心臓リハに携わるリハ医療スタッフはこれらの高齢者の特徴をよく理解したうえで，リハ診療やケアに臨むことが重要である[8]．

高齢者では，息切れ，疼痛，発熱など症状や徴候が非定型的であったり乏しかったりするために，狭心発作，心不全，肺炎などに気づきにくく，発見が遅れる場合が少なくない．特に，急性心筋梗塞で典型的な胸痛を呈するものは，50歳代以下75％，60歳代50％，70歳代26％，80歳代9％と加齢とともに急速に減少し[9]，呼吸困難，ショック，何となく元気がない，食欲が低下したなどの非定型的な症状を契機に急性心筋梗塞がようやく発見される症例が著しく増加してくる．また，肺炎の初発症状が意識障害であることもしばしば経験される．高齢者では一つの臓器だけでなく全身に常に目を配る必要がある[表1-3][7]．

心臓リハ診察では，基本的ADL，広義ADL，QOL，不安，うつ，運動耐容能，筋肉量の評価も行う．それぞれの検査法は別項に示すが，心臓リハ対象患者が在宅生活可能か否かなどは患者をとりまく社会や環境面によって支配されることが稀でないので，心身機能・身体構造（機能障害）のみならず，健康状態，個人因子，環境因子，活動（能力障害），参加（社会的不利）を考え，それぞれに対応策を練ることが必要である[図1-3][10]．

第4章　心臓リハビリテーションに必要な評価

[表1-3]　高齢者とその疾患の特徴

❶ 個人差が大きい．
❷ 一人で多くの疾患を有する．
❸ 疾患の病態が若年者と異なる．
❹ 重篤な疾患があるのに明瞭な臨床症状を欠くことが多く，診断の遅れを招くことがある．
❺ 認知機能低下（認知症），聴覚障害，視覚障害を合併していることが多く，問診，教育指導が困難なことが多い．
❻ 侵襲的な検査を行い難い．
❼ 一つの疾患の治療が他の疾患に影響を与えやすい．
❽ 検査値の正常値が若年者と異なる．
❾ 本来の疾患と直接関係のない合併症を起こしやすい．
❿ 廃用症候群を合併しやすい．
⓫ 薬剤に対する反応が若年者と異なる．
⓬ 疾患の完全な治癒は望めないことが多く，いかに社会復帰させるかが問題となることが多い．
⓭ 治療にあたりQOLに対する配慮がより必要となる．
⓮ 疾患の発症・予後に医学の要素とともに，心理，社会（環境）の要素がかかわりやすい．

(上月，2011)[6]

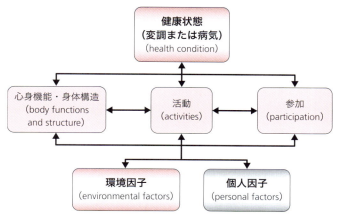

[図 1-3] WHO 国際生活機能分類（ICF） (WHO, 2001)[10]

包括的心臓リハビリテーションで目指すこと

　最近の研究により，心臓リハに関しては，適切な時期に適切な内容のリハを行うか否かで，生命予後が大きく異なることまで明らかになった．包括的心臓リハに関しては，1～2週間足らずの急性期心臓リハではなく，5～6カ月続く回復期心臓リハあるいはそれ以降の維持期心臓リハが，心筋梗塞患者の生命予後を改善していることが明らかになっており，多要素の包括的心臓リハは回復期・維持期にこそしっかり行われるべきものと考えられる．すなわち，包括的心臓リハで目指すことは，回復期・維持期にわたって確実に，しかも長期間達成できるような望ましい生活習慣の是正である．そのためには，包括的リハプログラムは患者や医療者の願望に極端に左右されることなく，患者の状態や環境などを考慮した現実的なものでなければならない．つまり，患者自身あるいは患者と家族が自立・継続してリハを行えるように，無理のないメニューにすること，最低限何が必要かを的確に患者や家族に伝えること，患者があきらめない内容にすることが必要である．

　そのためには，心臓リハ患者について疾病および身体機能の総合的な評価ができ，それに基づく医療計画を立てること，他の医療機関，介護サービスとともに地域医療連携を構築すること，患者の生活史，家庭環境などを考慮して，個別のQOLを尊重した医療ができること，終末期に対応できること，などは，心臓リハ患者以外のリハを行ううえでも共通した重要なポイントである[11]．

　このように，心臓機能障害者のリハ医療においては心臓疾患だけをみる診療では不十分であり，全身の臓器機能，ADL，QOL，精神心理機能，さらに社会環境の整備（在宅医療の整備もこれに含まれよう）にまで及ぶ広い視点が必要である（全人的医療）．このことは，すべての分野のリハにも共通したものであり，本書などを通じて包括的な心臓リハを学んだ医療関係者は，その技術を活かせる領域が今後飛躍的に広がることが期待される．

〔上月正博〕

文献
1) 日本高血圧学会高血圧治療ガイドライン作成委員会（編）：高血圧治療ガイドライン2014，日本高血圧学会，2014．
2) 上月正博：包括的心臓リハビリとはなんですか？　現場の疑問に答える心臓リハビリ徹底攻略 Q&A（上月正博編），中外医学社，2010，pp2-4．

3) 小川久雄・他；循環器病の診断と治療に関するガイドライン（2010 年度合同研究班報告）：心筋梗塞二次予防に関するガイドライン（2011 年改訂版），日本循環器学会ホームページ；http://www.j-circ.or.jp/guideline/pdf/JCS2011_ogawah_h.pdf
4) Kohzuki M：New ideas on limitations to VO2max：Five major determinants for VO_2max. *Pulm Res Respir Med Open J* **5**(1)：e1-e2, 2018.
5) Miyashita T et al：Relation between exercise capacity and left ventricular systolic versus diastolic function at rest and during exercise in patients after myocardial infarction. *Coronary Art Dis* **12**：217-225, 2001.
6) Tanabe Y et al：Determinants of delayed improvement in exercise capacity after percutaneous transvenous mitral commissurotomy. *Am Heart J* **139**：889-894, 2000.
7) 上月正博：高齢者の特徴とリハビリテーションの重要性．臨床リハ **20**：57-64，2011．
8) 上月正博：高齢の患者にはどう対処するか？ リハビリ診療トラブルシューティング（上月正博，高橋哲也編著），中外医学社，2009．pp214-216．
9) 大内尉義，秋山弘子（編集代表）：新老年学，第 3 版，東京大学出版会，2009．
10) WHO：(仮訳) 国際生活機能分類（ICF）—国際障害分類改訂版，厚生労働省社会・援護局保健福祉部，2001．
11) 上月正博：今必要なトータルケアの視点．臨床リハ **16**：604-610，2007．

2 身体機能評価

　心臓リハを進めるにあたり，病歴聴取や検査データにて各々の疾患の状態を把握するとともに，身体計測や筋力測定，柔軟性，身体バランスや運動耐容能など全般的な身体機能評価を行い，個人に合った運動プログラムを作成していく．

身体計測

　身長・体重を計測し，体重(kg)/身長(m²)にて肥満指数（BMI）を算出する．BMI 18.5 未満は低体重，BMI 25 以上は肥満とされるが，心疾患で活動量が低下している場合，BMI が正常範囲内でも体脂肪量が多い（骨格筋量が少ない）場合があり，腹囲測定や体組成分析，筋量測定などで総合的に体格を評価することが望まれる．体重増加は心不全増悪の指標ともなり，体重変動を経時的にみていく必要がある．

　虚血性心疾患や閉塞性動脈硬化症などの心臓リハ対象者では，動脈硬化のさまざまなリスクファクターを有していることが多い．腹囲計測（立位，軽呼気時，臍高での周径）で内臓脂肪蓄積度を予測し，他の合併症と合わせてメタボリックシンドロームの評価を行い（第 2 章，p123，表 6-2 参照），食事・運動指導などにフィードバックする．脂肪蓄積が著明で臍が下方に偏位している場合の腹囲は，肋骨下縁と前上腸骨棘の中点の高さで測定する．より精密な評価には CT による臍高での内臓脂肪面積測定，電気インピーダンス法（BIA）や二重エネルギー X 線吸収法（DEXA）での除脂肪体重や体脂肪量評価を用いる．

　また，慢性心不全で BMI 減少を認める場合，筋肉量の減少・筋力低下・身体能力の低下といったサルコペニアをきたしていることもあり，運動療法を開始する前に栄養状態や全身状態の評価も必要となる．

筋力測定

　筋力は，徒手筋力テスト（MMT）**[表 2-1]** を用いて評価するのが一般的である．どこでも簡便に施行可能だが，検者間での整合性が問題となることがあり，各テストごとの肢位や固定法，代償運動などに留意して測定する必要がある．心疾患患者では不活動により下肢筋力低下をきたしやすく，大腿四頭筋や下腿三頭筋など，基本動作や歩行時に重要となる筋群を評価する．等運動性機器（Cybex など）や dynamometer などの器具を用いると，より精密に筋力測定可能となり，筋力の経時的変化をみるのにも適している．

　握力は全身の筋力の一指標とされ，握力計

[表 2-1] 筋力の 6 段階評価法（MMT）

5	強い抵抗を加えても，なおそれと重力に打ち勝って正常可動域いっぱいに動く
4	いくらか抵抗を加えても，なお重力に打ち勝って正常可動域いっぱいに動く
3	抵抗を加えなければ，重力に打ち勝って正常可動域いっぱいに動く
2	重力を除いた状態なら，正常可動域いっぱいに動く
1	関節の運動は認められないが，筋の収縮がわずかに認められる
0	筋の収縮も全く認められない

を用いて測定し，年齢や体格指数に応じた基準値と比較する．骨格筋の随意運動には筋力以外に筋持久力（長時間収縮を続ける筋肉の能力）も関与する．筋持久力の測定は最大下の随意収縮を行わせ，反復回数や持続時間を測定することで得られる．

また，筋肉量の評価には，上腕筋の筋肉周囲径（AMC）測定，CTやMRIを用いた筋断面積評価（大腿筋断面積など），BIAやDXAでの筋量測定がある．

柔軟性テスト

柔軟性とは，可動域内でその関節を動かす能力のことで，関節嚢の伸展性や筋弾性，靱帯，主動筋と拮抗筋のバランスなどさまざまな要素に依存する．関節の柔軟性評価には日本整形外科学会と日本リハビリテーション医学会により制定された「関節可動域表示ならびに測定法」に沿って，角度計を用いて関節可動域（ROM）測定をする．筋緊張を弛緩させた状態で他動運動による測定を行うことが原則で，股関節屈筋（膝屈曲でハムストリングスを弛緩）や足関節背屈（膝屈曲で腓腹筋を弛緩）など二関節筋の測定には注意を要する．

柔軟性低下の原因としては，神経筋疾患や関節変形や炎症性疾患，長期臥床による廃用などがあげられる．骨関節障害を合併している場合，疼痛やしびれなどが訓練阻害因子となることもあり，病態に応じた個別の対応が必要となる．

バランステスト

身体バランスの低下は，小脳脳幹病変による失調，末梢神経障害や脊髄後索障害による深部感覚低下，神経変性疾患に伴う姿勢反射障害のほかに，運動期不安定症などの加齢に伴う骨関節障害や下肢筋力低下も影響する．

バランス評価としてRomberg肢位テスト，Mann肢位テスト，開眼片脚立位テスト，Functional Reach Test，Timed up and go testなどがある．

いずれの検査も転倒には十分注意して施行する．

1 Romberg肢位テスト

両足の内側縁を揃えて直立し開閉眼時の動揺を比較する検査である．閉眼時の動揺が増せば陽性となり，末梢性前庭障害や下肢深部感覚障害が疑われる．

2 Mann肢位テスト

両足のつま先と踵を一直線に揃え，両足に均等に荷重し直立，開閉眼時の動揺をみる検査である．

3 開眼片脚立位テスト

両手を腰に当て片足立ちでできるだけ長く立つ検査で，左右各々の時間を測定する．静的バランス能力の指標とされ，片足立ち時間は加齢とともに低下する．運動期不安定症のcut off値は15秒以下とされている．

4 Functional Reach Test（FR）

直立に起立し，足部を動かさずに上肢を前方に水平挙上させ，できるだけ前方に手を伸ばした際の到達距離を測定する [図2-1]．動的バランス能力を量的に評価する検査であり，到達距離が長いほど柔軟性と安定性があると判断できる．特別な器具を必要とせず簡便に施行できるが，認知が保たれていること，立位保持可能であることなどが実施条件となる．FR値は加齢によっ

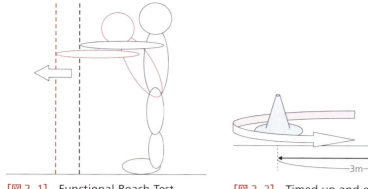

[図 2-1] Functional Reach Test　　[図 2-2] Timed up and go test

て低下し，転倒や生活機能と関連する．中村らは，20〜40歳の若年者と61〜85歳の高齢者のFRの平均値は各37cm，28cmで，高齢者では年齢と負の相関があると報告している[7]．

5 Timed up and go test

背もたれのついた椅子にゆったりと腰かけた状態から立ち上がり，無理のない早さで3m歩き，折り返してから再び深く着座するまでの所要時間を測定する [図 2-2]．立つ，歩く，振り向く，座るの動作からなり，下肢筋力，バランス，歩行能力，易転倒性といった日常生活機能との関連性が高いことが証明されており，身体機能評価として広く用いられている．

サルコペニア

サルコペニアは，ギリシャ語のsarx（筋肉），penia（喪失）を合わせた言葉である．サルコペニアとは，筋肉量や筋力が著しく減り，転倒から寝たきりに至る危険が高い状態である．サルコペニアは，ふらつき，転倒・骨折，機能障害，要介護化，フレイルに密接に関連する．

サルコペニアの定義は，①筋肉量の減少，②筋力の低下，③身体能力の低下，のうち，①と，②か③のどちらかがある状態である．具体的な評価の手順は，まず握力と歩行速度を測定して評価する[8]．すなわち，握力を両手で各3回測り，最高値が男性26kg未満，女性18kg未満（②筋力の低下），歩行速度が0.8m/秒以下（③身体能力の低下）が基準となる．歩行速度の目安は，青信号で横断歩道を渡りきれるかどうかである．握力と歩行速度のどちらか一方でも該当すると，サルコペニアが疑われる．確定診断は，二重エネルギーX線吸収法（dual-energy X-ray absorptiometry；DXA）などの特殊な検査法で筋肉量を測定する．男性$7.0kg/m^2$，女性$5.4kg/m^2$の基準値未満（①筋肉量の減少）なら，サルコペニアとされる[8]．

サルコペニアは，大きく2つに分類される．年齢（老齢）以外の原因がない原発性サルコペニアと，廃用・疾病・栄養が原因の二次性サルコペニアである．一方，②筋力の低下か③身体能力の低下のどちらか一方が該当しても，①筋肉量の減少がない場合も実臨床でみる機会がある．この場合は，パーキンソン病や変形性膝関節症など神経疾患や骨関節疾患の可能性を考える[8]．

フレイル

フレイルとは，海外の老年医学の分野で使用されている「frailty（フレイルティ）」に対する日本語訳である．「frailty」を日本語に訳すと「虚弱」や「老衰」，「脆弱」などになる．日本老年

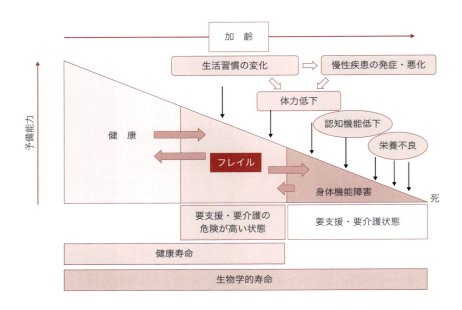

[図 2-3] フレイルの概念 （上月, 2017）[10]

医学会は高齢者において起こりやすい「frailty」に対し，正しく介入すれば戻るという意味があることを強調したかったため，「フレイル」という日本語訳にすることを 2014 年に提唱した．

フレイルとは，サルコペニアも含むもっと広い高齢期の機能減退状態である．いわば，要介護直前状態と正常との中間の状態である[図 2-3][9,10]．フレイルになるとストレスに弱くなり，要介護状態や死亡しやすい状態に陥りやすくなる．また，身体的問題（筋力低下やバランス力の低下で転倒しやすくなるなど），精神・心理的問題（認知機能障害やうつなど），社会的問題（独居や経済的困窮など）もある．

[表 2-2] フレイルの定義

項　目	評価基準
体重減少	6 カ月で 2〜3 kg 以上の体重減少
筋力低下	握力：男性＜26 kg，女性＜18 kg
疲労感	（ここ 2 週間）わけもなく疲れたような感じがする
歩行速度	通常歩行速度＜1.0 m/秒
身体活動	①軽い運動・体操をしていますか？ ②定期的な運動・スポーツをしていますか？ 上記の 2 つのいずれも「していない」と回答

該当項目数が 0 項目の場合を健常，1〜2 項目の場合をプレフレイル，3 項目以上の場合をフレイルとする．
（「フレイル進行に関わる要因に関する研究」班）[11]を改変

フレイルの診断基準は，長寿医療研究開発費総括報告書のフレイルの評価法によると，「体重減少」「筋力低下」「疲労感」「歩行速度」「身体活動」の 5 項目のうち該当する項目数が 3 項目以上の場合を「フレイル」，該当する項目数が 1〜2 項目の場合を「プレフレイル」，該当する項目数が 0 項目の場合を「健常」とする[表 2-2][11]．

サルコペニアやフレイルは，感染症，心血管疾患，虚弱や抑うつなどを引き起こす．また，感染症，心血管疾患，虚弱や抑うつなどがサルコペニアやフレイルを増悪させることが知られている[12]．サルコペニアやフレイルは，しかるべき介入により再び健常な状態に戻ることも重要な点である．したがって，サルコペニアやフレイルに陥った高齢者を早期に発見し，適切な介入をすることにより，生活機能の維持・向上を図る必要がある．

[表 2-3] CONUT (Controlling Nutritional Status) 値

ALB (mg/dl)	≧3.50	3.00〜3.49	2.50〜2.99	<2.50
スコア①	0	2	4	6
TLC (/µl)	≧1,600	1,200〜1,599	800〜1,199	<800
スコア②	0	1	2	3
T-cho (mg/dl)	≧180	140〜179	100〜139	<100
スコア③	0	1	2	3
栄養レベル	正常	軽度不良	中等度不良	高度不良
COUNT 値 (①+②+③)	0〜1	2〜4	5〜8	9〜12

(Ignacio de Ulíbarri et al, 2005)[13]

サルコペニアやフレイルの予防・改善には，適切な栄養摂取と運動が重要である．良質な蛋白質・アミノ酸（ロイシンなどの必須アミノ酸），ビタミンD，カルシウムなどの摂取と週2,3回のレジスタンス運動の併用が推奨される．

CONUT (Controlling Nutritional Status)

CONUT 法では，蛋白（血清アルブミン値），免疫（末梢血リンパ球数），脂質（総コレステロール値）をスコア化し，それをもとに算出した0〜12点のCONUT値で栄養状態を評価する[表2-3][13]．

CONUT 値 = (ALB スコア) + (TLC スコア) + (T-cho スコア)

栄養不良レベルは正常，軽度，中等度，高度の4段階で評価される．点数が多いほど栄養不良は重症化していることになる．対応方法の検討に当たっては，たとえば低拍出とうっ血が原因であれば強心薬による低拍出の改善や，利尿薬によるうっ血の除去，薬剤による味覚障害が原因であれば原因薬剤の中止や他剤への変更，嗜好の問題であれば食べやすい食事形態への変更など，原因によって取るべき手段を考えていくことが求められる．

GNRI (Geriatric Nutritional Risk Index)

GNRI はフランスのBouillanneらが2005年に発表した栄養スクリーニング法である[14]．

GNRI = 14.89 × 血清アルブミン値 (g/dl) + 41.7 × (体重÷理想体重)

理想体重はBMI=22となる体重であり，体重>理想体重の場合は，体重÷理想体重=1とする．この値が，82未満であれば重度栄養障害，82〜91は中等度栄養障害，92〜98で軽度栄養障害，98<リスクなしと判定する．

SPPB (Short Physical Performance Battery)

SPPBは，地域高齢者を対象とした身体機能のスクリーニングテストの一つであり，死亡率や施設入所の予測因子になると報告されている[図2-4][15,16]．SPPBは，バランステスト，歩行テスト，椅子立ち上がりテスト，から構成されており，その特徴として短時間に安全かつ簡便に評価できる点があげられる．時間も5〜10分で終わり，簡便でかつ基準が明確で，臨床で使いやすい評価法といえる．

(高橋珠緒，上月正博)

第4章　心臓リハビリテーションに必要な評価

1. バランステスト

- 閉脚立位
  両足を付けた状態で10秒保持
  - 10秒可能　1点
  - 10秒未満　0点
  - 実施困難　0点

- セミタンデム立位
  片足の踵ともう片足の親指を付けた状態で10秒保持
  - 10秒可能　1点
  - 10秒未満　0点
  - 実施困難　0点

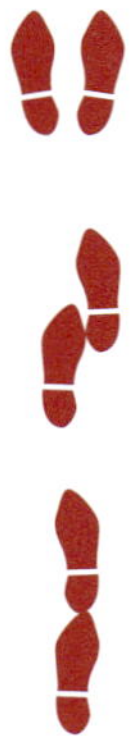

- タンデム立位
  片足の踵ともう片方のつま先を付けた状態で10秒保持
  - 10秒可能　2点
  - 3〜9.99秒　1点
  - 3秒未満　0点
  - 実施困難　0点

閉脚、セミタンデムで0点だった場合は「2. 歩行テスト」へ

＊歩行補助用具（杖や歩行器など）は使用しないこと
＊手でバランスをとったり膝を曲げてもよい

2. 歩行テスト

普通のスピードで4m歩行しその時間を2回測定

- 被検者はスタートラインに足を揃える
- 合図とともに被検者が歩き始めたら時間を測定
- 片方の足がゴールを越えたら測定ストップ
- ゴールでは止まらずにラインを越えてもらう

- 4.82秒未満　4点
- 4.82〜6.20秒　3点
- 6.21〜8.70秒　2点
- 8.70秒以上　1点
- 実施困難　0点

| 1回目 | 秒 | 2回目 | 秒 | 歩行補助用具の使用 | あり・なし（　　　） |

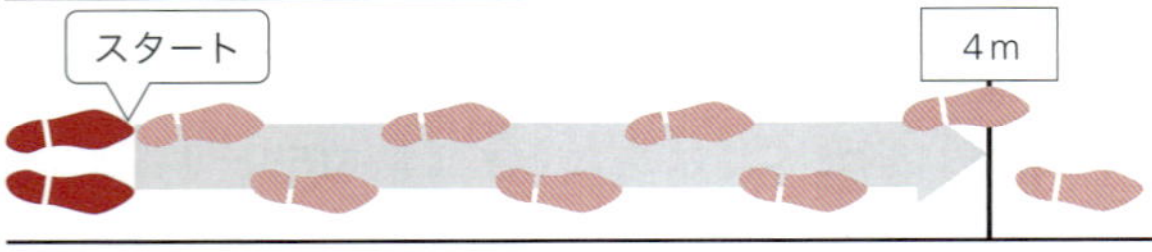

＊歩行補助道具（杖や歩行器など）使用可

3. 椅子立ち上がりテスト

プレテスト：胸の前で腕を組み、椅子から立ち上がる

本番：プレテストと同様に腕を組んだまま、素早く椅子から立ち上がる、座るを5回繰り返した時間を測定

- 11.19秒未満　4点
- 11.20〜13.69秒　3点
- 13.7〜16.69秒　2点
- 16.7秒以上　1点
- 60秒以上、実施困難　0点

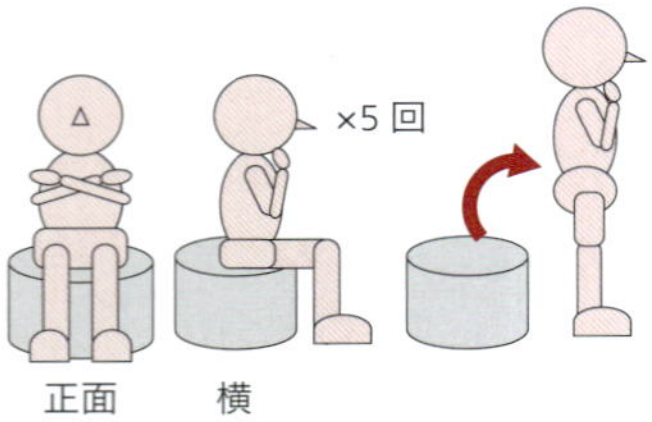

〈総合点数〉
1. バランステスト　　　点
2. 歩行テスト　　　　　点
3. 椅子立ち上がりテスト　点
合計点数　　　　　　　点

[図 2-4]　SPPB（Short Physical Performance Battery）　　　（Guralink et al, 1994）[15]

文献
1) 江藤文夫・他：臨床リハ別冊 呼吸・循環障害のリハビリテーション，医歯薬出版，2008，pp194-197．
2) 千野直一：現代リハビリテーション医学，改訂第2版，金原出版，2005，pp127-133．
3) 米本恭三・他（編）：リハビリテーションにおける評価，医歯薬出版．
4) 間嶋 満：メタボリックシンドロームとリハビリテーション．MB Med Reha 107：2009．
5) 野原隆司・他；循環器病の診断と治療に関するガイドライン（2011年度合同研究班報告）：心血管疾患におけるリハビリテーションに関するガイドライン（2012年改訂版），日本循環器学会ホームページ；http://www.j-circ.or.jp/guideline/pdf/JCS2012_nohara_h.pdf
6) 對馬 均：Functional Reach Test．臨床リハ 17(1)：78-80，2008．

7) 中村一平・他：ファンクショナルリーチテストとその他のバランス評価法との関係．理学療法学 21：335-339，2006．
8) Chen LK et al：Sarcopenia in Asia：consensus report of the Asian Working Group for Sarcopenia. *J Am Med Dir Assoc* 15：95-101, 2014.
9) Singh M et al：Importance of frailty in patients with cardiovascular disease. *Eur Heart J* 35：1726-1731, 2014.
10) 上月正博：目からウロコの新しいリハビリの話～内部障害リハビリ～：第2回「サルコペニア」「フレイル」～安静が招くこと．透析ケア 23：465-468，2017．
11) 長寿医療研究開発費 平成 26 年度 総括報告書 フレイルの進行に関わる要因に関する研究（25-11）；http://www.ncgg.go.jp/ncgg-kenkyu/documents/25-11.pdf
12) 上月正博：CKD 患者のサルコペニア・フレイル．腎と透析 80：601-606，2016．
13) Ignacio de Ulíbarri J et al：CONUT：a tool for controlling nutritional status. First validation in a hospital population. *Nutr Hosp* 20(1)：38-45, 2005.
14) Bouillanne O et al：Geriatric Nutritional Risk Index：a new index for evaluating at-risk elderly medical patients. *Am J Clin Nutr* 82(4)：777-783, 2005.
15) Guralnik JM et al：A short physical performance battery assessing lower extremity function：association with self-reported disability and prediction of mortality and nursing home admission. *J Gerontol* 49(2)：M85-94, 1994.
16) National Institute on Aging：Short Physical Performance Battery（SPPB）；https://www.irp.nia.nih.gov/branches/leps/sppb/

3 ADL 評価法

ADL の概念

　日本リハビリテーション医学会では，「ADL（日常生活活動）とは，一人の人間が独立して生活するために行う基本的な，しかも各人ともに共通に毎日繰り返される一連の身体的動作群をいう」と定義している．

　日常生活において基本的な排泄，移動，清潔，食事，更衣のような生命・清潔維持に関連した直接的な活動は「基本的 ADL（basic ADL；BADL）」とよばれている．しかし，これだけでは社会生活を営むうえで不十分である．バスに乗っての買い物，食事の支度，電話をかける，家計を管理するといった周辺環境・社会生活に関連した活動は「手段的 ADL（instrumental ADL；IADL）」とよばれている．また，両者を合わせて「拡大 ADL（extended ADL；EADL）」ともいわれるが，その定義は必ずしも確定しておらず，手段的 ADL と同義に使われることもある．

基本的 ADL 評価法（BI, FIM）

　基本的 ADL は，食事，更衣，整容，トイレ，入浴といった身の回りの動作項目と，起居，移乗，歩行といった移動動作項目から構成され，代表的な評価尺度として Barthel Index（BI）がある．また，基本的 ADL 項目にコミュニケーションと社会的認知の 2 項目を加えた機能的自立度評価法（FIM）がある．心臓疾患では，心不全による労作性呼吸困難，易疲労性といった特徴的な症状が ADL 低下につながる．心不全の重症度評価の NYHA 心機能分類については第 2 章（p61，表 2-6）を参考にされたい．また，身体障害者福祉法で心臓機能障害と認定されるのは，心臓機能障害により安静時または自己身辺の日常生活活動が極度に制限されるものが 1 級，家庭での日常生活が著しく制限されるものが 3 級，社会での日常生活が著しく制限されるものが 4 級である．ペースメーカ装着，人工弁移植，弁置換術を行ったものは 1 級となる．心不全患者の ADL 評価法に特別なものはないため，ここでは臨床の場で多く用いられている BI と FIM について解説する．

1 Barthel Index ［表 3-1］

　食事，移乗，整容，トイレ，入浴，平地歩行，階段昇降，更衣，尿便自制の 10 項目で構成され，自立度（要介助度）に応じて 0，5，10，15 の点数が与えられるが，項目により配点が異なっている．総得点は最高が 100 点，最低が 0 点である．BI が 60 点以上であれば介助量は少なくなり，40 点以下であればかなりの介助を必要とし，20 点以下では全介助となる．利点としては単純で短時間で測定できること，自記可能であることがあげられるが，一方で感度が低く，総点の差分のもつ意味が個々で異なること，認知機能について含まれないこと，軽度の障害を評価する場面では使いにくいといった欠点もある．

2 FIM ［表 3-2］

　セルフケア 6 項目，排泄コントロール 2 項目，移乗 3 項目，移動 2 項目の基本的 ADL 13 項

[表3-1] Barthel Index

項目	点数	記述	基準
1. 食事	10	自立	皿やテーブルから自力で食物をとって，食べることができる．自助具を用いてもよい．食事を妥当な時間内に終える．
	5	部分介助	なんらかの介助・監視が必要（食物を切り刻むなど）．
2. 車椅子とベッド間の移乗	15	自立	すべての動作が可能（車椅子を安全にベッドに近づける．ブレーキをかける．フットレストを持ち上げる．ベッドへ安全に移る．臥位になる．ベッドの縁に腰かける．車椅子の位置を変える．以上の動作の逆）．
	10	最小限の介助	上記動作（1つ以上），最小限の介助または安全のための指示や監視が必要．
	5	移乗の介助	自力で臥位から起き上がって腰をかけられるが，移乗に介助が必要．
3. 整容	5	自立	手と顔を洗う．整髪する．歯を磨く．髭を剃る（道具はなんでもよいが，引き出しからの出納も含めて道具の操作・管理が介助なしにできる）．女性は化粧も含む（ただし髪を編んだり，髪型を整えることは除く）．
4. トイレ動作	10	自立	トイレの出入り（腰かけ，離れを含む），ボタンやファスナーの着脱と汚れないための準備，トイレットペーパーの使用，手すりの使用は可．トイレの代わりに差し込み便器を使う場合には便器の清浄管理ができる．
	5	部分介助	バランス不安定，衣服操作，トイレットペーパーの使用に介助が必要．
5. 入浴	5	自立	浴槽に入る，シャワーを使う，スポンジで洗う．このすべてがどんな方法でもよいが，他人の援助なしで可能．
6. 移動	15	自立	介助や監視なしに45m以上歩ける．義肢・装具や杖・歩行器（車付きを除く）を使用してよい．装具使用の場合には立位や座位でロック操作が可能なこと．装着と取りはずしが可能なこと．
	10	部分介助	上記事項について，わずかの介助や監視があれば45m以上歩ける．
	5	車椅子使用	歩くことはできないが，自力で車椅子の操作ができる．角を曲がる，方向転換，テーブル，ベッド，トイレなどへの操作など．45m以上移動できる．患者が歩行可能なときは採点しない．
7. 階段昇降	10	自立	介助や監視なしに安全に階段の昇降ができる．手すり，杖，クラッチの使用可．杖を持ったままの昇降も可能．
	5	部分介助	上記事項について，介助や監視が必要．
8. 更衣	10	自立	通常着けている衣類，靴，装具の着脱（こまかい着かたまでは必要条件としない：実用性があればよい）が行える．
	5	部分介助	上記事項について，介助を要するが，作業の半分以上は自分で行え，妥当な時間内に終了する．
9. 排便自制	10	自立	排便の自制が可能で失敗がない．脊髄損傷患者などの排便訓練後の座薬や浣腸の使用を含む．
	5	部分介助	座薬や浣腸の使用に介助を要したり，ときどき失敗する．
10. 排尿自制	10	自立	昼夜とも排尿自制が可能．脊髄損傷患者の場合，集尿バッグなどの装着・清掃管理が自立している．
	5	部分介助	ときどき失敗がある．トイレに行くことや尿器の準備が間にあわなかったり，集尿バッグの操作に介助が必要．

(Mahoney FI et al：Functional evaluation: The Barthel Index. *Meryland St Med J* 14: 61-65, 1965)

目と，コミュニケーション2項目，社会的認知3項目の計5項目を加えた18項目から構成され，遂行に必要となる介助量により7段階で評価づけを行う．総点は完全自立で126点の満点となり，全介助では最低点の18点となる．各項目で7段階の評価を行うため，感度がよくADL能力の細かな変化を把握しやすいという利点がある．しかし，その一方で判定が難しく，評価に時間がかかるという欠点も指摘されている．

[表 3-2] FIM (functional independence measure, 機能的自立度評価法)

レベル			
	7 完全自立（時間, 安全性含めて） 6 修正自立（補助具使用）	介助者なし	
部分介助	5 監視 4 最小介助（患者自身で75％以上） 3 中等度介助（50％以上）	介助者あり	
完全介助	2 最大介助（25％以上） 1 全介助（25％未満）		

機能レベルとその得点についての解説

自立：活動に際して他人の介助は必要ない（介助者なし）．

7 完全自立：ある活動を構成しているすべての課題を，一部を修正することなく，また，補助具や介助なしに通常通りに，かつ適切な時間内に安全に遂行できる．

6 修正自立：ある活動に際して次のうち一つ以上が必要である：補助具の使用，通常以上の時間，安全（危険）性の考慮．

介助：活動に際して他人の監視または介助を要す．またはその動作を行っていない（介助者必要）．

部分介助：患者が半分（50％）以上の労力を行う．必要な介助のレベルは以下の通り．

5 監視または準備：患者は身体に直接触れられなくてもよいが待機，指示または促しなどを必要とする．また，介助者が必要な物品を準備したり装具を装着したりする．

4 最小介助：患者は手で触れる程度の介助を必要とする．そして患者が75％以上の労力を自分で行う．

3 中等度介助：患者は手で触れる程度以上の介助を必要とする．または50％以上75％未満の労力を自分で行う．

完全介助：患者は半分（50％）未満の労力しか行わない．最大または全介助が必要である．または活動を行わない．必要な介助のレベルは以下の通り．

2 最大介助：患者は50％未満の労力しか行わないが，少なくとも25％は行っている．

1 全介助：患者は25％未満の労力しか行わない．

入院時／退院時／フォローアップ時

セルフケア
　A．食事　箸スプーンなど
　B．整容
　C．清拭
　D．更衣（上半身）
　E．更衣（下半身）
　F．トイレ動作
排泄コントロール
　G．排尿コントロール
　H．排便コントロール
移乗
　I．ベッド，椅子，車椅子
　J．トイレ
　K．浴槽，シャワー　浴槽／シャワー
移動
　L．歩行，車椅子　歩行／車椅子
　M．階段
コミュニケーション
　N．理解　聴覚／視覚
　O．表出　音声／非音声
社会的認知
　P．社会的交流
　Q．問題解決
　R．記憶
合計

注意：空欄は残さないこと．リスクのために検査不能の場合はレベル1とする．

（千野直一監修：FIM；医学的リハビリテーションのための統一的データセット利用の手引き，慶應義塾大学医学部リハビリテーション科，医学書センター，1991）

[表 3-3] 高齢者のための老研式活動能力指標

毎日の生活についてうかがいます．以下の質問のそれぞれについて，「はい」「いいえ」のいずれかに○を付けてお答え下さい．質問が多くなっていますが，ご面倒でも全部の質問に答えて下さい．

手段的自立	(1) バスや電車を使って一人で外出できますか (2) 日用品の買い物ができますか (3) 自分で食事の用意ができますか (4) 請求書の支払いができますか (5) 銀行預金，郵便貯金の出し入れが自分でできますか
知的能動性	(6) 年金などの書類が書けますか (7) 新聞を読んでいますか (8) 本や雑誌を読んでいますか (9) 健康についての記事や番組に興味がありますか
社会的役割	(10) 友だちの家を訪ねることがありますか (11) 家族や友だちの相談にのることがありますか (12) 病人を見舞うことができますか (13) 若い人に自分から話しかけることがありますか

（古谷野・他，1987）[2]

[表 3-4] Frenchay 拡大 ADL 尺度日本語版（飛松・外里版）回答用紙

あなたの日常生活活動についてお聞きします

最近 3 カ月間の生活を振り返り，最もあてはまる項目に○をつけてください．
1. 最近 3 カ月間，食事をつくりましたか．
    1. つくらなかった． 2. 月に 1～3 回程度つくった． 3. 週に 1～2 回程度つくった．
    4. 週 3 回以上つくった．
2. 最近 3 カ月間，食事のあと片付けをしましたか．
    1. しなかった． 2. 月に 1～3 回程度片付けた． 3. 週に 1～2 回程度片付けた． 4. 週 3 回以上片付けた．
3. 最近 3 カ月間，何回洗濯をしましたか．
    1. しなかった． 2. 1～2 回程度した． 3. 3～12 回程度した． 4. 週 3 回以上した．
4. 最近 3 カ月間，家の中の棚やテーブルをふいたり，ちょっとした片付けなどをしましたか．
    1. しなかった． 2. 1～2 回程度した． 3. 3～12 回程度した． 4. 週 3 回以上した．
5. 最近 3 カ月間，家の中で力のいる仕事をしましたか．（床をふいたり，家具や椅子の移動，布団の上げ下ろしなど）
    1. しなかった． 2. 1～2 回程度した． 3. 3～12 回程度した． 4. 週 3 回以上した．
6. 最近 3 カ月間，お店に行って買い物（自分で選んだり購入したりすること）をしましたか．
    1. しなかった． 2. 1～2 回程度した． 3. 3～12 回程度した． 4. 週 3 回以上した．
7. 最近 3 カ月間，映画，観劇，食事，友だちとの会合に出かけましたか．
    1. 出かけない 2. 1～2 回程度出かけた． 3. 3～12 回程度出かけた． 4. 週 3 回以上出かけた．
8. 最近 3 カ月間，15 分以上散歩などで家の外に出ましたか．
    1. 出なかった． 2. 1～2 回程度出た． 3. 3～12 回程度出た． 4. 週 3 回以上出た．
9. 最近 3 カ月間，スポーツ，運動，囲碁将棋，映画鑑賞などのレクリエーションを何回程度しましたか（テレビを観たり，ラジオを聴くのは含みません）．
    1. しなかった． 2. 1～2 回程度した． 3. 3～12 回程度した． 4. 週 3 回以上した．
10. 最近 3 カ月間，車を運転したり，バスを利用しましたか．
    1. していない． 2. まれにしている（3 カ月に 1～4 回程度）． 3. ときどきしている（1 カ月に 1～4 回程度）．
    4. たいていしている（週 1 回以上）．

最近 6 カ月間を振り返り，最もあてはまる項目に○をつけてください．
11. 最近 6 カ月間，何回旅行や行楽に行きましたか．
    1. 行かなかった． 2. 1～2 回程度行った． 3. 3～12 回程度行った． 4. 2 週間に 1 回以上行った．
12. 最近 6 カ月間，植木や鉢物の管理（草取り，水やり，植え替え，植木の手入れなど）をしましたか．
    1. していない． 2. ときどき草取りをしている． 3. 定期的に草取りや草木の手入れをしている．
    4. 上記のほかに，剪定，整枝，植え替えなどの作業もしている．
13. 最近 6 カ月間，家の管理や車の手入れをしていますか？
    1. していない． 2. 電球など部品の取り替えをしている．
    3. 上記のほかに，網戸の修理，室内の模様替え，車の点検，洗車などもしている
    4. 上記のほかに，家の修理や車の整備もしている．
14. 最近 6 カ月間，読書をしましたか．新聞，雑誌，パンフレット類は含まれません．
    1. 読まなかった． 2. 1 冊程度読んだ． 3. 2～12 冊程度読んだ． 4. 2 週間に 1 冊以上読んだ．
15. 最近 6 カ月間，あなたの就労時間はどのくらいでしたか．
    1. なかった． 2. 週に 1～9 時間働いている． 3. 週に 10～29 時間働いている．
    4. 週に 30 時間以上働いている．

手段的 ADL 評価法

　基本的 ADL と比較すると，手段的 ADL に含まれるべき項目は対象者の年齢や生活環境によって必要度が異なるため，汎用性をもった評価尺度を設定することが難しい．わが国でよく用いられている老研式活動能力指標 [表 3-3][2) は手段的自立 5 項目（質問 1～5），知的能動性 4 項目（質問 6～9），社会的役割 4 項目（質問 10～13）の 13 項目から構成されており，各質問に

対する「はい」の回答数を合計し，満点13点，最低点0点である．このなかでバスや電車を使っての外出，日用品の買い物，食事の用意，請求書の支払い，預貯金の出し入れの手段的自立5項目が手段的ADLに該当している．質問が単純で答えが2択という利点があるものの，質問によっては都心部や農村部のような居住地域による周辺環境の違いや男女差，世代により重要度が異なる項目があるといった欠点も指摘されている．

Frenchay拡大ADL尺度 [表3-4] は，ADLのうち自己維持や移動能力についてより高次の機能を測定することを目的として開発された．「食事をつくる」「あと片付けをする」「洗濯をする」「店で買い物をする」「会合に出かける」「散歩に出かける」「スポーツ，レクリエーションをする」「行楽に出かける」「家の管理をする」などの15項目について最近3カ月にどれくらい行ったかを4段階で回答する．老研式と比較すると，認知面での評価が少なく，心不全などで活動が制限されている若年者にも使いやすいという印象がある．

（鈴木文歌）

文献

1) 中村隆一：入門リハビリテーション医学，第3版，医歯薬出版，2007, pp266-277.
2) 古谷野 亘・他：地域老人における活動能力の測定―老研式活動能力指標の開発．日公衛誌 34(3)：109-114, 1987.
3) 松本芳博：ADL（運動能力・生活活動）評価．臨床透析 24(10)：1437-1444, 2008.
4) 須田千尋，上月正博：ADLの評価．臨床透析 24(7)：825-829, 2008.
5) 岩谷 力：障害と活動の測定・評価ハンドブック，南江堂，pp114-123.
6) 上月正博：腎臓リハビリテーション，医歯薬出版，2012, pp196-200.

4 心肺運動負荷試験

1　運動負荷試験の目的と種類

運動負荷試験の目的

　運動負荷試験はさまざまな目的のために行われるが，一般臨床の場で最も多く行われているのは，胸痛を有する患者の診断のためである[表4-1][1]．安静時には症状や心電図変化がない労作性狭心症の診断には，客観的な虚血の証明や典型的な狭心症状の誘発が重要である．近年は冠動脈CT検査やMRによって冠動脈の形態については外来でも手軽に検査ができるようになったが，運動負荷試験の重要性は変わっていない．また，冠拡張薬などの薬効評価，経皮的冠動脈インターベンション（PCI）の効果判定など，多くの用途に用いられる．また，心筋梗塞に対しては，リハ前後の運動耐容能評価，梗塞後の残存虚血のチェックのためにも運動負荷試験は必要な検査である．心臓リハの領域では，後に述べる心肺運動負荷試験を行い，正確な運動耐容能の評価ならびに運動処方を提示し，さらに効果の判定を行うために重要である．

運動の種類と運動負荷試験

　運動には，歩行，ランニングや水泳のように，筋肉の長さを変えながらリズミカルに行う等張性運動（isotonic exercise）と，重量挙げのように筋肉の長さを変えずに過重や錘を保持するような等尺性運動（isometric exercise）の2つがある．等張性運動は，負荷量の増加に従い収縮期血圧，心拍数，酸素摂取量（$\dot{V}O_2$）がいずれも直線的に増加する．これに対し，等尺性運動では負荷量の増加によっても心拍数と$\dot{V}O_2$の増加はごくわずかであり，収縮期血圧の増加が著しい．

　これらの2つの運動様式は，運動負荷試験の目的によって使い分けられるが，等張性運動には，マスター二階段試験，トレッドミル，自転車エルゴメータなどの一般的な運動負荷法が含まれる．等尺性負荷には，handgrip負荷や定滑車につるした過重を保持する方法などがあげられる．いずれも，バルサルバ効果による血圧の過度の上昇がないレベルでなければならない．労作性狭心症の心筋虚血に関与する心筋酸素需要量は，二重積（double product；DP）*で規定される．等尺性運動では負荷量が小さいために二重積が小さく，虚血の誘発率が低いとされている．したがって，等尺性運動負荷は，心カテーテル試験時など特殊な場合に限られ，狭心症の虚血誘発や運動耐容能評価には適さない．

　運動負荷試験の形態には，図4-1のようなものが

> *side memo*
>
> **＊二重積**
> 　収縮期血圧と心拍数の積であり，心筋酸素消費量，すなわち心仕事量の指標として重要である．運動負荷試験中に上昇し，たとえば安静時7,000程度から最大運動時20,000〜30,000以上までも上昇する．心筋虚血を起こす場合は同様のDP付近で再現性をもって起きることが多い．以前は25,000を超える場合負荷量として十分であるとされていたが，最近では心疾患患者でβ遮断薬内服例が多いためここまで上昇しないことも多い．β遮断薬の労作性狭心症治療薬としての機序を考えるとき，心拍数および血圧の両者が下がることから，同一運動強度での心筋酸素消費量が下がり閾値が上昇するというように考えると理解しやすい．

[表 4-1]　運動負荷試験の目的

- 胸痛を有するかまたは冠動脈疾患を疑う患者の診断
- 循環器疾患の重症度および予後の推定
- 各種治療の効果判定（薬物，手術，運動療法など）
- 潜在性冠動脈疾患の診断
- 心不全の重症度評価
- 不整脈の評価
- 運動処方の決定
- 先天性心疾患の評価
- 高血圧症の早期発見
- ライフスタイル変化のための動機づけ

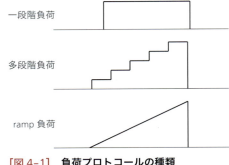

[図 4-1]　負荷プロトコールの種類

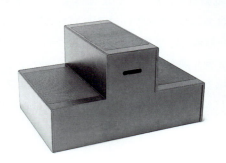

[図 4-2]　マスター二階段試験の台
1段の高さ230mm，1辺255mm（縦765mm），奥行き550mm．（フクダ電子(株)提供）

ある．虚血の誘発には多段階漸増負荷が望ましい．また，呼気ガス分析を行う場合は，多段階漸増負荷では$\dot{V}O_2$などの線が階段状になってしまい，判定がしにくいため，直線的漸増負荷試験（ramp負荷）が用いられる．

各種運動負荷試験の特徴

1 マスター二階段試験（Master's two-step test）

図4-2のような形状の，一段の高さが約23cmの階段を5歩で昇降することを繰り返す方法である．性別，年齢，身長，体重によって昇降回数が決定され，single testでは1分30秒，double testは倍の回数を3分で行う．まず臥位で安静心電図を記録し，その電極を外し負荷が開始される．負荷中には心拍数，血圧，心電図測定は行わず，終了後ただちに臥位となり，直後から1分間隔で心電図を記録する．

利点としては，装置が簡便で持ち運びが可能で，比較的狭い場所でも施行可能なため，多くの被検者にスクリーニングを行う場合には有用な方法である．欠点としては，階段昇降中には原則としてモニターをしないため，重症狭心症や致死性不整脈が疑われる症例には十分注意が必要である．また，負荷量に関しても定量性にやや欠けること，下肢筋力や敏捷性の低下した高齢者には，決められた速度で昇降を繰り返すのが困難な場合があることである．

近年，マスター二階段試験の行われる頻度が減少しているが，いまだに重要な検査である．多くの判定基準があるが，Masterら[2]による陽性基準が有名である．

2 トレッドミル

トレッドミル[図4-3]は，角度とスピードを電気的に制御できるもので，負荷の強度は，角度とスピードの両者によって規定される．利点としては，運動の形態が日常慣れているものであり，後述する自転車エルゴメータに比して最高酸素摂取量は10%程度高くなる．欠点としては，ベルトの速度についていけない場合があることや，負荷終了点で被検者の意志では器械を停止できない点である．また，装置が大きく，高価であること，やや音が大きいことなどがあげられる．

狭心症誘発目的の検査のプロトコールとしては，多段階漸増負荷が選択される．なかでもBruceによるプロトコールが最も一般的であり，虚血の検出率も高いが，高齢者や歩行障害を有する被検者には負荷の増加量が大きすぎる場合もある．そこで，さまざまなプロトコールが考案されている．有名なものには，修正Bruce法，Naughton法，Kattus法などがある．山本・伊東ら[3]はトレッドミルにおけるrampプロトコールを作成した．トレッドミルにおける運動強度は被検者の身長や体重だけでなく，速度の2乗に比例し，傾斜に比例するため，$\dot{V}O_2$を規定する速度と傾斜の理論式が導き出される．$\dot{V}O_2$の上昇の度合いによってTR-1～5までがある．Bruceのプロトコールに近く，健常成人で3ml/分/kgずつ$\dot{V}O_2$が上昇するTR-3がよく用いられる．

3 自転車エルゴメータ

自転車エルゴメータ（以下エルゴメータ）は，機械的または電気的に制御されたペダルを一定の回転数でこぐことにより，仕事率（watt；W）が決定される．機械的効率が一定であり，体動の影響がトレッドミルよりも少ないため，後述の嫌気性代謝閾値決定の目的で心肺運動負荷試験を行う場合に適している．

欠点は，自転車に乗り慣れていない被検者の場合に運動が困難な場合があることである．最高酸素摂取量は競輪選手のような特殊な場合以外はトレッドミルよりも小となる．また，多くの機器では低い負荷量における誤差が大きく，重症心不全患者に0Wのウォーミングアップを行う場合でも，過負荷になってしまう場合もあり得る．最近では，サーボモータを内蔵して−50Wから600Wに対応し，正確に0Wが出せる機器[図4-4]も開発されている．

運動負荷検査室にトレッドミルとエルゴメータの両方を備えている場合は，いずれを選択するかは，目的や患者の状態，日常での運動への慣れなどによって決定すべきである．マスター二階段試験を含めたそれぞれの検査法の長所と短所を表4-2に示した．また，表4-3[4]に運動負荷試験における心電図変化陽性基準を示した．

4 6分間歩行試験（6-minute walk test；6MWT）

6分間で歩行できる距離によって簡便に運動耐容能を評価する方法である．トレッドミルやエルゴメータによる運動負荷試験が不可能な症例，負荷装置を有さない施設などで行われる．この距離は最高酸素摂取量などの運動耐容能と良好な正相関を有することが知られている．運動耐容能の簡易的な指標としてのほか，治療効果の判定にも用いられる．元々は呼吸器疾患患者を対象に12分間歩行距離による方法が考案された．しかし歩行時間が長く施行困難例が多いことから，6分間でも同等の有用性が報告され広く行われるようになった．

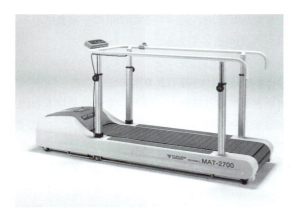

[図 4-3] トレッドミル（フクダ電子（株）提供）

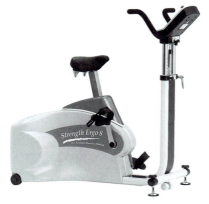

[図 4-4] 自転車エルゴメータ
Strength Ergo 8（フクダ電子（株）提供）

[表 4-2] 各種運動負荷試験の比較

	マスター二階段試験	自転車エルゴメータ	トレッドミル
仕事量の定量	+	++	+
運動形式の慣れ	+（高齢者難）	+（女性・高齢者難）	++
運搬の容易さ	++	+	-
検査中の測定　心電図	-（モニター可）	+	+
検査中の測定　血圧	--	+	+
検査中の測定　血液サンプル	--	++	+
最大運動強度	小	やや小	最も大
転倒などのリスク	あり	やや小	最も大
多人数の検査	可能	可能	困難
適した使い方	スクリーニング	運動耐容能測定	冠動脈疾患の診断

[表 4-3] 運動負荷試験の心電図変化陽性基準

陽性	水平型：1 mm 以上の低下 下向型：1 mm 以上の低下 上向型：2 mm 以上の低下
陰性	上記以外 （境界型：上向型で 1 mm 以上 2 mm 未満の低下）

（日本心臓リハビリテーション学会，2011）[4]

　6 分間歩行試験の方法については，米国胸部医学会が statement[5] を報告している．歩行には 30 m の障害物のない直線が必要で，3 m ごとにマークを付け，端にはコーンを置く．途中の声かけのタイミングや声の調子，途中で止まってしまったときの対処など細かく決められている．

2　運動負荷試験の実際

運動負荷試験の禁忌

　運動負荷試験の禁忌を**表 4-4**[6]に示す．絶対的禁忌では，負荷試験が可能な状態まで病態がコ

[表 4-4] 運動負荷試験の禁忌

絶対的禁忌	相対的禁忌
● 急性心筋梗塞（発症後 2 日以内） ● 継続中の不安定狭心症 ● 血行動態障害の症状を引き起こすコントロール不良の不整脈 ● 活動性心内膜炎 ● 症状を伴う重症の大動脈弁狭窄 ● 非代償性症候性心不全 ● 急性肺塞栓・肺梗塞または深部静脈血栓 ● 急性心筋炎または急性心膜炎 ● 急性大動脈解離 ● 試験を安全かつ適切に実施できない身体状態	● 既知の左冠動脈主幹部閉塞 ● 症状と関連不明の中等度から高度の大動脈弁狭窄 ● 心室レートコントロール不良の頻脈性不整脈 ● 後天性の高度または完全房室ブロック ● 安静時圧較差の大きい閉塞性肥大型心筋症 ● 最近の脳卒中または一過性脳虚血発作 ● 試験への協力不能な精神障害 ● 安静時血圧＞200/110 mmHg ● 著明な貧血，重大な電解質異常，甲状腺機能亢進症などの未治療の内科疾患

ントロールされるまでは行うことができない．当然ながら，心筋梗塞超急性期や急性心膜炎，急性心筋炎などでは，運動を行うことによって重症不整脈やポンプ失調などの致死的合併症が起こり得るため，病態が落ち着くまでは負荷試験のみならず運動が制限される．

実際に運動負荷試験を行うときには，問診や理学的所見，安静時の心電図や胸部単純 X 線などによって，これらの禁忌に該当する病態を見逃さないようにすることが重要である．

運動負荷試験中の注意点

運動負荷試験中は，①心拍数，②血圧，③心電図変化，④不整脈の有無，⑤自覚症状について記録する．

運動負荷試験中の血圧および心拍数は負荷量の増加に伴って両者とも増加するが，その反応性には個体差がある．心拍数は，簡易的には（220－年齢）を予測最大心拍数としているが，心拍反応の低下している場合や，心拍の増加を抑えるような薬物を内服している者では用いないほうが安全である．近年では多くの研究がなされ，220－年齢では不正確として，たとえば 208－0.7×年齢を推奨するものが多い[7]．

血圧に関しては，負荷中止基準では収縮期血圧 250 mmHg とされているが，重症度の高い場合や病態に応じてこれより低いレベルで負荷を中止することもある．心電図変化は，心筋虚血を疑う ST-T 変化，陰性 U 波の出現，運動誘発性脚ブロックの出現などに注意する．不整脈に関しては，特にハイリスクな心室期外収縮，心室頻拍，房室ブロックなどに注意する．特に，心室期外収縮のなかでも多源性，2 連発以上，R on T などの warning arrhythmia の出現に特に注意する．

自覚症状は，胸痛の有無と程度が重要である．心電図変化や二重積との関連から，狭心症閾値を決定できる．通常は，今までに経験した最も強い胸痛を 10 としたときの程度を数字で言ってもらうと比較が簡単である．また，運動負荷試験による胸部の息切れ，および下肢疲労の程度を表す指標として，Borg 指数（第 7 章，p243，表 1-5 参照）というものがあり，患者の自覚的運動強度のよい指標となる．最近，数字を 0 から 10 までに変えた新しい指数が考案されている．

[表 4-5] 運動負荷試験中止基準

絶対的適応	相対的適応
● 以前の心筋梗塞のQ波のない誘導（aVR, aVL, V1以外）でST上昇（>1.0mm） ● 負荷量を増やしても10mmHgより大の収縮期血圧低下がみられ，虚血症状を有する ● 中等度～重度の狭心痛 ● 中枢神経症状（運動失調，めまい，失神の前駆症状） ● 灌流不全の徴候（チアノーゼまたは蒼白） ● 運動時の心拍出量維持に支障をきたす持続性心室頻拍または他の不整脈（2度または3度房室ブロック） ● ECGまたは血圧測定が技術的に困難 ● 被検者による中止要請	● 虚血が疑われる患者の著明なST偏位（J点から60～80ms後で0.2mV以上の水平，下降型） ● 負荷量を増やしても10mmHgより大の収縮期血圧低下がみられ，虚血の徴候がないとき ● 胸痛の持続的増悪 ● 疲労，息切れ，喘鳴，脚の痙攣，跛行 ● 増悪したり，血行動態の不安定をきたす可能性のある持続性心室頻拍以外の不整脈（多源性，三連発，上室頻拍，徐脈性不整脈） ● 過度の血圧上昇（収縮期>250mmHg and/or 拡張期>115mmHg） ● 心室頻拍と鑑別できない脚ブロック

運動負荷試験の中止基準

　運動負荷試験の中止基準[6]を表4-5に示す．運動負荷試験は基本的には症候限界性であり，息切れまたは下肢疲労による終了が最も多い．虚血の判定に関しては，年齢別予測最大心拍数の90％に達していれば負荷強度は十分であったと判断する．

運動負荷終了後の注意点

　負荷終了後は，最大負荷まで行った後に急に負荷をやめると，vagotonyという副交感神経の過剰反応による徐脈，血圧低下が起こることがあり，低強度のcooling downを行うとこれが防止できることが多い．胸痛を伴うST-T変化があるときは，椅子に座らせるかベッドに臥床させて安静とするが，ST-T変化が遷延する場合はニトログリセリンの舌下投与を行う．それでも改善しないときや，ST上昇や重症不整脈の出現時には，さらに高度な治療が必要となる場合もある．回復期の心電図は，少なくとも5分間以上は観察するが，心電図変化のある場合はさらに長時間観察する．

心筋虚血の評価法

■運動負荷心電図による虚血の判定

　運動負荷心電図による虚血の判定基準としては，心電図のST部分の下降が最も用いられている[8]．健常者の負荷心電図においても心拍数の上昇に伴いST下降がみられ，これをjunctional型（J型）または上向型ST低下 [図4-5A] といい，後に述べる虚血性のものとは区別される．J型の場合，やや上に凹であり，J点より40～60msの点では基線に近いところまで回復していることが多い．J型の場合，2mm以上の低下を陽性ととる場合もあるが，偽陽性も多く，一般に虚血性とされるのはhorizontal（水平）型 [図4-5C]，およびdown slopingまたはsagging（下降）型 [図4-5D] である．通常はJ点から60～80msにおける基線から1mm（0.1mV）以上の低下を陽性ととる [表4-3]．Goldschlagerらの報告[9]では下降型のST下降に特異度が高く，偽陽性率は1%のみで，水平型（15%），upsloping型（32%）に比べて低率であった．また，下降型には多枝病変や左主幹部病変などの重症例が多いとした．slowly upsloping型 [図4-5B] の場合，slopeが1mV/s未満の場合虚血の可能性が高いと考えられている．

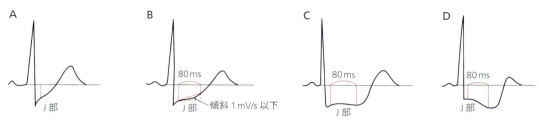

[図 4-5] 運動負荷心電図の ST 下降の諸型
J点より 60～80ms の点で 0.1mV（1mm）以上の低下を陽性ととる． (村山, 1989)[8]

　これらの基準によっても，虚血性心電図変化の判定に対しては，偽陽性，偽陰性の問題が依然として存在する．Bruceら[10]は，回復過程において縦軸を ST 低下度，横軸を心拍数としてプロットしたところ，健常者では反時計回り回転で回復したのに対し虚血性心疾患群では時計回り回転を呈したため，鑑別の補助に応用可能であると述べた．この方法も多くの負荷監視装置に HR-ST ループとして採用されている．

　ST 低下以外の運動負荷試験の陽性基準には，ST 上昇，陰性 U 波の出現，運動誘発性不整脈などがあげられる．ST 上昇は，高度狭窄を伴う冠動脈が運動に伴い完全閉塞したか，運動誘発性の冠攣縮を示している場合もある．これに対して，Q 波を伴う陳旧性梗塞部位の ST 上昇は左室壁運動異常に伴ってみられるとされ，必ずしも虚血を反映しない．これに対して陰性 U 波は虚血以外では起こりにくく，高度の左前下行枝病変を疑う所見である．

（大宮一人）

文献

1) Ellestad MH : Indications. In Stress Testing: Principles and Practice, 4th Ed (Ellestad MH, ed), F.A. Davis Company, Philadelphia, 1996, pp111-119.
2) Master AM et al : Exercise electrocardiography as an estimation of cardiac function. *Dis Chest* 51: 347-383, 1967.
3) 山本雅庸・他：トレッドミルランプ負荷プロトコール作成装置の開発．*J Cardiol* 22：687-693, 1992．
4) 日本心臓リハビリテーション学会：指導士資格認定試験準拠 心臓リハビリテーション必携，2011．
5) American Thoracic Society : ATS statement: guidelines for the six-minute walk test. *Am J Respir Crit Care Med* 166: 111-117, 2002.
6) Fletcher GF et al : Exercise standards for testing and training. A scientific statement from the American Heart Association. *Circulation* 128: 873-934, 2013.
7) Tanaka H et al : Age-predicted maximal heart rate revisited. *J Am Coll Cardiol* 37: 153-156, 2001.
8) 村山正博：C 判定基準．運動心臓病学 運動試験の理論と実際（外畑 厳・他編），医学書院，1989，pp123-127．
9) Goldschlager N et al : Treadmill stress testing as indicators of presence and severity of coronary artery disease. *Ann Intern Med* 85: 277-286, 1976.
10) Bruce RA et al : Stress testing in screening for cardiovascular disease. *Bull NY Acad Med* 45: 1288-1305, 1969.

3　各種呼気ガス分析指標

　呼気ガス分析を併用する心肺運動負荷試験（CPX）は，心臓の最も重要な役割である酸素輸送の面から，非観血的に運動中の心ポンプ機能や血流分布，末梢のエネルギー代謝に関する情報が

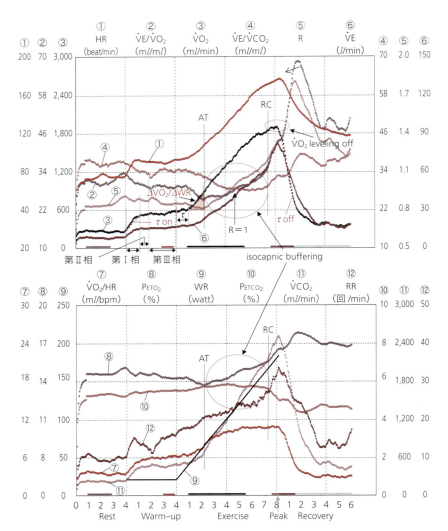

[図 4-1] 心肺運動負荷試験（CPX）の例
protocol：20W warm-up＋10W/min ramp

得られる．嫌気性代謝閾値（AT）や最高酸素摂取量（peak $\dot{V}O_2$）は呼吸・循環・代謝の総合的運動耐容能の指標として，心不全における心機能分類，治療効果判定，運動耐容能測定および運動療法の運動処方作成などに利用される．

直線的漸増（ramp）負荷試験中の生理学的応答 ［図4-1］

　安静時の酸素摂取量（$\dot{V}O_2$）は，体重当たり約3.5〜4.0mℓ/分/kg（≒1〜1.2METs），R（$\dot{V}CO_2/\dot{V}O_2$；ガス交換比）が0.84程度，呼吸回数は12〜16回/分，分時換気量（$\dot{V}E$）は8〜12ℓ/分程度である．自転車エルゴメータで4分間，0〜20wattの軽負荷運動でwarming-upを行ったのち，直線的に運動強度を増加するramp負荷試験を行い，一息ごとのデータを収集する．ramp負荷中の$\dot{V}O_2$はほぼ直線的に増加する．

　一方，二酸化炭素排出量（$\dot{V}CO_2$）と$\dot{V}E$は弱い運動強度では直線的に増加するが，強い運動強度になると増加の程度を増す．これはATを超えると，無気的代謝により乳酸生成が増加し，

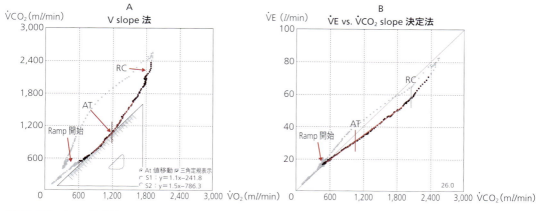

[図4-2] slope 決定法
A：X軸を $\dot{V}O_2$，Y軸を $\dot{V}CO_2$ とし，ramp 開始から RC の手前までのデータを2本の回帰直線にあてはめ，その交点を求める．$\dot{V}O_2$ の増加に対する $\dot{V}CO_2$ の増加が急峻になる直前の $\dot{V}O_2$ が AT である．
B：X軸を $\dot{V}CO_2$，Y軸を $\dot{V}E$ とし，解析区間は ramp 開始から RC までとして一次回帰し，y=ax+b 一次回帰線の a が $\dot{V}E$ vs. $\dot{V}CO_2$ slope の値となる．

重炭酸イオン（HCO_3^-）で緩衝されるときに CO_2 が産生され，換気の亢進と $\dot{V}CO_2$ 増加を招くためである [図4-2A]．$\dot{V}E$ は運動強度が AT を超えても，しばらくは $\dot{V}CO_2$ と平行して増加する．AT point では $\dot{V}E/\dot{V}O_2$ と呼気終末酸素分圧（P_{ETO_2}）が増加するが，全身的な代謝性アシドーシス状態は進行していないので CO_2 に対する過換気は生じず，$\dot{V}E/\dot{V}CO_2$ と呼気終末二酸化炭素分圧（P_{ETCO_2}）は変化しない[1] [表4-1]．この時期を isocapnic buffering（増加した乳酸が HCO_3^- によって緩衝される時期）[図4-1] とよび，AT から代償性過換気が始まるまでにみられる特異的な現象である．運動強度がさらに増加し，乳酸産生が増加すると，HCO_3^- による緩衝が不十分となってアシドーシスが惹起され呼吸性代謝が始まる．これを RCP（呼吸性代償点）とよび，$\dot{V}E$ は $\dot{V}CO_2$ を上まわって増加する [図4-2B]．これは，乳酸性アシドーシスに対する呼吸性の代償であり，$\dot{V}E/\dot{V}CO_2$ は増加に転じ，P_{ETCO_2} は減少，$\dot{V}E/\dot{V}O_2$ はさらに増加する [図4-1]．

[表4-1] AT 決定のためのクライテリア
❶ $\dot{V}E/\dot{V}CO_2$ が増加せずに $\dot{V}E/\dot{V}O_2$ が増加する点
❷ 呼気終末二酸化炭素分圧（P_{ETCO_2}）が変化せずに，終末呼気酸素分圧（P_{ETO_2}）が増加する点
❸ ガス交換比（R）の運動強度（$\dot{V}O_2$）に対する上昇点
❹ $\dot{V}E$ の $\dot{V}O_2$ に対する上昇点
❺ $\dot{V}CO_2$ の $\dot{V}O_2$ に対する上昇点（V slope method）

通常，最大酸素摂取量を測定するため，症候限界性最大運動負荷試験として ST 変化や重篤な不整脈，血圧の異常反応などの中止理由がなければ自覚的最大負荷（Borg 指数 19〜20）まで行うが，運動終点は被検者の主観に大きく依存するため，終了ポイントの見極めが難しい．R が 1.2 に達しなければエネルギー代謝の面からは最大負荷とはいえず，R が 1.2 に達したかが終了ポイント決定の参考となる．

回復期の呼気ガスデータが不要の場合には，低運動強度で 2〜3 分間の cooling down を行う．これは最

side memo

AT は最大運動の約 50〜60% にあたり，日常活動レベルを表す．心疾患患者の functional capacity を客観的に表す指標として利用されている．AT の正常値は健常例において年齢，性別，負荷方法により異なり，トレッドミルのほうが自転車エルゴメータよりも 10〜20% 高く，同じ運動様式では男性が女性よりも高く年齢とともに低下する．

大負荷試験後にときどきみられる副交感神経緊張や，骨格筋ポンプの停止に伴う静脈環流量の急激な減少による血圧低下や徐脈を防止する効果がある．

自覚症状や心電図異常および不整脈は運動終了後に生じることがあるので，心拍数，血圧および心電図が開始時の値近くに回復するまで注意深く被検者を監視する必要がある．回復期データの収集は6分程度行い，終了後10分以上は被検者を監視下におく．

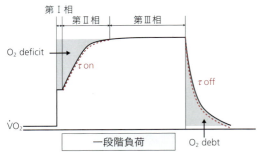

[図 4-3] τ on と τ off

測定中に得られるパラメータとその生理学的意義

1 運動開始時酸素摂取量時定数（τ on）[図 4-3]

運動開始直後の20〜40秒間は第Ⅰ相とよばれ，$\dot{V}O_2$は急激に上昇する．その後$\dot{V}O_2$は定常状態に達するまで指数関数的に上昇する（第Ⅱ相）．この増加曲線に対し指数回帰を行い，1/e（約64%）に達するまでの時間が時定数（τ on）である．運動開始時の心拍出量応答に規定され[2]，心血管機能応答特性に関する指標として用いられる．4分間のwarming-up開始時の$\dot{V}O_2$応答からτ onを計測することが可能で，最大負荷を必要としない指標であり，peak $\dot{V}O_2$や最大負荷量と負の相関を示す[3]．運動開始時の心拍出量増加は後負荷減少，すなわち内皮依存性血管拡張能に依存するところが大きく，短期間の運動療法でも効果判定に利用できる[4]．

2 嫌気性代謝閾値（AT）[表 4-1]

糖はO_2供給が十分な状態では解糖系によりATPを産生しつつ分解され，産生されたピルビン酸はアセチルCoAとなり，TCA回路でH_2OとCO_2に分解される．しかし，運動強度が強くなると，解糖系でのエネルギー代謝亢進による無気的代謝が増加，産生されたピルビン酸が乳酸になり，HCO_3^-で緩衝されてCO_2を生じ，その結果$\dot{V}CO_2$，$\dot{V}E$が増加する．この直前の運動強度（$\dot{V}O_2$）がATである[1]．ATは中等度の運動強度での有気的代謝能を表すため，最大下の定量的運動強度の指標として汎用される．運動強度がAT以下であれば，運動に必要なエネルギーは有気的に供給され乳酸濃度は上昇しない．ATレベルの運動は，長時間運動を継続することができ，心筋仕事量や血圧上昇，心機能低下が少ない．また，ATは運動療法による改善幅がpeak $\dot{V}O_2$より大きいので，治療の効果判定にも適している．

3 仕事率（work rate；WR）に対する$\dot{V}O_2$増加：$\Delta\dot{V}O_2/\Delta WR$ [図 4-4]

運動中の酸素摂取量の増加程度は$\Delta\dot{V}O_2/\Delta WR$として表される．これは運動強度の定量可能な自転車エルゴメータなどによるramp負荷試験で得られ，仕事率（watt）に対する$\dot{V}O_2$の増加比率として算出される．運動強度増加に対する$\dot{V}O_2$増加の応答速度と，一定の運動強度に対する$\dot{V}O_2$の絶対値に規定され[5]，負荷開始からAT付近までの$\dot{V}O_2$を一次回帰して求める．

健常例では，運動強度が強くなると体温上昇や呼吸筋の酸素消費増大などにより$\dot{V}O_2$の増加の程度が増し，$\Delta\dot{V}O_2/\Delta WR$は増加する[図 4-4A]．一方，虚

> **side memo**
> $\Delta\dot{V}O_2/\Delta WR$は異なるプロトコール間では，比較できない．

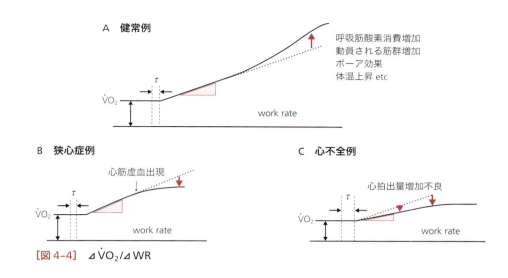

[図4-4] $\Delta \dot{V}O_2 / \Delta WR$

血性心疾患では，局所心筋虚血が出現すると，左室壁運動の低下による心拍出量の増加不良を反映して低下する [図4-4B]．さらに心不全例では，運動開始直後から心拍出量の増加が少ないため，ramp負荷中の全経過を通じ低値となる [図4-4C]．また，低値ということは，運動筋の酸素消費量の増加に見合うだけの $\dot{V}O_2$ が増加せず，酸素不足（O_2 deficit）が増大して運動時間は短くなる．つまり運動中の心拍出量の増加の程度が末梢の酸素需要に比べ不足していることを表している．

さらに，心拍出予備能の低下を代償する活動筋への血流の再配分が起こると，見かけ上は個体の運動効率が改善し，この値は低下する．一方，心不全のない例でトレーニングを行うと運動器の運動効率が改善し，この場合も値は低下するので，運動療法の効果判定などでは注意が必要である．

4 呼吸性代償開始点（respiratory compensation point；RCP）

$\dot{V}E/\dot{V}CO_2$ が持続的な上昇を始め，P_{ETCO_2} が持続的な下降を始める点．RCP出現後は，短時間のうちにアシドーシスが進行するので，運動終点が近いことの参考所見として用いられる．また，P_{ETCO_2} はRCPにおける心拍出量の指標として用いられる[6]．

5 minimum $\dot{V}E/\dot{V}CO_2$ (min $\dot{V}E/\dot{V}CO_2$)，$\dot{V}E$ vs. $\dot{V}CO_2$ slope

心不全でみられる代償的な換気亢進と関係した指標である．$\dot{V}E$ はRCP以下では基本的に $PaCO_2$ により調節されている．運動中の $PaCO_2$ は心不全でも健常例でもほぼ40 torrで一定であり，$\dot{V}CO_2$ に対する肺胞換気量（$\dot{V}A$）には差がない．したがって $\dot{V}E$ を増加させる要素は死腔換気量（VD）であり（$\dot{V}E = \dot{V}A + VD$），心不全での呼吸パターンの変化と換気血流不均衡がVD増加の主原因である．心不全では運動中の肺毛細管圧の上昇や肺胞壁・間質の浮腫などによる肺コンプライアンスの低下を招き，一回換気量の増加を妨げる．そこで $\dot{V}E$ を増加させるために呼吸数を増加させ，浅く早い呼吸（rapid and shallow breathing pattern）となって，解剖学的死腔が増加する．min $\dot{V}E/\dot{V}CO_2$ はramp負荷中の $\dot{V}E/\dot{V}CO_2$ の最低値で，通常RCPにおいて認められる．min $\dot{V}E/\dot{V}CO_2$ はVDを反映し，COPDなどの呼吸器疾患の場合，高値を示す．

一方，心不全症例の換気血流不均衡を増大させる因子としては，運動中の心拍出量が十分に増加しないことによる肺血流量の増加不良や，血管内皮細胞における一酸化窒素（NO）合成能の

低下により肺血管拡張能が低下する[7]ことが知られている．換気効率を表す $\dot{V}E$ vs. $\dot{V}CO_2$ slope は，心不全で運動中の肺血流量増加が不十分であると換気血流不均衡が増大し，生物学的死腔換気量が増加するにつれて増大する．重症になるほど高値を示し，生命予後が不良であると報告されている[8]．

6 最大酸素摂取量：$\dot{V}O_2$ max (maximal $\dot{V}O_2$) と最高酸素摂取量：peak $\dot{V}O_2$ (maximum $\dot{V}O_2$)

ramp 負荷試験で $\dot{V}O_2$ はほぼ直線的に増加するが，$\dot{V}O_2$ max は負荷量を増加しても $\dot{V}O_2$ がそれ以上増加し得ない状態，つまり頭打ちの状態（leveling off）になった時点の $\dot{V}O_2$ と定義される．運動による心拍出量の増加と酸素利用能が限界に達したことを示す所見である．被検者の負荷に対する意欲や自覚症状に依存しない客観的な指標で，個体のもつ最大運動能力を示す生理学的指標である．この現象を確認したら負荷試験を終了する．一方，peak $\dot{V}O_2$ は特定の運動負荷試験で得られた最高の酸素摂取量であり，$\dot{V}O_2$ max の代用とされるが，その評価には負荷中止に至った理由を十分に考慮する必要がある．

peak $\dot{V}O_2$ は運動中の最高酸素輸送能（心拍出予備力と血管拡張能や骨格筋への灌流圧）と最高酸素利用能（活動筋の量と質，およびその有気的代謝能）により決定される．心不全患者の peak $\dot{V}O_2$ が低下する機序として，最高心拍出量の減少，血圧低下，血管内皮機能障害による血管拡張能低下，運動制限や廃用萎縮による筋肉量の減少，慢性の低灌流状態に起因する骨格筋ミトコンドリアの数ならびに質の変化，筋のエネルギー代謝にかかわる酸化的リン酸化酵素などの酵素活性の低下などが考えられる．臨床的には，peak $\dot{V}O_2$ は運動能力の指標であるばかりでなく，末梢機能や調節系の異常という慢性心不全特有の病態を反映するので，最も鋭敏な予後指標で，心移植の適応基準の重要な指標として用いられている[9]．さらに他の心不全指標と異なり，ごく軽度の心機能異常例[10]や健常例の生命予後も反映するので[11]，広い対象に適用可能な予後指標である．

7 回復期酸素摂取量時定数（τ off）[図 4-3]

運動中の O_2 deficit は回復期に返済され，その量は酸素負債（O_2 debt）とよばれる．運動中の O_2 deficit が少ない健常例では，負荷終了後速やかに $\dot{V}O_2$ は低下するが，心機能障害があると，最大負荷でも亜最大負荷でも $\dot{V}O_2$ の回復が遅延し，減衰曲線が延長する．この曲線の最初の部分（first component）を一次回帰して求めた指標が τ off であり，運動耐容能と逆相関し心機能障害の重症度と相関する[12]．

おわりに

心肺運動負荷試験から得られる種々の指標は，運動中の呼吸循環動態のみならず，心不全患者の予後推定[13]や運動療法[14]における強度の基準，日常の活動能力や治療効果判定，心臓ならびにそれ以外の手術適応決定[15]，心移植の適応基準[9]など，多方面に利用されるようになった．しかしながら，これらの呼吸循環指標はそれぞれ異なった生理学的背景と，慢性心不全という中枢と末梢にまたがる複雑な病態の一部を反映しているにすぎない．日常臨床では運動負荷試験から得られた各指標のもつ意味を十

---

side memo

$\dot{V}E/\dot{V}O_2$，$\dot{V}E/\dot{V}CO_2$ は心機能が低下していると，安静時にマスクを装着しただけで死腔が増加するため高くなる．

分に理解しながら，総合的に評価することが望まれる． （前田知子）

文献

1) Wasserman K et al：Anaerobic threshold and respiratory gas exchange during exercise. *J Appl Physiol* **35**：236-243, 1973.
2) Matsumoto A et al：Kinetics of oxygen uptake at onset of exercise related to cardiac output, but not to arteriovenous oxygen difference in patients with chronic heart failure. *Am J Cardiol* **83**：1573-1576, 1999.
3) Koike A et al：Evaluation of exercise capacity using submaximal exercise at a constant work rate in patients with cardiovascular disease. *Circulation* **91**：1719-1724, 1995.
4) Akashi YJ et al：Short-term physical training improves vasodilatory capacity in cardiac patients. *Jpn Heart J* **43**：13-24, 2002.
5) Itoh H et al：Changes in oxygen uptake-work rate relationship as a compensatory mechanism in patients with heart failure. *Jpn Circ J* **56**(5)：504-508, 1992.
6) Matsumoto A et al：End-tidal CO2 pressure during exercise in cardiac patients. *JACC* **36**(1)：242-249, 2000.
7) Adachi H et al：Nitric oxide production during exercise in chronic heart failure. *Am Heart J* **134**：196-202, 1997.
8) Chua TP et al：Clinical correlates and prognostic significance of the ventilatory response to exercise in chronic heart failure. *J Am Coll Cardiol* **29**：1585-1590, 1997.
9) Mancini DM et al：Value of peak exercise oxygen consumption for optimal timing of cardiac transplantation in ambulatory patients with heart failure. *Circulation* **83**：778-786, 1991.
10) Kubozono T et al：Peak VO_2 is more potent than B-type natriuretic peptide as a prognostic parameter in cardiac patients. *Circ J* **72**(4)：575-581, 2008.
11) Myers J et al：Exercise capacity and mortality among men referred for exercise testing. *N Engl J Med* **346**：793-801, 2002.
12) Cohen-Solal A et al：Prolonged kinetics of recovery of oxygen consumption after maximal graded exercise in patients with chronic heart failure. *Circulation* **91**：2924-2932, 1995.
13) Koike A et al：Prognostic power of ventilatory responses during submaximal exercise in patients with chronic heart disease. *Chest* **121**(5)：1581-1588, 2002.
14) Doi M et al：The effect for exercise tolerability and left heart function of acute phase myocardial infarction rehabilitation which made anaerobic threshold (AT) to be an index. *Japanese Journal of Applied Physiology* **25**(3)：131-138, 1995-12-01.
15) Older P et al：Preoperative evaluation of cardiac failure and ischemia in elderly patients by cardiopulmonary exercise testing. *Chest* **104**：701-704, 1993.

5 精神・心理機能検査

　心血管疾患患者では心理学的状態が病状にさまざまな悪影響を及ぼす．一方で，精神・心理的側面への適切な治療的介入により心血管疾患イベントの低下，QOLや生命予後の改善などが期待できる．したがって，心臓リハプログラム導入・実施時には，精神・心理学的状態のアセスメントを行い，精神・心理的問題の有無をスクリーニングすることが重要である．心臓リハ領域でよく用いられる精神・心理・QOL尺度を表5-1に示す．

抑うつを測定するスケール

　心血管疾患患者の抑うつのアセスメントでは，過去2週間のうつ症状の頻度を問うPatient Health Questionnaire-9（PHQ-9）が推奨されており，PHQ-9日本語版は「こころとからだの質問票［PHQ-9日本語版心血管疾患におけるリハビリテーションに関するガイドライン2012改訂版（JCS2012）版］」として心血管疾患リハのガイドラインのなかにもあげられている［表5-2］[1]．PHQ-9は10項目の質問に対し4件法で回答するもので，回答への所要時間は5分程度である．

　その他の抑うつの評価スケールとしては，うつ性自己評価尺度（Self-Rating Depression Scale；SDS，自己式質問紙，20項目，所要時間5〜10分）[2]，ベック抑うつ質問票（Beck Depression Inventory-Second Edition；BDI-II，自己式質問紙，21項目，所要時間5〜10分）[3]，ハミルトンうつ病評価尺度（Hamilton Depression Rating Scale；HDRS，HAM-Dともいわれる，面接法，17項目，所要時間5〜10分）[4] などがある．

不安を測定するスケール

　不安の検査は数多くあるが，顕在性不安検査（Manifest Anxiety Scale；MAS，自己式質問紙，所要時間15分）と，状態・特性不安検査（State-Trait Anxiety Inventory；STAI，自己式質問紙，所要時間15分）は，質問項目が比較的少なく短時間で実施でき，採点も容易であることからよく用いられており，いずれの検査も日本語版が作成されている[5,6]．

　MASは，多面的な人格特徴を検査するミネソタ多面人格目録（Minnesota Multiphasic Personality Inventory；MMPI）から慢性不安を反映していると思われる50項目を抽出して作成された質問紙による検査で，日本語版MASはMASに応答の妥当性を吟味するための15項目の虚偽尺度を加えた65項目からなる．STAIは，「現在どのような不安状態にあるか」（状態不安）と「性格的に不安になりやすいか」（特性不安）の2つの側面を別々に測定するもので，それぞれ20項目，合計40項目の質問からなり，点数が高いほど不安が大きいことを表す．また，不安と抑うつの両方を測定する尺度にはHADS（Hospital Anxiety and Depression Scale，自己式質問紙，所要時間5〜10分）[7] がある．

[表 5-1] 心臓リハビリテーション領域でよく用いられる精神・心理・QOL 尺度

評価項目	評価スケールの名称	内容・特徴
抑うつ・うつ病	Patient Health Questionnaire-9 (PHQ-9)	うつ病のスクリーニングに用いられる．研究使用等については届け出が必要である．
	Self-Rating Depression Scale (SDS)	抑うつ状態の評価尺度で，容易に実施でき，億劫さの強いうつ病患者でも比較的容易に回答できる．
	Beck Depression Inventory-Second Edition (BDI-Ⅱ)	うつ病の心身症状を総合的に評価する診断的心理検査である．
	Hamilton Depression Rating Scale (HDRS または HAM-D)	専門家による面接法での評価で，うつ病の重症度を定量的に評価する．
不安	Manifest Anxiety Scale (MAS)	ある出来事を背景に惹起される不安ではなく，もともともっている特性としての不安を評価する．
	State-Trait Anxiety Inventory (STAI)	現在どのような不安状況下にあるか（状態不安）と性格的に不安になりやすいか（特性不安）の2つの側面に分けて評価する．
抑うつ・不安	Hospital Anxiety and Depression Scale (HADS)	身体疾患を有する患者の抑うつや不安症状を評価する．
Type D	Type D Scale-14 (DS-14)	ネガティブ感情と社会的抑制について評価する．
怒り	State-Trait Anger eXpression Inventory (STAXI-2)	状態怒り，特性怒り，怒りの表出をそれぞれ評価する．
感情・気分	Profile of Mood States 2nd edition (POMS 2®)	所定の時間枠における気分，感情の状態を評価する．
QOL	Medical Outcome Study Short-Form 36-Item Health Survey (SF-36)	身体機能や日常役割機能などを含む8つの領域の健康関連QOLを評価する．

[表 5-2] こころとからだの質問票［PHQ-9 日本語版心血管疾患におけるリハビリテーションに関するガイドライン 2012 改訂版（JCS2012）版］

この2週間，次のような問題にどのくらい頻繁（ひんぱん）に悩まされていますか？

右の欄の最もよくあてはまる選択肢
（0．全くない，1．週に数日，2．週の半分以上，3．ほとんど毎日）
の中から一つ選び，その数字に○をつけてください．

		全くない	数日	半分以上	ほとんど毎日
1	物事に対してほとんど興味がない，または楽しめない	0	1	2	3
2	気分が落ち込む，憂うつになる，または絶望的な気持ちになる	0	1	2	3
3	寝付きが悪い，途中で目がさめる，または逆に眠り過ぎる	0	1	2	3
4	疲れた感じがする，または気力がない	0	1	2	3
5	あまり食欲がない，または食べ過ぎる	0	1	2	3
6	自分はダメな人間だ，人生の敗北者だと気に病む，または，自分自身あるいは家族に申し訳がないと感じる	0	1	2	3
7	新聞を読む，またはテレビを見ることなどに集中することが難しい	0	1	2	3
8	他人が気づくぐらいに動きや話し方が遅くなる，あるいは反対に，そわそわしたり，落ち着かず，ふだんよりも動き回ることがある	0	1	2	3
9	死んだ方がましだ，あるいは自分を何らかの方法で傷つけようと思ったことがある	0	1	2	3
10. 上の①から⑨の問題によって，仕事をしたり，家事をしたり，他の人と仲良くやっていくことがどのくらい困難になっていますか？ 〈0．全く困難でない 1．やや困難 2．困難 3．極端に困難〉					

（ファイザー製薬：こころの陽だまり；https://www.cocoro-h.jp/index.html）

5 精神・心理機能検査

Type D パーソナリティを測定するスケール

　Type D パーソナリティは，ネガティブ感情の自覚が高く，対人関係において不安で寡黙な傾向をもつパーソナリティである．Type D パーソナリティのアセスメントスケールには Type D Scale-14（DS14）があり，心血管疾患患者における日本語版 DS14 の妥当性も検討されている[8]．DS14 は，ネガティブ感情 7 項目と社会的抑制 7 項目の 14 項目からなり，負担も少なく，臨床現場での使用に適している．

敵意・怒り・攻撃性を測定するスケール

　敵意を測定する検査法としては，人格尺度の MMPI から敵意性を測定すると思われる項目を抜粋し構成した Cook & Medley hostility（HO）scale（50 項目）[9]，敵意性のさまざまな側面を評価する目的で作成された Buss-Durkee Hostility Inventory（BDHI）の改訂版で，29 項目からなる Buss-Perry Aggression Questionnaire（BAQ）[10] などがある．

　怒り表出性を測定する尺度としては，State-Trait Anger eXpression Inventory（STAXI）2（STAXI 2）[11] がある．STAXI は，57 項目からなり，状態怒り（15 項目），特性怒り（10 項目），怒りの表出（32 項目）の 3 尺度を評価する．

感情・気分を測定するスケール

　感情・気分を測定する検査としては，気分プロフィール検査（Profile of Mood States 2nd edition：POMS 2® 日本語版）がある[12]．これは，「怒り-敵意」「混乱-当惑」「抑うつ-落ち込み」「疲労-無気力」「緊張-不安」「活気-活力」「友好」の 7 尺度と，ネガティブな気分状態を総合的に表す「総合的気分状態得点」から，所定の時間枠における気分の状態を評価するものであり，65 項目の質問からなる（自己式質問紙，所要時間 15～20 分）．質問項目数が 35 項目とより簡便な短縮版（自己式質問紙，所要時間 10～15 分）もあり，被検者の年齢や疾患などによっては短縮版の受検が適していることもある．

健康関連 Quality of life（QOL）を測定するスケール

　健康関連 QOL* の評価尺度としては，Medical Outcome Study Short-Form 36-Item Health Survey（SF-36）が世界中で最も普及しており，日本語版もある[13]．SF-36 は，36 項目の質問に回答することにより，8 つの健康概念（①身体機能，②日常役割機能（身体），③身体の痛み，④全体的健康感，⑤活力，⑥社会生活機能，⑦日常役割機能（精神），⑧心の健康）を評価する．これらの 8 つの下位尺度はそれぞれ単独で使用できるが，それぞれ重みづけをされ，まとめ

他職種へのメッセージ

　精神・心理学的状態のアセスメントは，まず，意識障害，薬の副作用，全身疾患の影響，脳血管障害の巣症状などの器質要因，および統合失調症やうつ病などの内因性精神疾患を除外し，そのうえで面接，行動観察，心理検査により行われる．アセスメントを行う際には，対象者の身体的あるいは精神的健康状態を考慮し，負担になりすぎず，かつ目的に適した検査法を選択することが大切である．臨床現場でよく用いられる質問紙法は短時間で簡単にアセスメントができ，面接法よりも実施者によるばらつきが少ないなどの利点があるが，回答者による意図的な回答操作が可能であるため，その結果の解釈には十分に注意をはらう必要がある．また，1 つのみのアセスメント方法だけでなく，系統の異なるいくつかの検査を組み合わせて行うことも重要である．さらに，精神症状や心理的状態は，日常生活のさまざまな影響を受けやすいので，1 回の検査結果のみで判断するのではなく，適宜繰り返して実施する．なお，質問紙法には，版権者の使用許可が必要な場合もある．

られた3つのサマリースコア（①身体的側面，②精神的側面，③役割/社会的側面）を使用することもできる．また，SF-36の短縮版として，質問項目が12項目（SF-12）や8項目（SF-8）もある．

　心血管疾患独自のHRQL尺度の代表的なものには，心不全患者に用いられるMinnesota Living with Heart Failure（MLHF）[14]がある．MLHFは，最近4週間の間に心不全（心臓の状態）により日常生活がどのくらい影響を受けたかについての21項目の質問からなる．また，わが国から報告されている心不全の症状特異的尺度としては，Marianna Heart Failure Questionnaire（MHQ）[15]がある．SF-36では疾患特異的な臨床像が十分に反映されないことがあるので，心不全患者のQOL評価に関してはMLHFやMHQを用いることが望ましい．

（小川佳子）

> *side memo*
>
> **＊ 健康関連QOL**
>
> 　QOLという用語は，"生活の質""生命の質""人生の質"など多くの日本語訳が試みられ，そのなかにはさまざまな意味を含んでいる．健康関連QOL（health-related QOL；HRQOL）は，社会環境的要因は除き，健康に直接関連する要因に焦点を当てたものである．

文献

1) ファイザー製薬：こころの陽だまり；https://www.cocoro-h.jp/index.html
2) 福田一彦，小林茂雄：日本版SDS使用手引き，三京房，1983．
3) 小嶋雅代，古川壽亮：日本版BDI-Ⅱベック抑うつ質問票・手引き，日本文化科学社，2003．
4) Hamilton M：A rating scale for depression. *J Neurol Neurosurg Psychiatry* 23：56-62，1960．
5) 阿部満州，高石 昇：顕在性不安検査使用手引，三京房，1985．
6) 肥田野 直・他：新版STAIマニュアル，実務教育出版，2000．
7) Zigmond AS et al：Hospital anxiety and depression scale（HAD尺度）．季刊・精神科診断学 4：371-372，1993．
8) 石原俊一・他：心疾患患者におけるタイプDパーソナリティ尺度の開発．健康心理学研究 27，177-184，2015．
9) 早野順一郎：敵意性と冠動脈疾患．医学のあゆみ 152：772，1990．
10) 安藤明人・他：日本版Buss-Perry攻撃性質問紙（BAQ）の作成と妥当性，信頼性の検討．心理学研究 70：384-392，1999．
11) Spielcerger CD：State-Trait Anger Expression Inventory-2：Professional Manual. Psychological Assessment Resources Inc., Florida, 1999.
12) 横山和仁監訳：POMS 2® 日本語版マニュアル，金子書房，2015．
13) 福原俊一，鈴鴨よしみ：SF-36v2® 日本語版マニュアル．iHope International 株式会社，2015．
14) Rector T et al：Patients' self-assessment of their congestive heart failure. Part 2：Content, reliability and validity of a new measure. The Minnesota Living with Heart Failure Questionnaire. *Heart Fail* 3：198-209, 1987.
15) Tamura M et al：Development of measure for disease-specific quality of life in patients with chronic heart failure. *J Cardiol* 42：155-164, 2003.

[第5章]
運動処方総論

1 運動処方の基本

運動療法は心臓リハの主要な構成要素の一つである．ここでは，運動療法の実施法について解説する．

患者選択・リスク層別化
1 除外基準・中止基準

運動療法の対象となる患者を表1-1に，運動療法の除外基準を表1-2に示す．運動負荷試験の禁忌は第4章（p177，表4-4）を参照されたい．除外基準に合致しない心疾患患者全例に対して運動療法を行うべきである．除外基準もあいまいな部分があるため，運動療法が必要だと考える施設や主治医と，運動療法を疑問視している施設や主治医とでは解釈が異なることがよくある．しかし，たとえば，腎機能が低下していても造影剤の使用量を減らせるように工夫して心臓カテーテル検査を行うのと同様に，虚血閾値の低い患者でも心筋虚血が起こりにくい運動手法を考えて心臓リハを実施するなどの熱意をもって，なるべく多くの症例に運動療法を実施するようにしてほしい．

運動処方を作成する際，運動負荷試験を行うが，運

> **side memo**
>
> ***1 食後高血糖**
> 内臓脂肪が蓄積するとインスリン抵抗性が亢進する．急峻な食後の血糖上昇（食後高血糖）と遅延インスリン分泌反応に伴う低血糖が血管を傷つける．遅い時間の夕食摂取に伴う明け方の低血糖は心室頻拍や心筋梗塞の原因となる．死亡すれば dead in bed syndrome とよばれる．

［表1-1］ 運動療法の対象となる患者

	対象	備考
保険適用	虚血性心疾患	PCI実施の有無・残存狭窄の有無は問わない
	心不全	EF＜40％かつBNP＞80pg/m*l* あるいは peak $\dot{V}O_2$＜80％
	開心術後	
	大血管疾患	解離性大動脈瘤 胸部大動脈瘤 腹部大動脈瘤 大血管術後
	末梢血管疾患	Fontaine分類 Ⅱ以上
保険適用外	一次予防	高血圧 糖尿病（境界型，食後高血糖*1 も含む） 肥満 脂質異常症 心不全ステージ分類A, B（上記の条件以外のすべての心不全）
	不整脈	心室性期外収縮 上室性期外収縮 血行動態の安定した心室頻拍 心房細動のレートコントロール

虚血性心疾患，大血管疾患は急性発症したもの．

[表1-2] 運動療法除外基準

疾患	不安定狭心症 高度大動脈弁狭窄症（症状を伴うもの） 重症閉塞性肥大型心筋症 炎症性疾患急性期 血行動態の保持できない心室頻拍 心房粗動 頻脈性心房細動 完全房室ブロック 心膜炎急性期 心筋炎急性期 血栓性静脈炎 重症糖尿病（ケトーシス，前増殖性網膜症） 増大しつつある大動脈瘤・冠動脈瘤 解離性大動脈瘤のULP（ulcer like projection） 非代償性心不全
血行動態	安静時収縮期血圧＞200mmHg　あるいは拡張期血圧＞110mmHg
病態	プラークが不安定で運動によりラプチャーを起こす可能性が高い場合 大動脈弁口面積＜1.0cm^2，弁口面積係数 0.6cm^2/m^2，ΔPG（圧較差）＞40mmHg 増悪しつつある炎症反応，熱発 運動により腎機能障害が増悪する場合 運動により心室頻拍が誘発される場合 PAWP＞18mmHgに1週間以内になった心不全

動負荷試験には危険が伴う．運動負荷試験による心事故を防ぐために中止基準を遵守する（第4章，p178，表4-5参照）．

2 運動療法のリスク

運動療法のリスク層別化に関しては米国心臓協会（AHA）によるガイドライン[1]がある（本章，p202，表2-2参照）．運動耐容能別にリスクを想定してモニタや監視の程度を規定している．これは，もう少し個別に考えて対処してもよい．

虚血性心疾患におけるリスクとは，運動中の狭心症・心筋梗塞の再発，重症心筋梗塞に伴う心不全の増悪である．また，基礎となる病態として内臓脂肪の蓄積がある場合には運動中の低血糖が発症することがあり，これもリスクである．低血糖は図1-1に示すように，カテコラミン分泌を増強するのみでなくQTを延長させ致死性不整脈を誘発する[2]．表1-3に虚血性心疾患の運動療法中のリスクを示す．

次に，心不全患者の運動療法でのリスクとは，図1-2に示すように左室拡張末期圧の上昇，低酸素，心拍出量の低下を惹起して顕性心不全を誘発することと，運動による不整脈を誘発することである．心不全患者は運動中に左室拡張末期圧（LVEDP）が上昇することは注意しておきたい［図1-3］[3]．表1-4に心不全のリスクを示す．

運動処方の目的

各疾患別の運動処方の目的を表1-5に示す．

他職種に覚えてもらいたいポイント

心筋梗塞発症の要因
心筋梗塞は病変の狭窄度が強いほど起こりやすいということはない．84％は有意ではない狭窄病変から発症している．

心不全増悪の要因
心不全が急性増悪する要因は，過労，ストレス，薬の飲み忘れ，塩分摂取過多などによる血圧・心拍数上昇が60％以上を占める．患者教育はとても大切である．

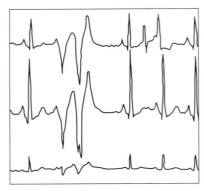

[図 1-1] 低血糖時の QT 延長の例
CGM（持続血糖モニタリングシステム）にて血糖値が 57mg/dl のときに記録された QT 延長（560ms）と多源性 PVC.

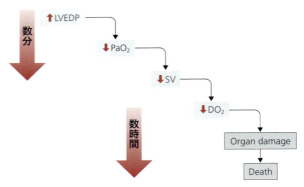

[図 1-2] 心不全急性増悪の発症機転
左室拡張末期圧（LVEDP）上昇をきっかけに数分間で心拍出量が低下し始める．その後，数時間で死に至ることもある．SV：一回心拍出量，DO_2：酸素分配．

[表 1-3] 虚血性心疾患の運動療法中のリスク

リスク	備考
虚血	主要枝の有意狭窄に伴い hibernation[*2] による心機能低下が生ずる場合，側副血行や末梢枝による心筋虚血は運動療法により改善するため，むしろしっかりと行うべきである．
プラークラプチャー	狭心症が不安定化している場合はプラークがラプチャーしている可能性がある．脱水，高血糖，過労，ストレス存在下に強い負荷はかけない．
不整脈	発症 1 週間以内の PVC は要注意．
心不全	LAD#6，RCA#1 などの心筋梗塞は心機能が低下していることがある．急性期の強い負荷はリモデリングを促す可能性がある．
心破裂 中隔穿孔 乳頭筋断裂	心筋梗塞発症数日から 1 週間目ごろに発症することがある．
低血糖	内臓脂肪が蓄積している患者では運動開始 10〜15 分後に低血糖を生ずることがある．

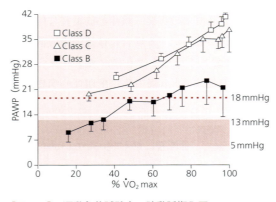

[図 1-3] 運動負荷試験中の肺動脈楔入圧
運動負荷試験中，肺動脈楔入圧（PAWP≒左室拡張末期圧 LVEDP）は上昇する．特に運動耐容能の低い例では上昇が著しい．PAWP は通常 5〜13mmHg くらいで 18mmHg 以上は異常である．25mmHg 以上が続くと肺水腫が出現しやすい．Class は Weber-Janicki 分類．運動耐容能により心不全を重症度分類している．Class B は peak $\dot{V}O_2$ 16〜20ml/分/kg で AT は 11〜14ml/分/kg，Class C はそれぞれ 10〜16 と 8〜11，Class D は 6〜10 と 5〜8．

[表 1-4] 心不全の運動療法中のリスク

リスク	備考
LVEDP，PAWP 上昇	中等度の運動でも長時間続けると肺水腫を起こすことがある．
低酸素	SpO_2<90%の場合，運動は中断する．
不整脈	
デコンディショニング	臥床期間が長く，利尿薬・血管拡張薬が十分投与され，低栄養の場合に生じやすい．
低栄養 貧血	運動耐容能低下の原因となる．

[表 1-5] 運動処方の目的

疾患	目的
虚血性心疾患	●動脈硬化増悪予防 ●動脈硬化退縮 ●血液粘度改善 ●赤血球膜流動性亢進 ●一定量負荷時の心筋酸素摂取量減少 ●冠動脈血管拡張能改善 ●心筋内毛細管密度増加 ●プラークラプチャ発生予防 ●血栓形成予防（血小板活性安定化） ●血栓溶解能亢進（線溶系亢進） ●抗酸化酵素誘導（再灌流障害軽減） ●左室リモデリング抑制
心不全	●運動耐容能改善 ●自律神経活性安定化（安静時心拍数低下，心拍応答改善） ●運動時一回心拍出量増加 ●血管内皮細胞機能改善 ●末梢血管抵抗改善（後負荷改善） ●骨格筋毛細血管密度増加 ●骨格筋機能改善（酸化酵素活性改善） ●骨格筋線維の変化（typeⅡからⅠへ） ●不安定呼吸改善 ●睡眠時呼吸障害改善 ●免疫能改善 ●腎機能改善 ●骨ミネラル含量増加
開心術後	●運動耐容能改善　●静脈グラフト開存率向上
大血管疾患	●運動耐容能改善
末梢動脈疾患	●側副血行路発達
心疾患一次予防	●内臓脂肪減少 ●インスリン抵抗性改善 ●食後高血糖改善 ●空腹時高血糖改善 ●脂質代謝改善（総コレステロール低下，HDL増加，LDL低下，中性脂肪低下，small dense LDL減少） ●異所性脂肪量改善 ●血圧低下 ●基礎代謝改善
不整脈	●心房細動レートコントロール ●心室性期外収縮減少 ●心室頻拍減少（自動能亢進抑制，心筋虚血改善によるリエントリー抑制）

疾患名にとらわれず，常に病態を考え，病態に応じた目標を考えることが大切である．何のために運動療法を行っているのかを常に考えておかないと効果発現が薄くなる．

> **side memo**
>
> ***2 hibernation**
> 冬眠心筋と訳される．心筋への血液灌流障害によって心筋酸素需要が不足するために心機能が低下する現象．

外来における運動療法の組み立て

外来における運動療法の構成要素は，ウォームアップ，主運動，クールダウンである[図1-4]．主運動には有酸素運動とレジスタンストレーニングが含まれる．入院患者でも運動耐容能が十分確保できている場合にはこの運動療法と同様に行う．

1 ウォームアップ

ウォームアップは運動療法を安全に実施するために重要である．心疾患患者におけるウォームアップの主な目的は血管拡張と自律神経への効果である．ガス交換を効率的に行うためには肺血流を増加させ，骨格筋活動を正常に行うためには骨格筋へ分布する血流を増加させる必要がある．安静時からの血管径を調節しているのは一酸化窒素であり，中等度以上の運動中の血管系を調節しているのは自律神経系である．ウォームアップは，軽い運動を行うことによって血流速を増して一酸化窒素の合成を促すとともに，少し強度を強めることにより交感神経活性も賦活化させて，主運動に十分な血管拡張が得られるように準備させるものである．交感神経活性を突然活性化させると，血小板機能が過剰に活性化して血栓ができやすくなったり心室頻拍や心室細動が生じたりするため，ウォームアップを中等度レベルで行い，その後主運動を行うべきである．血

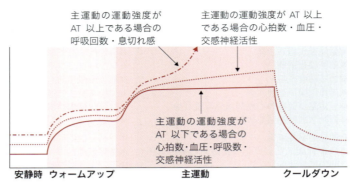

[図 1-4] 運動療法中の心拍数，血圧，呼吸数，交感神経活性
ウォームアップにより心拍数，血圧，呼吸数，交感神経活性などを主運動中の状態に近づけてから主運動に移行する（実線）．AT レベル以下の主運動であっても，長時間に及ぶと心拍数は徐々に増加する．
同じ患者が体調が悪く主運動が AT レベル以上になった場合の変化を点線（心拍数と血圧，交感神経活性）と一点鎖線（呼吸数）で示す．心拍数と血圧，交感神経活性は主運動中増加し続ける．呼吸数は心拍数以上に激しく増加する．

管拡張に関連した応答は比較的速やかに生じるが，いきなり主運動を始めると運動開始時に息切れ感の増悪や心筋虚血が生じるので，ウォームアップは必須である．

また，ウォームアップは細胞内でのエネルギー代謝状態を変化させ，脂質代謝を盛んにする効果も有している．すなわち，軽いウォームアップを短時間行うことによって，エネルギー基質が細胞内の ATP やクレアチンから血管内のブドウ糖・脂質にシフトし，その状態で主運動に入ることが可能となり，脂質代謝亢進の意味で効率がよくなる．

さらに，運動前のストレッチは，骨格筋や関節の進展性・可動域を高め，運動によるけがを予防する．

2 主運動

主運動は有酸素運動とレジスタンストレーニングである．方法は後述する．しっかりと負荷強度を上げるレジスタンストレーニングは，心筋梗塞の場合には発症 5 週目から行う[4]．

3 クールダウン

クールダウンは 2 つに分けて考える．1 つは主運動終了直後のクールダウン，2 つ目は場所を変えて行うクールダウン，いわゆる整理体操である．

症候限界性の運動負荷試験のように最大負荷をかけた場合，血圧が著明に上昇するとともに交感神経活性が過剰に亢進する．このような状態で突然運動を中断すると，運動中に生じていた骨格筋収縮による血管抵抗が突然解除されて後負荷が急激に減少する．そのために左室腔内が虚脱状態に近くなり血圧が急激に低下する．大動脈弁狭窄症や肥大型閉塞性心筋症がある場合には，心筋収縮力が突然強まるために流出路狭窄を増悪させて失神することがある．同時に，運動を突然中断すると，副交感神経活性が急激に回復して徐脈や低血圧が生じる．通常，運動終了後 2 分間は神経性の回復期といわれ，副交感神経活性が回復する時間帯で，副交感神経活性の回復は健常なほど素早い．その後は液性回復期といわれる副腎からのカテコラミン分泌が減少する時間であり，こちらはゆっくりである．したがって，運動終了後最低 2〜3 分間は心拍数が徐々に回復するようにクールダウンしていくべきである．

一方，運動療法で採用される有酸素運動レベルでは，通常このような激しい応答は生じない．しかしそれでも事故予防の観点からクールダウンは重要であり[5]，当院（群馬県立心臓血管センター）では運動強度の40％ぐらいの強度で数分間クールダウンしている．

　運動療法後に行われる整理体操の意義は，運動療法により適度に興奮している交感神経活性を安定化させて安静時の自律神経活性に戻すことである．また，整理体操としてのストレッチは，骨格筋の緊張を解いて疲労の蓄積を防ぐ効果がある．したがって，これは，やや照明を落として静かな音楽をかけながら行うとよい．

ベッドサイドでの運動療法の組み立て

　ここでは，通常の有酸素運動ができないレベルの患者，すなわち運動耐容能が低いために嫌気性代謝閾値（AT[*3]）を測定できないレベルの患者に対する，病室における運動療法について記述する．入院中でもATレベルが決定できるほどの運動耐容能を有する患者は，外来患者と同様に行って問題はない．

　このような患者は，通常，ほとんどの時間をベッド上で過ごしている．したがって，骨格筋力が低下しているとともに体液分布が中心に偏りがちである．したがって注意点は2つある．

　1点目は，まず骨格筋トレーニングから行うことである．廊下歩行をゆっくりと少しずつ距離を伸ばすのみでは，効果が発現するのに時間がかかり疲労感のみが印象づけられる．通常，歩行運動を行うときの強度の目安はβ受容体遮断薬を服用していない場合には心拍数110/分程度で行うが，このような患者では容易に目標心拍数に到達してしまい，実際にはほとんど運動になっていないことが多いのがその主な理由である．

　一方，ベッド上でボールやセラバンドなどを押したり，ベッドサイドでのつま先立ち運動などを行う骨格筋トレーニング【図1-5】は心拍数の持続的増加をきたしにくいために運動療法を継続しやすい．また，骨格筋を最初に鍛えておけば，その後の歩行運動時に骨格筋ポンプがしっかりと作動することができる．

　2点目は，上体を起こしたときに上半身が虚脱することである．血圧が低下し，心拍数が増加する．自律神経調節機能が不十分であるために，上半身に集まっていた体液が立位に伴って下半身に過剰に再分布することを抑えられないためである．

　カルペリチドやフロセミドなどの血管拡張薬や利尿薬が十分投与され，中心静脈圧が低下している患者では，このようなことが起こりやすい．徐々に上体を起こして，体位変換に慣らすようにする．ベッド上での臥床状態での骨格筋トレーニングは，このような患者でも実施できるメリットがある．運動によって自律神経活性調節機構が正常化し，骨格筋機能もしっかりしてくれば，起立性低血圧も発症しにくくなる．

　ベッド上あるいはベッドサイドでの抵抗運動を行い，下腿がややしっかりしてくれば，歩行距離を伸ばすことができる．立位になってふらつかないこと，片足立ちができることなどが目安である．この時点では，まだ心肺運動負荷試験は行わない．実施は可能であり，安静時の$\dot{V}E/\dot{V}CO_2$や安静時からウォームアップ時にかけての時定数や心拍応答などで心不全状態の

> **side memo**
>
> **[*3] AT**
> anaerobic threshold（嫌気性代謝閾値）の略．有酸素運動に嫌気的代謝が始まる時点の酸素摂取量のこと．したがってATは$\dot{V}O_2$なので，AT（$\dot{V}O_2$）というような言い方はしない．

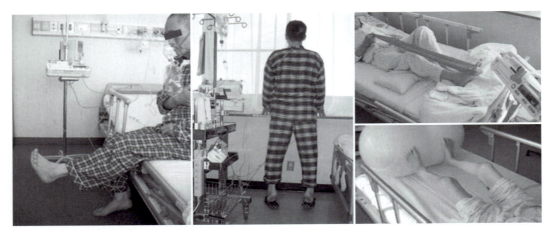

[図1-5] 運動耐容能が極端に低い患者のベッド周囲での運動療法
ベッドに座っての自重による足上げ運動（左），ベッドサイドでのつま先立ち運動（中），セラバンド（右上）やボール（右下）を使用したベッド上での下腿の骨格筋トレーニング．どこを鍛えているのか意識させながら運動させる．

評価ができる点で有用ではあるが，ATが0wattであったり，呼気ガス分析用のフェイスマスクによる死腔負荷が患者へ負担になりすぎたりすることなどから，当院では運動処方作成目的では実施していない．自転車エルゴメータに乗せるときは，後述するようにエルゴメータで実施可能な最低負荷量を用いたインターバルトレーニングで行う．

このような患者に運動療法を行う際には，ウォームアップやクールダウンは行わないことが多い．

運動種目・種類

心臓リハに用いる運動種目は，コンタクトスポーツや強度の強すぎるものを除けばどのようなものでも構わない．息が少し切れる程度のレベルで行える種目であれば，心臓病治療効果は期待できる．

静的要素を亢進させる運動はレジスタンストレーニングである．レジスタンストレーニングも有酸素運動と同様，週3〜7回実施する．

運動強度の設定

1 有酸素運動の運動強度の設定

通常，有酸素運動はATレベルで行う．ATは第4章4（p173〜）で述べられているように心肺運動負荷試験（CPX）を用いて決定する．ATレベル以下では交感神経活性が極端には活性化しないので，一般的にはATレベルでの運動療法が最も安全で有効である．

ところで，ATは体調に依存して低下したり改善したりする．また，自転車エルゴメータやトレッドミルのような運動器具のない場合には，処方された運動強度を設定することは困難である．そこで，トークテストが必要になる．これは，運動器具のない場所でも体調の変化した日でも対応できる運動処方である．運動中に会話をして，息が少し切れるけれどもどうにか会話が続けられるレベルで行うという運動処方である．この運動強度は，多くの場合ATに合致する．体調の悪い日はATも低下するが，このような日は運動中の息切れ感も容易に発生する．運動中の呼吸数の変化を漸増運動中にプロットしてみると，運動耐容能の保持されている人の場合，呼吸

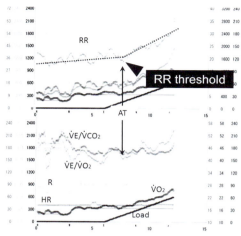

[図 1-6] ramp 負荷中の RR threshold（呼吸数閾値）

図下は $\dot{V}O_2$, $\dot{V}E/\dot{V}CO_2$, $\dot{V}E/\dot{V}O_2$ などをプロットしたトレンドグラフ．
図上は呼吸数（RR）をプロットしたトレンドグラフ．
AT に一致する運動強度で呼吸数も増加し始めていることがわかる．

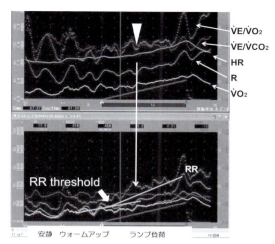

[図 1-7] 心不全患者の ramp 負荷中の RR threshold

図上は $\dot{V}O_2$, $\dot{V}E/\dot{V}CO_2$, $\dot{V}E/\dot{V}O_2$ などをプロットしたトレンドグラフ．
運動耐容能が低いため $\dot{V}E/\dot{V}O_2$ が ramp 負荷開始とともに上昇し始めているように見えるが，$\dot{V}E/\dot{V}O_2$-$\dot{V}E/\dot{V}CO_2$ 関係が破綻して $\dot{V}E/\dot{V}O_2$ のみが上昇し始める点は矢頭の点である．
下の図は呼吸数（RR）をプロットしたトレンドグラフ．呼吸数は AT の 2 分以上前に増加し始めている（矢印）．

数が増加し始めるポイントは多くの場合 AT に一致する[図 1-6]．すなわち，トークテスト陽性になるポイントは AT と考えて間違いない．

大血管術後あるいは解離性大動脈瘤，他の動脈瘤の残存している患者では，運動療法中に収縮期血圧が 150 mmHg 以上にならないように実施する[6]．AT 以下の運動強度で収縮期血圧が 150 mmHg 以上になった場合には，血圧値を優先させて運動療法を行う．通常，このような場合には降圧薬を増量するべきなので，循環器医にも連絡を取ったほうがよい．

一次予防目的に運動療法を行う場合には，対象患者数が膨大なため，全員に CPX を実施することは不可能である．そこで，軽く息が切れる程度での運動療法，すなわち「ニコニコペースの運動療法」を実施する．前述のごとく，会話ができる余裕があるのは AT レベル以下であるので安全である．一次予防目的の場合，運動療法の目的は内臓脂肪減量によるインスリン抵抗性の解除である．この目的には軽い運動で十分であるため，ニコニコペースの運動療法は理にかなっている．

2 運動耐容能の低下がみられる場合

中等度以上の心不全で運動耐容能が低下している患者の場合，AT レベルの運動療法は危険なこともある．図 1-3 に示したように，運動耐容能が低下するほど運動中の PAWP（肺動脈楔入圧）が上昇しやすい．Weber-Janicki 分類 C では，AT レベルですでに PAWP が 30 mmHg に到達している．一般的に PAWP は 25 mmHg 以上になると肺水腫が起こり始めるといわれており，30 mmHg というのは大変危険な状況である．そのため，このような患者に漫然と AT レベルで運動療法を行っていると，当日の夜あるいは翌朝に心不全が増悪する可能性がある．そのような場合にも，呼吸数の変化は有用であると筆者は考えている．このような患者では，AT 以下で呼吸数が増加し始めることが多い[図 1-7]．これは，左室充満圧上昇が間質浮腫をきたし，これ

によって刺激された肺のirritant receptorが呼吸を刺激するためと考えられる．したがって，呼吸数増加開始点（呼吸数閾値：RR threshold）を基準にすれば心不全患者でも安全に運動療法ができるものと考えている．

末梢動脈疾患（PAD）は，下肢痛が生じるレベルで運動療法を行う．疼痛は虚血のサインであるが，虚血刺激によって側副血行路の産生が促される．

3 レジスタンストレーニングの運動強度の設定

レジスタンストレーニングの運動強度は漸増法で設定する．最大負荷の40〜60％にすべきであるが，動脈瘤や心室瘤のある患者に急性期，最大負荷は危険である．ややきついと感じるレベルで実施する．高齢者の場合には軽めの負荷にして回数を増やす．3〜4種類のトレーニング10〜12回を2セットくらい行うことが多い．

おわりに

以上，運動処方の基本について概説した．心臓リハの対象患者が多様化している現在，個々の患者の病態を的確に把握してテイラーメイドの運動療法を実施できるようになりたい．運動中の血行動態の変化については拙著を参照されたい[7]．　　　　　　　　（安達　仁）

他職種へのメッセージ

心臓リハは心疾患治療の根幹である．病態を理解し，なぜ運動中にこのような症状を訴え所見を呈するのだろうと考え，問題点を解決するような運動療法や食事療法などを行えば，大部分の患者の予後・QOLを改善することができる．頑張りましょう．

文献

1) Fletcher GF et al : Exercise standards: a statement for health professionals from the American Heart Association. *Circulation* 82: 2288-2322, 1990.
2) Gill GV et al : Cardiac arrhythmia and nocturnal hypoglycaemia in type 1 diabetes—the 'dead in bed' syndrome revisited. *Diabetologia* 52: 42-45, 2009.
3) Weber KT et al : Oxygen utilization and ventilation during exercise in patients with chronic cardiac failure. *Circulation* 65: 1213-1223, 1982.
4) American Association of Cardiovascular and Pulmonary Rehabilitation : Guideline for Cardiac Rehabilitation and Secondary Prevention, 4th Ed (Williams MA, et al, eds) Human Kinetics, Champaign, 2004, p119.
5) 野原隆司・他；循環器病の診断と治療に関するガイドライン（2011年度合同研究班報告）：心血管疾患におけるリハビリテーションに関するガイドライン（2012年改訂版），日本循環器学会ホームページ；http://www.j-circ.or.jp/guideline/pdf/JCS2012_nohora_h.pdf
6) 髙本眞一・他；循環器病の診断と治療に関するガイドライン（2010年度合同研究班報告）：大動脈瘤・大動脈解離診療ガイドライン（2011年改訂版），日本循環器学会ホームページ；http://www.j-circ.or.jp/guideline/pdf/JCS2011_takamoto_d.pdf
7) 安達　仁：心臓リハビリテーションスタッフのための心電図ハンドブック，中外医学社，2011．

2 監視,非監視の運動療法

監視型運動療法

1 定義

心疾患患者に対する監視型運動療法（supervised exercise therapy）とは、医学的評価や運動負荷試験の結果などに基づき、心臓リハの専門家の監視のもと入院中の急性期から回復前期の外来で行われる運動療法のことである。「運動療法を監視する」という意味は、単に心電図や心拍数、血圧を測定・監視すること以外にも、表2-1にあげるようなさまざまな意味が包含されている[1]。すなわち、「監視型運動療法」は単に専門家が患者の傍について行う運動療法というわけではなく、運動指導や患者教育を含んだ言葉である。

心疾患患者に運動療法を実施する際には、患者の年齢、疾患の重症度、心機能、運動負荷試験の結果、既往歴や現病歴などによってリスクを層別化し、最適な監視レベルを決定する必要がある。特に急性期や回復前期、運動習慣のない人に運動療法を開始する際には、医師、理学療法士や看護師など国家資格を有する心臓リハの医療専門家の監視のもとでの運動療法が推奨される。特に発症（手術後）早期の運動療法は、医療専門家による極近位での監視のもとに行われ、経過とともに専門家による監視の距離を拡大し、最終的には非監視型（セルフモニタリング）での運動療法を目標とすることが重要である。

2 リスク層別化

2013年に12年ぶりに改訂されたAmerican Heart Association（AHA）の「Exercise Standards for Testing and Training（運動負荷試験と運動療法の科学的ステートメント）」[2]では、2001年のステートメントを継承し、病態や心機能、運動耐容能、既往歴などを考慮し、4クラスに対象を層別化し、クラスに応じた心電図や血圧のモニタリングの必要性や身体活動の指針、監視の必要性が示されている[表2-2]。このリスク分類のもとになっている情報にも運動耐容能が含まれていることからも、心疾患患者に監視型運動療法を導入する際には、運動負荷試験を実施する必要性がある。

[表2-1] 運動療法の監視の意味

- 運動療法中の心拍数や血圧の監視を行うこと。
- 有資格者による運動の直接の監視や指導。
- 運動処方がしっかりと守られているかどうか（適切な準備運動や整理運動、目標心拍数の理解や心拍数の自己モニタリング能力、症状、RPEの範囲）。
- 運動療法機材の適切な使用法を理解しているかどうか。
- 病状の回復や臨床症状の変化に基づいた運動処方の定期的な調節ができるかどうか。
- 持続する狭心症状や致死的な心室性不整脈、代償されていない心不全などの重大な運動関連合併症に対する医学的治療を理解しているかどうか。

(Squires, 1999)[1]

[表 2-2] American Heart Association による運動療法のリスク分類

	対象者	臨床的特徴	身体活動の指針	監視の必要性	心電図と血圧モニタ
クラス A 外見上健康な人	1. A-1 小児，10代の青年，症状または心疾患や主要な冠危険因子の既往がない45歳未満の男性や閉経前の女性 2. A-2 症状または心疾患の既往のない，そして主要冠危険因子が2つ未満の45歳以上の男性や閉経後の女性 3. A-3 症状または心疾患の既往がない，そして主要冠危険因子が2つ以上の45歳以上の男性や閉経後の女性 *ただし，高強度の運動に参加する前には，A-2, A-3は医学的評価と，可能ならば運動負荷試験後に運動療法を行うことが推奨される．		基本的な指針以上の制限はない	なし	不要
クラス B 心血管疾患はあるが，安定しており，激しい運動による合併症発生のリスクも低いが外見上健康な人よりはやや高い人	次の診断のいずれかを含む ①冠動脈疾患（心筋梗塞，CABG，冠動脈形成術，狭心症，運動負荷試験の異常，冠動脈造影での異常所見）ではあるが，状態が安定しており右記の臨床的特徴を有するもの ②重篤な弁狭窄または逆流のあるものは除外した心臓弁膜症で，右記の臨床的特徴を有するもの ③先天性心疾患（27回Bethesdaカンファレンスの勧告を満たすもの） ④心筋症，左室駆出率30%以下，右記の臨床的特徴を有する安定した心不全患者を含む．ただし，肥大型心筋症や最近発症した心筋炎は除外 ⑤クラスCにあげるリスクの分類を満たさないような運動負荷試験による異常所見	以下のすべてを含む ①NYHAのクラス1または2 ②運動能力が6METs以上 ③心不全の徴候なし ④安静時と6METs以下の運動負荷試験時に虚血性候候または狭心症がない ⑤運動中に収縮期血圧が適度に増加する ⑥安静時または運動時に持続性または非持続性の心室性期外収縮の連発がない ⑦活動強度を十分に自己モニタできる	主要な医療提供者によって承認され，有資格者によって提供された運動処方とともに，活動は個別化されるべき	医学的な監視は運動処方の開始早期のセッションに効果的，個々が自分の活動をどのようにモニタするか理解するまでは，ほかの運動セッションにおいても適切にトレーニングを受けた医師以外の者が運動中の監視をするべきである．医師はACLSのトレーニングと認定を受けること．医師以外はBLSのトレーニングと認定を受けること	トレーニング開始早期，有用
クラス C 運動中に心臓合併症を発症するリスクが中程度〜高度の人，および/または身体活動を自分で調整することができない，または勧告された身体活動レベルを理解できない人	次の診断のいずれかを含む ①右記の臨床的特徴を有する冠動脈疾患 ②右記の臨床的特徴を有する心臓弁膜症，重症の狭窄や閉鎖不全は含めない ③先天性心疾患（27回Bethesdaカンファレンスの勧告を満たすもの） ④心筋症，左室駆出率30%未満，右記の臨床的特徴を有する安定した心不全患者を含む．ただし，肥大型心筋症や最近発症した心筋炎は除外 ⑤コントロール不良な重篤な心室性不整脈 *クラスCでの監視型運動療法の期間が終了した場合，処方された運動強度で適切な医療職種によって運動の安全性が十分に確立され，患者自身も自己管理ができるようならクラスBに再分類される．	以下のうちいずれか ①NYHAクラス3または4 ②運動負荷試験の結果 ③運動能力が6METs未満 ④6METs未満の運動強度でST低下または狭心症の発症 ⑤運動によって収縮期血圧が低下する ⑥運動によって非持続的心室頻拍が起こる ⑦心停止の既往がある（心筋梗塞や心臓手術によって発症した心停止は除く） ⑧医師が致命的ではないかと考える医学的問題がある	主要医療の提供者によって承認され，有資格者によって提供された運動処方とともに，身体活動は個別化されるべき	安全性が確立されるまで，すべての運動セッションに医学的監視が必要	安全性が確立されるまで運動中の連続監視が必要
クラス D 身体活動を制限すべき不安定な疾患	次の診断のいずれかを含む ①不安定な心筋虚血 ②重症で症状のある弁狭窄症や閉鎖不全症 ③先天性心疾患（27回Bethesdaカンファレンスの勧告で運動は禁止されるリスク因子がある） ④代償されない心不全 ⑤コントロールされていない不整脈 ⑥運動によって悪化する可能性をもつその他の医学的状態		●クラスDではコンディショニング目的での活動は勧められない ●治療や患者をクラスC以上に戻すことが優先される ●日常活動は患者の主治医によって行われた個人の評価をもとに処方されるべき		

(Fletcher et al, 2013)[2]

3 監視型運動療法

(1) 入院期の監視型運動療法

　心筋梗塞後の再灌流療法の進歩や心臓外科手術の低侵襲化や心筋保護技術，周術期管理の進歩により，近年はより早期退院傾向となり，発症（手術）後1週間以内に退院することも珍しくなくなった．急性期の血行再建術の成功後には，安静臥床は必要最小限にとどめ，重症不整脈，繰り返す心筋虚血，遷延する心不全などの合併を有する症例を除いては，ベッド上安静は12〜24時間以内にすべきとされている[3]．安静解除後は段階的に歩行距離を伸ばして，ADLの拡大を図る．歩行距離延長の判断基準については，急性心筋梗塞後は「急性心筋梗塞に対する急性期リハビリテーションにおける負荷試験の判定基準」（第7章1. p240，表1-2参照）[3]，心臓外科術後は「運動負荷試験の判定基準（ステップアップの基準）」（第7章3. p257，表3-2を参照）[3]を参考にする．なお，入院中の運動療法は急性期ほど少量頻回が原則である．病棟での歩行を中心とした運動療法は看護師や理学療法士の協力のもと，1日数回計画し，徐々に通常の生活を意識した身体活動量になるように計画的に進めていくことが肝心である．

(2) 外来での監視型運動療法

　退院後にも運動療法を継続してもらうためには，退院までの間に適切な運動方法に加えて，危険な運動形態や過剰な運動強度について十分に理解してもらう必要がある．しかし，近年，入院期間はさらに短縮傾向にあり，十分に指導を受ける時間がないことも事実である．退院前までに服薬や栄養，生活全般など運動療法以外の多くのことを一度にたくさん指導され混乱していたり，心臓病患者としての生活を具体的にイメージできなかったり，実際に試験外泊などのシミュレーションも経験する機会が少なくなってきているため，運動療法についての理解が不十分であったり，退院後実践できていないことも少なくない．運動療法の心身への多彩な効果を享受するためにも，運動療法を目的とした外来通院を勧めるべきである．外来では単に運動を行うために病院に来ることが目的ではない．退院前に説明した運動療法の知識についての確認や自宅での実践の確認など行動変容を促す教育の期間としても重要である．

　退院後は，運動負荷試験を実施するまでは，入院中のプログラムでの運動強度や運動時間を超えない範囲で，自宅での運動療法を進めてもらう．特に表2-2で示した中程度から高度のリスクを有する患者は，外来通院しながら監視下での運動療法を実践することを勧めるべきである．外来での監視型運動療法は，本章1の「運動処方の基本」（p192〜）に基づいて行われる．運動療法中の監視の実際を図2-1, 2-2に示した．

4 監視型運動療法から非監視型運動療法への移行

　心臓リハの究極の目標は，QOLの改善と健康寿命の延伸である．心臓病を患った結果，運動することに不安を抱えてしまい，病院以外では運動療法ができないという状況にしてはならない．すなわち，復職，家庭復帰を果たすなかで，最終的には運動療法を自己管理してもらうことが重要となる．

　監視型運動療法から非監視型運動療法への移行については，表2-3の指針が示されている．

非監視型運動療法

1 定義

　心疾患の運動療法は図2-1のような近位監視による運動療法が一般的であるため，医療者が

入院期監視型
運動療法

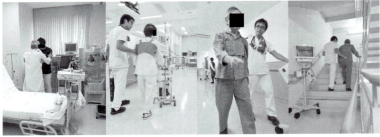

外来監視型
運動療法

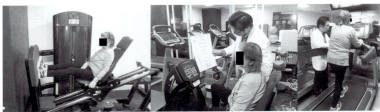

[図 2-1] 入院期の監視型運動療法と外来での監視型運動療法

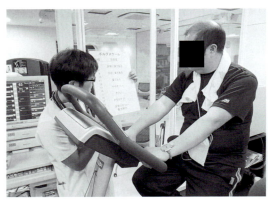

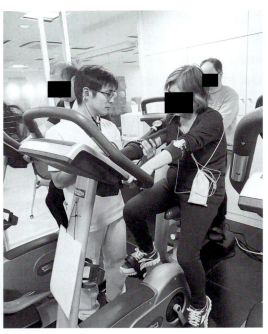

❶心拍数
- 運動時目標心拍数を超えていないか
- 運動開始後の心拍数の変化は適正か
- 心拍数の安定性（不整脈の有無）は適正か
- 同じ運動強度でも心拍数の増減はないか（異常？効果？）

❷心電図
- 心拍数の変化は適正か
- 中止基準を満たす不整脈がないか

❸運動強度
- ワットは処方範囲内か
- 目標心拍数を超えていないか
- 主観的運動強度（Borg 指数）は適正か

❹血圧
- 運動中の血圧の変化は適正か

❺呼吸
- 回数は適正か
- 息遣い（呼吸パターン）は異常でないか

❻視診，問診，触診
- 発汗異常はないか
- 強い息切れ感はないか
- 四肢冷感はないか
- 易疲労感はないか
- 不安感，悪心はないか
- 顔色は良好か
- 眩暈はないか
- 悪寒はないか

[図 2-2] 監視型運動療法の実際

[表 2-3] 監視型運動療法から非監視型運動療法への移行のガイドライン
- 推定運動耐容能が7METs以上（実測5METs以上）または職業的要求レベルの2倍であること．
- 運動に対する適切な血行動態反応（運動負荷の増加に対する血圧の上昇）とその回復が認められること．
- 最大運動負荷時の適切な心電図反応，たとえば正常もしくは変わらない伝導または不変，安定した不整脈もしくは不整脈なし，安定した許容範囲の虚血性変化（たとえば1m以内のST低下）であること．
- 心臓由来の症状が安定または無症状であること．
- 安定した（コントロールされた）安静時心拍数と血圧が認められること．
- リスクファクター介入の適切な管理およびリスクファクターを改善するのに効果的で安全な運動に参加し，その結果，これらリスクファクターが独立かつ効果的な変化を示すこと．
- 病気の経過，異常な徴候や症状，薬剤使用と副作用についての知識を有すること．

(Squires, 1999)[1]

近くにいない場合（たとえば，対象者が医療者と同室にいるが自己管理で運動している場合）を，非監視型運動療法（non-supervised exercise therapy）と考える人も少なくないが，監視の距離（極近位，近位，遠位，遠隔監視）によらず，医療者の管理監督下で行われているものは，監視型運動療法（supervised exercise therapy）である．すなわち，非監視型運動療法はいかなる監視もない環境で運動療法を行うことである．

非監視型運動療法は，自宅や自宅周辺での運動療法も含まれ，屋内・屋外を問わずさまざまな環境で自己管理のもと行われる運動療法である．

2 非監視型運動療法の実際

非監視の定義がいかなる監視もされないということであるので，原則はすべてのバイタルサインを自己管理しながら行われる．運動療法を始める前には必ず自分自身で全身状態を確認することが重要で，そのチェック項目は監視型運動療法実施中に習得しておく必要がある [表2-4]．

心疾患の症状は非定型的なこともある．そのため，「なんとなくいつもと違う，いつもと比べてなんとなくおかしい」という感覚がある場合は，細心の注意をはらう必要がある．メディカルチェックの内容は，自分自身で記録表に記入する習慣をつけ，医師や運動療法の専門家に定期的に確認してもらえるとよい．積極的に運動療法を行わないほうがよい場合を表2-5に示した．

(1) 脈拍自己モニタリング

体表面から触診できる動脈はいくつかあるが，脈拍自己モニタリングとして最適なのは，橈骨動脈である．第2～4指を橈骨動脈に当て，脈波を触診する．通常15秒間測定し，4倍して1分間の脈拍数として計算する [図2-3]．運動前・中・後といかなる状況でも自己モニタリングをできるようにしておく．図2-3の場合，右手に時計をしておくとよい．

脈拍自己モニタリングは脈拍数だけをカウントすることが目的ではなく，脈波の強さやリズムも触知できるようにするとよい [図2-4]．脈が抜ける，リズムが乱れる，リズムが全くばらばらなど，いつもと違うリズムであった場合には要注意である．脈のリズム異常は，心疾患以外の要因として，電解質異常，脱水傾向，精神的興奮，緊張，運動などで出現し，動悸，悪心，意識障害などの症状が出現する場合もあれば，無症状の場合もある．

(2) 自覚的運動強度自己モニタリング法

自覚的運動強度自己モニタリング法は，6～20点のBorg指数によって行われることが多い．通常，心疾患の運動療法で用いられるのは11（楽である）～13（ややきつい）である．前述

[表 2-4] メディカルチェックの項目

❶ **血圧と脈拍数などのバイタルサインの測定**
- 前回から今朝までの血圧が落ち着いていること
- 体温測定は感冒や熱中症を疑うときなど必要時に測定
- 脈拍数の測定時には心拍のリズム不整がないかも確認する．普段と異なる脈拍数やリズム異常をみつけた場合は，運動療法は中止する
- 安静時から息切れを自覚したときも運動療法は中止する

❷ **体重測定**
- 特別食べ過ぎでもないときに体重が増えるのは心不全の徴候かもしれない
- 3日で2キロの体重増加は要注意である

❸ **自己問診**
- 気分はいいか
- 睡眠は十分か
- 自覚症状（胸の苦しさや違和感，動悸，息切れ，疲れ，だるさなど）はないか
- 尿量は不変か，体重増加はないか
- 下腿や目瞼にむくみはないか
- 食欲はあるか，食事を済ませたか
- 薬の飲み忘れはないか
- 疲労が蓄積していないか（体がだるくないか）

[表 2-5] 積極的に運動療法を行わないほうがよい場合

- 安静時脈拍数が連続的に 110 拍/分以上，または 50 拍/分以下（または個別設定範囲外）
- いつもと違うリズム異常を認める
- 安静時血圧が 180 mmHg 以上，または拡張期血圧が 110 mmHg 以上（または個別設定範囲外）
- めまい，冷や汗，吐き気などの低血圧症状がある
- 安静時から息切れなどの自覚症状がある
- 乏尿で体重増加がある
- 下腿や目瞼に浮腫がある
- 疲労や倦怠感，骨関節系に痛みがある
- 過度の睡眠不足がある
- 薬を飲み忘れている
- 低血糖症状がある（冷汗，めまい，手指の震え，脱力感，異常な空腹感など）

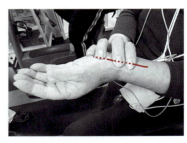

[図 2-3] 脈拍自己モニタリング

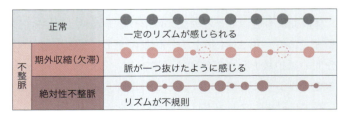

[図 2-4] 脈診による不整脈ごとのリズム異常の感じ方

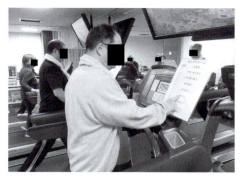

[図 2-5] 主観的運動強度の体得

した 2013 年に 12 年ぶりに改訂された AHA の「Exercise Standards for Testing and Training」[2]では，12～16 と示されているが，高齢者の多いわが国の心疾患者を対象にする場合には，運動負荷試験の結果を参照しながら慎重に設定することが重要である．監視型運動療法中に処方された運動中の主観的（自覚的）運動強度がどの程度の Borg 指数か体得しておき [図 2-5]，非監視型運動療法においても同程度の主観的運動強度で実施する．

3 非監視型運動療法の終了

心臓リハは当初の目標を達成した時点で終了となるが，「運動療法」は，投薬と同じ治療に位置づけられており，生涯にわたって続けることが望ましい．

（高橋哲也）

文献
1) Squires RW：Components of exercise training. In Cardiac Rehabilitation, A Guide to Practice in the 21st Century (Wenger NK et al, ed), Marcel Dekker, New York, 1999, pp75-93.
2) Fletcher GF et al：Exercise standards for testing and training：a scientific statement from the American Heart Association. *Circulation* 128(8)：873-934, 2013.
3) 野原隆司・他；循環器病の診断と治療に関するガイドライン（2011 年度合同研究班報告）：心血管疾患におけるリハビリテーションに関するガイドライン（2012 年改訂版），日本循環器学会ホームページ；http://www.j-circ.or.jp/guideline/pdf/JCS2012_nohara_h.pdf

3 運動療法の一般的な注意点

運動療法中止基準

運動療法の中止基準は，各種疾患や病期によって異なるものの，以下のような基準が最新のガイドライン[1]に示されている [表3-1]．

また，実際に行った運動療法が過剰な負荷であった場合，表3-2 に示すような症状や徴候が出現する．そのような場合は，当日の運動療法は中止し，医療専門家の判断を仰ぐように指導する．

その他

運動を処方する際に注意すべき事項について，2013年の「Exercise Standards for Testing and Training」には掲載されていないが，2001年のAHAのステートメントに掲載されている

[表3-1] 各種疾患ごとの運動療法の中止基準

急性心筋梗塞に対する急性期リハビリテーション負荷試験の判定基準	大血管疾患リハビリテーション進行の中止基準	心臓外科手術後リハビリテーション進行の中止基準	不整脈患者の運動トレーニングの中止基準
①胸痛，呼吸困難，動悸などの自覚症状が出現しないこと ②心拍数が120bpm以上にならないこと，または40bpm以上増加しないこと ③危険な不整脈が出現しないこと ④心電図上1mm以上の虚血性ST低下，または著明なST上昇がないこと ⑤室内トイレ使用時までは20mmHg以上の収縮期血圧上昇・低下がないこと （ただし2週間以上経過した場合は血圧に関する基準は設けない）	①炎症 発熱37.5℃以上 炎症所見（CRPの急性増悪期） ②不整脈 重症不整脈の出現 頻脈性心房細動の場合は医師と相談する ③貧血 Hb8.0g/dl以下への急性増悪 無輸血手術の場合はHb7.0g/dl台であれば医師と相談 ④酸素化 SpO₂の低下（酸素吸入中も92%以下，運動誘発性低下4%以上） ⑤血圧 離床期には安静時収縮期血圧100mmHg以下，140mmHg以上 離床時の収縮期血圧の30mmHg以上の低下 運動前収縮期血圧100mmHg以下，160mmHg以上 ⑥虚血性心電図変化，心拍数120bpm以上	①胸痛，強い息切れ，強い疲労感（Borg指数>13），めまい，ふらつき，下肢痛がない ②他覚的にチアノーゼ，顔面蒼白，冷汗が認められない ③頻呼吸（30回/分以上）を認めない ④運動による不整脈の増加や心房細動へのリズム変化がない ⑤運動による虚血性心電図変化がない ⑥運動による過度の血圧変化がない ⑦運動で心拍数が30bpm以上増加しない ⑧運動により酸素飽和度が90%以下に低下しない	（Lown分類2度以上の心室不整脈） ①心室頻拍（3連発以上） ②RonTの心室期外収縮 ③頻発する単一源性心室期外収縮（30%以上） ④頻発する多源性の心室期外収縮（30%以上） ⑤2連発（1分間に2回以上）

（野原・他，2012）[1]

[表3-2] 運動負荷量が過大であることを示唆する指標

❶ 自覚症状（倦怠感持続，前日の疲労感の残存，同一負荷量におけるBorg指数の2以上の上昇）
❷ 体重増加傾向（1週間で2kg以上増加）
❸ 心拍数増加傾向（安静時または同一負荷量における心拍数の10bpm以上の上昇）
❹ 血中BNP上昇傾向（前回よりも100pg/ml以上の上昇）

[表 3-3] 運動を処方する際に注意すべき事項

❶ 体の調子のいいときのみ運動療法を行うこと
- 感冒，寒気などの風邪症状後の運動療法の再開は，症状がなくなって2日以上経過するまで待つこと．

❷ 食後すぐに運動を行わないこと．最低でも2時間は待つこと

❸ 水分補給を行うこと
- 運動中の発汗によって失われた水分の補給の量は，運動強度や運動の環境，個々の健康状態によって異なるので，どの程度が適切な水分補給量なのか推奨するのは難しい．
- 中程度から比較的強い強度での30分以上の運動前・中・後に水分を補給することが望ましい．

❹ 天候に合わせて運動を行うこと
- 特に暑い気候での運動に注意を要する．
- 湿度や風の有無によって気温は影響されるので，運動に最適な気温の基準を決めるのは難しい．
- 摂氏21度（華氏70度）以上になれば，歩行のペースを落とし，熱中症のサイン（頭痛，ふらつき，めまい，悪寒，動悸など）に注意し，適切に水分補給を行うこと．
- 常にいつもと同じ程度のBorg指数であるかを意識すること．

❺ 坂道ではスピードを落とすこと

❻ 適切な服装と靴で行うこと
- ゴム素材や通気性の悪い素材で作られた洋服は使用してはならない．
- 直射日光が当たるような場合は，明るめの色の服を着て帽子をかぶること．
- ウォーキング用にデザインされた靴をはくこと．

❼ 個人の運動制限因子を理解すること
- 定期的に医師の診察を受けて，何か制限因子があれば聞いておくこと．

❽ 適切な運動を選択すること
- 持久性運動（有酸素運動）が主要な運動種目であり，40歳以上の患者には強い衝撃のある運動は避けるほうがよい．
- 運動期間中に休日を設けることで，ストレスへの順応もよくなる．
- ウォーミングアップとクールダウンを十分に行うこと．

❾ 症状に注意すること
次のような症状が出現した場合には運動を継続する前に医師に相談すること
- 運動中の胸部，腕，首，あごの不快感．
- 運動後の脱力感．
- 運動中の不快感を伴う息切れ（通常の会話が努力なくでき，喘鳴がないか，あっても回復に5分以上かからない）．
- 運動後または運動中の骨関節の不快感（運動開始直後は軽い筋肉痛はあると思われるが，腰や関節痛がある場合は医師の評価までは運動を中止する）．

❿ 次のような過度の運動のサインに注意すること
- 決められたトレーニングセッションを完遂することができない．
- 活動中に会話することができない．
- 運動後にふらつき感や吐き気がある．
- 慢性的に疲労感がある．
- 睡眠不足（不眠症）．
- 関節の痛み．

⓫ ゆっくりと開始し徐々に強度を上げること

(Fletcher et al, 2001)[2]を筆者訳，改変

ものは現在でも大変参考になるものであるため，邦訳し表3-3にまとめた． （高橋哲也）

文献
1) 野原隆司・他；循環器病の診断と治療に関するガイドライン（2011年度合同研究班報告）：心血管疾患におけるリハビリテーションに関するガイドライン（2012年改訂版），日本循環器学会ホームページ；http://www.j-circ.or.jp/guideline/pdf/JCS2012_nohara_h.pdf
2) Fletcher GF et al : Exercise standards for testing and training : a statement for healthcare professionals from the American Heart Association. Circulation 104：1694-1740, 2001.

[第6章]
心臓リハビリテーション総論

心臓リハビリテーションの変遷と日本の現状

第6章 心臓リハビリテーション総論

本項では，前半において過去約70年間の世界およびわが国の心臓リハの歴史をたどり，後半においてわが国の心臓リハの現状について述べる．過去の歴史をたどると興味深いことに，心臓リハは，リハ医学がその守備範囲を広げて（対象疾患を心疾患にまで拡大する形で）発展したというより，心疾患患者の治療プロセスにおける患者マネジメントの試行錯誤のなかで生まれ発展してきたことがわかる．すなわち，心臓リハの歴史を学ぶということは，リハ医学の守備範囲の拡大の歴史を学ぶというより，心疾患患者の治療の進歩に伴う最適マネジメントの流れを学ぶということである．さらに，過去の歴史を踏まえてわが国の現状を知ることにより，現在のわが国において心疾患患者の最適マネジメントのために何が不十分かを理解し，われわれが今後解決すべき課題を認識できるであろう．

心臓リハビリテーションの歴史

1 長期安静臥床から早期離床へ

表1-1に世界およびわが国における心臓リハの歴史を示す[1]．臨床的心筋梗塞が記述されたのは今から100年前，1912年のHerrickによる．1930年代に病理学者のMalloryら[2]が急性心筋梗塞（AMI）の病理学的治癒過程を検討し，急性心筋壊死から安定期瘢痕形成まで5～6週間以上を要することを明らかにした．この病理学的検討の結果から，急性心筋梗塞（AMI）患者が早期に身体活動を行うことにより心室瘤形成・心不全・心破裂・突然死を生じると懸念され，AMI発症から6～8週間はベッド上安静を守るということが厳格に実践された．その結果，長期安静臥床の弊害として廃用症候群や肺血栓塞栓症が多発し，職場復帰などの正常の社会生活へ復帰することは稀であった．

しかし1952年，長期臥床の有効性を疑問視したLevineとLown[3]は，AMI患者を発症2～7日後にひじ掛け椅子に座らせるアームチェア療法を導入し，早期離床の先駆けとなった．Newmanら[4]は，発症4週間後から1日2回，3～5分間の歩行を開始した．

1956年にBrummerら[5]が発症14日以内の離床を報告し，1961年にはCainら[6]が早期段階的活動プログラムの有効性と安全性を報告した．1968年にSaltinら[7]は，健常者に長期臥床を強いることにより可逆性の身体調節異常が生じることを明らかにし，「身体デコンディショニング」の概念（長期安静臥床の弊害として運動耐容能低下・心拍血圧調節異常・骨格筋廃用性萎縮・骨粗鬆症などの身体調節異常が生じること）を確立した．これを契機として，早期離床・早期退院・早期社会復帰の流れが加速された．

2 入院期間の短縮を目指す監視下段階的リハビリテーションプログラム

1960年代後半の米国では，AMIの入院期間は3週間が通常であった．1970年代になると，Abrahamら[8]が「早期に離床しても狭心症，再梗塞，心不全，死亡などが増加することはない」ことを明らかにした．この当時の心臓リハは，AMI患者の身体デコンディショニングを是正し，できるだけ早期かつ安全に退院・社会復帰を実現するという短期効果を目指したものであった．

[表1-1] 世界およびわが国における心臓リハビリテーションの歴史

年代	欧米	日本
1950年以前	1912　Herrick：急性心筋梗塞発症後，8週間安静臥床 1937　Lewis：8週間安静臥床	
1950年代	1951　White：1カ月安静臥床が必要 1952　Levine & Lown：発症2〜7日後にアームチェア療法 1952　Newman：発症4週後から歩行開始 1956　Brummer：早期（2週間後）離床の試み	1956：木村 登：積極的運動負荷療法：二階段昇降（5回/分）
1960年代	1961　Cain：早期段階的活動プログラムの安全性 1968　Saltin：デコンディショニングの概念 1968　AMIの入院期間は平均3週間	
1970年代	1973　Wenger：14段階リハプログラム 1976　Swan：合併症のないAMIの入院期間は2週間→退院後の外来心臓リハが普及	1978：「心臓リハ研究会」発足
1980年代	1982　Miller：外来・地域施設でのPhase II，Phase III心臓リハプログラム 1988　Oldridge：メタ解析で心筋梗塞後の心臓リハにより死亡率低下との報告 1988　Hlatky：入院平均14日から10日へ短縮	1982　AMIの平均入院期間は66日． 1982　厚生省戸嶋班：AMI心臓リハ4週間プログラム発表 1988　AMIに対する心臓リハが保険適用
1990年代	1993　Pashkow：合併症のないAMIの入院期間は6〜7日 1993　包括的心臓リハプログラムの普及 1995　米国公衆衛生局：「心臓リハガイドライン」出版（エビデンスに基づく心臓リハ） 1999　Belardinelli：慢性心不全に対する運動療法により長期予後改善の報告	1995　日本心臓リハ学会設立 1996　厚生省齋藤班：AMI心臓リハ3週間プログラム発表 1996　AMIに加えて狭心症・開心術後が保険適用追加
2000年代	2003　CADILLAC研究：プライマリーPCIの普及で合併症のないAMIの入院期間は3.5日まで短縮可能 2004　ACC/AHA：ST上昇型心筋梗塞ガイドラインで心臓リハをClass Iとして推奨 2005　米国：心不全ガイドラインで運動療法がクラス1の推奨 2007　Suaya：米国メディケア（65歳以上）のAMI後心臓リハ参加率は13.9% 2009　慢性心不全の運動療法の大規模臨床試験（HF-ACTION）	2000　日本心臓リハ学会により「心臓リハ指導士制度」創設 2002　「心疾患における運動療法に関するガイドライン」発表 2003　Goto：AMI後の回復期心臓リハ参加率は全国推計5% 2006　慢性心不全・閉塞性動脈硬化症・大血管疾患が「心大血管疾患リハ」の対象疾患として保険適用承認 2007　Goto：循環器専門医研修施設のうち外来心リハ実施施設は9% 2007　「心血管疾患におけるリハに関するガイドライン（2007年改訂版）」
2010年以降	2011　ACCF/AHA二次予防ガイドライン：すべての急性冠症候群・CABG後・PCI後患者に外来心リハを推奨 2012　「European Journal of Cardiovascular Prevention and Rehabilitation」が「European Journal of Preventive Cardiology」と改称 2014　米国：心不全の心臓リハが保険適用 2016　欧州心臓病学会：心不全の運動療法が心不全入院減少目的でクラス1の推奨 2016　「European Association of Cardiovascular Prevention and Rehabilitation」が「European Association of Preventive Cardiology」と改称	2010　「慢性心不全治療ガイドライン」で運動療法がクラス1の推奨 2011　中西：循環器専門医研修施設のうち外来心リハ実施施設は21% 2012　「心血管疾患におけるリハに関するガイドライン（2012年改訂版）」 2013　心臓リハ学会から「AMIの心臓リハ標準プログラム」公表 2017　心臓リハ学会から「心不全の心臓リハ標準プログラム」公表 2018　心臓リハ学会員数が14,000人に到達

早期離床が一般的になると，Wengerら[9]を中心として退院までの身体活動の各段階が7〜14段階の「段階的プログラム」として体系化された．具体的には，心電図テレメトリによる監視の下で，身体活動強度の各段階で自覚症状・心拍数・血圧・心電図変化などに異常がなければ一つ上の活動強度レベルに進行でき，最終的に4METs程度を目指す段階的トレーニングプログラムである．この結果，米国では合併症のないAMIの入院期間は1970年代後半には2週間にまで短縮した．

またこの頃から，重症度や合併症により患者を層別化する考えが導入され，合併症のない症例では早期リハが可能であるが，狭心症・心不全・ショック・不整脈・重症心膜炎などのAMI急性期合併症を有する例では離床を遅らせて厳重な監視の下で徐々にリハを進めるべきであると認識されるようになった[10]．すなわち「個別的な運動処方に基づいた監視下運動療法」が実施されるようになった．

3 外来型心臓リハビリテーションの普及

1970年代半ば以降，米国ではAMIの入院期間の短縮に伴い，退院後の外来通院型心臓リハプログラムが広まった．退院後の心臓リハプログラムの形態として，①病院施設での心電図モニターによる監視下運動療法[11]，②体育館や地域施設における心電図モニターを使用しない監視下運動療法[12]，③非監視下在宅運動療法[13]，が提唱された．このうち，①病院施設での心電図モニターによる監視下運動療法が，現在の第2相（Phase Ⅱ）心臓リハの原型である．②体育館や地域施設における心電図モニターを使用しない監視下運動療法は第3相（Phase Ⅲ）心臓リハに相当し，低リスク患者が対象である．さらに低リスク患者では，③非監視下在宅運動療法により監視下運動療法と同等の効果が得られると報告されている．この過程で発展したのが，臨床経過と退院前運動負荷試験により判定された予後リスクに基づいて患者マネジメントを行う「リスク層別化（risk stratification）」の概念である[13,14]．

4 長期予後とQOLの改善を目指す包括的心臓リハビリテーションプログラム

1980年代以降，AMIや冠動脈バイパス術（CABG）後などの虚血性心疾患患者を対象として退院後に外来で実施される「包括的心臓リハ（comprehensive cardiac rehabilitation）」が，冠危険因子・生活の質（QOL）・長期予後を改善する効果を有することが多数のランダム化比較試験により明らかにされた[15]．1995年には米国医療政策研究局（AHCPR）から過去の334編の文献をまとめた「心臓リハビリテーション臨床プラクティスガイドライン」[16]が発刊され，心臓リハのエビデンスの周知と啓発に大いに貢献した．これらの結果，心臓リハの概念が従来の「早期離床と社会復帰を目指す機能回復訓練」から，「長期予後とQOLの改善を目指す虚血性心疾患二次予防プログラム」へと大きく変化した．

2004年にTaylorら[17]は，48編の無作為割り付け試験における8,940例を対象としたメタアナリシスを実施し，運動療法を主体とした心臓リハにより虚血性心疾患患者の総死亡が通常治療と比較して20％減少し，心死亡が26％減少することを報告した．その後，最適薬物治療（optimal medical therapy；OMT）が普及し，コントロール（心臓リハ非実施）群の予後が改善した結果，2016年のメタ解析[18]では総死亡減少効果は有意でなくなったものの，心血管死亡が26％低下，再入院が18％減少することが示されている［図1-1］．さらにAMIに限定した34編の報告のメタ解析[19]では，外来心臓リハにより総死亡率が26％，心死亡率が36％，AMI再発が47％減少すると報告されている．この効果は，AMI後の標準治療薬であるβ遮断薬やアンジ

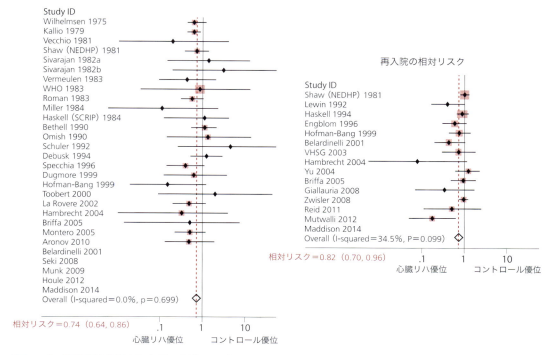

[図 1-1] 冠動脈疾患患者における心臓リハビリテーションの予後改善効果
冠動脈疾患患者に対する心臓リハの予後改善効果を検討したランダム化比較試験 63 件（対象患者合計 14,486 人）のメタ解析の結果，心臓リハは通常治療に比べ心血管死亡を 26％減少，再入院を 18％減少させた．
(Anderson et al, 2016)[18]

アンジオテンシン変換酵素阻害薬（ACEI）の予後改善効果に匹敵する効果である．

これらのエビデンスを踏まえて，現在では心臓リハは日・米・欧の急性心筋梗塞ガイドライン[20-22]において Class I（必須）として推奨されている．とりわけ ACCF/AHA の二次予防ガイドライン 2011 年版[23]では，「すべての急性冠症候群・CABG 術後・PCI 術後患者が外来心臓リハに紹介されるべき」であると強調されている．

5 慢性心不全の疾患管理システムとしての心臓リハビリテーションプログラム

1999 年に Belardinelli ら[24]は，慢性心不全に対する運動療法により非運動群

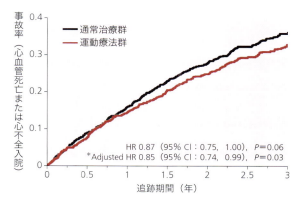

[図 1-2] HF-ACTION 試験：慢性心不全に対する運動療法の長期予後改善効果
安定慢性心不全患者（左室駆出率中央値 25％）2,331 人を対象とした HF-ACTION 試験において，運動療法群は通常治療群に比べ，事故率（心血管死亡または心不全入院発生率）が 13％低かった（$P=0.06$）．主要背景因子の補正後，リスク減少率は 15％となり統計学的に有意であった（$P=0.03$）．
(O'Connor et al, 2009)[25]

に比べ QOL，心不全再入院率，心事故率が改善したと報告した．その後，大規模ランダム化比較試験 HF-ACTION[25]において，運動療法により，慢性心不全患者の運動耐容能，QOL および長期予後が改善することが報告された [図 1-2]．これらのエビデンスを踏まえて現在では，米

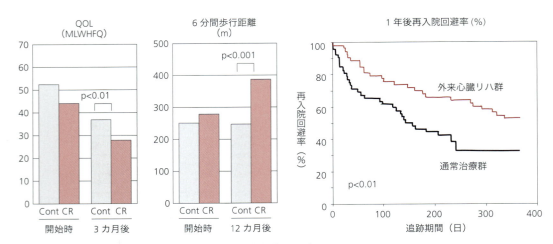

[図1-3] 心不全疾病管理プログラムとしての外来心臓リハビリテーション
入院したCHF患者105名（平均62歳，NYHA Ⅲ 64%）を，外来心臓リハ群53名と通常治療群52名に無作為割り付けし，外来心臓リハ群は，週1回の監視下運動＋心不全専門看護師による教育・指導・心不全チェック＋在宅運動療法＋電話相談を3カ月間実施し，12カ月後までの予後を追跡した．その結果，外来心臓リハ群において，3カ月後のQOL（MLWH-FQ）が有意に改善，1年後の6分間歩行距離が延長，再入院率（44% vs 69%，$p<0.01$）が有意に減少した．MLWH-FQ：Minnesota Living with Heart Failure 質問票，Cont：通常治療群，CR：外来心臓リハ群． (Davidson et al, 2010)[31]

国心臓病学会（ACC/AHA）の「慢性心不全マネジメントガイドライン2013年改訂版」[26]，ヨーロッパ心臓病学会（ESC）の「急性・慢性心不全ガイドライン2016年版」[27]，日本循環器学会の「急性・慢性心不全治療ガイドライン2017年版」[28]，「心血管疾患におけるリハビリテーションに関するガイドライン2012年改訂版」[29]は，慢性心不全に対する運動療法・心臓リハを強く推奨している．

近年欧米では，再入院リスクの高い心不全患者に対して，退院前から退院後にわたり医学的評価・患者教育・生活指導・訪問などからなる多職種介入（multidisciplinary intervention）を実施することにより再入院率低下・QOL改善・医療費節減を目指す「疾病管理プログラム（disease management program）」の考えが台頭している[30]．そのなかで，虚血性心疾患患者の二次予防目標達成や慢性心不全患者の運動耐容能改善・再入院予防を目指す疾病管理プログラムとしての外来心臓リハの役割が注目されている．Davidsonら[31]は，心不全入院患者に対して3カ月間の外来心臓リハ参加を無作為割り付けした結果，QOL，6分間歩行距離，心不全重症度が改善し，1年後までの再入院率が有意に低かったと報告している[図1-3]．すなわち，心不全に対する外来心臓リハプログラムは，運動耐容能を改善するのみならず再入院予防効果を有する疾病管理プログラムとして有用と考えられる[32]．

6 日本における心臓リハビリテーションの歴史

わが国の心臓リハの歴史を振り返ると，1950年代の木村登教授（久留米大学）による積極的運動療法の試みは，世界的にみても先進的な業績であった[表1-1]．しかしその後の普及は進まず，欧米ではAMIの入院期間が14日から10日へ短縮し，外来心臓リハが普及した1980年代にようやくAMI入院リハ4週間プログラムが発表され，1996年に3週間プログラムが発表された．この状況から，わが国の心臓リハは欧米に比べ20年以上遅れていると指摘されている．遅ればせながら2002年に日本循環器学会や日本心臓病学会などの合同研究班により「心疾患における運動療法に関するガイドライン」が発表され，2007年に「心血管疾患におけるリハビリ

テーションに関するガイドライン」と改称，2012年に改訂され[29]，現在は2020年を目指して改訂作業中である．

日本における心臓リハビリテーションの現状

1 急性心筋梗塞患者の在院日数の変化

わが国における AMI 患者の平均在院日数は，最近30～40年間で約2カ月間から2週間程度へと大幅に短縮した [図1-4][33]．また安静期間についても，1982年調査では，ベッド上安静期間は平均12日，廊下歩行開始は26日目と著しく長かったが，現在では合併症のない AMI のベッド上安静期間は1日，廊下歩行開始は3日目と大幅に短縮している．このことは，身体デコンディショニング是正を目的とする心臓リハの必要性が薄れ，同時に従来の病院滞在型心臓リハをゆっくり実施する時間的余裕がなくなっていることを意味する．

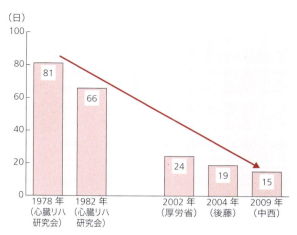

[図 1-4] わが国における急性心筋梗塞の平均在院日数の推移
全国多施設調査結果によると，わが国の急性心筋梗塞の平均在院日数は最近30年間で大幅に短縮した．1978年と1982年のデータは心臓リハビリテーション研究会調査，2002年データは厚生労働省，2004年データは後藤ら，2009年データは中西らによる．
(後藤，2012)[33]

2 わが国における心臓リハビリテーションの実施状況

厚生労働省循環器病委託研究（後藤班）による2004年の全国実態調査結果 [表1-2][34] では，循環器専門医研修施設526施設のうち，緊急 PCI 実施施設は92％であったのに対し，退院後の外来通院型心臓リハ実施施設はわずか9％にすぎず，冠動脈インターベンションの普及に比べて外来心臓リハの普及が極めて遅れていることが明らかにされた．またガイドラインで推奨されている患者教育プログラム，個別的運動処方，呼気ガス分析による運動耐容能評価などの実施率も14～23％と低率であった．5年後の2009年に実施された全国実態調査[35]では，循環器専門医研修施設597施設のうち外来心臓リハ実施施設は21％へと増加していたが，PCI 実施施設の96％に比べると依然として著しく低率であった [表1-2]．

3 心臓リハビリテーションへの参加率

心臓リハ実施施設において AMI 患者の心臓リハ参加率は必ずしも100％ではないので，心臓リハ実施の有無の集計だけでなく，各施設における患者参加率の評価も重要である．2004年の全国実態調査結果に基づいて，わが国すべての AMI 患者の外来心臓リハ参加率が検討された[34]．全国での AMI 入院患者のうちの急性期生存患者推定64,809人において，入院中の回復期心臓リハ参加患者の50％が外来心臓リハに継続参加したと仮定すると，全 AMI 患者の外来心臓リハ参加率推計値は3.8％と推計された．海外の AMI 後の外来心臓リハ参加率はこれまで米国で14～35％，英国で29％，フランス23％と報告されており，これらと比較すると日本の参加率が際だって低いことが明らかになった [図1-5][36]．

4 心臓リハビリテーションの社会的認知度

心臓リハの普及が遅れている要因の一つとして，社会における心臓リハの認知度が極めて低い

[表 1-2] わが国における急性心筋梗塞診療に関する全国実態調査：2004 年と 2009 年の比較

	2004 年調査（n=526）	2009 年調査（n=597）	P
全病床数（床）	469±258	456±241	NS
循環器内科病床数（床）	40±19	42±25	NS
CCU あり（%）	45	55	<0.01
循環器科常勤医師数（人）	6.4±6.7	7.4±7.5	<0.05
CAG 施行施設（%）	96	98	<0.05
年間 CAG 件数（件）	655±717	640±611	NS
PCI 施行施設（%）	94	96	NS
年間 PCI 件数（件）	200±214	231±209	<0.05
年間 CABG 手術件数（%）	55±48	48±43	NS
年間 AMI 入院数（件）	60±50	65±52	NS
AMI 在院日数（日）	19±9	15±6	<0.001
入院心臓リハ実施（%）	55	64	<0.01
外来心臓リハ実施（%）	9	21	<0.001

2004 年調査は「循環器病委託研究 15 指-2 研究班」が実施した循環器専門医研修施設 526 施設における 2003 年実績集計[35]，2009 年調査は「循環器病委託研究 20 公-7 研究班」が実施した 597 施設における 2008 年実績集計[36] を示す．2009 年は 2004 年に比べ，外来心臓リハ実施率は 9% から 21% へ 2 倍以上に増加したが，PCI 実施率（94%，96%）に比べると依然として著しく低率である．
CAG：冠動脈造影，PCI：経皮的冠動脈インターベンション，CABG：冠動脈バイパス術，AMI：急性心筋梗塞

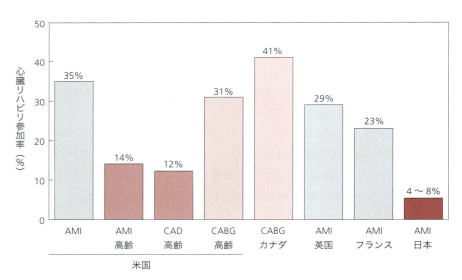

[図 1-5] 世界各国における疾患別心臓リハビリテーション参加率の比較
世界各国における急性心筋梗塞（AMI）・冠動脈バイパス術後（CABG）・冠動脈疾患（CAD）患者の心臓リハ参加率を比較すると，一般に高齢者で低率，CABG 後は高率であるが，日本の AMI 患者は特に低い．
(Goto, 2014)[36]

ことがあげられる．厚生労働科学研究費後藤班において一般健常人 5,716 名を対象とし，脳卒中・骨折手術後のリハと心臓リハの社会的認知度を比較する大規模インターネット調査が実施された[37]．その結果，「脳卒中・骨折手術後のリハ」について，「知らない」と回答した人はわずか 3% であったのに対し，「心臓リハという言葉やその内容」については「知らない」が 70%，「聞いたことはあるが内容は知らない」が 23% で，「知っている」と回答した人はわずか 7% に

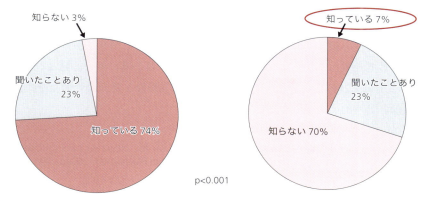

[図 1-6] 心臓リハビリテーションの社会的認知度調査（一般人対象）
一般人 5,716 名を対象として実施された心臓リハの認知度に関するインターネット調査において，脳卒中・骨折手術後のリハを知らない割合は 3%のみであったのに対し，心臓リハを知らない割合は 70%と著しく高値であった．

(熊坂・他，2017)[37]

[表 1-3] わが国に心臓リハビリテーションを広く普及させるための方策

課題	具体的方策
1. 心臓リハ実施施設の大幅増加	①心大血管リハの施設基準の緩和 ②病院幹部や医療スタッフへの啓発 ③院内クリティカルパスへの心臓リハの組み込み ④急性期病院と心臓リハ実施施設の間の連携
2. 外来心臓リハへの参加率と継続率の向上	①患者・家族への教育・動機づけ ②外来心臓リハ施設増加や夜間/休日実施による利便性向上 ③外来心臓リハを組み込んだ地域連携パスの活用 ④地域運動施設との連携
3. 疾病管理プログラムとしての心臓リハの質の向上	①標準プログラムや心肺運動負荷試験の普及 ②高齢・心不全患者向けプログラムの確立 ③個別的リスク評価に基づく最適メニューの設定 ④心臓リハ部門への循環器科看護師の配置 ⑤心臓リハ従事人材の育成
4. 心臓リハの社会的認知度向上と普及	①マスメディアへの積極的発信 ②自治体・医師会との連携による社会全体への心臓リハの周知・啓発 ③小中高校教育での循環器病予防のための運動習慣醸成 ④医学教育への心臓リハの組み込み ⑤わが国におけるエビデンスの構築

すぎず，心臓リハの社会的認知度が極めて低いことが明らかになった [図 1-6]．このことは，病棟担当医が患者からの自発的な申し出を受けて心臓リハをオーダーする方式では参加率は極めて低くなることを意味しており，医療者の側から積極的に心臓リハのメリットを患者・家族に伝達し，参加を強く推奨する必要がある．

5 今後の展望：わが国に心臓リハビリテーションを普及させるために

心臓リハに関するわが国の現状から明らかになったことは，強固な科学的エビデンスやガイドラインが存在するにもかかわらず現場での普及が大幅に遅れているという「エビデンスと実態との大きなギャップ」である．そのギャップを解消し，わが国において心臓リハを心血管標準治療

として広く普及させるための課題と具体的方策として，表1-3に示す4項目をあげたい．すなわち，1) 心臓リハ実施施設の大幅増加，2) 外来心臓リハへの参加率と継続率の向上，3) 疾病管理プログラムとしての心臓リハの質の向上，4) 心臓リハの社会的認知度向上と普及である．それぞれの項目に関して具体的方策を示した．

これらの方策により心臓リハの社会的認知度が高まるとともに外来心臓リハが津々浦々まで広範に普及し，急性期治療により救命された患者が退院後に質の高い外来心臓リハプログラムに参加する結果，心疾患患者の自覚症状・QOL・長期予後の改善と要介護化防止を，低い医療経済的負荷で効果的・効率的に実現できることを期待したい．

（後藤葉一）

文献

1) Pashkow FJ, Dafoe WA : Cardiac rehabilitation as a model for integrated cardiovascular care. In Clinical Cardiac Rehabilitation : A Cardiologist's Guide, 2nd Ed (Pashkow FJ, Dafoe WA. eds), Williams & Wilkins, Baltimore, 1999, pp3-25.
2) Mallory G et al : The speed of healing of myocardial infarction : a study of the pathological anatomy in seventy-two cases. *Am Heart J* **18** : 647-671, 1939.
3) Levine S, Lown B : "Armchair" treatment of acute coronary thrombosis. *JAMA* **148** : 1365-1369, 1952.
4) Newman L et al : Physical medicine and rehabilitation in acute myocardial infarction. *Arch Intern Med* **89** : 552-561, 1952.
5) Brummer P et al : Myocardial infarction treated by early ambulation. *Am Heart J* **52** : 269-272, 1956.
6) Cain HD et al : Graded activity program for safe return to self-care after myocardial infarction. *JAMA* **177** : 111-115, 1961.
7) Saltin B et al : Response to exercise after bed rest and after training. *Circulation* **38** (Suppl VII) : 1-78, 1968.
8) Abraham A et al : Value of early ambulation in patients with and without complications after acute myocardial infarction. *N Engl J Med* **292** : 719-722, 1975.
9) Wenger N et al : Uncomplicated myocardial infarction : current physician practice in patient management. *JAMA* **224** : 511-514, 1973.
10) Hurst J : "Ambulation" after myocardial infarction. *N Engl J Med* **292** : 746-748, 1975.
11) Naughton J et al : Exercise Testing and Exercise Training in Coronary Heart Disease, Academic Press, New York, 1973.
12) Miller H, Ribisl P : Cardiac rehabilitation program at Wake Forest University. *J Cardiac Rehabil* **2** : 503-505, 1982.
13) DeBusk R et al : Medically directed at-home rehabilitation soon after clinically uncomplicated acute myocardial infarction : a new model for patient care. *Am J Cardiol* **55** : 251-257, 1985.
14) DeBusk RF et al : Identification and treatment of low-risk patients after acute myocardial infarction and coronary-artery bypass graft surgery. *N Engl J Med* **314** : 161-166, 1986.
15) Oldridge NB et al : Cardiac rehabilitation after myocardial infarction : combined experience of randomized clinical trials. *JAMA* **260** : 945-950, 1988.
16) Wenger NK et al : Clinical Practice Guideline No.17, Cardiac Rehabilitation. U.S. Department of Health and Human Services, AHCPR Publication No.96-0672, 1995.
17) Taylor RS et al : Exercise-based rehabilitation for patients with coronary heart disease : systematic review and meta-analysis of randomized trials. *Am J Med* **116** : 682-697, 2004.
18) Anderson L et al : Exercise-based cardiac rehabilitation for coronary heart disease : Cochrane Systematic review and meta-analysis. *J Am Coll Cardiol* **67** : 1-12, 2016.
19) Lawler PR et al : Efficacy of exercise-based cardiac rehabilitation post-myocardial infarction : A systematic review and meta-analysis of randomized controlled trials. *Am Heart J* **162** : 571-584, 2011.
20) 木村一雄・他；循環器病の診断と治療に関するガイドライン（2012年度合同研究班報告）：ST上昇型急性心筋梗塞の診療に関するガイドライン（2013年改訂版）．日本循環器学会ホームページ；http://www.j-circ.or.jp/guideline/pdf/JCS2013_kimura_h.pdf
21) O'Gara PT : 2013 ACCF/AHA Guideline for the management of ST-elevation myocardial infarction. *Circulation* **127** : e362-e425, 2013.
22) Ibanez B et al : 2017 ESC Guidelines for the management of acute myocardial infarction in patients presenting with ST-segment elevation. *Eur Heart J* **39** : 119-177, 2018.
23) Smith SC Jr et al : AHA/ACCF secondary prevention and risk reduction therapy for patients with coronary and other atherosclerotic vascular disease : 2011 update. *Circulation* **124** : 2458-2473, 2011.

24) Belardinelli R et al：Randomized, controlled trial of long-term moderate exercise training in chronic heart failure. *Circulation* **99**：1173-1182, 1999.
25) O'Connor CM et al：Efficacy and safety of exercise training in patients with chronic heart failure. HF-ACTION randomized controlled trial. *JAMA* **301**：1439-1450, 2009.
26) Yancy CW et al：2013 ACCF/AHA guideline for the management of heart failure. *J Am Coll Cardiol* **62**：e147-239, 2013.
27) Ponikowski P et al：2016 ESC Guidelines for the diagnosis and treatment of acute and chronic heart failure. *Eur Heart J* **37**：2129-2200, 2016.
28) 筒井裕之・他；日本循環器学会/日本心不全学会合同ガイドライン：急性・慢性心不全診療ガイドライン（2017年改訂版），日本循環器学会ホームページ；http://www.j-circ.or.jp/guideline/pdf/JCS2017_tsutsui_h.pdf
29) 野原隆司・他；循環器病の診断と治療に関するガイドライン（2011年度合同研究班報告）：心血管疾患におけるリハビリテーションに関するガイドライン（2012年改訂版），日本循環器学会ホームページ；http://www.j-circ.or.jp/guideline/pdf/JCS2012_nohara_h.pdf
30) McAlister FA et al：Multidisciplinary strategies for the management of heart failure patients at high risk for admission. A systematic review of randomized trials. *J Am Coll Cardiol* **44**：810-819, 2004.
31) Davidson PM et al：Can a heart failure-specific cardiac rehabilitation program decrease hospitalizations and improve outcomes in high-risk patients? *Eur J Cardiovasc Prev Rehabil* **17**：393-402, 2010.
32) 後藤葉一（編著）：国循 心臓リハビリテーション実践マニュアル，メディカ出版，2017，pp134-149．
33) 後藤葉一：心血管治療としての心臓リハビリテーション：過去・現在・未来．心臓リハ **17**：8-16, 2012．
34) Goto Y et al：Poor implementation of cardiac rehabilitation despite broad dissemination of coronary interventions for acute myocardial infarction in Japan：a nationwide survey. *Circ J* **71**：173-179, 2007.
35) 中西道郎・他：我が国における急性心筋梗塞後心臓リハビリテーション実施率の動向：全国実態調査．心臓リハ **16**：188-192, 2011．
36) Goto Y：Current state of cardiac rehabilitation in Japan. *Progr Cardiovasc Dis* **56**：557-562, 2014.
37) 熊坂礼音・他：心臓リハビリテーションの認知度に関する一般人・虚血性心疾患患者対象大規模認知度調査．心臓リハ **22**：170-183, 2017．

2 心臓リハビリテーションに関する基本的事項

心臓リハビリテーションの定義と目的

　心臓リハとは，医学的な評価，運動処方，冠危険因子の是正，教育およびカウンセリングからなる長期的で包括的なプログラムである．このプログラムは，個々の患者の心疾患に基づく身体的・精神的影響をできるだけ軽減し，突然死や再梗塞のリスクを是正し，症状を調整し，動脈硬化の過程を抑制あるいは逆転させ，心理社会的ならびに職業的な状況を改善することを目的とする[1]．一般にリハ医療は，"Adding Life to Years（生活機能予後やQOLの改善）"を主目的に発展してきたが，心臓リハはさらに"Adding Years to Life（生命予後の改善）"にも効果があり，"Adding Life to Years and Years to Life"を達成できる極めて優れた医療である[2]．すなわち，心臓リハの目的は，単に自宅退院，ADL（日常生活活動）の自立や復職にあるのみではなく，再発防止や生命予後の延長までを目指すものである．この点が脳卒中リハなどと大きく異なる．自宅退院や復職が達成できれば心臓リハの目的を完全に達成したと考えることは誤りであると理解する必要がある[2]．

　言い換えれば，心臓リハの目的は，①身体的および精神的デコンディショニングの是正と早期社会復帰，②QOLの向上，③冠危険因子の是正と二次予防による生命予後の延長，である．そのためには，長期にわたって確実に，しかも長期間達成できるような望ましい生活習慣を築く必要がある．

1 身体的および精神的デコンディショニングの是正と早期社会復帰

　冠動脈疾患患者においては主に運動誘発性心筋虚血により，また慢性心不全患者においては心機能低下に基づく中枢性および末梢性の循環障害に加え，安静臥床に伴う身体活動性の低下に基づく運動耐容能の低下（身体的デコンディショニング）ならびにうつ・不安の増大など（精神的デコンディショニング）を認める．心臓リハはこれらを是正し，早期に社会復帰を導くための支援を行う．

　通常，心筋梗塞で入院すると，通常の急性期心臓リハを受けて退院となる．従来は4週間の入院による急性期心臓リハが標準的であったが，PCIやステント留置などの冠動脈再灌流療法の確立や冠疾患集中治療室（CCU）における管理の進歩などにより，入院期間は米国では3〜5日，わが国でも1〜2週間に短縮した．そのため，過度な長期間の安静臥床による身体的および精神的デコンディショニングは認められにくくなり，心臓リハの主な目的は，QOLの向上，冠危険因子の是正と二次予防による生命予後の延長に力点が移ってきている[3]．

2 QOLの向上

　心臓リハの目的は，単に生命予後を改善することだけではなく，健康に関連するQOL（健康関連QOL，health-related QOL；HRQOL）を改善することも重要である．運動療法を含む心臓リハは，急性心筋梗塞に対しては，運動療法単独あるいは包括的心臓リハの一部として用いられた場合のいずれにおいても，HRQOLを改善するとする報告が多い．慢性心不全に対しても，運動療法はHRQOLを改善するという報告が多い．さらに，HRQOLを改善するには，運動療法

に心理社会的介入を加えた包括的心血管疾患リハの効果が大きい．

3 冠危険因子の是正と二次予防による生命予後の延長

　PCIや心臓バイパス手術を行っても心筋梗塞の再発率は意外に高い．米国の2011年の統計によると，65歳以上の初回心筋梗塞患者の5年以内の再発率は男女とも22%と高率であった[4]．わが国のHIJAMI registryでも，平均69歳の心筋梗塞患者は平均4.3年で40%が再入院，33%が心臓病で再入院（心筋梗塞など虚血22%，心不全9%，突然死1%）することが報告されている[5]．一方，6ヵ月間の回復期心臓リハを行うと，心筋梗塞患者の3年後の死亡率を52%も低下できることが報告されている[6]．

　生命予後改善のためには，高血圧，糖尿病，脂質異常症（高LDLコレステロール血症および低HDLコレステロール血症）などの冠動脈硬化危険因子の是正と二次予防が重要であり，それらに対する運動療法はエビデンスレベルAの証拠が認められている[7]．冠危険因子の是正以外にも，予後改善のための冠動脈硬化病巣の安定化，内皮機能，自律神経などへの運動療法の効果（エビデンスレベルB）が報告されている[7]．しかし，冠動脈硬化危険因子である体重管理や禁煙に関しては，短期的な効果は認められるものの，長期的には通常の心臓リハでは不十分であり，十分な教育を含む長期に継続する包括的心臓リハが必要である．

心臓リハビリテーションの構成要素

　心臓リハには運動療法のみならず，教育やカウンセリングなど多要素のアプローチが含まれる．心臓リハの構成要素として，①運動療法（運動プログラム，運動処方を含む），②患者教育（冠危険因子の評価と是正，禁煙指導など），③カウンセリング（社会復帰・復職相談，心理相談など），があげられる．このような多要素のメニューをとりそろえた心臓リハを「包括的心臓リハ」とよぶ[7]．心臓リハは多要素なものを含んでいるが，心臓リハに参加するスタッフは，一定レベルの知識とスタッフ間の連携・協力が必須である[4]．

　現在のところ，心臓リハの保険請求をするために最低限必要なスタッフは，医師，看護師または理学療法士である．健康保険適用の心臓リハを行う場合には，この条件を満たしたうえで，実際の運営はさらに多職種で行うことが望ましい．

　この目的を達成するために，各スタッフが心臓リハビリテーション指導士の資格をもつことが望ましい．心臓リハビリテーション指導士制度は日本心臓リハビリテーション学会により2000年に制定されたもので，心臓リハに携わる者の知識を標準化し，職域にとらわれずに心臓リハを実施できるようにするためのものである．すでに資格取得者は5,000人を超えている．さらに，心臓リハビリテーション認定医や上級指導士の資格制度がある．

1 運動療法（運動プログラム，運動処方を含む）

　運動療法は心臓リハの中心的な役割を担っており，表2-1に示すようなさまざまな身体効果が証明されている[7]．運動療法により運動耐容能の増加，労作時呼吸困難や疲労感などの心不全症状や狭心症発作の軽減，生活の質（QOL）の改善が認められる．また，冠動脈疾患およびこれに基づく慢性心不全においては，運動療法単独で心不全増悪による入院を減らし，総死亡，心臓死を減じて生命予後を改善する．さらに高血圧，脂質異常症，糖尿病など冠危険因子に対する改善効果が予後改善に寄与する．

　運動療法による身体効果は，運動療法開始前の身体機能や重症度，用いる運動の種類，持続時

[表 2-1] 心臓リハビリテーション運動療法の身体効果

項目	内容	ランク
運動耐容能	最高酸素摂取量増加	A
	嫌気性代謝閾値増加	A
症状	心筋虚血閾値の上昇による狭心症発作の軽減	A
	同一労作時の心不全症状の軽減	A
呼吸	最大下同一負荷強度での換気量減少	A
心臓	最大下同一負荷強度での心拍数減少	A
	最大下同一負荷強度での心仕事量（心臓二重積）減少	A
	左室リモデリングの抑制	A
	左室収縮機能を増悪せず	A
	左室拡張機能改善	B
	心筋代謝改善	B
冠動脈	冠狭窄病変の進展抑制	A
	心筋灌流の改善	B
	冠動脈血管内皮依存性・非依存性拡張反応の改善	B
中心循環	最大動静脈酸素較差の増大	B
末梢循環	安静時・運動時の総末梢血管抵抗減少	B
	末梢動脈血管内皮機能の改善	B
炎症性指標	CRP，炎症性サイトカインの減少	B
骨格筋	ミトコンドリアの増加	B
	骨格筋酸化酵素活性の増大	B
	骨格筋毛細管密度の増加	B
	Ⅱ型からⅠ型への筋線維型の変換	B
冠危険因子	収縮期血圧の低下	A
	HDLコレステロール増加，中性脂肪減少	A
	喫煙率減少	A
自律神経	交感神経緊張の低下	A
	副交感神経緊張亢進	B
	圧受容体反射感受性の改善	B
血液	血小板凝集能低下	B
	血液凝固能低下	B
予後	冠動脈性事故発生率の減少	A
	心不全増悪による入院の減少	A（CAD）
	生命予後の改善（全死亡，心臓死の減少）	A（CAD）

A：証拠が十分であるもの，B：報告の質は高いが報告数が十分でないもの，CAD：冠動脈疾患．
・エビデンスレベルA：400例以上の症例を対象とした複数の多施設無作為介入臨床試験で実証された，あるいはメタ解析で実証されたもの．
・エビデンスレベルB：400例以下の症例を対象とした多施設無作為介入臨床試験，よくデザインされた比較検討試験，大規模コホート試験などで実証されたもの．

間や頻度によって異なる．詳細は別項に譲るが，運動能力，心機能，病態，合併症の有無などは患者により個々に異なるので，運動負荷試験に基づいた個別的な運動プログラム，運動処方が重要である．

2 患者教育（冠危険因子の評価と是正，禁煙指導など）

冠危険因子の是正は心臓リハの重要な目的の一つである．器質的疾患を有さない高血圧症，脂質異常症，糖尿病に対する運動療法単独の効果は確立されており，心臓リハにおいても同様の効果が期待される．運動療法単独あるいは運動療法を中心とした心臓リハのメタアナリシスにおいては，総コレステロール，中性脂肪，収縮期血圧および喫煙率の有意な減少が認められた[8]．最近の運動療法単独のメタアナリシスでは，心臓死減少効果のおよそ半分が冠危険因子の是正によるとされ，特に禁煙の効果が大であった[9]．ただし血清脂質に対する効果では，HDLコレステロールの上昇と中性脂肪の低下がほとんどの報告で認められるものの，総コレステロールとLDLコレステロールの低下に関しては必ずしも一定の成績が得られていない．また，冠動脈硬化危険因子である体重管理や禁煙に関しては，運動療法により短期的な効果は認められるものの，長期的には通常の心臓リハでは不十分であり，十分な患者教育が必要である[1]．

心臓リハでの教育として，①胸痛が生じた際の対処方法と連絡先，②ニトログリセリン舌下錠またはスプレーの使用方法，③家族を含む心肺蘇生法講習，④患者の有する冠危険因子についての説明，⑤二次予防のための心血管疾患リハ参加と生活習慣改善への動機づけ，⑥禁煙（とその継続），があげられる．すなわち，緊急対処方法と二次予防行動への動機づけが二大教育目標である．このように患者教育を加えることにより，体重減少，血圧，脂質代謝，耐糖能の改善，喫煙率の減少などに運動療法単独よりさらに高い効果を認める[1,7]．

一方，逆に運動療法を含まないメニューでは，心臓リハのエビデンス項目（p229，表3-1参照）の多くが達成できないことも明らかになっており，運動療法を多要素のメニューから外すことはできない[7]．循環器科外来で，患者に何度も丁寧に説明（教育）をしても，実際の運動療法を具体的にプログラムとして指導メニューに入れなければ，心臓リハを行ったことにはならず，その効果も不十分である．

3 カウンセリング（社会復帰・復職相談，心理相談など）

うつや不安は独立した循環器系の危険因子である．うつが重篤であるほど，心筋梗塞後の心死亡率が高まり，うつが軽度から有意にその現象は認められる[10]．回復期心臓リハ参加時のトレッドミル運動負荷試験での心拍数回復がうつ状態の患者では遅れることから，運動耐容能の低下や自律神経機能の脱調節が示唆される[11]．

精神領域に及ぼす効果としては，通常の運動療法やストレスマネジメントでは不安感やうつ傾向に効果がないとする報告もあるが，リラクセーション教育を加えることにより不安感やうつ傾向は減少し，狭心症発作の減少を認め，職場復帰が改善され，さらに社会・心理的介入を加えることにより精神的不安が解消し，死亡率や再発率が発症当初の2年間は有意に減少するメタアナリシスの結果が得られている[12]．

心臓リハビリテーションの時期的区分（第Ⅰ相，第Ⅱ相，第Ⅲ相）

心臓リハは幅広い内容と長い期間を有する概念である．心臓リハは表2-2, 2-3に示すように，発症（手術）当日から離床までの「急性期心臓リハ（第Ⅰ相）」，離床後の「回復期心臓リハ（第

[表 2-2] 時期区分定義

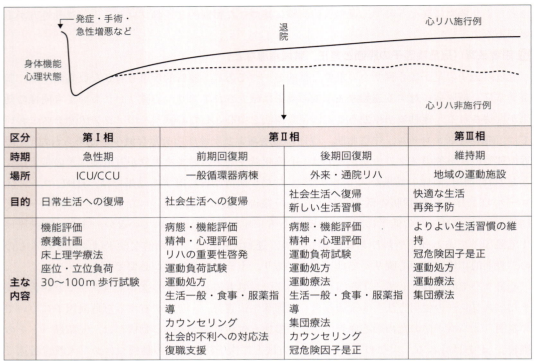

日本循環器学会．循環器病の診断と治療に関するガイドライン（2011年度合同研究班報告）心血管疾患におけるリハビリテーションに関するガイドライン（2012年改訂版）http://square.umin.ac.jp/jacr/link/doc/JCS2012_nohara_h.pdf（2019年1月閲覧）

[表 2-3] 年代別時期的区分

時期区分	急性期（Phase Ⅰ）	回復期（Phase Ⅱ） 早期回復期（Early Phase Ⅱ）	回復期（Phase Ⅱ） 後期回復期（Late Phase Ⅱ）	維持期（Phase Ⅲ）
1970～80年代	発症後約2週間	3～8週間	2～6カ月	6カ月以降
2000年代	発症後4～7日以内	5日～4週間	2～6カ月	6カ月以降

（上月，2011)[3]

Ⅱ相)」（前期回復期，後期回復期），社会復帰以後生涯を通じて行われる「維持期心臓リハ（第Ⅲ相)」と分けられる[4,7]．後期回復期心臓リハまで行った群では，運動耐容能の増加，冠動脈硬化・冠循環の改善，冠危険因子の是正，生命予後の改善，QOLの改善などめざましい効果があることが示されている．

1 急性期心臓リハビリテーション（第Ⅰ相）

急性心筋梗塞の診療に，急性期心臓リハを包含するクリニカルパス（後述）が用いられる．急性期の心臓リハの目標は，食事・排泄・入浴などの自分の身の回りのことを安全に行うことができるようにすることと，二次予防に向けた教育を開始することである．繰り返す心筋虚血，遷延する心不全，重症不整脈などを合併する例を除いては，ベッド上安静時間は12～24時間以内とする．なお急性期には，身体労作に伴うバルサルバ手技（いきみ）を避ける必要がある．

2 回復期心臓リハビリテーション（第Ⅱ相）（前期回復期心臓リハ，後期回復期心臓リハ）

回復期心臓リハプログラム（後述）を用いて行われる．離床してから社会復帰（発症後5～6

カ月）までをいう．急性心筋梗塞発症6日目以降は，運動療法の禁忌がない限り，回復期心臓リハプログラムに移行する．運動処方に先立って，心筋梗塞後の病態を評価し，梗塞サイズ，左室機能や心不全の有無，心筋虚血の有無，不整脈，運動耐容能などに基づく重症度からみたリスクに基づいて治療・リハの方針を立てる．

運動処方前に運動負荷試験を行うのが望ましい．通常はトレッドミルや自転車エルゴメータを用いて行い，その結果と前述のリスク，合併症，運動歴や運動嗜好，身体的・社会的環境を考慮して，運動処方を行う．また，ホルター心電図で，日常生活中の心筋虚血発作や不整脈の有無，心拍数反応を把握しておくことも有用である．病前の日常生活活動を目標に，リスク管理下で個人に合わせた運動療法プログラムを作成する．運動療法プログラムおよび運動処方の詳細に関しては後述する．

心筋梗塞患者は家庭に戻った後，身体に対する不安，経済的問題あるいは職場復帰や性的能力に対する心配などから抑うつ状態に陥ることが少なくないとされる．回復期心臓リハでは精神・心理的側面からも社会生活を送るうえでの自信を獲得させることも必要である．このため，医学的評価，運動療法，禁煙教育，食事療法，冠危険因子の適切な治療，復職指導，心理的サポートといった包括的心臓リハを行う．

米国心臓病学会のガイドラインでは心筋梗塞患者の長期予後を改善する方法として，回復期・維持期にはスタチン（脂質異常症治療薬）と並んで心臓リハがクラス1（確実に有効なもの）としてあげられているほどである[13]．6カ月の回復期リハを行うことで，心筋梗塞患者の3年後の死亡率を52％も減少できると報告されている[6]．また，心臓リハ患者の重複障害の頻度が多いことが明らかになっているが，冠動脈バイパス術（CABG）を受けた血液透析患者が心臓リハを受けると全死亡率が35％減少し，心死亡率も36％減少したと報告されており[14]，重複障害があるからといって安易に心臓リハの対象から外すようなことがあってはならない．

3 維持期心臓リハビリテーション（第Ⅲ相）

維持期心臓リハ（第Ⅲ相）は社会復帰以後生涯を通じて行われるべきもので，回復期心臓リハで獲得した運動能力，生活習慣の是正，危険因子の是正を維持するなど自己の健康管理対策が主となり，年齢，職業，日常生活レベルなどの個人的背景を考慮し，個々の生活レベルに合ったプログラムが遂行される．自宅で，あるいは会員として心臓病専門病院や民間運動療法施設などで行われる．

心血管疾患リハ，特に運動療法は入院中のみならず，退院後および社会復帰後にも継続することが重要である．わが国では維持期リハは，NPO法人や民間運動施設との連携によるシステムづくりが模索されているが十分ではない．

ドイツでは回復期心臓リハ終了後は，地域にあるAHG（Ambulante Herzgruppe：outpatient heart group）に参加し，生涯にわたって運動を中心とした心臓リハを継続する．AHGのプログラム内容は全国的にほぼ統一されており，低料金で均質なサービスを受けることができる．わが国でもこのシステムの日本版普及を目指し，2004年5月に日本心臓リハビリテーション学会の後援により，NPO法人ジャパンハートクラブが設立され，クラブのなかのメディックスクラブ運営委員会と各支部の支部長により運営されている．今後医療機関，フィットネス施設，患者各々への行政的支援が，恒久的・普遍的システムとしての発展の鍵をにぎる手段の一つと考えられている．

［補足］包括的リハビリテーションの考え方

「包括的リハ」という言葉は，心臓リハや呼吸リハなど内部障害領域でのリハで最近よく用いられるようになった．しかし，リハ医療関係者のなかには，「リハはそもそも包括的に行われるべきものだ」として，「包括的リハ」という言葉に違和感をもつ人も少なくない．ステッドマン医学大辞典にも「包括的ケア（comprehensive (medical) care）」という言葉は，「総合医療（診療），包括医療（診療）」として収録されているのに対し，「包括的リハ（comprehensive rehabilitation）」という用語は収録されていない．

リハ医療関係者の考え方を整理してみると，包括的リハには5つの側面，すなわち，①ライフステージからの側面（医学的リハ，教育的リハ，職業リハ，社会的リハ），②治療期ステージからの側面（急性期リハ，回復期リハ，維持期リハ），③障害内容からの側面（内部障害，肢体不自由，視覚障害，聴覚・言語障害，あるいはこれらの重複障害），④リハプログラムからの側面（エビデンスに基づいた多要素心臓リハプログラム），⑤チームメンバーからの側面（複数の専門職によるチームアプローチ）が考えられる[15]．「包括的心臓リハ」では主にリハプログラムからの側面のみが強調されることが多い．心臓リハを考える場合，今後は，リハ医療としてもっと広く捉えて，他の4つの側面からみても十分かどうかも検討していく必要があると考えられよう[15]．

（上月正博）

文献

1) Wenger NK et al：Cardiac Rehabilitation. Clinical Practice Guideline No 17, AHCPR Publication No 96-0672, pp1-26, 1995.
2) Kohzuki M et al：A paradigm shift in rehabilitation medicine：From "adding life to years" to "adding life to years and years to life". *Asian J Human Services* 2：1-7, 2012.
3) 上月正博：心臓リハビリテーションに関する基本的事項．指導士資格認定試験準拠・心臓リハビリテーション必携（日本心臓リハビリテーション学会編），日本心臓リハビリテーション学会，2011, pp205-210.
4) Roger VL et al：American Heart Association Statistics Committee and Stroke Statistics Subcommittee：Heart disease and stroke statistics—2011 update：a report from the American Heart Association. *Circulation* 123：e18-e209, 2011.
5) Okura N et al：Long-term prognosis of patients with acute myocardial infarction in the era of acute revascularization (from the Heart Institute of Japan Acute Myocardial Infarction [HIJAMI] registry). *Int J Cardiol* 169：205-210, 2012.
6) Witt BJ et al：Cardiac rehabilitation after myocardial infarction in the community. *J Am Coll Cardiol* 44：988-996, 2004.
7) 野原隆司・他；循環器病の診断と治療に関するガイドライン（2011年度合同研究班）：心血管疾患におけるリハビリテーションに関するガイドライン（2012年改訂版），日本循環器学会ホームページ；http://www.j-circ.or.jp/guideline/pdf/JCS2012_nohara_h.pdf
8) Taylor RS et al：Exercise-based rehabilitation for patients with coronary heart disease：systematic review and meta-analysis of randomized controlled trials. *Am J Med* 116：682-692, 2004.
9) Taylor RS et al：Mortality reductions in patients receiving exercise-based cardiac rehabilitation：How much can be attributed to cardiovascular risk factor improvements? *Eur J Cardiovasc Prev Rehabil* 13：369-374, 2006.
10) Rozanski A et al：The epidemiology, pathophysiology, and management of psychosocial risk factors in cardiac failure. *J Am Coll Cardiol* 45：637-651, 2005.
11) Hughes JW et al：Depression symptoms predict heart rate recovery after treadmill stress testing. *Am Heart J* 151：e1-6, 2006.
12) Linden W et al：Psychosocial interventions for patients with coronary artery disease：a meta-analysis. *Arch Intern Med* 156：745-752, 1996.
13) American College of Cardiology；American Heart Association Task Force on Practice Guidelines；Canadian Cardiovascular Society：ACC/AHA guidelines for the management of patients with ST-elevation myocardial infarction：a report of the American College of Cardiology/American Heart Association Task Force on Practice Guidelines. *Circulation* 110：e82-292, 2004.
14) Kutner NG et al：Cardiac rehabilitation and survival of dialysis patients after coronary bypass. *J Am Soc Nephrol* 17：1175-1180, 2006.
15) 上月正博：シンポジウム・包括的リハビリテーションにおけるリハビリ医の役割：包括的リハビリテーションの意義と5つの側面．*Jpn J Rehabil Med* 47(4)：199-204, 2010.

3 心臓リハビリテーションの有効性

1 身体的効果

運動療法は心血管疾患リハの中心的な役割を担っており，表3-1（本章2．p224，表2-1も参照）に示すようなさまざまな身体効果が証明されている[1]．

運動耐容能の増加

運動耐容能の改善は，心血管疾患の運動療法において同一労作における心拍数と換気量減少とともに最も確実に得られる効果であり，運動能力の指標として用いられる最高酸素摂取量は15〜25％増加する[1]．その結果，日常労作の相対的運動強度が低下し，日常生活における息切れや狭心痛などの諸症状が改善する．運動耐容能の改善効果は性・年齢にかかわらず認められ，また運動療法開始前の運動耐容能が低いほど大きい[1]．運動耐容能改善は，冠動脈疾患においては心筋虚血閾値の上昇が，慢性心不全においては末梢循環や骨格筋機能の改善など末梢効果が主たる機序と考えられている．

レジスタンストレーニングによる筋力増加

レジスタンストレーニングは筋力トレーニングともよばれ，ダンベル運動のように大筋群に荷重をかけて行う運動である．歩行などの等張性運動に比較して等尺性運動の要素が大きく，血圧

[表3-1] 運動療法の有用性とその機序

エビデンスレベルA	❶ 運動耐容能増加が期待できる． ❷ 日常生活同一労作における症状の軽減による生活の質（QOL）の改善が期待できる． ❸ 左室収縮機能およびリモデリングを増悪しない． ❹ 冠動脈事故発生率の減少が期待できる． ❺ 虚血性心不全における心不全増悪による入院の減少が期待できる． ❻ 冠動脈疾患および虚血性心不全における生命予後の改善が期待できる． ❼ 収縮期血圧の低下が期待できる． ❽ HDLコレステロールの上昇，中性脂肪の低下が期待できる．
エビデンスレベルB	❶ 同一労作における心拍数と換気量の減少が期待できる． ❷ 左室拡張機能の改善が期待できる． ❸ 交感神経緊張低下が期待できる． ❹ 冠動脈病変の進行抑制が期待できる． ❺ CRP，炎症性サイトカインの減少など炎症性指標の改善が期待できる． ❻ 血小板凝集能，血液凝固能低下が期待できる． ❼ 圧受容体反射の改善が期待できる．
エビデンスレベルC	❶ 安静時・運動時の総末梢血管抵抗の減少が期待できる． ❷ 最大動静脈酸素較差の増大が期待できる． ❸ 心筋灌流の改善が期待できる． ❹ 冠動脈・末梢動脈血管内皮機能の改善が期待できる． ❺ 骨格筋ミトコンドリア密度と酸化酵素の増加，Ⅱ型からⅠ型への筋線維の再変換が期待できる．

（心血管疾患におけるリハビリテーションに関するガイドライン，2012年改訂版）[1]を基に作成

と心拍数が上昇し，不整脈や虚血を誘発しやすいことから従来は好ましくないとされてきた．しかし，最近では比較的低強度のレジスタンストレーニングの安全性が確認されている．筋力の低下した慢性心不全患者においては，大筋群の筋力が増すことにより，上下肢を用いる日常労作が容易になりQOLが改善する．

心機能，心室リモデリングに対する影響

慢性心不全において運動療法は左室リモデリングを起こすことなく，むしろ左室拡張末期容積を減少して運動耐容能を改善する[1]．拡張末期および収縮末期容積の減少や，左室駆出率が増加するとの報告もある[1]．

冠循環に及ぼす効果

運動療法は心筋灌流を改善して心筋虚血閾値を高める．この機序についてはこれまで，冠動脈狭窄病変の退縮と側副血行の発達が主たる要因として期待されてきたが，側副血行の改善に関しては一定の見解が得られておらず，また，わずかな狭窄度の改善のみでは心筋灌流の改善を説明することが困難であり，心筋虚血の要因として冠拡張予備能低下が指摘されている[2]．運動療法は内皮依存性および非依存性の血管拡張能反応を改善し，冠病変が不変でも冠灌流が改善する機序となり得る．

換気機能の改善

慢性心不全では肺循環障害に基づく死腔換気量の増加，四肢骨格筋や呼吸筋からの神経反射の亢進，中枢のCO_2感受性の亢進などにより運動時の換気量が増大する．この過剰換気に呼吸筋力の低下が加わって，呼吸困難を生ずる労作の閾値が低下する．運動療法は骨格筋からの求心性刺激の減少や呼吸筋機能の改善などの機序を介して過剰換気を是正し，呼吸困難感を軽減する[1]．

自律神経機能の改善

心血管疾患患者では持続的な交感神経緊張の亢進が生じている．交感神経緊張亢進の機序として，骨格筋をはじめとする末梢組織から交感神経中枢への求心性刺激の増加や，圧受容体反射の感受性低下などが推測されており，慢性心不全では交感神経緊張が高いほど，圧受容体反射感受性が低いほど，生命予後が悪い．運動療法はこの求心性刺激を減じ，圧受容体反射の感受性を改善し，安静時血漿ノルエピネフリンの減少や筋交感神経活動の低下で示される交感神経緊張の低下と副交感神経緊張の増加をもたらす[3]．運動療法が延髄の活性酸素種やAT-1（アンジオテンシンIIタイプ1）受容体を減じ，この結果交感神経インパルスやアンジオテンシンIIが減少する機序が推定されている[4,5]．

末梢循環に及ぼす影響

血管内皮機能障害は動脈硬化に先行して出現し，動脈硬化の形成・進展に寄与する．高血圧，脂質異常症，糖尿病では内皮依存性血管拡張反応が低下していることが知られている[6]．運動療法が血管内皮機能の改善や，血管新生をもたらす血管内皮幹細胞を動員あるいは機能を改善する．この内皮依存性血管拡張反応の改善には，運動療法によるAT-1受容体とNAD（P）Hオキ

シダーゼの発現低下による活性酸素種の減少が寄与するとされる[7]．また運動療法・レジスタンストレーニングでは，トレーニング筋以外の血管床でも内皮依存性・非依存性の血管拡張反応が改善することが報告されている[8]．

炎症性指標の改善

冠動脈疾患においては，高感度CRPの上昇が独立した予後予測因子として認められている．慢性心不全には酸化ストレスやTNF-aなどの炎症性サイトカインが障害促進因子として働いていることが示唆され，全身性炎症性疾患としての因子を有する．

運動は一過性の炎症反応を引き起こすが，長期の運動療法は抗炎症作用を有し，TNF-a，IL-1aなどの動脈硬化促進性サイトカインとCRPを低下させ，慢性心不全の骨格筋においてはTNF-a，IL-1b，IL-6などの炎症性サイトカインを減少させることが報告されている[1]．

骨格筋の適応現象

骨格筋の慢性的低灌流，身体活動性低下に基づくデコンディショニングは，炎症性サイトカインの増加やNF-kB活性化によるiNOSの発現などの機序を介して，毛細血管密度の減少，酸化酵素の多いslow twitch fiber I型から解糖系酵素の多いfast twitch fiber II型への筋線維型の変換，ミトコンドリア密度の減少，TCAサイクル酸化酵素の活性低下および筋線維の萎縮などの変化を生じ，骨格筋機能障害を引き起こす．

運動療法は骨格筋毛細血管密度の増加とともに骨格筋内の炎症性反応を抑制し，II型からI型筋線維への再変換を促し，ミトコンドリアおよびその酸化酵素活性を増加させる．骨格筋の機能障害の改善は，運動療法による運動耐容能増加の主要機序の一つと考えられており，最高酸素摂取量の増加と最大下同一負荷量における乳酸濃度の減少，嫌気性代謝閾値の上昇は，骨格筋血流量の増加自体よりミトコンドリア密度と酸化酵素活性の増加と相関することが報告されている[1]．

冠危険因子の是正

器質的疾患を有さない高血圧症，脂質異常症，糖尿病，メタボリックシンドロームに対する運動療法単独の効果は確立されており，心血管疾患リハにおいても同様の効果が期待される．

運動療法単独あるいは中心としたリハのメタアナリシスにおいては，総コレステロール，中性脂肪，収縮期血圧および喫煙率の有意な減少が認められた[9]．運動療法単独のメタアナリシスでは，心臓死減少効果のおよそ半分が冠危険因子の是正によるとされ，特に禁煙の効果が大であった[10]．ただし血清脂質に対する効果では，HDLコレステロールの上昇と中性脂肪の低下がほとんどの報告で認められるものの，総コレステロールとLDLコレステロールの低下に関しては必ずしも一定の成績が得られていない．このような運動療法単独の効果に加えて，包括的リハを行うことにより血圧，脂質代謝，耐糖能の改善，喫煙率の減少などをもたらす[9,11]．

生命予後の改善

Wittらの研究では，6カ月間の回復期心臓リハにより，心筋梗塞患者の3年間の死亡率が52％も減少したことを報告している[12]．生命予後の改善に関するメタアナリシスでは，心筋梗塞後の運動療法を中心とする包括的心血管疾患リハにより心筋梗塞の再発が減少し，心臓血管死お

よび全死亡が20〜25%減少するとされる[13,14]．また，慢性心不全に運動療法を単独で行った無作為比較試験のメタアナリシスでは，虚血性慢性心不全において運動療法自体が生命予後改善効果と入院率の減少をもたらすことが明らかとなった[15]．このように心臓リハは，単に自宅退院，ADL（日常生活活動）の自立や復職にあるのみではなく，再発防止や生命予後の延長までを目指すものである．この点が脳卒中リハなどと大きく異なる．

性差と運動療法効果

　運動療法の運動耐容能改善効果や予後改善効果は女性にも認められるが，運動療法の効果に性差のあることが報告されている[1]．その理由として，女性は冠動脈疾患や心不全の発症年齢が高く合併症が多いこと，職業をもたず日常生活への回帰志向が強いことから心臓リハ参加のモチベーションが低いことなどが指摘されている[1]．うつ病を合併した冠動脈疾患の予後が悪化するが，心筋梗塞後では女性でうつ病の頻度が高く，より重症で罹患期間が長い．これら女性の特異性を考慮した心血管疾患リハプログラムの開発や，身体効果の検討が必要である．　　　　　　　　　　　　　　　　　　　　　　（上月正博）

文献

1) 野原隆司・他；循環器病の診断と治療に関するガイドライン（2011年度合同研究班報告）：心血管疾患におけるリハビリテーションに関するガイドライン（2012年改訂版），日本循環器学会ホームページ；http://www.j-circ.or.jp/guideline/pdf/JCS2012_nohara_h.pdf
2) Hambrecht R et al：Effects of exercise on coronary endothelial function in patients with coronary artery disease. N Engl J Med 342：454-460, 2000.
3) Gademan MG et al：Effect of exercise training on autonomic derangement and neurohumoral activation in chronic heart failure. J Card Fail 13：294-303, 2007.
4) Negrão CE, Middlekauff HR：Exercise training in heart failure：reduction in angiotensin II, sympathetic nerve activity, and baroreflex control. J Appl Physiol 104：577-578, 2008.
5) Belardinelli R：Exercise training in chronic heart failure：how to harmonize oxidative stress, sympathetic outflow, and angiotensin II. Circulation 115：3042-3044, 2007.
6) Kingwell BA：Nitric oxide-mediated metabolic regulation during exercise：effects of training in health and cardiovascular disease. FASEB J 14：1685-1696, 2000.
7) Adams V et al：Impact of regular physical activity on the NAD（P）H oxidase and angiotensin receptor system in patients with coronary artery disease. Circulation 111：555-562, 2005.
8) Maiorana A et al：Effect of aerobic and resistance exercise training on vascular function in heart failure. Am J Physiol Heart Circ Physiol 279：H1999-H2005, 2000.
9) Taylor RS et al：Exercise-based rehabilitation for patients with coronary heart disease：systematic review and meta-analysis of randomized controlled trials. Am J Med 116：682-692, 2004.
10) Taylor RS et al：Mortality reductions in patients receiving exercise-based cardiac rehabilitation：how much can be attributed to cardiovascular risk factor improvements? Eur J Cardiovasc Prev Rehabil 13：369-374, 2006.
11) Balady GJ et al；American Heart Association Exercise, Cardiac Rehabilitation, and Prevention Committee, the Council on Clinical Cardiology；American Heart Association Council on Cardiovascular Nursing；American Heart Association Council on Epidemiology and Prevention；American Heart Association Council on Nutrition, Physical Activity, and Metabolism；American Association of Cardiovascular and Pulmonary Rehabilitation：Core components of cardiac rehabilitation/secondary prevention programs：2007 update：a scientific statement from the American Heart Association Exercise, Cardiac Rehabilitation, and Prevention Committee, the Council on Clinical Cardiology；the Councils on Cardiovascular Nursing, Epidemiology and Prevention, and Nutrition, Physical Activity, and Metabolism；and the American Association of Cardiovascular and Pulmonary Rehabilitation. Circulation 115：2675-2682, 2007.
12) Witt BJ et al：Cardiac rehabilitation after myocardial infarction in the community. J Am Coll Cardiol 44：988-996, 2004.
13) Oldridge NB et al：Cardiac rehabilitation after myocardial infarction. Combined experience of randomized clinical trials. JAMA 260：945-950, 1988.
14) O'Connor GT et al：An overview of randomized trials of rehabilitation with exercise after myocardial infarction. Circulation 80：234-244, 1989.
15) Piepoli MF et al：Exercise training meta-analysis of trials in patients with chronic heart failure（ExTraMATCH）. BMJ 328：189, 2004.

2　精神的満足度および QOL に及ぼす効果

　心臓リハの目的は，心疾患患者の生命予後ならびに日常生活の健康感，すなわち健康関連QOL（HRQOL）を改善することに集約される．急性期医療の進歩による慢性疾患患者の増加に伴い，医療における HRQOL 改善の重要性は高まっている．本項では，主にわが国における知見をもとに，心臓リハの HRQOL に対する効果について述べる．

心臓リハビリテーションにおける HRQOL 評価

　HRQOL の評価は，身体的側面（痛み，疲労，脱力，睡眠障害などの自覚症状の有無や，移動能力，セルフケアなどの身体機能），精神的側面（抑うつ，不安，幸福感など），そして社会的側面（仕事，家族，地域などにおける役割の遂行能力）の 3 つの側面から構成される．これらの要素を総合的に捉えた項目からなる質問紙によって，HRQOL はスコア化され定量的に評価される[1,2]．心臓リハ領域で比較的よく用いられている代表的な HRQOL 質問紙に Medical Outcome Study Short Forum 36-Item Health Survey（SF-36）[3] がある．SF-36 は疾患の有無にかかわらず，対象者の主観的健康感・日常生活機能を構成する最も基本的な要素を測定する指標としてその有用性が評価され，日本人における標準値も得られている．しかし，SF-36 は疾患特異的な臨床像を十分に反映しておらず，循環器治療に対する反応性が低い．したがって，心臓リハによる介入の効果判定には，疾患独自の HRQOL 質問紙を用いることが望ましい．

　循環器疾患独自の QOL 尺度の代表的なものには，心不全患者に用いられる Minnesota Living with Heart Failure Questionnaire[4] や Kansas City Cardiomyopathy Questionnaire[5] がある．また，わが国からも心不全の症状特異的尺度として Marianna Heart Failure Questionnaire[6] と Performance measure for activities of daily living-8[7] が報告されている．

心筋梗塞

　心筋梗塞は，それ自体を独立した病態としてではなく，冠動脈病変という共通の病態生理学的機序をもつという観点から，不安定狭心症から非 ST 上昇型心筋梗塞（NSTEMI）を経て ST 上昇型心筋梗塞（STEMI）へと至る一連の疾患群，すなわち急性冠症候群（ACS）として捉えられるようになった．心臓リハによる ACS 患者の HRQOL 改善効果を考える際に考慮すべき点は，その重症度により HRQOL の低下度が異なるという点である．

　ACS 患者の重症度は，冠動脈の閉塞の程度とそれに続く心筋虚血の程度によって決まる．冠動脈の閉塞が軽度であり心筋虚血を認めない不安定狭心症患者や心筋虚血が軽度な NSTEMI 患者は，自覚症状が比較的軽度であり，さらに心機能障害が残ることが少ないため機能的制限を呈することがまれである．したがって，初期治療が早期に的確に実施された場合は，これらの患者では HRQOL の低下はほぼ認めない．一方，STEMI は冠動脈の閉塞が重度であり自覚症状も強いことや，広範囲の心筋壊死により心機能障害が残存し機能的制限や，HRQOL の低下をきたすことが多い．したがって，ACS 患者を対象とした心臓リハでは STEMI 患者の HRQOL をいかに改善するかが重要となる．

　STEMI 患者の HRQOL に対する心臓リハの効果はわが国でも報告されている．STEMI 発症 1

カ月後の患者を対象とした回復期心臓リハの効果に関する検討では，身体的健康度，精神的健康度いずれも開始から8週間で有意な改善が認められ[8]，1年間で国民標準値に達することが報告されている[9]．さらに，遠隔期における身体活動量が，長期的なHRQOLの改善に関連することも報告されている[9]．また維持期においては，有酸素トレーニングに教育プログラムを加えた心臓リハにより全体健康感，活力，心理的健康，不安が改善したことが報告されている[10]．

冠動脈バイパス術後

　冠動脈バイパス（CABG）術後患者は，背景となる基礎疾患はACS患者と同様であるものの，開胸手術を伴うという点で手術後のHRQOLの経過が異なる．特に手術創部の痛みや創部保護のための活動制限は，CABGで特異的にHRQOLを低下させる要因となる．心臓リハ非施行例では退院後3カ月の時点で，SF-36の下位項目のうち「痛み」のみが国民標準値に到達していないことが報告されている[11]．また，ACS患者において経皮的冠動脈形成術（PCI）を施行した群とCABGを施行した群の術後HRQOLの推移を比較した欧米の報告では，術後1カ月の時点ではCABG群でSF-36の「全体的健康感」以外すべての下位項目が有意に下回っており，6カ月の時点でも「日常役割機能-身体」は有意に低値であることが示されている[12]．この報告では12カ月の時点ですべての項目に有意差はなくなると報告されており，CABG患者のHRQOLはPCI症例よりも回復に期間を要することが示されている．

　今後の医療制度において病院の機能化がさらに進むことが予測され，それに伴い心臓外科手術実施施設も集約化が進むことが予想される．したがって，CABG術後の心臓リハ実施においては従来のような外来通院型ではなく，遠隔での在宅型が主体となることが考えられる．前述のようにCABG術後のHRQOL改善には期間を要することから，遠隔における在宅型心臓リハの充実はCABG術後患者のHRQOL改善において重要である．しかしながら，わが国において遠隔にて心臓リハを効果的に行う方法論はいまだ確立されておらず，エビデンスの蓄積とともに今後の課題となるものと思われる．

慢性心不全

　慢性心不全（CHF）は，心機能障害を起因として，血管機能，呼吸機能，骨格筋機能と心臓以外の臓器機能に異常を呈することから，運動耐容能の低下や自覚症状出現によるHRQOLの低下をきたしやすい．心臓リハは運動時の息切れや疲労感，それに伴う運動耐容能の低下を改善することから，CHF患者においてはHRQOL改善効果を得やすいことが考えられる．CHF患者のHRQOLに対する運動療法を主体とした心臓リハの効果は，欧米にて数多く報告されており，収縮不全を基礎としたCHF患者に対する6カ月間以上の心臓リハがHRQOLを改善することが系統的レビューにて示されている[13]．また，筆者らの検討では，介入期間が6カ月未満の報告や左室収縮能が保たれているCHF患者を対象とした報告を含めても，心臓リハによるHRQOL改善効果を認めることをメタアナリシスにて確認している[14]．一方で，介入期間が14週間未満の報告や，心臓リハ開始時にβ遮断薬処方率が70%以下であった報告のみでのメタアナリシスでは，併合効果に有意差を認めなかった．したがって，CHF患者におけるHRQOL改善効果にはある程度の介入期間が必要であることや，効果発現においてはβ遮断薬の服用が前提となることが考えられる．

また，CHF 患者の HRQOL 改善を考えるうえで考慮すべき要因に，植込み型除細動器（ICD）がある．CHF 患者は致死性不整脈を伴うことが多く，突然死の予防を目的に ICD 装着となる患者も多い．ICD はショックの有無にかかわらず抑うつ・不安を高めることが報告されており[15]，HRQOL にも影響することが考えられる．ICD に伴う抑うつや不安症状が心臓リハによって改善されるかはいまだ報告がなく，今後の検討課題となっている．

　心臓リハによる CHF 患者の HRQOL 改善は，前述のように自覚症状や運動耐容能の改善といった直接的効果のみでなく，再入院を予防することで間接的に HRQOL を改善することも考えられる．したがって CHF 患者の HRQOL 改善を目的とした心臓リハの施行においては，症状改善のための運動療法のみでなく，再入院予防を目的とした疾病管理指導も重要である．

　CHF 患者における心臓リハの HRQOL 改善効果は主に欧米での報告であり，わが国でのデータは少なく，今後のデータの蓄積が課題となっている．

おわりに

　HRQOL は身体的・精神的・社会的側面によって規定される．今後は心臓リハによる病態ごとの HRQOL 改善機序を明確にし，機序に基づいた効果的なプログラムの構築が望まれる．

（岩津弘太郎，山田純生）

文献

1) Levine S, Croog SH: Quality of life and the patient's response to treatment. *J Cardiovasc Pharmacol* **7**(Suppl 1): S132-136, 1985.
2) Guyatt GH et al: Measuring health-related quality of life. *Ann Intern Med* **118**(8): 622-629, 1993.
3) Ware JE Jr, Sherbourne CD: The MOS 36-item short-form health survey (SF-36), Ⅰ. Conceptual framework and item selection. *Med Care* **30**: 473-483, 1992.
4) Rector T et al: Patients' self-assessment of their congestive heart failure. Part 2: Content, reliability and validity of a new measure. The Minnesota Living with Heart Failure Questionnaire. *Heart Fail* **3**: 198-209, 1987.
5) Green CP et al: Development and evaluation of the Kansas City Cardiomyopathy Questionnaire: a new health status measure for heart failure. *J Am Coll Cardiol* **35**(5): 1245-1255, 2000.
6) Tamura M et al: Development of measure for disease-specific quality of life in patients with chronic heart failure. *J Cardiol* **42**: 155-164, 2003.
7) Shimizu Y et al: Development of the performance measure for activities of daily living-8 for patients with congestive heart failure: a preliminary study. *Gerontology* **56**(5): 459-466, 2010.
8) Izawa K et al: Improvement in physiological outcomes and health-related quality of life following cardiac rehabilitation in patients with acute myocardial infarction. *Cir J* **68**(4): 315-320, 2004.
9) Izawa K et al: Long-term exercise maintenance, physical activity, and health-related quality of life after cardiac rehabilitation. *Am J Phys Med Rehabil* **83**(12): 884-892, 2004.
10) Seki E et al: Effects of phase Ⅲ cardiac rehabilitation programs on health-related quality of life in elderly patients with coronary artery disease: Juntendo Cardiac Rehabilitation Program (J-CARP). *Circ J* **67**(1): 73-77, 2003.
11) 高橋哲也・他：心臓外科手術後の健康関連 QOL の経時的変化について．心臓リハ **8**(1): 129-132, 2003.
12) Cohen DJ et al: Quality of life after PCI with drug-eluting stents or coronary-artery bypass surgery. *N Engl J Med* **364**(11): 1016-1026, 2011.
13) Davies EJ et al: Exercise based rehabilitation for heart failure. *Cochrane Database Syst Rev* (4): CD003331, 2010.
14) 岩津弘太郎・他：慢性心不全患者の健康関連 QOL に対する運動療法の効果：系統的レビューによる検討．第 76 回日本循環器学会学術集会コメディカルセッションプログラム・抄録集，2012, p173.
15) Pedersen SS et al: Concerns about the implantable cardioverter defibrillator: a determinant of anxiety and depressive symptoms independent of experienced shocks. *Am Heart J* **149**(4): 664-669, 2005.

[第7章] 心臓リハビリテーション各論

1 心筋梗塞

1 急性期心臓リハビリテーション

　心筋梗塞後には心身両面にわたりデコンディショニングが起こる．このような状況からの回復を促進し，冠危険因子を減らし，QOLを高め，社会復帰を促進し，再梗塞や突然死を予防するために心臓リハが行われる．

　急性心筋梗塞リハは大きく3相に分類され（第6章，p226，表2-2参照），それぞれ一定の目標に向かって行われる．これまでわが国では，退院までを急性期としていたが，最近では第Ⅰ相（Phase Ⅰ）急性期リハを入院早期に行い，さらに入院中に第Ⅱ相（Phase Ⅱ）の前期回復期リハを行う．その後，外来にて第Ⅱ相（Phase Ⅱ）の後期回復期リハを行い，第Ⅱ相終了後に第Ⅲ相（Phase Ⅲ）の維持期リハを行う．

有効性

　運動療法には，冠危険因子の改善，抗動脈硬化作用，抗虚血作用，抗血栓効果，抗炎症作用効果，血管内皮機能改善効果，骨格筋代謝改善効果，自律神経機能改善効果など，冠動脈疾患（CAD）において多面的効果があり，心臓リハはCAD患者の運動耐容能を改善し，QOLを向上させ，心血管死亡や総死亡率を低下させるなどの有益な効果をもたらすことはすでにエビデンスとして確立されている．

　運動療法による心仕事量の増大が心機能を増悪し，心室リモデリングを助長することが懸念されたが，その後の研究で左室機能がむしろ改善し，リモデリングも減弱する可能性が示唆されている．また，運動療法は自律神経系に対しても種々の影響を及ぼし，運動療法による交感神経の活性低下と副交感神経（迷走神経）の活性亢進は，心室頻脈性不整脈による心臓突然死のリスクを低下させる機序の一つになると考えられている．

リハビリテーションの概要

　急性期リハの目的は，食事・排泄・入浴などの自分の身の回りのことを安全に行うことができるようにすることと早期から二次予防に向けた教育を開始することである．急性期の安静臥床の目的は，身体労作や交感神経刺激による心拍数や心筋酸素消費の増加を抑制することであるが，過剰な安静臥床は身体デコンディショニングを生じるのでむしろ有害である．急性期の経皮的冠動脈形成術（PCI）が一般的に行われるようになった現在，安静臥床期間は必要最小限にとどめるべきである．繰り返す心筋虚血，遷延する心不全，重症不整脈などを合併する例を除いては，ベッド上安静時間は12〜24時間以内とする．合併症の予防に努め，リハメニューはいわゆる理学療法が中心となる．重症例では，ベッド上でできる低強度のレジスタンストレーニングがデコンディショニングや骨格筋の萎縮，血栓塞栓症などを予防するうえで有用である．合併症がなく室内歩行程度の負荷試験がクリアできれば，一般病棟へ転棟し，前期回復期リハに移行する．

　心筋梗塞後の病態およびリスクを評価したうえで治療・リハの方針を立てる．梗塞サイズ，左

[表1-1] 急性心筋梗塞14日間クリニカルパス（国立循環器病研究センター）

病日	PCI後1日目	2日目	3日目	4日目	5日目	6日目	7日目	8日目	9日目	10日目	11日目	12日目	13日目	14日目
達成目標	・急性心筋梗塞およびカテーテル検査に伴う合併症を防ぐ	・急性心筋梗塞およびカテーテル検査に伴う合併症を防ぐ	・急性心筋梗塞に伴う合併症を防ぐ	・心筋虚血が起きない	・心筋虚血が起きない・服薬自己管理ができる・退院後の日常生活の注意点について知ることができる			・心筋虚血が起きない・退院後の日常生活の注意点について理解ができる			・亜最大負荷で虚血がない・退院後の日常生活の注意点について言える			退院
負荷検査・リハビリ	・圧迫帯除去，創部消毒・室内排便負荷	・尿カテーテル抜去	・末梢ライン抜去・トイレ排泄負荷	・200m歩行負荷試験：・合格後200m歩行練習1日3回・栄養指導依頼	・心臓リハビリ依頼・心臓リハビリ開始日の確認	・心臓リハビリ室でエントリーテスト・心リハ非エントリー例では500m歩行負荷試験		・心臓リハビリ室で運動療法（心臓リハビリ非エントリー例ではマスターシングル試験または入浴負荷試験）						
安静度	・圧迫帯除去後床上自由	・室内自由	・負荷後トイレまで歩行可	・200m病棟内自由		・亜最大負荷試験合格後は入浴可および院内自由								
食事	・循環器疾患普通食（1600kcal，塩分6g）・飲水量指示			・循環器疾患普通食（1600kcal，塩分6g）・飲水制限無し										
排泄	・尿留置カテーテル・排便：ポータブル便器	・尿留置カテーテル・排便：ポータブル便器	・排尿・排便：トイレ使用											
清潔	・洗面ベッド上・全身清拭，背・足介助	・洗面：洗面台使用・全身清拭，背・足介助	・洗面：洗面台使用・清拭：背部のみ介助			・洗面：洗面台使用・患者の希望に合わせて清拭		・洗面：洗面台使用・患者の希望に合わせて入浴						

日本循環器学会．循環器病の診断と治療に関するガイドライン（2011年度合同研究班報告）心血管疾患におけるリハビリテーションに関するガイドライン（2012年改訂版）http://square.umin.ac.jp/jacr/link/doc/JCS2012_nohara_h.pdf（2019年1月閲覧）

室機能や心不全の有無，心筋虚血の有無，低血圧の有無，不整脈，運動耐容能などに基づき，そのリスクの程度により運動処方や監視の程度を層別化し（第5章，p202，表2-2参照），心電図・血圧モニターの必要性などについて決定する．多くの急性期施設では，急性心筋梗塞の診療に急性期心臓リハを包含するクリニカルパスが用いられており，このクリニカルパスを採用することにより，急性心筋梗塞の診療内容の標準化，入院期間の効率的短縮，二次予防教育，回復期心臓リハへの移行がスムーズになる．国立循環器病センターの代表的な急性心筋梗塞クリニカルパスを表1-1に示す．それぞれの段階で次の段階に進むための判定基準は表1-2を参考にする．

留意点

近年，急性心筋梗塞に対してPCIが行われ，入院期間の短縮と早期社会復帰が行われるようになっている．合併症がない場合には梗塞後1～2週間で退院となることも多い．多くの施設で心筋梗塞後急性期心臓リハプログラムとして2週間コースが使用されているが，そのプログラムの適用条件やさらに1週間コースの検討が必要になってきている．

PCI症例の場合，強い運動は脱水を促進するとともに血小板凝集能を一過性に亢進させるため，運動療法が冠動脈ステント血栓症を誘発するのではないかという懸念があり，いつから運動

療法を開始すべきかについては意見の一致をみていない．しかし，薬物溶出ステントを含むステント血栓症の規定因子に関する研究で，運動療法がステント血栓症の規定因子となるという報告はない．現時点では，少なくとも，低強度の運動であれば早期に開始しても問題はないと考えられる．

患者教育については，急性期リハでは二次予防教育のすべてを目指すのではなく最小限の事項を教育するにとどめ，残りは後期回復期リハプログラムで教育する．急性期に実施すべき最小限の事項として，①胸痛が生じた際の対処方法と連絡先，②ニトログリセリン舌下錠またはスプレーの使用方法，③家族を含む心肺蘇生法講習，④患者の有する冠危険因子についての説明，⑤二次予防のためのリハ参加と生活習慣改善への動機づけ，⑥禁煙（とその継続）があげられる．すなわち，緊急対処方法と二次予防行動への動機づけが急性期リハにおける二大教育目標である．

[表1-2] 急性心筋梗塞に対する急性期リハビリテーションにおける負荷試験の判定基準

1. 胸痛，呼吸困難，動悸などの自覚症状が出現しないこと．
2. 心拍数が120bpm以上にならないこと，または40bpm以上増加しないこと．
3. 危険な不整脈が出現しないこと．
4. 心電図上1mm以上の虚血性ST低下，または著明なST上昇がないこと．
5. 室内便器使用時までは20mmHg以上の収縮期血圧上昇・低下がないこと．
   （ただし2週間以上経過した場合は血圧に関する基準は設けない）

負荷試験に不合格の場合は，薬物追加などの対策を実施したのち，翌日に再度同じ負荷試験を行う．
日本循環器学会．循環器病の診断と治療に関するガイドライン（2011年度合同研究班報告）心血管疾患におけるリハビリテーションに関するガイドライン（2012年改訂版）http://square.umin.ac.jp/jacr/link/doc/JCS2012_nohara_h.pdf（2019年1月閲覧）

文献

1) 野原隆司・他；循環器病の診断と治療に関するガイドライン（2011年度合同研究班報告）：心血管疾患におけるリハビリテーションに関するガイドライン（2012年改訂版），日本循環器学会ホームページ；http://www.j-circ.or.jp/guideline/pdf/JCS2012_nohara_h.pdf
2) Fletcher GF et al : Exercise standards for testing and training; a statement for healthcare professionals from the American Heart Association. Circulation 104: 1694-1740, 2001.

2　回復期心臓リハビリテーション

心臓リハにおいて特に運動療法は入院中のみならず，退院後も継続することが重要である．しかし，急性心筋梗塞患者の入院期間の短縮に伴い，前期回復期に運動療法が行われないことも多く，患者のQOLや予後へのマイナス面は大きい．退院後の回復期リハ（後期第Ⅱ相リハ）が特に重要となっており，それに相応した安全かつ効果的な運動処方や運動指導，リスク管理が必要となってきている．

有効性

Taylorらのメタアナリシス[1]によれば，6カ月以下の運動療法を中心とした心臓リハにより総死亡率は20％，心血管死亡は26％有意に減少するとされる．また，米国ミネソタ州の調査では[2]，急性心筋梗塞患者に監視下運動療法，カウンセリング，患者教育セッションを含む外来型リハプログラムを実施したところ，3年生存率は不参加群64％に対して参加群では95％と，参加群で死亡率および心筋梗塞再発率がそれぞれ56％，28％減少し，退院後3年以内の死亡イベントの48％が心臓リハ不参加に起因することが示された．不参加群の生存曲線は地域住民の予

測生存曲線より明らかに不良であるが，参加群の生存曲線は地域住民の予測生存曲線とほぼ一致していた[図 1-1]．回復期心臓リハに参加しないことは，すなわちこれらのメリットが得られないことを意味し，急性心筋梗塞の二次予防には回復期心臓リハへの参加が特に重要である．

包括的心臓リハビリテーションの要素

回復期心臓リハの目的は，身体活動範囲を拡大し，良好な身体的・精神的状態をもって職場や社会に復帰することであり，そのために，①運動負荷試験による予後リスク評価，②運動処方に基づく積極的な運動療法，③生活習慣改善を含む二次予防を目的とした患者教育，④復職・心理カウンセリングなどを包括的かつ体系的に実施する．入院型包括的リハとして，東北大学病院の心臓リハプログラムを表 1-3 に示す．

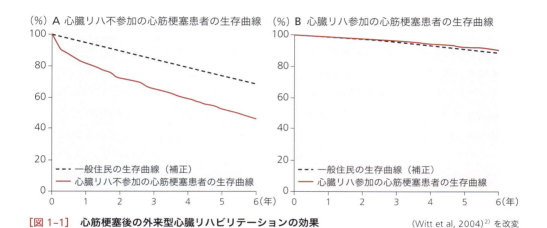

[図 1-1] 心筋梗塞後の外来型心臓リハビリテーションの効果　　　　　(Witt et al, 2004)[2] を改変

[表 1-3] 入院型包括的回復期心臓リハビリテーションプログラム（東北大学病院）

日時	予定	評価項目	運動療法	講義
1日目（月）	入院	生活調査票 入院時一般所見 X線，心電図，脈波		目的説明
2日目（火）	総回診（午前中）	心肺運動負荷試験		病態
3日目（水）			準備体操指導 運動療法	危険因子
4日目（木）		心エコー	運動療法	運動療法
5日目（金）	栄養指導 夕方から外泊可	ホルター心電図	運動療法	
6日目（土）				お休み
7日目（日）				お休み
8日目（月）			運動療法	日常生活
9日目（火）	総回診（午前中）		運動療法	食事
10日目（水）			運動療法	復職
11日目（木）			運動療法	ストレス
12日目（金）	退院		運動療法	個別指導

1 心筋梗塞

リハビリテーションの概要

運動処方前には，運動負荷試験は不可欠である．通常はトレッドミルや自転車エルゴメータを用いた多段階漸増負荷試験を行うが，わが国では呼気ガス分析併用運動負荷試験（心肺運動負荷試験，CPX）が用いられることが多い．心肺運動負荷試験では，心電図，心拍数・血圧反応以外に呼気ガス分析による最高酸素摂取量（peak $\dot{V}O_2$）や嫌気性代謝閾値（AT）を確認する．

心肺運動負荷試験ができない場合には，予測最大心拍数の50〜70％，心拍予備能の40〜60％の処方とする．運動負荷試験中だけでなく運動療法中は危険な不整脈の出現，ST変化にも注意が必要である．AT以下で最高血圧150mmHg未満，虚血性ST変化のないレベルでの運動強度を処方し，10分程度から徐々に30分程度まで運動時間を延ばしていく．病前のADLを目標に，リスク管理下で個人に合わせた運動療法プログラムを作成する [表1-4]．

運動処方における運動強度は，peak $\dot{V}O_2$ の40〜85％（最高心拍数の55〜85％に相当）とされるが，最近では比較的軽めの60〜70％で処方されることが多い．わが国では心肺運動負荷試験時のAT到達時の心拍数が処方される（AT処方）ことが多い．心肺運動負荷試験を行わない場合には，Karvonenの式を用いて，最高心拍数と安静時心拍数の差に係数0.5〜0.7を乗じて，安静時心拍数に加える，あるいは最高心拍数の70〜85％を目標心拍数とすることが多い．酸素摂取量や心拍数の代用として，Borg指数による自覚的運動強度も実用的である．これは6〜20の指数からなるが，"13"がほぼATに相当するため，運動強度としては"12〜13"を用いる [表1-5]．

運動の時間・頻度については，10分×2回/日から開始し，20〜30分×2回/日まで徐々に増加し，安定期には30〜60分×2回/日を目指す．週3回以上，できれば毎日行うことが望ましい．前回の運動による疲労が残らないように初期には時間・回数を少なくして，トレーニング進行とともに漸増していく．主運動の前後には準備運動と整理運動の時間を設ける．高齢者では準備運動の時間を十分にとり，運動時の心事故や外傷・転倒事故を予防する．

運動の種類としては，大きな筋群を用いる持久的で，有酸素的な律動運動が望ましい．歩行，軽いジョギング，水泳，サイクリングのほか各種のスポーツがあげられるが，スポーツ種目の場合には競争はさせず，運動療法開始当初は急激に負担のかかる等尺性の無酸素的運動を避けるなどの注意が必要である．

クリニカルパスの第4日目ごろに病棟で200m歩行負荷試験を施行し，合格なら5〜7日目以降，リハ室での回復期心臓リハプログラムを開始する [図1-2]．退院後は，外来通院型監視下運動療法と在宅運動療法を併用する．開始1週間後および3カ月後に，心肺運動負荷試験お

[表1-4] 急性心筋梗塞 後期第Ⅱ相以降の運動強度決定方法

A．心拍数予備能（＝最高HR－安静時HR）の40〜60％のレベル Karvonenの式：[最高HR－安静時HR]×k＋安静時HR k：通常（合併症のない若年AMIなど）0.6，高リスク例では0.4〜0.5，心不全は0.3〜0.5 B．ATレベルまたはpeak $\dot{V}O_2$ の40〜60％の心拍数 C．自覚的運動強度：「ややつらいかその手前」（Borg指数：12〜13）のレベル D．簡便法：安静時HR＋30bpm（β遮断薬投与例は安静時HR＋20bpm）

ただし，高リスク患者［①低左心機能（LVEF＜40％），②左前下行枝の閉塞持続（再灌流療法未成功），③重症3枝病変，④高齢者（70歳以上）］では低強度とする．
日本循環器学会，循環器病の診断と治療に関するガイドライン（2011年度合同研究班報告）心血管疾患におけるリハビリテーションに関するガイドライン（2012年改訂版）http://square.umin.ac.jp/jacr/link/doc/JCS2012_nohara_h.pdf（2019年1月閲覧）

[表 1-5] Borg の自覚的運動強度

指数 (Scale)	自覚的運動強度 RPE (ratings of perceived exertion)	運動強度 (%)
20	もう限界	100
19	非常につらい (very very hard)	95
18		
17	かなりつらい (very hard)	85
16		
15	つらい (hard)	70
14		
13	ややつらい (somewhat hard)	55 (AT に相当)
12		
11	楽である (fairly light)	40
10		
9	かなり楽である (very light)	20
8		
7	非常に楽である (very very light)	5
6		

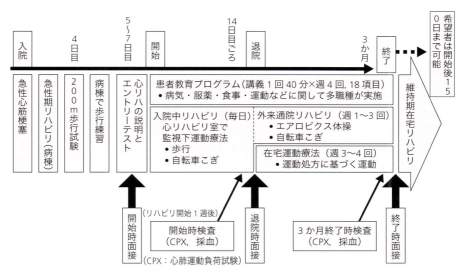

- 14日間クリニカルパス（表 1-1）の第 4 日目に病棟で 200 m 歩行負荷試験を施行し，合格なら 5～7 日目以降，心血管疾患リハビリテーション室での回復期リハビリテーションプログラムに参加する．
- 退院後は，外来通院型監視下運動療法と在宅運動療法を併用する．
- 開始 1 週間後および 3 か月後に，心肺運動負荷試験（CPX）および血液検査を施行し，運動耐容能および冠危険因子を評価し，運動処方を決定する．

[図 1-2] 急性心筋梗塞回復期心臓リハビリテーションプログラム（国立循環器病研究センター）

日本循環器学会，循環器病の診断と治療に関するガイドライン（2011年度合同研究班報告）心血管疾患におけるリハビリテーションに関するガイドライン（2012年改訂版）http://square.umin.ac.jp/jacr/link/doc/JCS2012_nohara_h.pdf（2019年1月閲覧）

び血液検査を施行し，運動耐容能および冠危険因子を評価し，運動処方を決定する．1カ月後，3カ月後，6（5）カ月後，または終了時に運動負荷試験を行って，効果判定，予後判定，運動療法の再処方などを行う．保険診療は一部を除いてリハ開始後150日間であるので，その後は維持期心臓リハへ移行する．

留意点

監視下運動での重篤な心血管イベントの発現率は1/5万〜1/12万・時間程度の報告であり，150万・時間当たりの致死例は2件に過ぎない．個人の運動能力および病態に応じて運動処方をすれば運動療法は安全で，運動中の心事故や他の有害事象の発生を増すことはないとされる．

患者教育に関しては，回復期に栄養，生活指導，薬，カウンセリングなどの患者教育や退院後の生活指導を含めて指導することがQOLの向上に最も有効であり，そのためにはさまざまな職種のスタッフが共同で患者教育を担当する必要がある．米国医療政策研究局（Agency of Health Care Policy and Research；AHCPR）によれば，慢性期の外来における心臓リハとして，運動療法のみを行った場合の死亡率抑制が3年間で15%なのに対して，患者教育を併用すると26%に増加することが示されている．

わが国では，心臓リハにおける患者教育は診療報酬の対象となっておらず，あくまで診療サービスの一環となっていることから，その実施内容や時間，医療スタッフの熱意に関して各施設間で大きな差があるのが現状である．われわれの東北大学病院では，「病態」「危険因子」「心臓リハ」「運動療法」「食事療法」「日常生活」「ストレス」「復職」の8項目で独自に作成した100頁を超える教育テキスト[4]とスライドを用いて，十分な時間をかけて患者教育を行っている．

他職種へのメッセージ

包括的プログラムの効果的な継続に向けて看護師が担う役割は大きく，看護師の心臓リハへの積極的参画が求められる．冠危険因子管理では，看護師主導のマネジメントプログラムにより，冠動脈疾患の罹患率や死亡率の減少，再入院率の減少が報告されている．生活習慣の是正に向けては患者自身の行動変容を促し，セルフマネジメントを高めていく支援が有効であり，看護師主導による退院前の集中的教育，外来での看護面談，手紙，電話，ピアサポート（peer support：患者同士の支えあい）などのプログラムにより，冠危険因子是正の継続的な教育効果が示されている．

〈伊藤 修〉

文献
1) Taylor RS et al：Exercise-based rehabilitation for patients with coronary heart disease: systematic review and meta-analysis of randomized controlled trials. *Am J Med* **116**: 682-692, 2004.
2) Witt BJ et al：Cardiac rehabilitation after myocardial infarction in the community. *J Am Coll Cardiol* **44**: 988-996, 2004.
3) 野原隆司・他；循環器病の診断と治療に関するガイドライン（2011年度合同研究班報告）：心血管疾患におけるリハビリテーションに関するガイドライン（2012年改訂版），日本循環器学会ホームページ；http://www.j-circ.or.jp/guideline/pdf/JCS2012_nohara_h.pdf
4) 伊藤 修・他：イラストでわかる・患者さんのための心臓リハビリ入門（上月正博，伊藤 修編），中外医学社，2012．

3　維持期心臓リハビリテーション

現状

　急性心筋梗塞（AMI）後の心臓リハの実施率に関する調査（2004年〜2015年）[1-3]によると，入院心臓リハ，外来心臓リハの実施率が増加傾向にある．一方で，AMI後の急性期心臓リハ実施施設のうち，終了後の心臓リハについては「患者に自主的に行ってもらっている」施設が42%，「特に何も行っていない」施設が35%という回答であり[4]，欧米での成績を基に確立している心臓リハの長期予後効果が，2週間弱で終了する急性期の介入だけで得られるとは考えにくい．むしろ，前述の研究が行われた地域では回復期リハや，それ以降も運動の場を活用した専門家からの運動処方や疾病管理についての継続的な助言がもらえる環境が整っている地域であり[5,6]，心臓リハの効果は，回復期以降のかかわり[7-9]によって得られている可能性も考えられる．このような急性期の患者教育が不十分なまま退院する患者や回復期心臓リハを受けない患者が依然として多いわが国の現状において，維持期でのかかわりは重要である．

　維持期心臓リハは，疾病管理を担う医療機関と患者自身の努力により行われている．医療機関では，服薬の管理のほか，血圧や体重の確認，運動処方の作成・更新や望ましい保健行動の継続を促すなど，生活の一部に食事・運動療法が取り込まれることを目標とした（再）指導や（再）教育が提供される．

メディックスクラブの取り組み

　NPO法人ジャパンハートクラブは，循環器疾患の初発・再発予防のための運動療法と維持期心臓リハの普及を目的として，2004年に設立された．地域を基盤とした実践活動の一環として，地域型・維持期心臓リハ教室「メディックスクラブ」を運営している．2018年8月時点で，会員数は431名（男性275名，女性156名，平均年齢68歳），全国に22支部28会場でメディックスクラブが開催および開設準備中である．

　メディックスクラブ仙台支部では，発症後6カ月以上経過し，心疾患の既往がある方を対象に，外来にてメディカルチェックを受けていただき，心肺運動負荷試験の結果に基づいた運動処方がなされ，教室参加型，施設利用型，在宅支援型の維持期心臓リハを各自が選択する方式を採用している[図1-1]．

　教室参加型のメディックスクラブでは，低体力高齢者向けの運動教室で実施している運動内容をベースに，身体状況や心肺運動負荷試験の結果を基にした運動を実施している．運動教室で使う用具としては，耳朶式脈拍センサ，ステップ運動用踏み台（ステップ台），重錘バンド，ボール，ラジカセである．持ち運び可能な用具を使って，生活動作に模した動作で，参加者が自宅で再現可能な，狭い場所でも実施可能な運動内容を採用している．

　毎回の運動教室の流れは，①運動前の体調チェック，②準備体操，③ボール体操，④ステップ台を用いた有酸素運動，⑤筋力トレーニング，⑥整理体操，⑦運動後の体調チェックの順に，約70分間で行っている．筋力トレーニングで用いる重錘バンドは300g〜3kgの範囲で300gごとに負荷調節が可能なため，運動器疾患を有する者や体力差のある集団にも対応できる．有酸素運動としてステップ運動[10]を採用しているが，ステップ台の高さやステップ速度の調節，上肢

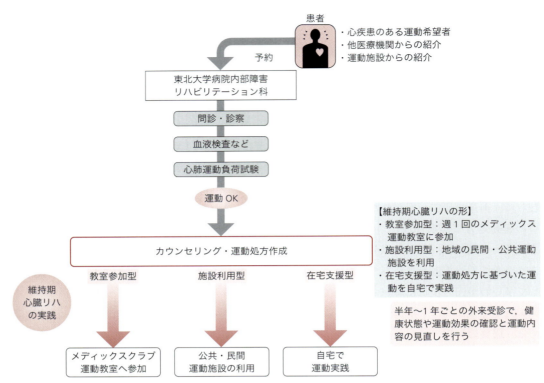

[図 1-1] **維持期心臓リハビリテーションへの参加〜実践までの流れ**（東北大学病院の例）

運動の追加により，定量的で定常的な有酸素運動が可能であり，脚筋力やバランス機能の向上効果も期待される．

さらに，体重，血圧，歩数などの時系列変化を自己管理し，定期的に報告することを習慣化させることで [図 1-2]，指導者は生活に即した個別の目標値の提示や助言が可能になっている[9]．また，食べすぎ，睡眠不足，ストレス，運動不足，運動過多，服薬忘れなどに対する各指標の変化から，本人・指導者に気づきを与え，問題点の把握，修正につながる症例もあった．

仙台支部のメディックスクラブに 4〜7 年間継続して参加している 11 名の運動耐容能の推移を図 1-3 に示す．いずれの参加者においても，年代ごとの平均値を結んだ一本の線で描かれるような変化はみられず，むしろ肺炎をきっかけとした心不全の増悪，体重の増加，生活の変化につながるようなライフイベントの経験が数値の低下に反映していることが推察される．

運動教室の利点

心疾患を経験した方々が集うグループを対象とした運動教室のよさは，社会的認知理論に基づいた行動変容手法が適用しやすいことである[11]．われわれの手法にも，①セルフコントロール：健康指標や生活行動のモニタリング，②観察学習：他の参加者から疾病管理や生活習慣のコツを学ぶ，③自己効力感：できるようになるという遂行行動の達成，他者からの言語的な励まし，④生理的・情動の喚起：運動強度に伴う心拍数の増加が軽減する，運動強度が楽に感じるようになる，といった理論が自然と組み込まれていた．

維持期の患者は，心不全の発症・増悪や腎障害などの心疾患以外の新規疾患の出現，多剤の服

日付 5月	10(木)	11(金)	12(土)	13(日)	14(月)	15(火)	16(水)	17(木)	18(金)	19(土)	20(日)	21(月)	22(火)	23(水)
朝の体重（kg）	61.3	61.4	61.3	61.3	61.3	61.2	61.6	61.4	61.4	61.4	61.2	61.4	61.4	61.4
早朝血圧（上/下の血圧）心拍数	120/72 75	122/83 76	118/80 77	124/77 80	120/74 76	126/77 78	122/80 76	120/76 80	113/73 76	124/76 78	109/73 76	116/75 80	120/77 78	124/78 80
朝の体操	○	○	○	○	○	○	×	○	○	○	×	○	○	○
筋トレ各15回×2 ①ボート漕ぎ（背部筋）	○	○	○	○	○	○	×	○	○	○	×	○	○	○
②膝伸ばし（大腿四頭筋）	○	○	○	○	○	○	×	○	○	○	×	○	○	○
③腕振り（上肢全般）	○	○	○	○	○	○	×	○	○	○	×	○	○	○
④股開き（中殿筋）	○	○	○	○	○	○	×	○	○	○	×	○	○	○
⑤スクワット（下肢全般）	○	○	○	○	○	○	×	○	○	○	×	○	○	○
⑥														
寝る前の体操	○	○	○	○	○	○	×	○	○	○	○	○	○	○
夜の体重（kg）	62.2	62.5	62.3	62.4	62.4	62.3	62.5	62.4	62.3	62.4	62.3	62.6	62.4	62.5
寝る前血圧（上/下の血圧）心拍数	110/76 80	114/78 81	108/77 79	112/74 77	114/77 80	107/76 78	110/77 82	108/76 80	106/77 81	110/76 80	107/77 78	112/75 76	110/78 80	116/70 73
1日の歩数	7,287	9,186	4,784	8,372	6,151	6,237	9,110	3,200	10,093	3,415	3,238	8,961	8,588	2,901
運動消費カロリー 総消費カロリー	177 1,579	226 1,635	110 1,427	216 1,613	151 1,483	148 1,442	229 1,603	74 1,445	242 1,690	84 1,369	70 1,363	213 1,526	219 1,878	62 1,433
今日の一言	ウォーキング40分	同左50分	ウォーキング30分	同左40分	同左30分	同左30分	ウォーキング50分	ウォーキング中止	ウォーキング60分	雨でウォーキング休	同左	ウォーキング60分	同左	ウォーキング休

できた日は○　できなかった日は×　氏名　A

[図1-2] 自己健康管理・運動実施状況の記録例

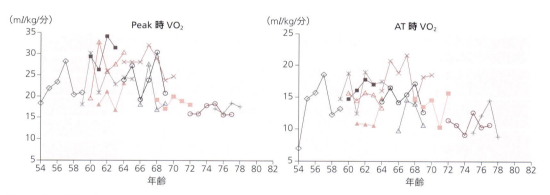

[図1-3] 維持期心臓リハビリテーション参加者11名の運動耐容能の経年変化

薬継続や食事制限などの療養生活に対するストレス，近親者の死などのライフイベントへの対処，などを経験しながら，人生を歩んでいる．そのため，医療者は，よき理解者であり，よき支援者としてかかわる姿勢をもつことが望まれる．

（河村孝幸）

文献

1) 中西道郎・他：我が国における急性心筋梗塞後心臓リハビリテーション実施率の動向：全国実態調査．心臓リハ **16**(2)：188-192，2011．
2) 坂田佳子・他：急性心筋梗塞回復期心臓リハビリテーションの現状：宮城県のリハビリテーション診断施設および診療所における実態調査．心臓リハ **16**(1)：135-141，2011．
3) 後藤葉一：国循 心臓リハビリテーション実践マニュアル，メディカ出版，2017．
4) 坂田佳子・他：急性心筋梗塞の心臓リハビリテーションの現状：宮城県心筋梗塞対策協議会による登録事業を背景に．心臓リハ **16**(1)：101-108，2011．
5) 河村孝幸：北米における心臓リハビリテーションの現状．臨スポーツ医 **22**(8)：953-961，2005．
6) Hahmann HM：Cardiac rehabilitation：current status and future challenges．*Herz* **37**：22-29, 2012.

7) Onishi T et al：Effects of phase III cardiac rehabilitation on mortality and cardiovascular events in elderly patients with stable coronary artery disease. *Circ J* 74：709-714, 2010.
8) Pinto BM et al：Maintenance of exercise after phase II cardiac rehabilitation：a randomized controlled trial. *Am J Prev Med* 41：274-283, 2011.
9) 石田篤子・他：自己健康管理の定着化を目指したメディックスクラブ仙台での維持期心臓リハビリテーションの試み．心臓リハ 13（1）：165-168，2008．
10) 田中宏暁，森 由香梨：高齢者の体力UP─地域における健康増進プログラム実例集ステップ運動．臨床リハ 14（1）：15-19，2005．
11) 竹中晃二：継続は力なり：身体活動，運動アドヒランスに果たすセルフエフィカシーの役割．体育学研究 47（3）：263-269，2002．

Topics ①

高齢者心血管疾患における心臓リハビリテーションの意義

高齢者の循環器疾患に対するリハの効果や意義はすでに証明されており，若年者の場合と比較しても効果に遜色ないことが明らかにされている[1,2]．しかし，高齢者の心臓リハは若年・壮年の心臓リハと異なる側面もある．ここでは，高齢者の心臓リハの意義について概説する．

1）運動機能・運動耐容能への効果

高齢の冠動脈疾患患者においても心臓リハの運動機能・運動耐容能への有効性は若年者・中年者と同様に明らかである[3,4]．一方，高齢心不全患者の無作為化対照試験でも，運動耐容能の改善が報告されている[5]．すなわち，高齢者においても心臓リハの有効性は明らかである．

2）危険因子への効果

高齢冠動脈疾患患者でも心臓リハは運動耐容能とともに血清脂質の改善に有効である[6]．われわれも[7]，高齢者における回復期心臓リハ効果を検討し，血清脂質の改善を確認し，若年中年者群に比較して効果に大きな差異はないことを報告している．

3）QOL・精神機能への効果

高齢冠動脈疾患患者でも心臓リハは不安，うつ，QOLの改善に有効である[6]．高齢心不全患者の無作為化対照試験で，QOLの改善，死亡率の改善が報告されている[5]．ランダム化比較試験[8]によっても，75歳以上の高齢冠動脈疾患患者でも心臓リハはQOLの改善に有効で，その程度は若年者と比較しても変わりないことが明らかにされている．

4）生命予後への効果

冠動脈疾患患者は年齢にかかわらず軽度の運動で死亡率を低下できることが明らかにされている[9]．以上のようなエビデンスを背景に，「75歳以上の冠動脈疾患患者の二次予防に関する米国心臓病学会ガイドライン」[10]には，「75歳以上の冠動脈疾患患者の二次予防に関する治療内容は若年者のものと同様である．高齢患者に積極的に参加させるようにする必要がある」と明記してある．

5）参加率・継続率

高齢者の心臓リハへの参加率は，若年者よりも低く，また女性が男性より参加率が低いと報告されている[1]．しかし，いったん心臓リハに参加してしまえば，高齢冠動脈疾患患者の心臓リハによる運動耐容能改善効果には性差を認めない[11]．

6）高齢者に対する循環器疾患リハビリテーションの注意点

高齢者は一人で内科疾患，整形外科疾患，神経疾患など多くの疾患をもっており，第4章1の表1-3（p158）のような特徴を念頭に置いておく必要がある．高齢者に対する心臓リハの

[表] 高齢者に対する心臓リハビリテーションのポイント

①一人で多くの疾患をもっている
- 運動負荷試験を厳密に行う.
- 高強度運動よりも低〜中強度運動で，時間と頻度を漸増する.

②認知症や聴覚障害・視覚障害を有していることが多い
- 教材に工夫をして「わかりやすさ」を徹底する.
- 患者に加えて，家族に教育を徹底する.

③症状・徴候が非定型的であったり少なかったりする
- 自覚症状の有無を過信しない.
- 血圧，脈拍数，酸素飽和度，心電図などを頻回に測定する.

④本来の疾患とは関係のない合併症を併発しやすい
- ウォームアップやクールダウンを長めにとる.
- 運動強度の進行ステップには時間をかける.

⑤薬剤など治療に対する反応が若年者とは異なる
- 体重，血圧，検査データ，薬剤の変更，脱水の有無などに気を配る.

⑥予後が社会や環境面によって支配されることが稀でない
- 心身機能・身体構造（機能障害）のみならず，健康状態，個人因子，環境因子，活動（能力障害），参加（社会的不利）を考え，それぞれに対応策を練る.

(上月, 2011)[2]

ポイントを表に示した[2]. 高齢心臓疾患患者の特徴をふまえた心臓リハが必要である. すなわち，多疾患，予備力低下を念頭に，運動負荷試験を厳密に行い，高強度運動よりも低〜中強度運動で，時間と頻度を漸増することが必要である. また，認知症や聴覚障害・視覚障害の合併対策として，教材に工夫をして「わかりやすさ」を徹底したり，患者に加えて，家族に教育を徹底する. 高齢者は症状・徴候が非定型的なので，患者の自覚症状の有無を過信せず，血圧，脈拍数，酸素飽和度，心電図などを頻回に測定することも必要である. 患者の予後が社会や環境面によって支配されることが稀でないので，心身機能・構造（機能障害）のみならず，健康状態，個人因子，環境因子，活動（能力障害），参加（社会的不利）を考え，それぞれに対応策を練ることが必要である.

超高齢社会や動脈硬化性疾患罹患者の増加を背景に，心臓機能障害に脳卒中片麻痺などの肢体不自由障害や，COPDなどの他の内部障害を合併した重複障害者数が急増している[12]. このような重複障害の時代におけるリハでは，従来の臓器別リハのFITT〔Frequency（頻度），Intensity（強度），Time（持続時間），Type（種類）〕を見直さなくてはならない. たとえば，変形性膝関節症に慢性心不全を合併している場合，運動療法の中止基準は心不全のものに従い幾分マイルドな運動にとどめる必要があるなどである[13]. このような重複障害の時代における心臓リハでは，一般医家やリハ従事者は重複障害でのリハに臨機応変に対応する知識と経験を有する必要があるとともに，多くのリハ関連職種や他分野との連携がますます重要になってくる.

(上月正博)

文献
1) 野原隆司・他；循環器病の診断と治療に関するガイドライン（2011年度合同研究班報告）：心血管疾患におけるリハビリテーションに関するガイドライン（2012年改訂版）；http://www.j-circ.or.jp/guideline/pdf/JCS2012_nohara_h.pdf
2) 上月正博：高齢者の心臓リハビリテーションの特異性と注意点. 心臓リハ 47: 31-34, 2011.

3) Williams MA et al : Early exercise training in patients older than age 65 years compared with that in younger patients after acute myocardial infarction or coronary artery bypass grafting. *Am J Cardiol* **55**: 263-266, 1985.
4) Ades PA, Grunvald MH : Cardiopulmonary exercise testing before and after conditioning in older coronary patients. *Am Heart J* **120**: 585-589, 1990.
5) Lloyd-Williams F et al : Exercise training and heart failure : a systematic review of current evidence. *Br J Gen Prac* **52**: 47-55, 2002.
6) Lavie CJ, Milani RV : Effects of cardiac rehabilitation and exercise training programs in patients ≧ 75 years of age. *Am J Cardiol* **78**: 675-677, 1996.
7) 吉田俊子・他：高齢者における心臓リハビリテーション後の身体活動性と不安・抑うつ尺度との検討．心臓リハ **8**: 93-96, 2003.
8) Marchionni N et al : Improved exercise tolerance and quality of life with cardiac rehabilitation of older patients after myocardial infarction : results of a randomized, controlled trial. *Circulation* **107**: 2201-2206, 2003.
9) Wannamethee AG et al : Physical activity and mortality in older men with diagnosed coronary heart disease. *Circulation* **102**: 1358-1363, 2000.
10) Williams MA et al : Secondary prevention of coronary heart disease in the elderly (with emphasis on patients≧75 years of age). An American Heart Association Scientific Statement from the council on clinical cardiology subcommittee on exercise, cardiac rehabilitation, and prevention. *Circulation* **105**: 1735-1743, 2002.
11) Ades PA et al : Referral patterns and exercise response in the rehabilitation of female coronary patients aged greater than or equal to 62 years. *Am J Cardiol* **69**: 1422-1425, 1992.
12) 厚生労働省ホームページ；http://www.mhlw.go.jp/toukei/saikin/hw/shintai/06/dl/01.pdf
13) 上月正博："adding life to years" から "adding life to years and years to life" へ．臨床リハ **21**: 436-444, 2012.

2 狭心症・冠動脈インターベンション

1 狭心症例に対する心臓リハビリテーション

現状

心臓リハは心筋梗塞に限らず不安定狭心症や安定狭心症，冠動脈インターベンション後，CABG 術後や心不全などのさまざまな心臓疾患において有用または効果的であるとされている[1]．

わが国における急性心筋梗塞に対する心臓リハの代表的なプログラムは，昭和 55 年に発足した厚生省循環器病委託研究「心疾患のリハビリテーションシステム開発に関する研究」（戸嶋裕徳班長）の 4 週間のリハと進行基準が基本となっている[2]．現在，このプログラムは，循環器領域の診断や治療の進歩により過去に比べ安全で質の高い早期リハを行うことが可能になったことや，回復期心臓リハが普及しさらに早期退院ができるようになったことから，さらに 3 週間，2 週間のプログラム「厚生省循環器病委託研究『循環器疾患のリハビリテーションに関する研究』（齋藤宗靖班長）」に改訂された．しかし，狭心症の心臓リハに関しては明確なプログラムはなく，これらのリハに準じて施行されているのが現状である．

効果

狭心症患者に対する心臓リハは，冠危険因子を取り除く一次予防，梗塞後や不安定症状を安定化させる二次予防，動脈硬化の予防が主な目的である．また，その効果として，運動耐容能の改善による予後の改善，不安定プラークの安定化による再発の是正，血管拡張能の改善があげられる．

1 運動耐容能の改善

運動により末梢骨格筋が強化されることで虚血閾値が高まり，狭心症発作を軽減させ，また血管拡張能の反応改善により冠動脈灌流が良好になり，運動耐容能を改善させると考えられている[3-5]．

2 不安定プラークの安定化

動脈硬化には炎症反応が影響を及ぼしている．メタボリックシンドロームと耐糖能異常は炎症反応と関係が深いこと[6]からも，運動療法によるメタボリックシンドロームやインスリン抵抗性の改善が炎症反応の抑制に働き，冠動脈硬化病巣の安定化とプラーク破綻を防止させ，急性冠症候群を予防することができると考えられている[7]．

3 血管拡張能の改善

運動により血管内の血流速度が上昇し，ずり応力の増加を感知し血管内皮の一酸化窒素合成酵素（eNOS）が活性化され，一酸化窒素（NO）産生能の更新，内皮依存性血管拡張能の改善が認められる[8]．この血管拡張反応の改善と運動耐容能の改善度が相関するため，血管内皮機能の改善が運動耐容能の改善要因と考えられている[5]．

狭心症後運動療法の実際

狭心症の運動療法は，運動強度*を虚血所見が出現する80%程度を上限とし，ATレベル，Karvonenの式，自覚的運動強度：Borg指数11〜13を目標とすべきである．これらの指標は，安全性を考慮して設定しているが，自覚症状や虚血性ST変化が認められるレベル以下の軽度の虚血が生じている可能性があり，症例ごとの十分な冠動脈病変の評価を行ってから設定することが重要である[9]．また，狭心症における運動療法の有効性は介入方法によって異なり，狭心症の自覚症状を改善するためには他のリスクファクターも含めた生活習慣の修正，すなわち包括的リハが必要である．

運動内容としては他の心血管疾患の運動療法と同様に，持久運動を主運動，ストレッチング，レジスタンストレーニングなどを加えて行い，運動耐容能の60%以下で虚血徴候が出現しない強度であれば，他の運動やスポーツを取り入れることも可能といわれている[10]．運動療法の適応時期は，心筋梗塞後に関しての報告が多く，米国ではイベント後1〜3週の退院後とされている[11]．しかし狭心症に関しては明確な基準はない．

不安定狭心症は運動療法を禁忌とすべきである．特に悪化型，さらには48時間以内に安静時狭心症が頻発するものについては心筋梗塞へ移行する確率が高いため，必ず薬物，あるいは冠動脈インターベンション（PCI）などを施行して安定化を図ってから運動療法に入るべきである．

安定型狭心症に対する心臓リハは多くの施設で施行されていないのが現状であるが，運動耐容能の改善，プラークの安定化，血管拡張能の改善をもたらすことが考えられることからも，前述の指標に沿って診断早期から施行することが有用であると思われる．

> **side memo**
>
> **＊ 運動強度**
>
> 運動負荷試験は，虚血所見が出現するポイント（狭心症状の出現，あるいはSTが1mm以上の低下）を決定して，それ以下の運動療法であることが基本である．

2　冠動脈インターベンション後の心臓リハビリテーション

現状

心臓カテーテル検査はDr.Andreas Gruentzigによって1977年にカテーテル室で世界初のPCIが施行されて以来，さまざまなデバイスや手技の開発と進歩を遂げ，現在は狭心症，心筋梗塞の治療法として薬物療法，外科的治療と並んで虚血性心疾患に対する有効な治療として確立されている．近年ではステントの性能も向上し再狭窄率も減少傾向にあり，2004年にわが国でも薬剤溶出性ステント（DES）が登場して以来，治療部位のステント内再狭窄率は激減した．しかし，予後に関してはPCIあるいはステント治療を行っても改善しないとの報告[12]があり，また，新規病変に対するPCI件数もさほど減少していないのが現状である．その理由として，他病変の進行や有意狭窄以下の狭窄病変における不安定プラークの破綻が，新規急性冠症候群（ACS）発症の主たる原因であるためと考えられているからである．また，直接運動療法とPCI療法を比較し，PCI適応患者に1年間両治療を行ったところ，心事故回避生存率，酸素摂取量の改善

[表 2-1] 狭心症・冠動脈インターベンション後の運動強度

虚血所見が出現する 80%程度を上限	設定方法
虚血所見：狭心症症状 　　　　　虚血性 ST 変化 　　　　　虚血に基づく不整脈 　　　　　虚血による血圧上昇不良・低下	● 最高酸素摂取量の 40〜70%または嫌気性代謝閾値（AT レベル） ● Karvonen の式：〔予測最大心拍数（220－年齢）または最高心拍数－安静時心拍数〕×（0.4〜0.6）＋安静時心拍数 ● 自覚的運動強度：Borg 指数 11〜13

効果は運動療法が優れており，PCI 回避が可能であったとの報告もある[13]．

現在わが国では，労作性狭心症や不安定狭心症例の PCI 後のリハについては，多くの施設で施行されていないのが現状である．その理由として，①残存狭窄病変があるために心肺運動負荷検査を十分に行えない，②動機づけ不足（心筋梗塞と異なり，狭心症に対する PCI 後はデコンディショニングから早期に改善するため），③入院期間が短く，社会復帰が早いため，外来へのリハ通院が困難であることなどがあげられる．また，狭心症・PCI 後の患者に対する包括的心臓リハは倫理的には適応があるものの，PCI 後の再狭窄に運動がいかに働くかについてはいまだ不明な部分が多く，クラス I の証拠がまだ得られていない状況である．小数例での検討では，PCI 後に運動療法を行うことで再狭窄率は低く，運動耐容能，冠灌流の改善を認めたとの報告もある[14]．しかし，わが国ではこれまで大規模な無作為試験が行われていなかったこともあり，現在多施設において調査中である．

運動療法の実際

PCI 後の運動強度については狭心症と同じ方法 [表 2-1] で運動処方されている．運動療法を行う際にステント留置症例においては，急性期に限らず，慢性遠隔期においても血栓症が認められる可能性がある[15]ことから，確実な服薬習慣と運動療法時の水分補給対策などは十分に配慮すべきである．

運動療法の適応時期は，狭心症同様に明確な基準はない．心臓リハを始める際に，心肺運動負荷試験を PCI 直後に施行するのは危険であるとの指摘がある．呼吸性代償開始点（RC point）以降ではアシドーシスの進行や血中カテコラミン濃度の上昇，血小板機能の活性化による血液粘度の増大が引き起こされ，ステント内の亜急性血栓閉塞症（SAT）を引き起こす可能性があると考えられていたからである．しかし，現在は適切な抗血小板療法を行いつつ，運動処方を設定する AT レベルまでの評価の運動負荷検査で本来の負荷試験の方法に従って施行すれば PCI 直後でも安全に十分な評価は可能であると思われる．Rittger らの報告では，デバイス使用翌日の AT レベルを超える平均 5 METs 程度の運動負荷試験で，特別な障害の発生がないとの報告もあり，大腿動脈アプローチにおいてデバイスを使用した止血でも，翌日の日常生活に制限の必要はないと述べている[16]．

安全性と評価

現時点での報告は限られた施設での検討であり，集積された症例数も不十分であるため，PCI 後早期のリハの安全性に関しては明確なエビデンスは得られていない．しかし，術前から抗血小板薬治療を行っている待機的 PCI 施行例では，ステントの種類にかかわらず多くの例で翌日には社会生活に復帰し日常活動を行っており，ステント留置翌日より運動負荷試験および運動療法

を施行した例での検討で事故の発生がないとの報告もあることから,早期の適応についての問題点は報告されていない.現状でも待機的PCI後翌日退院し,通常の日常生活を送っている症例が多いことからも,6～7METsの運動強度以下であれば,ただちに運動療法を開始することも可能ではないかと思われる.

　待機的PCI施行後であっても,ステント血栓症だけではなく残存虚血に対する十分な評価を早期に行うことが重要である.心肺運動負荷試験は,O_2-pulseと運動時間関係や$\Delta \dot{V}O_2/\Delta WR$,さらに心拍数と酸素摂取量関係などにおいて心機能を反映した心電図変化とは異なる指標により[11,17,18],非侵襲的に虚血の情報が得られる有用な評価手段である.また,PCI後の早期血栓症には遺伝子要因,糖代謝・脂質代謝異常などのリスクが要因とされており[19],個々の症例の背景因子を十分考慮し,PCI直後から積極的に運動療法の適応を判断することが重要と考える.

（高橋英二）

文献

1) Wenger NK：Current status of cardiac rehabilitation. *J Am Coll Cardiol* 51：1619-1631, 2008.
2) 戸嶋裕徳：厚生省循環器研究―心疾患のリハビリテーションシステムに関する研究,昭和57年度業績集,1983, p158.
3) Schuler G et al：Myocardial perfusion and regression of coronary artery disease in patients on a regimen of intensive physical exercise and low fat diet. *J Am Coll Cardiol* 19：34-42, 1992.
4) Belardinelli R et al：Randomized controlled trial of long-term moderate exercise training in chronic heart failure：effects on functional capacity, quality of life, and clinical outcome. *Circulation* 99：1173-1182, 1999.
5) Hambrecht R et al：Regular physical exercise corrects endothelial dysfunction and improves exercise capacity in patients with chronic heart failure. *Circulation* 98：2709-2715, 1998.
6) Saijo Y et al：Relationship between C-reactive protein and visceral adipose tissue in healthy Japanese subjects. *Diabetes Obes Metab* 6：249-258, 2004.
7) Oldridge NB et al：Cardiac rehabilitation after myocardial infarction. Combined experience of randomized clinical trials. *JAMA* 260：945-950, 1988.
8) 谷口興一：血液の流動特性と血液粘稠度.心肺運動負荷テストと運動療法,南江堂,2004, pp151-162.
9) Fuchs ARCN et al：Exercise may cause myocardial ischemia at the anaerobic threshold in cardiac rehabilitation programs. *Braz J Med Biol Res* 42：272-278, 2009.
10) 川久保 清・他：心疾患患者の学校,職域,スポーツにおける運動許容条件に関するガイドライン. *Circ J* 67 (Suppl IV)：1261-1308, 2003.
11) Wenger NK：Current status of cardiac rehabilitation. *J Am Coll Cardiol* 51：1619-1631, 2008.
12) Kimura T et al：Long-term clinical and angiographic follow-up after coronary stent placement in native coronary arteries. *Circulation* 105(25)：2986-2991, 2002.
13) Hambrecht R et al：Percutaneous coronary angiography compared with exercise training in patient with astable coronary artery disease. *Circulation* 109：1371-1378, 2004.
14) Kubo H et al：Preventive effect of exercise training on recurrent stenosis after PTCA. *Jpn Circ J* 56：413-421, 1992.
15) Zwart B et al：Vigorous exercise as a triggering mechanism for late stent thrombosis：A description of three cases. *Platelets* 21：72-76, 2010.
16) Rittger H et al：Cardio-respiratory exercise testing early after the use of the Angio-Seal system for arterial puncture site closure after coronary angioplasty. *Eurointervention* 7：242-247, 2011.
17) Belardinelli R et al：Exercise-induced myocardial ischaemia detected by cardiopulmonary exercise testing. *Eur Heart J* 24：1304-1313, 2003.
18) Chaudhry S et al：Exercise-induced myocardial ischemia detected by cardiopulmonary exercise testing. *Am J Cardiol* 103：615-619, 2009.
19) Cayla G et al：Clinical, angiographic, and genetic factors associated with early coronary stent thrombosis. *JAMA* 306：1765-1774, 2011.

3 心臓術後

　ガイドラインでは，心臓術後の運動療法は，クラスⅠエビデンスAとして，「冠動脈バイパス術後患者では自覚症状と運動耐容能の改善，冠危険因子の是正に有効であり，弁膜症術後患者では自覚症状と運動耐容能の改善が期待でき，適用を検討すべきである」としている．またクラスⅡaエビデンスレベルBとして，「心臓術後患者において運動耐容能改善に加え，QOL改善および心事故減少効果が期待できるので，禁忌に該当しない限り，すべての心臓術後患者において検討すべきである．なお心機能，運動器に問題のある症例に関しては病態を勘案し個別に対応する．心移植患者においては運動耐容能を向上させる」としている．クラスⅡaエビデンスレベルCとしては，「心臓術後患者において，正当な理由なくして身体活動や胸帯などにより胸郭運動を制限することは，運動耐容能の回復を妨げ，合併症の発生を助長する可能性がある」としている．

　開心術後のリハ実施においては，手術を受けたことによる精神的な問題，グラフト開存[*1]に関する問題など，開心術特有の問題がある．

> **side memo**
>
> ***1 グラフト開存**
> 　冠動脈バイパス用のグラフトは大伏在静脈より内胸動脈，胃大網動脈，橈骨動脈などの動脈グラフトのほうが，動脈圧に対する耐圧性に優れており，長期の開存率が高い．

運動療法の効果

1 運動耐容能の改善

　開心術後の運動療法は運動耐容能を改善させる．冠動脈バイパス術後症例では，最大酸素摂取量，心拍数，^{201}Tlのuptake，換気量-二酸化炭素排出量関係（$\dot{V}E/\dot{V}CO_2$ slope）および最高酸素脈が改善する．また弁膜症術後症例では，心機能の改善だけではなく，血管拡張能や骨格筋などの末梢機能の改善と併せて運動耐容能は改善し，その効果は高齢者，特に女性において認められる．

2 冠危険因子の改善

　運動療法は収縮期および拡張期血圧，喫煙率，中性脂肪，HDLコレステロール，総コレステロール，血糖値・インスリン抵抗性などの冠危険因子を改善する．しかしこれらの改善には食事療法の併用も必要である．

3 自律神経活性の改善

　自律神経活性は心不全の病態ならびに不整脈死と密接に関係している．交感神経活性が高まると血圧・心拍数の増加，心筋酸素摂取量の増大，血小板機能の活性化，血管収縮による前負荷および後負荷の増大がみられ，副交感神経活性の低下とともに不整脈が増加するが，開心術後の運動療法は自律神経活性を改善する．

4 心機能および末梢機能の改善

　冠動脈バイパス術後の運動療法は，一回心拍出量を増加させ，下肢血流量や末梢血管コンダクタンスも改善させるため，心収縮力そのものの改善は不明であるが，運動中および安静時から運

動中にかけての左室駆出率の増加度を改善させる．しかし運動中の左室駆出率は変化しないという報告もある．バイパス術後の運動耐容能改善の主な要因は，運動療法開始3カ月目頃までは心機能の改善で，それ以後は骨格筋機能の改善による．

5 グラフト開存率の向上

運動療法によりバイパスグラフト開存率が向上する．それは運動療法によってもたらされるずり応力の増大，tPAの活性亢進，PAI-1抗原量と活性の低下，および脂質の改善などが関係するとされている．

6 呼吸に与える影響

開胸，非開胸にかかわらず，心臓術後は運動中の $\dot{V}E/\dot{V}CO_2$ slope や minimum $\dot{V}E/\dot{V}CO_2$ で示される換気効率が低下する．これは，浅く速い呼吸による機械的死腔換気の増加や，運動時の心拍出量応答低下による生理的死腔の増加のためである．心臓術後の運動療法は，2週間程度の短期であっても，主に運動中の心拍出量増加によって，運動時の換気亢進を改善する．

7 QOLの改善

運動療法は患者のQOLを改善する．冠動脈バイパス術後5年間，通常の薬物療法に運動療法を加えた症例では Nottingham Health Profile の検討で QOL スコアの改善がみられた．また85%の患者で，仕事への満足度，家庭生活，社会生活，性生活が改善した．弁置換術後の復職率は運動耐容能に正相関し，国内の調査でも術後6カ月間の運動療法はQOLを有意に改善し，その程度は peak $\dot{V}O_2$ の改善と相関していた．また大動脈弁置換術後の患者においても，リハは日常活動レベルを向上させ，就職率を増加させた．

8 精神面の改善

心血管疾患患者の30～50%が精神的に不安定になるとされており，精神的なストレスは冠動脈疾患患者の予後を悪化させ，ときに動脈硬化病変を不安定にする．この精神的な反応には男女差があり，女性のほうがうつ状態になりやすく，また女性では痛みに伴い不安感が増幅する特徴がある．運動療法は不安定な精神状態を改善させ，特に集団でのリハは効果がある．

9 再入院率の低下および医療費の削減効果

リハは，開心術後の再入院率およびそれに伴う医療費を減少させる．また抗不安薬の使用頻度も減少し，医療費の削減につながる．冠動脈バイパス術後10年間にわたる比較試験で，心血管事故はリハ施行群では有意に低かった．

運動療法の方法

1 心臓外科手術後の急性期リハビリテーションプログラム[表3-1, 3-2]

自覚症状を聞き，他覚的所見，心電図，血圧，心拍数，呼吸数，酸素飽和度などを観察し，心臓外科手術後リハ進行表の例に沿って負荷をかけ，ステップアップ基準をクリアしたら次のステージに進む．30～200m歩行負荷が可能となったら，心肺運動負荷試験またはそれに代わる運動負荷試験を行い，ATの決定や心機能評価，不整脈の出現の有無，残存虚血の有無などを確認し，運動処方を作成する．運動は自転車エルゴメータなどの器具を用いた有酸素運動を主体とする．

2 運動療法開始時の注意点

以下の点をチェックしてから開始する．

[表 3-1] 心臓外科手術後リハビリテーション進行表の例（日本の複数の施設を参考）

ステージ	実施日	運動内容	病棟リハビリ	排泄	その他
0	／	手足の自他動運動・受動座位・呼吸練習	手足の自動運動，呼吸練習	ベッド上	嚥下障害の確認
Ⅰ	／	端座位	端座位 10 分 × ___ 回	ベッド上	
Ⅱ	／	立位・足踏み（体重測定）	立位・足踏み × ___ 回	ポータブル	
Ⅲ	／	室内歩行	室内歩行 × ___ 回	室内トイレ可	室内フリー
Ⅳ-1	／	病棟内歩行（100m）	100m 歩行 × ___ 回	病棟内トイレ可	棟内フリー
Ⅳ-2	／	病棟内歩行（200～500m）	200～500m 歩行 × ___ 回	院内トイレ可	院内フリー，運動負荷試験
Ⅴ	／	階段昇降（1階分）	運動療法室へ		有酸素運動を中心とした運動療法

日本循環器学会．循環器病の診断と治療に関するガイドライン（2011 年度合同研究班報告）心血管疾患におけるリハビリテーションに関するガイドライン（2012 年改訂版）http://square.umin.ac.jp/jacr/link/doc/JCS2012_nohara_h.pdf（2019 年 1 月閲覧）

[表 3-2] 運動負荷試験の判定基準（ステップアップの基準）

1. 胸痛，強い息切れ，強い疲労感（Borg 指数＞13），めまい，ふらつき，下肢痛がない
2. 他覚的にチアノーゼ，顔面蒼白，冷汗が認められない
3. 頻呼吸（30 回/分以上）を認めない
4. 運動による不整脈の増加や心房細動へのリズム変化がない
5. 運動による虚血性心電図変化がない
6. 運動による過度の血圧変化がない
7. 運動で心拍数が 30bpm 以上増加しない
8. 運動により酸素飽和度が 90％以下に低下しない

日本循環器学会．循環器病の診断と治療に関するガイドライン（2011 年度合同研究班報告）心血管疾患におけるリハビリテーションに関するガイドライン（2012 年改訂版）http://square.umin.ac.jp/jacr/link/doc/JCS2012_nohara_h.pdf（2019 年 1 月閲覧）

①発熱がなく，炎症反応が改善傾向にある．
②著しい心嚢液・胸水貯留がない．
③新たな心房粗・細動がない．
④ヘモグロビン 8g/dl 以上で改善傾向にある．

　ペーシングワイヤは運動療法の禁忌にはならないが，抜去当日の運動療法は避ける．胸水貯留や無気肺など肺合併症のある症例や COPD 合併例は，運動負荷試験時にパルスオキシメータを装着して経皮酸素飽和度をモニタする．

3 有酸素運動

　運動強度は有酸素運動レベルが望ましく，何らかの運動負荷試験を行って決定する．

（1）運動負荷試験ができない場合

　デコンディショニングの強い例や心不全合併例などでは，術後早期に運動負荷試験を実施できないこともある．その場合は Borg 指数 11～13（楽～ややきつ

他職種に覚えてもらいたいポイント

ベッド上臥位でも，足底でのボール蹴りが有効
　術直後は点滴ルートやチューブ類が多く，留置されているが，そのような時期でも，下肢筋力の維持とともに，立位時の足底感覚をイメージできる．

い）を目安に心電図をモニタして十分な監視の下で，歩行などから開始する．状態が回復したら早期に運動負荷試験を実施し，定量的な運動処方を作成する．

(2) 心肺運動負荷試験が実施できる場合

有酸素運動の指標としてATを用いるのが一般的である．ATは最大運動能力の50～65％の運動強度で，Borg指数では11～13に相当する．ATレベルであっても高血圧や心筋虚血などの徴候があれば，運動強度はそれ以下に下げる．

術直後の場合には，ATに到達したことがわかった時点で負荷を終了すれば最大負荷に至らず，有害事象などの発現の危険性は減り，術後早期でも安全に実施できる．

運動療法の開始が術後2週目以降であれば，最大負荷試験が実施しやすくなるので，最大酸素摂取量の40～60％の運動強度を処方することもできる．実際に運動強度を指示する場合には，ATのときと同様，洞調律例では決定された酸素摂取量に相当する心拍数とする．心房細動例では，漸増負荷中のAT出現時または最大酸素摂取量から計算された運動強度（酸素摂取量）に相当する点の，1分前の仕事率や歩行速度で処方する．心拍数で運動強度を指示する場合，Karvonen法と同様に，心拍応答の低下している例では，運動強度の変化に比して心拍数の変化が少ないので注意が必要である．自転車エルゴメータでは，ハンドルを強く握ると胸骨に負担がかかり離開する危険性があるため注意するように指導する．

(3) 呼気ガス分析ができない場合

症候限界性運動負荷心電図検査を行い，Karvonen法による心拍数による運動処方を行う．原法ではKarvonenの式〔目標心拍数＝（予測最大心拍数（220－年齢）－安静時心拍数）×（0.4～0.6）＋安静時心拍数〕を用いるが，開心術後1～2週間は副交感神経活性が著明に低下し，交感神経活性が亢進しているため，安静時には頻脈で運動中の心拍数増加が少なく，心拍応答不全を呈する例が多いので，最大心拍数は運動負荷試験を行って実測したほうがよい．またβ遮断薬，ジルチアゼム，ベラパミルなどの薬剤を内服中の患者も運動に対する心拍応答が低下するため，設定心拍数のわずかな増減により負荷量が大きく変わるので注意する．したがって，Karvonen法を使う場合は安全域の広くなった術後1カ月以降がよい[1]．連続呼気ガス分析によるATを使わずに，術後早期から運動処方を行う場合には，ramp負荷試験における10～15秒ごとの収縮期血圧と心拍数の積で表される二重積が，急に増加する点がATに近似するという報告もある．

残存狭窄がある場合は，狭心症の場合に準じて虚血閾値以下のレベルでの運動を処方する．運動強度は低くても初期の効果は得られる．

4 レジスタンストレーニング

レジスタンストレーニングは，有酸素運動に比べて除脂肪体重，筋力，基礎代謝をより増加させるため有効である．また，骨量，インスリン抵抗性，脂質代謝，最大酸素摂取量，一回拍出量・心拍出量が改善する．しかしサーキットトレーニングは安全で骨格筋力を増強するものの，最大酸素摂取量は改善しないという報告もある[2]．開心術後は，等尺性運動（isometric exercise）よりも等速度性運動（isokinetic exercise）をリズミカルに行うのがよい．

開心術後患者は胸骨縦切開を行っているため，術後3カ月間は胸をそらせるような胸骨に過大な負荷がかかる種目は避ける．しかし過度の安静は，肩関節周囲の軟部組織の拘縮を進めるので，手術創に過度の負荷がかからない程度のROM（関節可動域）を拡大する運動を術後早期から開始する．

下肢のレジスタンストレーニングは週2〜3回，最大負荷量の30〜50%を10〜15回，あるいはBorg指数11〜13のレベルで8〜12回繰り返す．上肢のレジスタンストレーニングは術後3カ月経過し，胸骨癒合が強固になった時点で，chest press（座位で両上肢を前方に水平に押し出す）やshoulder press（座位で両上肢を前上方に押し出す）などのレジスタンストレーニングを取り入れる．

5 呼吸理学療法

　開心術後は胸骨縦切開により物理的・心理的に胸郭運動が制限されるため，無気肺が生じたり，浅く早い呼吸になって息切れ感を増悪させることがある．手術翌日から呼吸理学療法を行うことにより呼吸器合併症，特に術後無気肺の予防効果があるとされていたが，離床後の器具を用いた呼吸理学療法は，酸素飽和度や呼吸機能にほとんど影響はなく[3,4]，深呼吸による呼吸トレーニングも胸郭の可動性に影響を与えず，通常の運動療法で十分とされている[5,6]．したがって，術前からの呼吸器疾患を合併した例や術後呼吸器合併症を併発した例以外は，特別な予防的呼吸理学療法は必要ないと考えられている[1]．

6 胸骨正中切開・開胸後の胸帯の使用

　「胸帯」は肋骨骨折後に胸郭の運動を制限する目的で使用され，胸骨切開や開胸後に使用する利点に関する報告は全くない．患者の安心感や咳の疼痛を和らげる効果を期待して，経験的に使用されているのが実情で，海外では使用されていない．胸帯を使用すると胸郭コンプライアンスや肺活量，一秒量が減少するため[7]，無気肺などの肺合併症を助長する危険性がある．また胸郭の運動制限は，運動時の一回換気量が減少し，生理学的死腔量を増加させる．したがって，開胸に伴う肋骨骨折などで疼痛の強い場合以外は効果的でない．肋骨に負担のかかる体動や咳をするときだけ，用手的に胸郭の運動を制限するsternal support harness（胸骨補助帯）を用いるのがよい．

7 家庭での運動療法

　運動療法を中心としたリハは入院中のみならず，退院後も生涯にわたって必要である．自宅での非監視下の運動療法は，適切に行うと監視下の運動療法と同様の効果が得られる．通院できなくても電話，メール，フェイスブック，ラインなどを利用した患者教育や運動指導は不安軽減に有効である．

8 運動療法の開始時期

　開心術後，運動療法はなるべく早期から開始する．術後1週間目からの有酸素運動は，安全で感染の増悪や死亡率を増加させることなく施行でき，バイパスの開存率を改善するとされており，合併症のない場合はできるだけ早い時期から開始すべきである．またROMに関する運動は術後24時間以内に開始する．

9 運動療法の阻害因子

　運動療法の開始を妨げる最大の要因は，心房細動などの不整脈と脳血管障害であり，進行遅延の理由は不整脈，高齢，左心機能低下である[8,9]．術後心房細動は心臓術後患者の約25〜40%に起こるとされ，術後の在院日数延長やリハ遅延の最大理由である．β遮断薬，ソタロール塩酸塩（ソタコール®），アミオダロン塩酸塩（アンカロン®）などの予防投与が有効である．

原疾患・術式の相違による留意点

　心臓手術後のリハは，原疾患や術式が異なると主たる目的や留意点も異なる．虚血性心疾患は罹病期間が短く，デコンディショニングが比較的軽度であるが，弁膜疾患では罹病期間が長く，慢性心不全の状態に陥っていて体力が低下していることが多い．術式では，体外循環を併用したかしないかにより術後の回復経過が異なってくる．併用しないOPCABでは出血量は少なく，抜管や術後の回復は早い．また手術手技の技術的な問題や術中の経過など，執刀医しか知り得ない情報もあるため，リハ開始時期や進行については外科医と綿密に打ち合わせることが重要である．また術後長期挿管例や覚醒不良例，高齢者では経口摂取の開始にあたり，嚥下機能評価を行い，嚥下障害の有無を確認することが重要であり，嚥下障害による誤嚥性肺炎の発症予防にも注意するべきである．したがって，各術式や個人ごとに進行表に沿って基準をクリアしたら，次のステージに進む形式でリハを進めることにより，早期の家庭復帰・社会復帰につながる．

1 冠動脈バイパス術

　冠動脈バイパス術後は，残存狭窄病変の有無が運動処方を作成するうえで重要である．またグラフト閉塞など運動中の虚血出現の観察が重要である．6割を占めるOPCABはon pump手術に比して，手術侵襲が低く，運動耐容能の低下は少なく，術後の回復は早い．したがって，術後早期から運動療法を開始することが可能であり，術後3〜7日目に運動処方のための心肺運動負荷試験を実施している施設もある．

2 僧帽弁形成術，僧帽弁置換術

　リウマチ性僧帽弁膜症の場合には罹病期間が長く，弁置換[*2]で血行動態は改善しても，慢性心不全による末梢機能の低下が顕著な例が多く，長期にわたるリハが必要となる．僧帽弁逆流に対する僧帽弁形成術の場合には，概して弁置換術例より若年で心機能もよい場合が多く，より早期の積極的な運動療法が可能である．しかし腱再建術後は，血圧管理を厳重に行う必要がある．

3 大動脈弁置換術

　大動脈弁狭窄症の場合には，術前に左室肥大がある例が多く，弁置換術後には急激に後負荷が減少するため，左室径の狭小化や頻脈がみられることがある．β遮断薬が用いられていることが多いので，運動処方の際には心拍数の変化を十分考慮すべきである．

4 ASD，VSD閉鎖術

　先天性の短絡疾患であり，単独の欠損であれば，左→右短絡により右心負荷となり，肺高血圧症や心房細動を合併する．成人の長期にわたる心房細動は，手術後も洞調律に回復しないことがある．根治手術後は心房細動が持続したり，手術手技により右脚ブロック，AVブロックを合併することがあり，心拍数の変化に注意する．

5 経カテーテル的大動脈弁留置術（TAVI）

　TAVIの適応患者は，高齢で，低栄養，身体機能低下，咀嚼・嚥下機能低下，易転倒，認知症，うつ状

> **side memo**
>
> **[*2] 弁置換**
> 　人工弁には機械弁と生体弁があり，それぞれ長所と短所がある．機械弁は耐久性に優れているが，血栓形成予防のために抗凝固療法を行う必要がある．生体弁では抗凝固療法はそれほど厳重でなくてよいが，耐久性に限界がある．

> **他職種へのメッセージ**
>
> 　高齢者への手術適応が拡大しており，それとともに糖尿病合併例や重要臓器の機能低下例が多くなってきている．そのため標準的パスを逸脱する例が増えてくる．パス遵守は重要であるが，逸脱した場合には，個々の状態に応じたリハを行うべきである．

態，フレイルの問題を抱えていることが多く，TAVI後に行うリハは，高齢者，慢性心不全に対する心臓リハがその中核となる．

TAVI後は，大動脈弁置換術後と同様に，狭窄解除後の高血圧などの循環動態の急激な変化への対応と，TAVIに特有な合併症に注意してリハを実施することが重要である．TAVI後の合併症とは，大動脈弁輪破裂，ガイドワイヤーの穿孔とそれらに引き続いて生じる心タンポナーデである．また弁周囲逆流，房室ブロックなどの不整脈，アクセスルートの血管損傷（破裂，解離）がある．弁周囲逆流が多いと，身体活動量の増加に伴い心不全徴候が出現し，増悪する可能性がある．また刺激伝導系周囲の操作による組織の浮腫や損傷による房室ブロックの予防に，一時的ペースメーカが挿入されており，そのカテーテルに注意してリハを進める必要がある．さらに房室ブロックは遅発性に生じることもあり，リハ中の心電図モニターは重要である．

開心術後やTAVI後の運動療法の主目的は，デコンディショニングの改善のみならず，日常生活活動度を高めて生活の質を改善し，さらに予後の改善を目指すことにある．リハ科医と内科医，外科医の密接な連携のもと，看護師，理学療法士の指導の下で適切な運動療法を適切な時期に十分行うことが重要である．さらに，薬剤師，管理栄養士も含めて生涯にわたる治療と二次予防が必要である．近年，高齢者への手術適応が増加する傾向にあり，高血圧，糖尿病，CKDなどの生活習慣病を合併する症例が増加している．さらに，身体機能の予備力の低下があり，クリニカルパス使用による早期退院が困難な例も増加しており，ソーシャルワーカー，ケアマネジャーなども含め，地域包括ケアも必要である．

（小山照幸）

文献

1) 野原隆司・他；循環器病の診断と治療に関するガイドライン（2011年度合同研究班報告）：心血管疾患におけるリハビリテーションに関するガイドライン（2012年改訂版）web版，日本循環器学会ホームページ；http://www.j-circ.or.jp/guideline/pdf/jcs2012_nohara_h.pdf
2) Haennel RG et al：Effects of hydraulic circuit training following coronary artery bypass surgery. *Med Sci Sports Exerc* 23：158-165, 1991.
3) Jenkins SC et al：Physiotherapy after coronary artery surgery：are breathing exercises necessary? *Thorax* 44：634-639, 1989.
4) 高橋哲也・他：冠動脈バイパス術後に呼吸理学療法は必要か？―早期呼吸理学療法導入の効果―．理学療法学 28(2)：31-37, 2001.
5) Brasher PA et al：Does removal of deep breathing exercises from a physical program including pre-operative education and early mobillisation after cardiac surgery alter patient outcome? *Aust J Physiother* 49：165-173, 2003.
6) Stiller K et al：Are breathing and coughing exercise necessary after coronary artery surgery? *Physiother Theory Pract* 10：143-152, 1994.
7) 諸冨伸夫・他：心臓手術患者の胸帯使用による呼吸機能への影響について．心臓リハ 11(Suppl)：S70, 2006.
8) 高原善治・他：A-Cバイパス術後のリハビリテーション．診断と新薬 29(3)：126-130, 1992.
9) 高橋哲也・他：心臓リハビリテーション遅延例への理学療法的アプローチ．心臓リハ 6(1)：62-65, 2001.

4 慢性心不全

第7章 心臓リハビリテーション各論

　心不全患者への薬物治療の中心がジギタリス薬と利尿薬であった時代から，レニン・アンジオテンシン系（RAS）抑制薬とβ遮断薬を中心とした時代を迎え，その予後は大きく改善した．しかし，これらの薬物治療にもかかわらず，今なお心不全患者の予後は悪く，約100万人もの心不全患者がいるといわれている．しかも，医療費の約30％が心血管疾患の治療に用いられており，薬物治療だけでは心不全の治療と予防に限界があることは明らかである．しかし，わが国では心不全急性期への治療にはマンパワーや種々のデバイスが注力されるものの，血行動態が安定した後に必要な疾病管理プログラムの一環としての運動療法や生活指導の実施は十分ではない．

　一方，慢性心不全患者への心臓リハとしては，すでに「心血管疾患におけるリハビリテーションに関するガイドライン」が策定されており[1]，基本的な方針や実施概要は記載されているが，心不全の基礎疾患や，心不全患者のADLや合併症および背景因子や重症度が多彩なこともあり，臨床現場における具体的な手順については必ずしも十分には記載されていない．そこで，日本心臓リハビリテーション学会では，心不全を対象とした心臓リハの適切な実施と普及を目標に，心臓リハに携わっている多職種のメンバーによって標準プログラム策定委員会を立ち上げ，慢性心不全患者の臨床に即したより実践的な標準プログラムを策定し，2017年に公表している[2]．

　本項では，心不全患者の運動耐容能の低下機序，また運動療法の有効性とその機序について概説し，上記標準プログラムによる運動療法の実際を概説する．

心不全患者の運動耐容能低下機序

　労作時の呼吸困難や易疲労感は，心不全患者の運動耐容能低下を示す特徴的な症状である．しかし，運動耐容能と左室収縮機能との相関は低いこと，また，種々の治療介入により心拍出量などの血行動態は直後から改善しても運動耐容能の改善は遅れることなどから，心不全患者の運動耐容能は左室機能だけに規定されるのではなく，骨格筋の筋肉量の減少や血管拡張能の低下および代謝異常などの末梢因子の影響が大きいと考えられている．したがって，心不全患者への運動療法は障害された心臓に鞭打つものではなく，むしろ自律神経機能や体液性因子の改善，さらには骨格筋の血流や代謝の改善および死腔換気量や換気パターンを含む呼吸状態の改善をもたらし，全身に総合的な好影響を与えるものである．

心不全患者への運動療法の有効性

　1980年代より心不全患者への運動療法に関する無作為対照試験が実施され始めた．これらの報告のなかでも，1999年にBelardinelliらが慢性心不全患者を，運動療法実施群と非実施群の2群に無作為に割り付けた研究では[3]，非実施群に比べて実施群のほうが心不全悪化による入院と心事故が有意に少ないとするものであった．しかも，このような運動療法を10年間継続することで，運動療法実施群では，$\dot{V}O_2max$，$\dot{V}E/\dot{V}CO_2$，LVEFの改善が維持され，再入院率や死亡

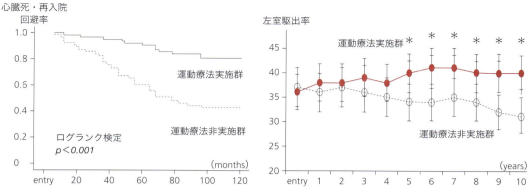

[図 4-1] 長期の運動療法が心不全患者の予後に及ぼす影響 (Belardinelli et al, 1999)[3] (Belardinelli et al, 2012)[4]

率も非実施群に比べて優位に低いことを報告した[4] [図 4-1].

また，国際的な心不全治療のガイドラインのなかでも運動療法の重要性は早期から指摘されてきた．1995年のAHAのガイドラインでは，すでに「心不全患者にも中等度の運動は強く推奨すべきである．(中略) 活動を制限すると骨格筋の脱調節が起こり，これは心不全で起こる疲労に関与する」と記載されており，2009年のACC/AHAの心不全治療のガイドラインでは，「心不全のリスクが高いが構造的心疾患や心不全症状がない場合には定期的運動が奨励」されるとともに，「構造的心疾患とともに心不全の既往または現症がある場合にも定期的運動が奨励」されており，運動療法の心不全予防と治療に関する有効性を記載するものであった．さらに，2013年のACC/AHAの心不全治療のガイドラインのエグゼクティブサマリーでも，ステージCの重症度の心不全患者において，運動療法（または定期的な身体活動）は安全かつ効果的な治療として，クラスI，エビデンスレベルAで推奨されており[5]，その有効性と安全性には確固たるエビデンスが担保されている．

わが国においても2006年4月の診療報酬改定で，心臓リハの適用疾患が慢性心不全（左室駆出率が40%以下，最高酸素摂取量が基準値の80%以下，またはBNPが80 pg/m*l* 以上）にも拡大されている．したがって，今日の心不全治療に当たっては，少なくとも2週間以上，呼吸困難などの自覚症状および浮腫や肺うっ血などの増悪を認めず，代償されて安定した慢性心不全患者では，運動療法を行うことを積極的に考慮すべきである．

運動療法の有効性の機序

このような運動療法効果はいかにしてもたらされるのであろうか．現在，運動療法効果には，いわゆる中枢効果と末梢効果があるとされている．以下に，運動が心機能に及ぼす中枢効果，さらに末梢効果について述べる．

1 心機能や冠循環に及ぼす中枢効果

運動療法が心機能に及ぼす影響については長らく結論が出されていなかった．この原因として，まず心筋梗塞後などで心機能が低下した病態には運動療法は好ましいものの，著しい心機能低下例では運動療法がさらに心機能を悪化させると思い込まれていたことにある．また，心機能を評価するための検証方法が統一されていなかったことや，運動療法の対象例の年齢や性別，時

期や期間，運動強度についてもさまざまであり，一定の評価を下すことが困難であったためと考えられる．

このような状況下に，前向き無作為割付け対照試験である EAMI (Exercise in Anterior Myocardial Infarction)[6]，ELVD (Exercise in Left Ventricular Dysfunction)[7] などが実施され，運動療法は心機能の悪化を招くことがないことや，運動療法によって運動耐容能の改善とともにLVEFの改善が認められるが，逆に運動療法の非実施により左室リモデリングが進行したことなどが報告された．また，冠循環への効果に関して，冠動脈疾患患者においては運動療法が冠側副血行路の発達を促進すること[8]や冠動脈の内皮依存性冠動脈拡張反応を改善することが知られており[9]，運動療法により心筋シンチグラムで評価した心筋灌流が改善し，冠動脈造影上の冠側副血行路が増加することも報告されている[10]．

2 骨格筋や末梢血管および自律神経への末梢効果

運動療法による運動耐容能増加効果の多くは骨格筋や末梢血管などの末梢機序を介するものであると考えられている[11]．すなわち運動療法により，骨格筋の筋肉量・ミトコンドリア容積の増加[11]，骨格筋代謝および機能の改善がみられ[12]，これらが運動耐容能の改善と相関することが示されている．また，自律神経機能が心不全患者の予後の規定因子であることが明らかにされ，運動療法による自律神経機能の改善が予後を改善する可能性があると考えられている[13]．

本来，心臓は自らが毎日10万回も収縮を繰り返す臓器であり，たとえ，週に3回，1回30分，120/分の強度の運動療法を行ったとしても，心拍数の増加はわずか0.8％にとどまる．この程度の心拍数の増加であれば，運動が直接心機能を改善するとする中枢効果よりも，むしろ筋肉の質や末梢の血管反応性などを改善して運動耐容能が改善するとする末梢効果のほうが，効果の主体となることが推察される．

心不全患者への運動療法の実際

日本心臓リハビリテーション学会発行の「心不全の心臓リハビリテーション標準プログラム（2017年版）」[2]を基に，心不全患者に運動療法の実際を解説する．

まず，本プログラムの対象心不全患者は，「入院前の日常生活動作が十分に自立していた心不全患者で，運動療法の禁忌に該当しない症例」と定めている．また，内容は，6つの章から構成されており，各章には1～9個のコンポーネントが含まれている．具体的には，Ⅰ）急性期（病態不安定期）：急性期離床プログラム，患者背景評価と急性増悪因子の検討，入院後の心機能，血行動態の評価，運動療法の適応と禁忌の評価，運動療法導入当初の運動プログラム作成，Ⅱ）前期回復期（病態安定期）：運動プログラム作成，運動プログラムの定期的評価と修正，栄養・水分の管理，服薬管理，全身合併症（高血圧，腎機能低下，糖尿病，貧血，睡眠呼吸障害）の評価と管理，心理的・社会的側面の管理，退院直前の心機能，血行動態の評価，退院後の運動プログラム作成，退院後の日常生活身体活動の指導，Ⅲ）後期回復期（外来）：運動プログラムの定期的評価と修正，急性増悪因子の管理を中心とした疾病管理，Ⅳ）地域の医療機関や施設との連携：病診連携，地域との連携，Ⅴ）特別な注意を必要とする症例：フレイル症例，CRT/ICD 植え込み後の症例，LVAD 植え込み後の症例，Ⅵ）プログラムを実施するための基本要件：プログラムの運営体制，緊急時・異常時の体制，である．

同時に，各コンポーネントには評価としての「確認項目」，介入としての「実施項目」，および

[表 4-1] 運動療法導入当初の運動プログラム（必須項目）

- 運動療法の目的，目標，プログラム内容など，患者に対して説明し同意を得る．
- 個別に低強度の有酸素運動（Borg 指数 11〜13（自覚的運動強度「ややつらい」）のレベル）と筋力トレーニング（Borg 指数 13 以下）の運動プログラムを作成する．
- 運動前にウォームアップ，運動後にはクールダウンを含んだプログラムを作成する．
- 個別に低強度の有酸素運動（屋内歩行 50〜80 m/分 ×5〜10 分間または自転車エルゴメータ 10〜20 W×5〜10 分間程度から開始）を実施する．
- 自覚症状や身体所見の経過に応じて徐々に運動回数と運動時間を増量していく．
- 開始初期の運動強度の目安として，Borg 指数 11〜13（自覚的運動強度「楽である」〜「ややつらい」），または安静時心拍数＋30 bpm 程度（β遮断薬投与例では安静時心拍数＋20 bpm 程度）を目標心拍数とする．
- ゴムバンド，足首や手首への重錘，ダンベル，フリーウエイトを用いた筋力トレーニングを実施する（Borg 指数 13 以下）．
- 運動中の心電図を連続モニタリングする．
- 運動前後の血圧を測定する．開始初期は運動中の血圧も測定する．
- 運動中の危険な症状や安全管理について指導する．
- 患者の状態に応じて運動処方を修正する．

最終的な「到達目標」が掲げられており，さらにこれらの3項目には，心臓リハプログラムとして必要不可欠な内容である「必須項目」と各施設で人材，教育，機器，施設等を整備していくうえで，最終的に実現を目指すべき内容である「努力項目」が記載されている．これらの必須項目と努力項目はいずれもチェックボックスで，その内容と実施・確認状況をチェックできるように作成されている．

各コンポーネントの個別の確認項目，実施項目，到達目標およびその必須項目と努力項目の詳細はプログラムに譲るが，各章での大まかな内容を概説する．

第Ⅰ章では入院急性期の離床プログラムとして実施する急性心不全パスのサンプルが記載されており，施設ごとの実情に合わせて工夫した離床プログラムを作成することとされている．また，運動療法導入前に実施する患者背景や病態の評価，運動療法の禁忌項目の確認についても記載されている．この時期の最後に6分間歩行試験を実施して300 m 以上歩行可能であれば，運動プログラムを作成して運動療法を開始する．この運動療法導入当初の運動プログラムの作成のポイントについても記載されており，詳細を表 4-1 に示した．なお，離床プログラムはすべての心不全急性期を扱う医療機関では必須項目であり，努力項目は設けられていない．

第Ⅱ章は，入院リハ実施期と退院準備期の2つの時期に区分されており，本プログラムのなかでも最も多くのページが割かれている．入院リハ実施期では，心肺運動負荷試験（CPX）の結果に基づいた運動プログラムの作成と作成した運動プログラムの定期的評価と修正について記載されており，表 4-2 にその運動プログラムを掲げた．さらに，包括的心臓リハの観点から，生活習慣や服薬アドヒアランス，合併症の評価と管理，心理的カウンセリング等の運動療法と並行して入院中に実施する疾病管理プログラムについても記載されている．退院準備期では，退院後に外来で運動療法を継続するに際しての退院直前の心機能や血行動態の評価，運動耐容能等の評価を実施して運動プログラムを作成することや退院後の日常生活活動についての指導事項についての記載がある．表 4-3 にその運動プログラムを掲げた．

第Ⅲ章では，通院リハ中の運動プログラムの再評価と修正と再入院予防のための心不全増悪因子の管理を中心とした疾病管理について記載されている．

第Ⅳ章では，退院後に必要となる医療連携や医療福祉サービスの確認や地域健康増進施設との連携等の際に必要となる事項について記載されている．

[表 4-2] 前期回復期の運動プログラム（必須項目）

- 主治医やリハビリテーション担当医が運動療法の適応であることを再承認する．
- 運動療法のプログラム内容等，患者に対して説明する．
- 運動前にウォームアップ，運動後にはクールダウンを含み，有酸素運動とレジスタンス運動から構成される運動プログラムを作成する．
- CPXの結果に基づき有酸素運動の頻度，強度，持続時間，様式を処方し，実施する．
  - 頻度：週3～5回（重症例では週3回，軽症例では週5回まで増加させてもよい）
  - 強度：最高酸素摂取量の40～60%のレベル，嫌気性代謝閾値レベルの心拍数のレベル，心拍予備（実測Karvonenの式）の40～60%，Borg指数11～13のいずれか
  - 持続時間：5～10分×1日2回程度から，20～30分×1日2回まで1週間程度で徐々に増加させる．心不全の増悪に注意する
- CPXが実施できない場合は，Borg指数11～13（自覚的運動強度「楽である～ややつらい」）のレベルまたは，心拍数予備能の30～50%（Karvonen係数で，軽症（NYHA Ⅰ～Ⅱ）ではk=0.4～0.5，中等症～重症（NYHA Ⅲ）ではk=0.3～0.4で運動処方を行い，有酸素運動を実施する．
- レジスタンストレーニングの頻度，強度，持続時間，様式を処方し，実施する．
  - 頻度：2～3回/週
  - 強度：低強度から中等強度
    上肢運動は1RMの30～40%，下肢運動では50～60%，1セット10～15回反復できる負荷量でBorg指数13以下
  - 持続時間：10～15回を1～3セット
  - 様式：ゴムバンド，足首や手首への重錘，ダンベル，フリーウエイト，プーリー，ウエイトマシン等
- 運動中の心電図を連続モニタリングする．
- 運動前後の血圧を測定する．
- 運動中の危険な症状や安全管理について再度指導する．
- 患者の状態に応じて運動処方を修正する．

[表 4-3] 退院後の運動プログラム（必須項目）

- 心不全増悪や過負荷を疑う下記徴候や所見がないことを確認し，入院中の運動プログラムに基づいた運動処方をする．
- 運動前にウォームアップ，運動後にはクールダウンを含むプログラムを作成する．
- 運動前後の血圧を測定するように指導する．
- 運動中の危険な症状や安全管理について指導する．

なお，上記実施前後には下記を確認する

- 運動療法の適応と禁忌を再確認し，退院後の運動処方を作成する．
- 服薬内容の変更（特に運動時心機能に影響する薬剤：β遮断薬，抗不整脈薬など）の有無を確認する．
- 体液量貯留を疑う3日間（直ちに対応）および7日間（監視強化）で2kg以上の体重増加がないか，再確認する．
- 退院後の運動療法実施中に以下の徴候や所見がないか，再確認する．
  - 同一運動強度での胸部自覚症状の増悪
  - 同一運動強度での10bpm以上の心拍数上昇または2段階以上のBorg指数の上昇
  - 経皮的動脈血酸素飽和度が90%未満へ低下，または安静時から5%以上の低下
  - 心電図上，新たな不整脈の出現や1mm以上のST低下

第Ⅴ章では，特別な症例として高齢フレイル症例，両心室ペーシングや植込み型除細動器，補助人工心臓植込み患者の注意事項やプログラムについて記載されている．

第Ⅵ章では，心臓リハプログラムを実施するための基本要件として，プログラムの運営体制や緊急時・異常時の体制の整備について記載されている．

心不全患者への運動療法と併用薬剤

近年の心不全治療にはRAS抑制薬やβ遮断薬が用いられることが多い．特にβ遮断薬は心拍数の低下作用などがあり，運動療法効果に対してその併用に議論のあるところであったが，少な

くとも β 遮断薬は運動療法効果を減弱させることはないと考えられている．また，ACE 阻害薬についても運動療法の併用により運動耐容能のさらなる改善が認められ，アンジオテンシン受容体拮抗薬（ARB）についても運動療法による心筋梗塞後の心室リモデリングの抑制効果を増強するとの報告がある．運動療法とこれらの抗心不全薬との間には，相性の良さは認められても悪影響はないと考えられる．

高齢心不全患者への運動療法

高齢者の多くは余病を併発しており，骨関節・運動機能や神経調節機能にも障害がある場合も少なくない．後藤らはすでに高齢者への運動療法にいくつかの提言をなしている[14]．すなわち，①運動強度は低く設定し，その代わりに運動時間や運動頻度を漸増する，②運動強度の増加時には時間をかける，③外的傷害を予防するために，衝撃の強い運動は避ける，④運動による心拍応答が不良のため，通常よりもウォーミングアップ時間を長めにとる，⑤起立性低血圧や放熱機能の低下のため，クールダウンも長めにとる，⑥身体的・社会的 disability の防止を主目的とする，⑦家族の協力や励ましが必要となる，などである．高齢者への運動療法において最優先されるべきことは安全性の確保であることを強調したい．

おわりに

心不全患者への運動療法は，再発予防を含めて生命予後や QOL のよりよい向上という長期的展望に立脚したものである．これからの医療従事者は，少なくとも安静が循環器疾患の治療の原則であった時代は終わったことを再認識し，心不全患者に運動療法を積極的に取り入れることを念頭におく必要がある．

（上嶋健治）

文献

1) 野原隆司・他：循環器病の診断と治療に関するガイドライン（2011 年度合同研究班報告）：心血管疾患におけるリハビリテーションに関するガイドライン（2012 年改訂版）http://www.j-circ.or.jp/guideline/pdf/JCS2012_nohara_h.pdf
2) 心不全の心臓リハビリテーション標準プログラム（2017 年版）http://www.jacr.jp/web/wp-content/uploads/2015/04/shinfuzen2017_2.pdf
3) Belardinelli R et al : Randomized, controlled trial of long-term moderate exercise training in chronic heart failure : effects on functional capacity, quality of life, and clinical outcome. *Circulation* **99**: 1173, 1999.
4) Belardinelli R et al : 10-year exercise training in chronic heart failure : a randomized controlled trial. *J Am Coll Cardiol* **60**: 1521, 2012.
5) Yancy CW et al : 2013 ACCF/AHA guideline for the management of heart failure : executive summary : a report of the American College of Cardiology Foundation/American Heart Association Task Force on practice guidelines. *Circulation* **128**: 1810-1852, 2013.
6) Giarmuzzi P et al : Long term physical training and left ventricular remodeling after anterior myocardial infarction ; Results of the Exercise in Anterior Myocardial Infarction (EAMI) Trial. *J Am Coll Cardiol* **22**: 1821, 1993.
7) Giannuzzi P et al : Attenuation of unfavorable remodeling by exercise training in postinfarction patients with left ventricular dysfunction. Results of the Exercise in Left Ventricular Dysfunction (ELVD) Trial. *Circulation* **96**: 1790, 1997.
8) Wenger NK et al : Clinical Practice Guidelines No. 17 : Cardiac Rehabilitation as Secondary Prevention. Rockville, Md : US Department of Health and Human Services, Public Health Service, Agency for Health Care Policy and Research, National Heart, Lung and Blood Institute ; AHCPR Publication 1995 ; No.96-0672.
9) Hambrecht R et al : Effects of exercise on coronary endothelial function in patients with coronary artery disease. *N Engl J Med* **342**: 454, 2000.

10) Belardinelli R et al : Effects of moderate exercise training on thallium uptake and contractile response to low-dose dobutamine of dysfunctiona. *Circulation* **97**: 553, 1998.
11) Hambrecht R et al : Physical training in patients with stable chronic heart failure : Effects on cardiorespiratory fitness and ultrastructural abnormalities of leg muscles. *JACC* **25**: 1239, 1985.
12) Adamopoulos S et al : Physical training improves skeletal muscle metabolism in patients with chronic heart failure. *J Am Coll Cardiol* **21**: 1101, 1993.
13) La Rovere MT et al : Baroreflex sensitivity and heart rate variability in prediction of total cardiac mortality after myocardial infarction. *Lancet* **351**: 478, 1998.
14) 後藤葉一・他：高齢者における急性心筋梗塞症回復期心臓リハビリテーション：効果と問題点．心臓リハ **2**：47，1997．

Topics ②

慢性心不全患者に対する電気刺激の適応，効果とその機序

　心不全とは，心機能低下により，必要な酸素（血液）が身体組織に送り込めなくなったために，労作時の易疲労感や呼吸困難感が出現する病態である[1]．また，心不全は心臓のみならず，骨格筋そのものの代謝や構造上の病的変化を引き起こすため，健常者と比べて易疲労性や筋力低下を伴うようになる[2]．

　心不全患者に対して運動療法を行うと，運動耐容能[2]，代謝[2]，血管内皮機能[2]などが改善することが報告されている．しかし運動療法は，強い疲労感や呼吸困難感，重症不整脈や狭心症などをもつ重症心不全の患者に対して行うことが困難であることが問題である[3]．

　ところで最近運動療法の代替手段として骨格筋電気刺激療法が注目されている[3]が2013年に心不全患者に対する電気刺激療法について，1950～2011年末までに発表された報告をもとにしたメタアナリシスが発表された[4]．このスタディにおいて採用された電気刺激条件は，周波数10～50Hz，刺激期間は5～10週間，刺激箇所は大腿四頭筋と下腿三頭筋あるいはハムストリングであった．その結果，電気刺激は自転車エルゴメータ群（最大酸素摂取量の50～80％の強度）に比べ最大酸素摂取量の改善は低かった【図A】ものの，6分間歩行距離（6MD），QOLの改善効果に有意差を認めなかった．また，非運動群と比べると最大酸素摂取量【図B】，6MD，QOLも有意に改善した．以上のことから，自転車エルゴメータなどの運動が可能なレベルの患者は運動療法を，運動が困難な重症な心不全患者の場合は電気刺激療法を行ったほうがよいと結論づけられた．このメタアナリシス発表以降も心不全患者に対する電気刺激療法のRCTがいくつか発表されているがほぼ同様の結論であった[5]．

　電気刺激療法の作用機序について不明な点は多いが，心不全患者の骨格筋は，血管内皮機能が低下し，過剰な神経ホルモン反応や炎症反応が出現し異化状態に陥り，その筋活動レベルは低下している．電気刺激は血管内皮機能改善を促し[6]，TNF-aやICAM-1などの炎症性メディエーターを減少させ[7]，神経ホルモン反応を調節して[6]骨格筋の代謝や構造上の病的変化を改善させ，骨格筋のデコンディショニングからの回復をうながすと考えられている[6]．また，心臓に対しても電気刺激によりBNPが減少し，心負荷が軽減することが報告されている[6]．こうした電気刺激の効果により最大酸素摂取量や歩行機能が改善すると考えられている．また，骨格筋電気刺激による心不全患者のQOLやうつ症状の改善は運動機能改善に伴うものと考えられる[6]．ランニングが，神経化学的な面からも組織学的な面からも脳によい影響を与えるので，電気刺激にも同様の働きがある可能性がある[6]が，詳細はいまだ不明である．

（長坂　誠）

A 電気刺激とエルゴメータの比較

研究グループ	電気刺激 平均値	標準偏差	合計人数	エルゴメータ 平均値	標準偏差	合計人数	人数比	標準化平均値 95%CI
Deley 2005	1.3	2.05	12	3.2	3.5	12	13.7%	−0.64 [−1.46, 0.18]
Deley 2008	2	2.45	22	2.7	3.3	22	26.5%	−0.24 [−0.83, 0.36]
Dobsak 2006	0.8	1.44	15	1.2	1.56	15	18.0%	−0.26 [−0.98, 0.46]
Eicher 2004	1	1.5	12	1.55	2.15	12	14.4%	−0.29 [−1.09, 0.52]
Harris 2003	0	0.05	22	0.8	3.5	24	27.5%	−0.31 [−0.89, 0.27]
合計 (95%CI)			83			85	100.0%	−0.32 [−0.63, −0.02]

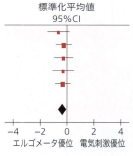

B 電気刺激と対照群の比較 95%CI：95%信頼区間

研究グループ	電気刺激 平均値	標準偏差	合計人数	対照群（非運動群）平均値	標準偏差	合計人数	人数比	平均値 95%CI
Karavidas 2006	1.2	0.6	16	0.7	0.7	8	31.7%	0.50 [−0.07, 1.07]
Nuhr 2004	2	0.7	15	−1.2	0.4	17	63.1%	3.20 [2.80, 3.60]
Vaquero 1998	1.6	1.72	7	−0.7	0.76	7	5.3%	2.30 [0.91, 3.69]
合計 (95%CI)			38			32	100.0%	2.30 [1.98, 2.62]

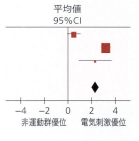

[図] peak $\dot{V}_{O_2}$ の変化 (Smart et al, 2013)[4]

文献

1) 筒井裕之：慢性心不全．循環器疾患最新の治療2006-2007（山口 徹，堀 正二編），南江堂，2006，pp243-249.
2) Hambrecht R et al：Regular physical exercise corrects endothelial dysfunction and improves exercise capacity in patients with chronic heart failure. *Circulation* **98**: 2709-2715, 1998.
3) Nuhr MJ et al：Beneficial effects of chronic low-frequency stimulation of thigh muscles in patients with advanced chronic heart failure. *Eur Heart J* **25**: 136-143, 2004.
4) Smart NA et al：Functional electrical stimulation for chronic heart failure：A meta-analysis. *Int J Cardiol* **167**: 80-86, 2013.
5) Ploesteanu R et al：Effects of neuromuscular electrical stimulation in patients with heart failure-review. *J Med Life* **11**: 107-118, 2018.
6) Karavidas A et al：Functional electrical stimulation is more effective in severe symptomatic heart failure patients and improves their adherence to rehabilitation programs. *J Card Fail* **16**: 244-249, 2010.
7) Karavidas AI et al：Functional electrical stimulation improves endothelial function and reduces peripheral immune responses in patients with chronic heart failure. *Eur J Cardiovasc Prev Rehabil* **13**: 592-597, 2006.

5 ペースメーカ, ICD または CRT-D 装着

低心機能心不全患者に対する運動療法には運動耐容能の向上，再入院の減少などの効果が示されており，2016ESC のガイドラインでもクラス I，エビデンスレベル A で推奨されている[1]．ICD 患者の多く，また CRT 植込み患者のすべては低心機能心不全患者であるため心臓リハのよい適応である．

デバイス植込み（DI）に際しての 2 週間程度の入院は骨格筋の評価，栄養の評価などを含めた包括的な心臓リハ導入に非常に適した期間であり，当院では植込み後，翌日から運動療法を開始している．しかし一部に開始は ICD/CRT-D 移植 6 週間以降とするほうがよいという意見がある．理由としては，リードの脱落の危惧，創部の治癒を待つ，不整脈のコントロールなどが考えられるが，主治医と相談して個々のリスクを把握してから心臓リハ開始を検討すべきである．

デバイス植込み後の上肢の運動

DI 患者の植込み側上肢の安静については，リードの脱落，創部血腫を防ぐことなどの理由で，施設によって差はあるもののおおむね 1 週間程度は 90°外転くらいまでとしていることが多い．デバイスサイズの拡大，抗血小板薬や抗凝固薬の併用，高齢者や重症心不全症例への植込みが増えていることなどから，周術期の血腫や創部の感染合併には注意を払う必要がある．

一方，実際の現場では退院時に上肢の運動について特別な指導をしていないことが多いと考えられるが，患者によってはずっと上肢の安静を守らねばと考える場合があり，可動域制限につながる可能性があるため，当院では術後 2〜3 週間を過ぎれば，ゆっくりと 1 日 1 回は肩の全可動域を回すよう退院時指導を行っている．

デバイス植込み後の運動負荷試験

デバイス機能の設定も安静時の状態をみながら行うため，運動時の状態を想定していないことが多い．運動負荷試験は心不全の予後推定，心臓リハにおける運動処方決定など重要な情報を提供するほか，運動誘発性の不整脈の有無があるか検討できるためとても有効である．日本循環器学会「急性・慢性心不全治療ガイドライン（2017 年改訂版）」の心肺運動負荷試験の適応のなかにも DI 患者の至適プログラム決定がクラス IIa として推奨されているが，実臨床では DI 後の患者に積極的な運動負荷試験は行われていないのが現状であり，もっと見直されるべきであると考えられる．

ペースメーカ

ペースメーカ[*1] は洞不全症候群，房室ブロック（完全房室ブロックや Mobitz2 型ブロック），徐脈性心房細動などの徐脈性不整脈に対して植込みが行われ，設定レート以下の徐脈が生じたらペーシングでバックアップを行う．心臓リハにおいて知っておきたいペースメーカの重要な機能は心拍数調整（rate response, RR 機能）である．これは身体活動や緊張興奮などの生理的な要

求に対してペースメーカの設定心拍数を自動的に調整する機能である．正常な運動時心拍応答は漸増負荷に対応して直線的に心拍数も増えるが，徐脈性不整脈やβ-遮断薬，抗不整脈薬などの投薬を受けている患者では心拍応答が不良（変時性不全）なことが少なくない．心臓リハでは運動中の心拍応答を常にチェックできるため，変時性不全の存在をいち早く知ることができ，それを医師に伝えてRR機能を活用することを考えておきたい．

RR機能はそのセンサにより作動の様式が異なるため，植込みされた機種のセンサを確認しておく必要がある．センサはデバイス本体の動きを検出して反応させる加速度計，患者の呼吸の変動を検出する分時換気量，心筋の収縮増強を検出するclosed loop systemなどがある．ICD/CRT-Dなどのショック作動デバイスは，加速度計が多いが，エルゴメータでの運動中は本体の動きが乏しいため，RR機能が働かない．その場合は，歩行などの負荷へ変えてみるとデバイスの動きを検出してRR機能が働くので運動負荷試験や心臓リハはトレッドミルや歩行負荷を用いるなどの工夫を考える．分時換気量やclosed loop systemは呼吸や心拍動の変化を感知して作動するのでエルゴメータの運動であってもRR機能が働く．

洞不全など徐脈のみの症例ではRR機能は運動耐容能を改善するが，心不全症例におけるRR機能が短期的に運動耐容能を改善するかについては意見が分かれる[2]．骨格筋の影響が運動耐容能の決定要因であることが多いので，RR機能がすぐにCPXに影響を与えないことが原因と予想されるが，著明な変時性不全の場合には運動中の心拍出量増加に寄与しやすく検討するべきである[3]．

植込み型除細動器（ICD）*2

ICD植込み後の心臓リハについての報告は多数あり[4]，運動耐容能向上のほか，虚血性心疾患患者においてショック作動の回数を減らすという報告や，ショックに対しての不安に伴ううつ症状への改善効果などがある．ICDはVT/VFのリスクをもつ患者に植込みされるのでリハにおいてもまず，不整脈発生のモニタリングが重要である．しかし，一方で，万一のときにはICDの作動が得られるので，過剰に不安をもつ必要はない．ただし，症例によりリスクは異なるので不整脈のコントロール状態について運動（負荷試験）の可否を主治医に確認することは必須である．

運動の開始に当たって大切なことは，VT/VFの治療開始設定（VT/VFゾーン）を確認することである．治療は設定された心拍数以上で開始されるため，それがいくらの心拍数なのかを確認しておく．運動時の注意として，VT/VFゾーンに到達する運動負荷は避けることが望ましい．ただし，VTゾーンについては低く設定されている症例も少なくないが，運動中にVTゾーン心

> *side memo*
>
> ***1 ペースメーカの分類**
> **第1記号 ペーシング位置** A：心房，V：心室，D：心房と心室
> **第2記号 感知位置** A：心房，V：心室，D：心房と心室
> **第3記号 ペーシング反応** O：なし，I：抑制（感知に対してペーシングを抑制），T：トリガー（感知に対して同部位にペーシング，実際にはほとんど使用しない），D：心房感知に反応して心室ペーシングを打つ
> **第4記号** R：生理的な要求に対しての心拍数を調整する
> 主に用いられるのはDDD，VVIであり，その作動様式は知っておきたい．
> 右室ペーシングは動きのずれを招いて心機能を悪化させるため，不要と考えられる心室ペーシングは抑制するプログラムをもつペースメーカも多い．

拍数が到達しても VT なのか洞性頻脈なのかの鑑別を機械が診断し，おおむね確実に鑑別できるため，過剰な心配はいらない．一方，VF ゾーンまで心拍数が上昇するとその検出は心室の設定レートのみで行われ（洞性か，上室性かなどの診断機能は働かずに），すぐ頻拍治療が開始する（ショック作動など）ので，そこまでの運動負荷は絶対に避ける．特に心房細動例では心拍上昇しやすいので運動負荷中の到達心拍数には注意を払う．ペーシングの設定については，たまたま徐脈性不整脈を合併していない限り，ICD 植込みは本来 VT/VF の予防目的に行われるので通常はペーシングを要さない症例が多いが，β-遮断薬などの併用で徐脈になっている例ではペースメーカの項で記載したペーシング設定の確認も行う．

> **side memo**
>
> ***2 植込み型除細動器（ICD）**
>
> ペースメーカの機能に加えて，心室頻拍や心室細動などの危険な不整脈を検出して，自動的にバーストペーシング，除細動にて停止を図る機能をもつ．QT 延長や Brugada（ブルガダ）症候群のような不整脈疾患，心室細動による心停止蘇生後の二次予防のほか，駆出率の著明に低下した心筋梗塞症例などでは一次予防目的でも植込みが行われる．

両心室ペースメーカ（CRT）*3，植込み型除細動器付き CRT（CRT-D）

NYHA Ⅲ 以上の心不全，QRS 幅の広い症例に植込みを検討するのが一般的な適応であり，responder は 70％程度と考えられている．CRT 患者は進行した低心機能の慢性心不全患者であるということを念頭におき，患者指導や運動処方にあたる．リハの現場では運動中，心電図モニターで心室ペーシング波形が運動中に維持されていることを確認することが重要である．原則として心室ペーシング率が 100％を目指すため，短い AV 間隔を設定して心室ペーシングをさせる（心房感知，心室ペーシング）が，次のような場合に両室ペーシングができず，自己の QRS 波形が出現する．①心房細動症例（VVI 設定が多い）で設定したペーシングレートを自己の心拍数が超える場合，②洞調律症例でも upper tracking rate を超える運動の場合（心房感知－心室ペーシングの追随ができず，自己の QRS 波形が出現する），③自己の AV 伝導が運動中に亢進し設定した AV 間隔より短くなった場合である．自己の QRS 波形が出たからといって急にバイタルが変化するというわけではないが，心収縮は悪化するので CPX での $\dot{V}O_2$ の伸びは鈍化したりする［図 5-1］．設定の調整で運動耐容能の改善につなげられる可能性もあるので，運動中の自己 QRS 出現には注意を払い[1]，その情報を主治医に伝える．また，除細動機能のついた CRT-D 症例では，ICD の項に記載した頻拍治療に関しても確認が必要であり，徐脈合併症例ではペーシングの設定調整も確認しておく．

> **side memo**
>
> ***3 両心室ペースメーカ（CRT）**
>
> 通常，NYHA Ⅲ 以上の心不全症例で，心電図上の QRS 幅の広い症例に植込みが行われ，心室内，心室間の動きのずれを調整する．植込みした症例のうち 70％程度は有効で，左室の縮小効果を認めるが，30％程度は non-responder とされ，心機能の改善を認めない．原則として心室ペーシング率が 100％を目指すため，短い AV 間隔を設定し心室ペーシングをさせるが，心房細動症例の運動負荷などでは自己の QRS 波形に戻ることがある．

両心室ペースメーカ患者の運動耐容能

当院ではエルゴメータでのリハが可能な方は退院前ないし退院後初回の外来で CPX を実施している．最短で植込み後 1 週間で実施することも多いが，80 名の CRT 患者延べ 185 回の症候

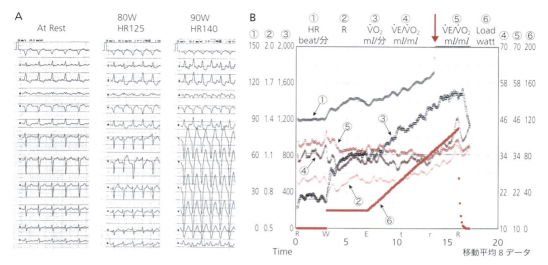

[図 5-1] 拡張型心筋症例
A：48歳 DCM，CLBBB に対して，CRT-D 植込み．設定は DDD 60/130．退院時の症候限界 CPX を示す．負荷が増強するにしたがい洞調律レートが上昇，upper tracking rate 130bpm に到達し，以後はもともとの CLBBB 波形が出現した．
B：CPX では HR トレンドでの T 波ダブルカウントによる心拍数増加部位（矢印）から CLBBB 波形が出現し，それに伴い $\dot{V}O_2$ の上昇も鈍くなっている．

限界 CPX の解析（平均年齢 67 歳，LVEF35％）では，peakR 1.14±0.1 と十分な負荷をかけられたが，NSVT 出現で中止した例が 1 回あるものの VT/VF による治療作動はなく，おおむね安全に実施可能であった．

平均 peak$\dot{V}O_2$ 14.8±3.5 ml/kg/min，AT$\dot{V}O_2$ 10.7±2.4 ml/kg/min と低値，$\dot{V}E$ vs $\dot{V}CO_2$ Slope 37±8 と高値，peak HR 100±21bpm と運動耐容能は低く，変時性不全も強い症例が多かった[5]．また，運動耐容能を規定する要因として LVEF より下肢骨格筋指標の関与が大きく，下肢筋への介入が重要である．

デバイス植込み症例のフレイル，栄養

近年，フレイル症例への植込みも増えており，CRT 植込みにより SPPB や MMSE など身体活動能，認知機能の改善の報告がある一方で，フレイルは CRT 植込み後の心血管イベントの予後不良因子とも報告されている．また，当院で 2012 年 7 月～2015 年 7 月に CRT および CRT-D 植込み術を施行した患者 42 例を対象とし，入院中の採血で GNRI を用いて栄養状態の評価を行ったところ，92 未満（栄養リスクが高い症例）を 29％に，92 から 98 未満（軽度の栄養リスクを認める症例）を 38％に認め，多くの症例で栄養障害リスクを認めた．栄養介入も含めたチーム医療も重要である．

デバイスの情報を心臓リハビリテーションに生かす

デバイスから得られる情報としてペーシング率や不整脈イベントの有無，胸郭抵抗を用いた心不全の評価，患者活動度などがあげられる［図 5-2］．近年デバイスから送信されてくるデータを用いて遠隔モニタリングを行うことが可能となってきた．遠隔モニタリングを用いた介入の成績について心不全患者のイベント抑制に有用であったという RCT[6] もあり，今後心臓リハの現

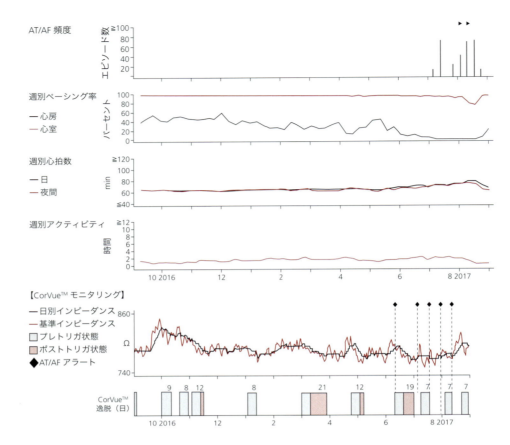

[図 5-2] デバイス内のデータ
心房細動の頻度，ペーシング率，心拍数，患者活動度，胸郭抵抗を示す．

場においてもその情報を用いた指導を行えるとよいだろう．デバイス情報のなかでも当院では患者活動度（patient activity）に注目している．患者活動度については SJM 社（Medtronic 社）では毎分 70 歩に相当する運動をした時間を表示している．心臓リハにおいて，実際の生活における運動量を知ることは重要であり，活動量計装着，万歩計などのデータ記録などがその確認のために用いられるが，確実性に欠け，永続的なモニタリングではない．それに対し患者活動度は常時連続的なモニタリングができるため，運動のコンプライアンス確認に生かせる．当院での検討によれば患者活動度は握力や膝伸展筋力，peak$\dot{V}O_2$ と正相関，$\dot{V}E$ vs $\dot{V}CO_2$ Slope と逆相関を示し，clinical frailty sale とも関連していた．過去の報告でも CRT 植込み 3 カ月後の活動度と複合エンドポイント（全死亡・心移植・LVAD・心不全入院）を検討した研究[7]では，96 分未満の活動度で予後不良というデータがあるため，患者指導に生かしていくとよい．

まとめ

デバイス植込み後の患者における心臓リハの注意点について概説した．デバイスの手術を担当する医師は不整脈専門の医師であることが多く，心臓リハとの接点が少ないためか，これまであまり不整脈やデバイスと運動負荷，リハについては論じられてこなかった．

デバイスが治療の一環としてかなり積極的に用いられている現状では，双方の協力，臨床工学

技士（ME）の心臓リハへの参加を含め，幅広く知識を共有していく必要がある．本稿がその一助となれば幸いである．

（白石裕一）

文献

1) Ponikowski P et al : 2016 ESC Guidelines for the diagnosis and treatment of acute and chronic heart failure : The Task Force for the diagnosis and treatment of acute and chronic heart failure of the European Society of Cardiology (ESC) Developed with the special contribution of the Heart Failure Association (HFA) of the ESC. *Eur Heart J* **37**(27) : 2129-2200, 2016.
2) Jamil HA et al : Chronotropic Incompetence Does Not Limit Exercise Capacity in Chronic Heart Failure. *J Am Coll Cardiol* **67**(16) : 1885-1896, 2016.
3) Tse HF et al : The incremental benefit of rate-adaptive pacing on exercise performance during cardiac resynchronization therapy. *J Am Coll Cardiol* **46** : 2292-2297, 2005.
4) Iliou MC et al : Cardiac rehabilitation in patients with pacemakers and implantable cardioverter defibrillators. *Monaldi Arch Chest Dis* **86**(1-2) : 756, 2016.
5) 白石裕一・他：デバイスインプラント後の心臓リハビリテーション．循環器専門医 **19** : 283-290, 2011.
6) Hindricks G et al : Implant-based multiparameter telemonitoring of patients with heart failure (IN-TIME) : a randomised controlled trial. *Lancet* **384**(9943) : 583-590, 2014.
7) Vegh EM et al : Device-measured physical activity versus six-minute walk test as a predictor of reverse remodeling and outcome after cardiac resynchronization therapy for heart failure. *Am J Cardiol* **113**(9) : 1523-1528, 2014.

Topics ③

和 温 療 法

和温療法とは？

　温熱が血管を拡張させ心臓に対する前・後負荷を軽減することに注目し，1989年，和温療法が開発された．和温療法には，室温を60℃に均一に管理できる遠赤外線乾式サウナ室を用い，60℃の乾式サウナ室内に15分間入浴し，出浴後に毛布による30分間の安静保温を追加する．その後，和温療法前後の体重差から発汗量を測定し，それに見合う水分を飲水させて終了となる．和温療法により深部体温は，サウナ浴直後に0.8〜1.2℃，保温終了後に0.5〜0.7℃上昇する．

　和温療法は入院で1日1回，週5回を2〜4週間施行することにより心不全に対する効果が得られる．退院後は，外来で週2回施行することにより和温療法の効果を維持できる．

心不全に対する和温療法の効果

　和温療法の心不全に対する急性効果は，体温上昇に伴う末梢血管拡張作用により心臓に対する前・後負荷が軽減し，心拍出量が増加することによりもたらされる[1]．

　慢性効果として，心・血管内皮機能や心不全症状の改善，心拡大や心室不整脈，神経体液性因子，酸化ストレスの減少，自律神経の是正が認められる[2]．また，小型均等和温装置を用いた前向き多施設共同研究により，心不全患者に対する2週間の和温療法の安全性と有用性を確認した[3,4]．さらに，後ろ向き研究であるが5年間の経過を検討し，和温療法は心不全死ある

side memo

　和温療法は患者さんに優しい治療法で，軽症から重症までの心不全患者に有用であるが，現時点では保険適用されていない．運動療法が行えない重症心不全患者や高齢者などには，心臓リハとして和温療法の活用が期待できる．

いは再入院を有意に抑制し，心不全患者の予後を有意に改善することが示された[5]．

われわれは，動物実験により，和温療法が血管内皮の一酸化窒素合成酵素発現を増加させることを明らかにしており，和温療法による慢性効果発現の重要な機序の一つが血管内皮機能の改善であると考えている．

適応と禁忌

和温療法は，心臓に関しては，拡張型心筋症や虚血性心筋症など収縮不全を伴う軽症から重症の慢性心不全まで適応がある．一方，発熱や活動性感染症がある場合には和温療法は禁忌である．適応外症例としては，重症の大動脈弁狭窄症と閉塞型肥大型心筋症があげられる．その理由は，和温療法は心拍出量の増加と体血管抵抗を低下させるので，左室‐大動脈間圧較差や心室内圧較差を増大させる恐れがあるからである．さらに，和温療法は血管新生作用を有しているので，増殖性糖尿病性網膜症や担がん患者も和温療法の適応を控えたほうがよいと考えている．

心臓リハビリテーションにおける和温療法の位置づけ

運動療法は，心不全治療において広く行われており，その有用性は確立されたものである．ただし，運動療法は心臓に対して増負荷であるために，重症心不全や心室不整脈の頻発例には禁忌である．これに対して，和温療法は心臓に対して減負荷であり，重症心不全にも効果的で，心室不整脈を減少させる．和温療法は，重症の心不全患者にも施行でき，この点は運動療法と異なり，和温療法の大きな利点である．われわれは，重症の心不全患者を薬物と和温療法で立ち上げ，その後，運動療法が可能となったときに運動療法も積極的に取り入れ，さらに改善した症例を経験している．

〔宮田昌明〕

文献

1) Tei C et al：Acute hemodynamic improvement by thermal vasodilation in congestive heart failure. *Circulation* **91**：2582-2590, 1995.
2) Miyata M, Tei C：Waon therapy for cardiovascular disease：innovative therapy for the 21st century. *Circ J* **74**：617-621, 2010.
3) Miyata M et al：Beneficial effects of Waon therapy on patients with chronic heart failure：Results of a prospective multicenter study. *J Cardiol* **52**：79-85, 2008.
4) Tei C et al：Waon therapy for managing chronic heart failure：results from a multicenter prospective randomized WAON-CHF study. *Circ J* **80**：827-834, 2016.
5) Kihara T et al：Waon therapy improves the prognosis of patients with chronic heart failure. *J Cardiol* **53**：214-218, 2009.

6 補助人工心臓

　薬物治療やペースメーカなどの非薬物治療に抵抗性の重症心不全では，障害心筋の回復は期待しにくく，補助人工心臓（VAD）や心臓移植が必要になる．わが国では従来体外設置型VAD［図6-1］を心臓移植へのブリッジ（BTT）に用いてきた．体外設置型VADは，駆動チューブが届く半径約5m程度に自由行動範囲が限られる．また，装着中は退院できないため，長期入院を余儀なくされる．脳血管障害や感染症などの重篤な合併症も問題となっていた．

　欧米先進国では1990年代に在宅治療可能な植込み型VADが保険償還され，2002年からは心臓移植適応のない末期心不全に対する心臓移植代替治療（destination therapy；DT）デバイスとしても保険償還された．一方，わが国では世界に20年遅れて2011年にようやく植込み型VAD［図6-2］が保険償還され，現在植込み型4機種が使用可能となっている．心臓移植への橋渡し目的（bridge to transplantation；BTT）に限定されているものの植込み型VAD患者は急増し，装着総数も900例以上に使用されてきた．心臓移植については2010年に改正臓器移植法が施行され，徐々に増加傾向にあるが依然として少なく，そのため植込み型VADを装着しながらの平均待機期間は延長し，3年を超えようとしている．この期間に適切な運動を継続しながら

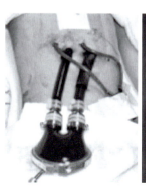
a．ニプロVAD

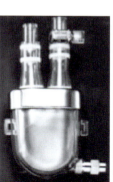
b．東大型

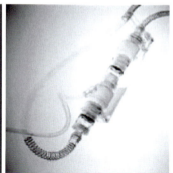
c．BVS 5000

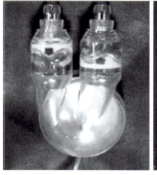
d．AB 5000

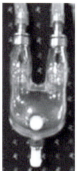
e．EXCOR

［図6-1］　日本で臨床使用されている体外設置型補助人工心臓（臨床治験中のデバイスを含む）

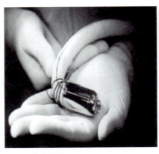
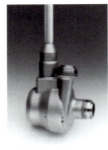 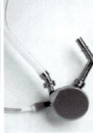 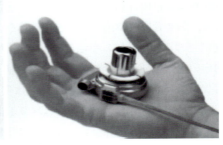

a. Jarvik 2000　　b. HeartMate II
c. EVAHEART　d. DuraHeart　e. HVAD

[図 6-2]　日本で臨床使用されている定常流植込み型補助人工心臓（臨床治験中のデバイスを含む）

活動量を維持することが，待機中だけでなく移植後の成績向上にも有用である．また，今後はDT治療が保険償還される見込みで，植込み型VAD患者のさらなる増加が予想されるため，VAD患者に対する心臓リハがますます重要になってくるだろう．

植込み型補助人工心臓装着後のリハビリテーションの実際

　合併症のない植込み型VAD患者は在宅移植待機が可能であり，すみやかな自宅復帰の実現が望ましい．しかし，VADが適応とされる重症心不全患者の多くは，治療に伴う長期安静で筋萎縮などの脱調節（deconditioning）が進行している．したがって，術前や周術期のベッド安静に伴う合併症がVAD装着術後の動作獲得を妨げ，自宅復帰を遅らせることがある．心臓リハはそれらを改善，予防し，植込み型VAD患者に対する自宅復帰プログラムの円滑な進行を支援する．VAD装着患者に対するリハは，術後早期からの導入が望ましい．ベッド上で可能なポジショニングや関節可動域運動，呼吸訓練などから開始し，徐々に座位，立位，歩行訓練へと進める．病棟歩行が自立すれば，エルゴメータやトレッドミルなどの訓練により，自宅復帰に必要な運動耐容能獲得を目指す．運動負荷は心肺運動負荷試験による嫌気性代謝閾値（AT），もしくはBorg指数11〜13程度に設定する．また，自宅環境に合わせて段差昇降やADL（日常生活動作）訓練なども行い，装置の運搬も含めた安全な移動方法を指導する．

　VAD装着患者のリハ中はコントローラやバッテリーに配慮し，装置の故障やドライブラインの断線，ドライブライン貫通部の皮膚損傷などのないよう注意が必要である．また，連続流VADでは血圧測定が困難なことが多く，リハ中はコントローラに表示される流量低下や，めまいなどの低血圧症状を注意深く観察する．逆に，機種によっては運動負荷に伴い自動的に補助流

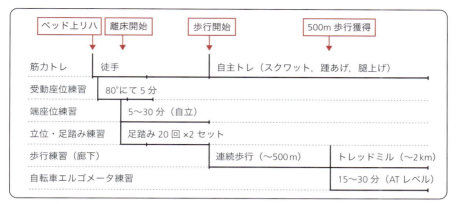

[図 6-3] LVAS 装着時のリハビリテーションプログラムと進行基準
日本循環器学会．循環器病の診断と治療に関するガイドライン（2011 年度合同研究班報告）心血管疾患における
リハビリテーションに関するガイドライン（2012 年改訂版）http://www.j-circ.or.jp/guideline/pdf/JCS2012_
nohara_h.pdf（2019 年 1 月閲覧）

量が増加するとの報告もある．また，VAD 装着患者は，CRT-D などのデバイスが入っている場合も多く，その設定の範囲内での運動が望ましい．その他，脳合併症や感染症，右心不全などの遠隔期合併症がリハを遅延させることがあるが，そのような場合は医師の診察を経たうえでリハの可否を判断する．植込み型 VAD 装着術から 8 カ月経過後も患者の最高酸素摂取量や運動負荷量，健康関連 QOL は改善するものの，心臓移植患者ほどの回復には至らない場合が多い．したがって，自宅復帰後も運動耐容能の維持，改善は重要であり，退院前の指導とともに在宅移行後のリハ継続が重要である．当院では，退院前だけでなく退院後も定期的に心肺運動負荷試験を行い，体力が維持向上できているかの評価とともに AT レベルでの運動を指導している．

VAD 装着後のリハプログラムと進行基準を図 6-3 に示す．

精神的なサポート

VAD 装着後，全身状態の改善に伴い，精神状態も安定することが多いが，植込み型 VAD 装着患者独特の不安もある．装着前の患者は"将来の不安""死の恐怖"など，病状に対する不安に加え，VAD に対する不安（"機器管理""ドライブライン皮膚貫通部の管理""合併症"など）がある．装着後は，在宅復帰プログラムにおいて知識，技術の習得が思うようにできないことに対する焦り，苛立ちや落胆を覚える場合がある．また，VAD 装着下での社会生活に対して，不安，戸惑い，羞恥心をもつこともある．VAD 装着が目立たないような衣服，バッグ，カバーなどの工夫を提案するとともに，VAD を装着している自分自身を受容できるように支持・支援することが大切である．退院後は，機械のアラーム，ドライブライン皮膚貫通部悪化，不整脈，胸部違和感，動悸感などの自覚症状などの不安を訴えるようになることがある．患者の不安内容は，病状や患者の社会的背景，生活状況などによって異なる．医療従事者は，患者の不安やその原因となる状況の理解に努める必要がある．

介護者の不安としては，アラームに対するものが多い．また，患者の自覚症状の訴えに対して動揺したり，介護者がつねにアラームが聞こえる範囲で生活することへの拘束感，介護に対するストレスなどをもったりすることもある．

　VAD装着中の精神状態の管理には，精神科，臨床心理士，リエゾンナースなどにより，患者，家族が相談しやすい場を設けることも有用である．

（鈴木文歌）

文献

1) 野原隆司・他；循環器病の診断と治療に関するガイドライン（2011年度合同研究班報告）：心血管疾患におけるリハビリテーションに関するガイドライン（2012年改訂版），日本循環器学会ホームページ；http://www.j-circ.or.jp/guideline/pdf/JCS2012_nohara_h.pdf
2) 許　俊鋭；日本循環器学会/日本心臓血管外科学会合同ガイドライン（2011-2012年度合同研究班報告）：重症心不全に対する植込型補助人工心臓治療ガイドライン，日本循環器学会ホームページ；http://www.j-circ.or.jp/guideline/pdf/JCS2013_kyo_h.pdf
3) 小野　稔：補助人工心臓の使い方—どのタイミングでどのデバイスを使用するのか？ 医学のあゆみ 266(13)：1123-1129, 2018.

Topics ④

衝撃波治療

　近年，薬物療法や治療技術の進歩に伴い，心疾患患者の予後は改善してきているが，その一方で，治療の進歩と人口の高齢化は，重症虚血性心疾患患者の増加をもたらしており，新しい治療法の開発が期待されている．われわれは，培養細胞やブタ慢性心筋虚血モデルを用いた検討において，結石破砕治療に用いる出力の約10分の1という低出力の衝撃波を，体外から虚血心筋に照射すると，虚血心筋における血管内皮増殖因子の発現が亢進して毛細血管密度が増加し，心筋血流および心機能が改善することを報告した[1,2]．そして，これら基礎研究で得られた結果をもとに，重症狭心症患者を対象に低出力体外衝撃波治療の臨床試験を行ってきた[3,4]．

　十分な薬物治療下でも狭心症発作を有し，かつPCIやCABGによる治療が困難な重症安定労作性狭心症患者を対象とした．具体的には，びまん性冠動脈病変症例やCABG後慢性期のバイパスグラフト閉塞症例が対象となった．衝撃波発生ヘッドを患者の前胸壁に当て，装置に内蔵された超音波診断装置で心臓の虚血領域に照準を合わせ，衝撃波を照射した．1カ所につき200発の衝撃波を，虚血領域の広さに応じて約40カ所照射する治療を，隔日で計3回行った．2003年に開始した第一次臨床試験では，全例で狭心症症状が軽減し，負荷シンチグラムで評価した心筋血流も改善した[3]．2005年に開始した第二次臨床試験（プラセボ対照試験）では，治療3カ月後には，自覚症状や6分間歩行距離が有意に改善し，MRIで評価した心機能も有意に改善した［図］[4]．これらの効果はプラセボ治療後では認められなかった．以上の結果により，狭心症に対する低出力体外衝撃波治療は，2010年に厚生労働省の先進医療として承認されている．

　すでに世界25カ国で10,000例以上の狭心症患者に対して治療が行われているが，重篤な合併症の報告はない．本治療で用いる衝撃波の出力は低く麻酔は不要であること，また，体外から衝撃波を照射する非侵襲的な治療法であることから，重症例や高齢者にとって肉体的負担

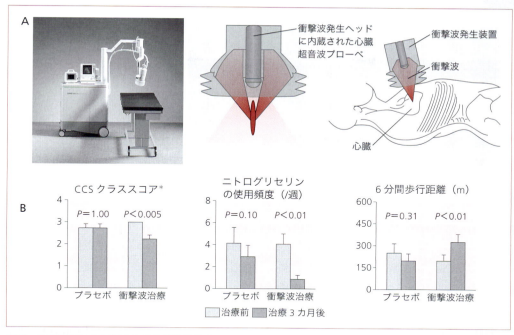

[図] 狭心症に対する低出力体外衝撃波治療
A：心臓用衝撃波治療装置，B：第二次臨床試験の結果
重症狭心症症例において，低出力体外衝撃波治療は自覚症状を改善し，6分間歩行距離を延長した．(Kikuchi et al, 2010)[4]
*CCS クラススコア：カナダ心血管疾患協会（Canadian Cardiovascular Society）による狭心症重症度分類
　クラスⅠ：日常生活では狭心発作を起こさない．クラスⅡ：日常の身体活動はわずかながら制限される．クラスⅢ：日常活動は著しく制限される．クラスⅣ：いかなる動作も症状なしにはできない．

が少ないという点でも優れている．本治療法は，その低侵襲性から今後幅広い疾患への応用が期待される．

（進藤智彦）

文献

1) Ito K et al：Extracorporeal shock wave therapy for ischemic cardiovascular disorders. *Am J Cardiovasc Drugs* 11: 295-302, 2011.
2) Nishida T et al：Extracorporeal cardiac shock wave therapy markedly ameliorates ischemia-induced myocardial dysfunction in pigs in vivo. *Circulation* 110: 3055-3061, 2004.
3) Fukumoto Y et al：Extracorporeal cardiac shock wave therapy ameliorates myocardial ischemia in patients with severe coronary artery disease. *Coron Artery Dis* 17: 63-70, 2006.
4) Kikuchi Y et al：Double-blind and placebo-controlled study of the effectiveness and safety of extracorporeal cardiac shock wave therapy for severe angina pectoris. *Circ J* 74: 589-591, 2010.

7 心臓移植

第7章 心臓リハビリテーション各論

わが国において，心臓移植は「臓器移植に関する法律」が施行された1997年10月から開始された．1999年2月28日に1例目が大阪大学で実施されてから，2018年8月末までに408人の心臓移植が実施された．年間の実施数も徐々に増加し，2016年は51件，2018年は56件となっている．心臓移植実施施設（11歳以上の患者）として認定されている施設は11施設である（2018年8月末）．しかし，世界の趨勢からみた場合，わが国の心臓移植数は極端に少ない状況であり，人口当たりの患者数で換算すると，わが国で心臓移植が必要な人は約1,600人と推計され，待機期間も2018年8月末時点で1,230日（約3年4カ月）となっている．

2011年4月に連続流植込み型補助人工心臓が心臓移植へのブリッジとして保険償還され，植込み型補助人工心臓を装着して心臓移植待機する患者が急激に増えたが，臓器提供は依然として少ないため，心臓移植待機期間は長期化する傾向にある．一方，術後成績であるが，国内で2018年8月末までに心臓移植を受けた408人のうち，これまでに30人が死亡したが，残りの378人は生存している．したがって，わが国の心臓移植後の生存率は5年92.5％，10年89.1％，15年85.1％となり，これはISHLT（The International Society for Heart and Lung Transplantation）による平均10年生存率の53％をはるかに上回っている[1,2]．心臓移植後患者においては，移植前の長期にわたるデコンディショニングのために心臓リハが必須であり，特有な循環系反応などに配慮した運動の指導が必要となる．

心臓移植患者の特徴

心臓移植は，通常病的心臓を切除し，提供されたドナー心臓を吻合する．移植手術は，自分の心臓を取り除いてドナーの心臓を植込む手術（同所性心臓移植術）かまたは，自分の心臓を残したままで，ドナーの心臓を胸腔内に循環補助のために植込む手術（異所性心臓移植術）の2つがあるが，通常は同所性心臓移植術が行われる．したがって，自己以外の心臓に変わるために，種々の因子が心機能に影響する[3]．移植に特異的なものとしては，手術操作により除神経*1となるため心臓に対する自律神経支配がなくなり，運動に対する心臓の反応が通常と異なることがあげられる．さらに拒絶反応による心機能低下，ステロイドを含む免疫抑制薬による影響（血圧上昇など），長期の心不全や臥床による高度のデコンディショニング（身体脱調節）などがあげられる．移植後の心臓ならびに循環系の反応と末梢骨格筋への影響を安静時と運動時に分けてまとめた[表7-1]．さらに心移植患者は，精神的ストレスを経験することによる将来に対する強い不安など多くの特徴を有しており，これらを考慮した心臓リハが必要となる．

まず自律神経切断（除神経）により，レニン・アンジオテンシン・アルドステロン系のコントロールが弱

> **side memo**
>
> *1 除神経
>
> 移植心は除神経されているため，運動負荷に対する心拍・血圧反応が通常と異なる．したがって，心拍数をもとにした運動処方は困難である．主観的運動強度（Borg指数）による強度設定を利用せざるを得ない．

[表 7-1] 心臓移植後の心臓ならびに循環器系の反応と末梢骨格筋・運動機能への影響

安静時	● 安静時心拍数は 25〜35％上昇する． ● 左室拡張末期容積は 15〜40％減少する． ● 安静時一回拍出量は 18〜38％減少する． ● 安静時心拍出量は正常か若干低下する． ● 安静時左室収縮能は正常であるが，右室機能は低下している． ● 安静時平均血圧は 10〜15％上昇している（収縮期血圧，拡張期血圧ともに上昇している）． ● 心内圧は上昇している． ● 安静時の PCWP は 30〜35％上昇している． ● 右房圧は上昇傾向にある．
運動時	● peak $\dot{V}O_2$, peak watt の低下については，さまざまな報告があり一定した見解はないが，正常コントロールに比べ 45〜66％の値を示すとされている． ● peak $\dot{V}O_2$ は徐々に改善するが，依然として低値を示すとされている． ● 最大運動時の心拍数は正常コントロールと比較して 20〜30％低下している． ● 心拍予備能は極端に低下する． ● 最大運動時の一回拍出量係数（stroke volume index）は 15〜20％低下している． ● 拍出量の低下は，主として拡張末期容積の低下（15〜20％低下）による． ● 最大運動時の EF は正常もしくは若干低下する． ● ピークにおける心係数は 30〜45％低下するが，これは心拍数の低下による． ● ピーク時の心内圧は上昇する． ● PCWP は 25〜50％上昇する． ● 右房圧は 80〜100％上昇する．
心収縮能	● 正常かもしくはそれに近いとされている．
心拡張能	● 左室充満圧の上昇はコンプライアンスの低下を示している． ● 心筋スティフネスの増加は移植心にみられる特徴で，ドナー心の虚血時間とドナーの年齢に関連している． ● 運動における拡張充満は β adrenergic tone によって調整されているが，除神経によってこの反応が異常となることも拡張能低下の一因である． ● 運動トレーニングによる拡張能が改善するかについては定まった見解はない．
除神経の影響	● 心移植による外科的除神経は求心性・遠心性自律神経反応を消滅させる． ● 迷走神経トーヌスが途絶するため，安静時心拍数が上昇する． ● 運動開始後には，ゆっくりと心拍数は増加するが，これはカテコラミンによる反応であり，最大心拍数は著明に減少し正常者の 70〜80％程度に相当する． ● 最大心拍出量の低下の主たる要因は心拍数の減少によっている． ● 交感神経系の神経再生については肯定的な報告が多いが，その程度はまちまちであり，完全な（機能的にも）再生については否定的である． ● 迷走神経については神経再生に関する証拠はない． ● 運動トレーニングによる自律神経トーヌス，交感神経反応に関する確定したデータはない．
骨格筋,末梢循環	● 末梢血管や骨格筋の異常は移植前のデコンディショニングを反映しており，移植後もこの異常は長期間継続する． ● peak $\dot{V}O_2$ の低下は，一部は筋力低下によっており，筋肉量の低下が大きく関与する． ● 末梢の酸素利用や輸送能が低下している． ● 心移植後においても，移植前の末期的心不全における骨格筋異常は認められ，この異常はある程度改善するものの長期間継続する． ● 移植後の前腕血流量は改善し，これは内皮依存性の血管拡張反応が改善したためと思われる．
運動能低下の要因	● 除神経による最大心拍数の低下と一回拍出量の低下に起因する心拍出量の低下． ● 拡張能の低下に基づく充満圧の上昇． ● 慢性的な後負荷の増加． ● 心房機能の低下． ● デコンディショニング． ● 末梢循環不全と骨格筋の好気的代謝の異常． ● ステロイドホルモンと免疫抑制薬の薬物由来による変化． ● 潜在的または顕性の虚血または臨床的に問題とならない程度の拒絶反応の繰り返しによる心筋の線維化の進行． ● 脳死による影響や移植に至るまでの臓器損傷． ● 肺によるガス交換の異常．

(Balady GJ (ed.): Exercise and Heart Failure, AHA Monograph Series, Futura Publishing Co, New York, 1997, pp285-308)

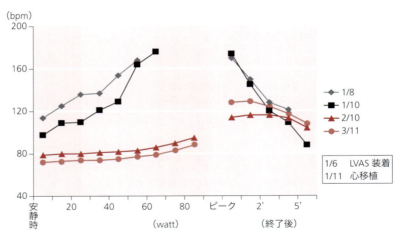

[図7-1]　心臓移植前後の運動負荷試験における心拍反応の変化
LVAS装着下での自己心の心拍数と移植心の心拍数反応を比較した．心移植後は運動中負荷増加に伴う心拍反応の増加がほとんどみられず，負荷終了後から心拍数が上昇し，その低下も緩やかである．除神経により心拍反応が循環血中のカテコラミンのみに依存していることがわかる．したがって，心拍数で運動強度を決定することは困難である．
LVAS：左室補助人工心臓

まり，心室充満圧の変化に対する正常の血管調節反応が妨げられる．これによって，心血管系の恒常性が変化し，さらに心筋虚血時の胸痛症状もみられなくなる．副交感神経支配がなくなることにより安静時の心拍数は増加し，交感神経支配がなくなるために運動開始時の心拍数や収縮能の急激な変化もみられなくなる．このためもっぱら心拍数や血圧上昇は，血中カテコラミンによる心筋のβ-アドレナリン作用受容体の刺激のみとなる[図7-1]．

次に心機能への影響であるが，移植心は前負荷依存となるためFrank-Starling機序が心機能を制御する重要な要因となる．運動時における反応は，骨格筋ポンプ作用および末梢血管抵抗の低下により静脈還流が増大し，その結果Frank-Starling機序により一回拍出量が増加する．さらに運動を継続する場合には，血中カテコラミン放出によって心拍出量が増加することになる．運動時に心拍数が増加して定常状態に達するまで，通常心では2～3分程度であるが，除神経心では6～10分もの時間を要する[図7-1]．この運動に対する遅延した反応は移植後時間を経過するに従い改善する．従来の右心房で吻合するLower-Shamway法と異なり，最近右心房を温存するbicaval法が用いられるようになってきたが，これによりドナー心の右房機能が維持される．

運動時における移植心の反応は，上記に述べたごとく正常心とは異なっているが，通常の日常生活[*2]を送る場合は特に問題がない．また，心臓移植後にフルマラソンを完走した症例も報告されている[4]．

心臓移植後のリハビリテーションの効果

心臓移植患者に対する運動療法効果に関する報告は1980年代からみられる．Kavanaghら[5]は，36名の男性患者（平均47歳）において，移植後平均7カ月後から16カ月間，歩行と走行による運動療法を行った．その結果，平均8.5分/kmのペースで24km/週の運

> **side memo**
>
> [*2] **日常生活**
> 移植患者は日常生活の制限はない．スポーツに参加することも可能である．ただし，拒絶反応や免疫抑制薬，ステロイドホルモンを長期に服用し続けるため，冠動脈硬化が問題となる．きめ細かいフォローが必要である．

動が行えるようになり，体重が2.4kg，運動時最大心拍数が12.7拍/分，運動量が49%，最大酸素摂取量が27%増加した．また安静時の心拍数は平均3.6拍/分減少した．1999年Kobashigawaら[6]は，27例の心臓移植患者を無作為に運動療法群と対照群に分け，運動療法群には退院後から有酸素運動療法を6カ月間継続した．その結果，両群とも運動能力は改善したが，最大酸素摂取量，最大負荷量の増加は対照群に比べていずれも有意に大であった．さらに安静時心拍数の減少，AT（嫌気性代謝閾値）までの時間，一定時間に行える起立負荷回数の増加にも有意差がみられたことから，心臓移植後早期に開始される運動トレーニングは自然回復を超えて有意に運動能力を改善することが明らかになった．

Ehrmanらは11人の心臓移植患者のトレーニング効果を観察し，peak $\dot{V}O_2$ は19%，ATは12.5%増加したと報告している[7]．Tegtburらは，心臓移植後5.2年を経過した慢性期の患者21名に対して1年間にわたる運動トレーニングの経過を示した．その結果，同一心拍数における有酸素能力は43wattから58wattと35%増加したが，トレーニング開始からの3カ月間の増加が最も顕著であった[8]．

心臓移植後のリハビリテーションプログラム

心臓移植後患者のリハは手術後の時期により3つに分けられ，その目的や内容が異なる．国立循環器病研究センターで行われているリハプログラムを紹介する．

表7-2に示すように，急性期では術後早期離床を開始し，500m歩行負荷試験終了後はリハセンターで自転車エルゴメータによる積極的な有酸素トレーニングを行い，運動療法教室に参加させる．

[表7-2] 心臓移植後の急性期リハビリテーションプログラム

第1段階　循環動態安定後
安静度：自動体交，受動座位90度可
食事，洗面：自力可
清　拭：全面介助
排　泄：床上
運　動：自動運動（筋力低下が著しいときは他動的屈伸運動を行う）
娯　楽：ラジオ，テレビ，新聞，読書
第2段階　端座位・立位負荷試験後
安静度：ベッド上，ポータブル便器使用可
清　拭：自力可，洗髪は介助
排　泄：ポータブル便器使用可
運　動：端座位での足踏み5分間を1日3回
第3段階　室内歩行（2分間）負荷試験後
安静度：病室内
洗　面：洗面台使用可
清　拭：下半身シャワー可
排　泄：ポータブル便器使用または室内トイレ使用可
運　動：病室内歩行10分間を1日3回
第4段階　エルゴメータ20watts×5分間負荷試験後
運　動：エルゴメータ20watts×5分間1日2回
第5段階　100m歩行負荷試験後
安静度：病室内，ロビー歩行可
運　動：100m歩行を1日3回
第6段階　200m歩行負荷試験後
安静度：病棟内
運　動：200m歩行を1日3回
第7段階　500m歩行負荷試験後
安静度：病院内自由
運　動：500m歩行を1日3回
第8段階　心血管疾患リハビリテーション
運　動：一般病棟で行う

注1）運動療法時の注意事項
- 運動療法前後の脈拍数，血圧を記録し，Borg指数で運動強度を評価する
- 運動療法前後の心拍数増加が20%以上あるいはBorg指数が14以上であれば，運動量を減量する
- 自転車エルゴメータ負荷試験後はBorg指数13以下または運動前後の脈拍数の増加が20%以内で，患者の自覚症状がなければ，自転車エルゴメータ所要時間延長または負荷量増加を行う
- 心臓リハビリテーション病棟で運動療法を行った日は，病棟内リハビリテーションは中止する

注2）負荷試験判定基準
- 危険な不整脈が出現しない
- 収縮期血圧が20mmHg以上上昇または低下しない
- 心拍数が60bpm以下または120bpm以上にならない
- 呼吸困難などの自覚症状がない
- 極度の倦怠感がない

日本循環器学会，循環器病の診断と治療に関するガイドライン（2011年度合同研究班報告）心血管疾患におけるリハビリテーションに関するガイドライン（2012年改訂版）http://square.umin.ac.jp/jacr/link/doc/JCS2012_nohara_h.pdf（2019年1月閲覧）

回復期は，急性期に引き続き運動能力を高めるとともに，不安・抑うつ・自信喪失などの精神的障害を改善し，よりよい身体的・精神的状態で社会復帰することを目的とする．プログラムは，基本的には通常の心臓術後患者および心不全患者のリハプログラムに準じる．すなわち，運動療法および教育プログラムを原則として3カ月間継続する．運動の種類は，術後2カ月間は胸骨離開の危険性を避けるためストレッチ体操を避け，歩行およびエルゴメータ運動とし，その後はエアロビクスダンスやストレッチ体操を加える．運動の頻度は週3～5回，運動時間は1回20～60分とする．

運動強度は，最初は短時間低強度（歩行10分，エルゴメータ10分）とし，自覚的運動強度Borg指数12～13（"ややきつい"）を目安に，徐々に持続時間および強度を増加する．運動耐容能評価のために心肺運動負荷試験（CPX）を施行し，その結果により心臓リハ担当医が適切な運動強度を設定する．なお移植後患者は，除神経により心臓に対する自律神経支配がないため，心拍数を指標にした運動強度の設定が困難であり，自覚的運動強度またはCPXに基づいて運動強度の設定を行う．CPXの結果により運動強度を設定する場合，最高酸素摂取量の40～60%程度またはATレベルを目安とする．

退院時には心臓リハ担当医が，退院後の運動療法および日常生活における行動範囲について説明し，在宅運動療法の指導を行う．退院後3カ月間は外来通院型リハに参加し，在宅運動療法を併用する．回復期リハ終了時に再度CPXを施行し，運動耐容能の改善度を評価するとともに，この結果から在宅運動を再指導する．

維持期の目的は，回復期リハにより得られた良好な身体的・精神的機能を社会復帰後生涯にわたって維持し，快適で質の高い生活を送ることを目的として，非監視下で在宅運動療法を継続する．運動処方は回復期プログラム終了時，心肺運動負荷試験の結果に基づき，心臓リハ担当医が説明する．心臓移植患者は免疫抑制薬やステロイドを長期に服用しなくてはならないことや，拒絶の影響によりびまん性冠動脈硬化の出現が問題となっている．運動療法を含めた生活指導など長期にわたるフォローが必要である．

（牧田 茂）

他職種へのメッセージ

ドナー不足が依然問題となっているわが国であるが，移植患者は増加してくることが予想される．移植医療に対する理解を深めておくことが必要である．

文献

1) 日本心臓移植研究会：国内の心臓移植の現状（2018年8月31日現在），日本移植研究会ホームページ；http://www.jsht.jp/registry/japan/
2) 磯部光章・他：2016年版心臓移植に関する提言 Statement for heart transplantation (JCS 2016)．日本循環器学会ホームページ；http://www.j-circ.or.jp/guideline/pdf/JCS2016_isobe_h.pdf
3) Young JB et al：24th Bethesda Conference；Task Force Four：Function of the heart transplanted recipient. *J Am Coll Cardiol* 22：31-41, 1993.
4) Kavanagh T et al：Marathon running after cardiac transplantation：a case history. *J Cardiopul Rehabil* 6：16-20, 1986.
5) Kavanagh T et al：Cardiorespiratory responses to exercise training after orthotopic cardiac transplantation. *Circulation* 77：162-171, 1988.
6) Kobashigawa JA et al：A controlled trial of exercise rehabilitation after heart transplantation. *New Engl J Med* 340：272-277, 1999.
7) Ehrman J et al：Ventilatory threshold after exercise training in orthotropic heart transplant recipients. *J Cardiopul Rehabil* 12：126-130, 1992.
8) Tegtbur U et al：Time course of physical reconditioning during exercise rehabilitation late after heart transplantation. *J Heart Lung Transplant* 24：270-274, 2005.

8 大血管疾患

大血管疾患における心臓リハビリテーションの意義

　大血管疾患のうち心大血管リハの保険適用は，現在大動脈解離，解離性大動脈瘤*，大血管術後が認められている．つまり，急性大動脈解離症例でのリスク管理を重視したリハと胸部および腹部大動脈瘤に対する手術症例の術後リハに大別される．

　日本循環器学会の「心血管疾患におけるリハビリテーションに関するガイドライン（2012年改訂版）」では以下のように推奨されている．

クラスⅠ
　なし

クラスⅡa'
1) 術前では，血圧を監視しつつ，呼吸機能の強化を図る目的でトレーニングを行うことが勧められる（エビデンスレベルC）
2) 大血管術後リハでは，心肺機能の改善や筋肉増強効果により，在院日数が短縮し，社会復帰をスムーズに行えること（社会復帰率の向上），さらに生命予後やQOL（quality of life）の改善や高齢者対策となり得るので実施が勧められる（エビデンスレベルC）

リハビリテーションの効果

　大血管術後にリハを行うことによって術後に廃用症候群を起こさないように予防することが大切で，その結果早期の退院と社会復帰が図られる．リハによって心肺機能の改善や筋力の増強効果があり，在院日数の短縮が期待できる．

　また，早期離床を進めることで，術後合併症（感染，肺炎，胸水貯留，せん妄など）の発生率も低下させることが判明している．また，社会復帰をスムーズに行えること（社会復帰率の向上）も期待でき，さらに生命予後やQOLの改善や高齢者の寝たきり予防対策となり得ると考えられる．

> **side memo**
>
> **＊ 大動脈瘤の基本知識**
> 　大動脈瘤とは何らかの原因で大動脈壁が脆弱になり，大動脈壁の全周または一部が生理的限界を超えて拡張した状態で，正常径の50％以上の拡大を瘤（aneurysm）とよぶ．その形状が嚢状であれば嚢状瘤（saccular type aortic aneurysm），紡錘状であれば紡錘状瘤（fusiform type aortic aneurysm）と称し，内膜，中膜，外膜の3層構造が保たれている場合，真性瘤（true aneurysm of the aorta）とよぶ．一方，仮性大動脈瘤は大動脈壁が破綻した後に血管外にできた血腫による瘤状構造物である．解離性大動脈瘤は急性大動脈解離を生じた部位が慢性期に瘤形成をしたものである［図8-1］．

［図8-1］　大動脈瘤（形態，瘤の壁の構造による分類）

大血管術後リハビリテーション時に考慮すべき病態

1 形態別

大動脈瘤の発生には大動脈壁の脆弱性が関与しており，動脈硬化性，マルファン（Marfan）症候群，Ehlers-Danlos症候群，ベーチェット病，大動脈炎症候群，梅毒，外傷性などが原因であり，そのなかでも動脈硬化性が圧倒的に多い．したがってリハに取り組む場合は動脈硬化を進展させない包括的な管理が必要である．また，真性瘤は手術が必要な場合が多く，術後リハの対象として取り扱われる．解離性大動脈瘤（DAA）は急性大動脈解離（AAD）から慢性大動脈解離に移行し大動脈径が拡大して形成される．術後に残存解離・偽腔があるときは厳格な血圧の管理が必要である．仮性大動脈瘤の場合は根治術がなされれば，術後に特別な配慮は必要ない．

2 部位別

部位別では胸部大動脈瘤（TAA），腹部大動脈瘤（AAA）に大きく分けられる．その部位により影響する臓器が異なる．TAAでは呼吸系への影響が大きく，AAAでは腸管への影響が主となる．

ADL阻害因子を検討した渡辺らの報告では部位別の対応が必要となるが，上行・弓部術後は摂食嚥下機能低下や残存解離の管理が，下行では術後の胸水管理，さらにAAAでは食欲不振などの消化器症状が指摘されている[1]．また，安達らによると弓部術後は脳血管疾患，下行・胸腹部術後では脊髄梗塞により術後リハが遅延し，歩行自立困難例が多かった[2]．

3 原因別の対応

(1) 動脈硬化性

高齢者が多いので，術後リハは廃用症候群の予防が大切である．また，頸動脈狭窄，冠動脈病変，腎動脈狭窄，下肢閉塞性動脈硬化症などの全身の動脈硬化性合併症も多いことも考慮する必要がある．特に術前検査が不十分な緊急手術例では注意を要する．

(2) マルファン症候群

比較的若年者で，組織の脆弱性を有するため，慎重に術後リハを実施する．また，薬物治療ではβ遮断薬と同様に，ARBでは大動脈径拡大の進展を抑制したと報告されている[3]．

運動療法の適応

保険適用については前述のとおり，大動脈解離，解離性大動脈瘤，大血管術後が認められている．また，ステントグラフト治療（EVAR）では人工血管置換術より侵襲が少ないので，早期からの歩行などが開始される．しかし，術後の血圧管理は大切で，造影CT検査による定期的観察が推奨される．さらに最近ではAAA症例について術前からのあるいは予防としての介入の可能性が示唆されている．少数例の検討であるが，5cm以下のAAAでは心肺運動負荷試験（CPX）は安全に可能であると報告されている[4]．また，CPXによる運動処方で対照群に比して10%の運動耐容能の向上が認められ[5]，トレッドミル歩行時間，METs数が増加し，炎症所見や腹囲が減少したとしている[6]．術前の機能評価に有効で，術前の運動耐容能を改善することで術後の合併症を軽減させる可能性がある．

禁忌

血行動態が不安定な状況など通常の禁忌に加えて，以下のような場合にはプログラムの進行を

中止する基準が示されている[7]．

■プログラム中止基準
①炎症：発熱37.5℃以上，炎症所見（CRPの急性増悪期）．
②不整脈：重症不整脈の出現，頻脈性心房細動の場合は医師と相談する．
③貧血：Hb8.0g/dl以下への急性増悪，無輸血手術の場合はHb7.0g/dl台であれば医師と相談．
④酸素化：SpO_2の低下（酸素吸入中も92%以下，運動誘発性低下4%以上）．
⑤血圧：離床期には安静時収縮期血圧100mmHg以下，140mmHg以上，
　　　　離床時の収縮期血圧の30mmHg以上の低下．
　　　　運動前収縮期血圧100mmHg以下，160mmHg以上．
⑥虚血性心電図変化，心拍数120bpm以上．

安全性

　血圧の管理は吻合部や大動脈に負荷を与えるので重要であり，術直後の血圧は最低限脳や腎臓などの臓器への血流が確保できる血圧を目標とする．その後ADLが拡大すれば目標血圧は基本的には130mmHgまでに維持する．長期ACE阻害剤内服の腹部大動脈瘤患者は，大動脈瘤の破裂頻度が低いことが示されており，エビデンスを考慮して薬物治療を検討する．また，血圧の日内変動にも注意し，24時間血圧計を活用する．

　運動療法を行う場合，負荷前後で自覚症状と心拍数，血圧を評価し，運動の種類は有酸素運動を主体とし，運動療法での血圧の負荷基準は，基本的には負荷前130mmHg以下，負荷後150mmHg未満とする．また，腹部大動脈瘤術後の深部静脈血栓症，肺塞栓症の発生率は8.1%と報告があり，致死的合併症となることもあるので早期離床を目指し，長期臥床例では弾性ストッキングやフットポンプによる予防策が大切である[8]．

リハビリテーションの実際

1 大動脈解離

　大動脈解離の急性期のリハプログラムはガイドラインによると標準コースと短期コースに分けられている［表8-1］．標準コースの適応基準はStanford A偽腔閉塞型とStanford B型で大動脈の最大径が5cm未満，臓器虚血がない，DICの合併（FDP40以上）がない例である．短期コースの適応基準はStanford B型で最大短径が4cm以下，偽腔閉塞型ではUIPを認めない，偽腔開存型では真腔が1/4以上，DICの合併（FDP40以上）がない例である．

　一方，Stanford A偽腔開存型術後の症例ではStanford Bに準じてリハを進めるが，特に高齢者では術後合併症や長期の臥床の影響で到達度が低いとされている．齋藤らは座位開始が術後2.5日，立位開始が術後3.5日をリハ進行遅延のカットオフ値とし，ガイドラインより早期の介入の必要性を示唆した[9]．回復期・維持期リハにおいて回復期では500m以内の軽い散歩程度が推奨されている．維持期では運動負荷試験で運動中の血圧を監視し，運動量を設定する．運動直後より数分経って血圧上昇する例もあり，負荷後5，6分の血圧測定を行う必要がある．血圧の目標は安静時130mmHg，最大活動時で150mmHg未満が望ましいとされる．

2 胸部大動脈瘤

　胸部大動脈瘤では急性大動脈解離による緊急手術の頻度が高く，術前の合併疾患が把握できて

[表8-1] 大動脈解離のリハビリテーションプログラム

ステージ	コース	病日	安静度	活動・排泄	清潔
1	標準・短期	発症〜2日	他動 30°	ベッド上	部分清拭（介助）
2	標準・短期	3〜4日	他動 90°	同上	全身清拭（介助）
3	標準・短期	5〜6日	自力座位	同上	歯磨き，洗面，ひげそり
4	標準・短期	7〜8日	ベッドサイド足踏み	ベッドサイド便器	同上
5	標準	9〜14日	50m 歩行	病棟トイレ	洗髪（介助）
	短期	9〜10日			
6	標準	15〜16日	100m 歩行	病棟歩行	下半身シャワー
	短期	11〜12日			
7	標準	17〜18日	300m 歩行	病院内歩行	全身シャワー
	短期	13〜14日			
8	標準	19〜22日	500m 歩行	外出・外泊	入浴
	短期	15〜16日			
			退院		

[表8-2] 胸部大動脈瘤術後のリハビリテーションプログラムの例

ステージ	術後	安静度	活動・排泄	清潔
1	術後〜2日	他動 30°	ベッド上	全身清拭
2	2〜3日	他動 90°	同上	同上
3	3〜4日	端座位	同上	同上
4	4〜7日	歩行訓練・段階負荷テスト	ベッドサイド便器	下半身シャワー
5	6〜14日	エルゴメータ運動療法	病棟	全身シャワー
	7日以降		病院内	入浴
		退院		

リハ上の問題点：嚥下障害，誤嚥性肺炎の頻度が高い．緊急手術が多いため，脳血管障害の頻度が高い．

いない場合がある．また，大動脈弓部を扱う手術では脳梗塞などの脳血管障害を術後起こすことがあり，反回神経麻痺による嗄声，嚥下困難，誤嚥性肺炎が生じることがあるのでリハプログラムの進行に支障をきたす．こうした場合安静期間が長期化するためデコンディショニングの是正が初期に必要となる．理学療法だけでなく嚥下訓練，作業療法の介入が必要となる．残存解離の有無により血圧の管理，リハプログラムの進行を修正する．胸部大動脈瘤術後のリハプログラムの一例を表8-2に示す．

3 腹部大動脈瘤

腹部大動脈瘤の手術は，胸部大動脈瘤と比べて手術侵襲が少ないため，術後早期からリハに取り組む．表8-3は済生会熊本病院心臓血管センターで使用しているリハプログラムであり，同センターの西上はプログラムを採用することで術後の腸管イレウスを回避し，良好な食事摂取と創部の治癒に効果的であると述べている[10]．

また，ステントグラフト治療（EVAR）術後では加藤は血圧・心拍数の管理は安静時で収縮期血圧130mmHg以下，心拍数70/分以下とし，運動時は収縮期血圧140mmHg以下，心拍数90/分以下を目標としている[11]．

〔折口秀樹〕

[表 8-3] 腹部大動脈瘤術後のリハビリテーションプログラム（済生会熊本病院心臓血管センター）

ステージ	術後	安静度	食事	活動・排泄	清潔
1	術当日	他動 30°	絶飲食	ベッド上	全身清拭
2	翌日, 1日	端座位	飲水可	ポータブルトイレ	同上
3	2日	歩行訓練	全粥食	病棟トイレ	同上
4	3〜4日	歩行訓練	常食	同上	下半身シャワー
5	5〜10日	運動療法（エルゴメータなど）	常食	病院内 退院	入浴

リハ上の問題点：虚血性心疾患の合併多い．コレステリン塞栓症，腎障害を合併することあり．

多職種へのメッセージ

動脈硬化性疾患としての見方

　大動脈瘤を「炎症」として捉える見方が大切である．大動脈瘤の進展抑制にβ遮断薬治療が有効と考えられていたが，エビデンスとしては明らかなものはない．一方，動脈瘤の危険因子は喫煙や身体活動低下であり，これらが炎症を基盤に動脈硬化の進行を引き起こす．特に胸部大動脈の shagginess の強さがステント治療後の脳血管障害や長期予後の予測因子と報告されている[12]．そして Nemoto らの報告ではスタチン投与群が腹部大動脈瘤患者の粥腫をスタチン非投与群に比して有意に減少したことが示された[13]．また，血管外科手術術後症例（腹部大動脈瘤手術例が約50％）にスタチンを投与すると心筋虚血の発症が減少したと報告されている[14]．したがって大動脈疾患に対しての心臓リハプログラムは有効と考えられる．

文献

1) 渡辺 敏・他：大動脈瘤人工血管置換術後運動療法の阻害因子．理学療法学 32(2)：72-76，2005.
2) 安達裕一・他：胸部および胸腹部大動脈患者における術式別のリハビリテーション経過の特徴．理学療法学 42(6)：503-510，2015.
3) Teixido-Tura G et al：Losartan Versus Atenolol for Prevention of Aortic Dilation in Patients With Marfan Syndrome. *J Am Coll Cardiol* 72：1613-1618, 2018.
4) Kothmann E et al：Effect of short-term exercise training on aerobic fitness in patients with abdominal aortic aneurysms：a pilot study. *Br J Anaesth* 103：505-510, 2009.
5) Myers J et al：Cardiopulmonary exercise testing in small abdominal aortic aneurysm：profile, safety, and mortality estimates. *Eur J Cardiovasc Prev Rehabil* 2011 [Epub ahead of print]
6) Myers JN et al：Effects of exercise training in patients with abdominal aortic aneurysm：preliminary results from a randomized trial. *J Cardiopulm Rehabil Prev* 30(6)：374-383, 2010.
7) 折口秀樹：腹部大動脈瘤術後のリハビリテーション．臨床リハ 20：730-735，2011.
8) de Maistre E et al：High incidence of venous thrombosis after surgery for abdominal aortic aneurysm. *J Vasc Surg* 49(3)：596-601, 2009.
9) 斎藤正和・他：多施設共同研究による偽腔開存型 Stanford type A 急性大動脈解離術後患者の術後リハビリテーション進行の検討．心臓リハ 19(1)：84-89，2014.
10) 西上和宏：大動脈疾患 大動脈解離と胸腹部大動脈瘤 合併症とリハビリ．日内会誌 99：305-309，2010.
11) 加藤雅明：ステントグラフト挿入術（内挿術）と今後の展望．臨床リハ 20：740-748，2011.
12) Hosaka A et al：Quantification of aortic shagginess as a predictive factor of perioperative stroke and long-term prognosis after endovascular treatment of aortic arch disease. *J Vasc Surg* pii：S0741-5214(18)30918-2, 2018.
13) Nemoto M et al：Statins Reduce Extensive Aortic Atheromas in Patints with Abdominal Aortic Aneurysms. *Ann Vasc Dis* 6(4)：711-717, 2013.
14) Schouten O et al：Fluvastatin and perioperative events in patients undergoing vascular surgery. *N Engl J Med* 361：980-989, 2009.

9 末梢動脈疾患

　間欠性跛行は，末梢動脈疾患（PAD）や閉塞性動脈硬化症（ASO）の主要な症状の一つであり，運動パフォーマンスや歩行能力を制限し，身体機能やQOLの低下をもたらす．PADへの運動療法の目標は，歩行時の症状を軽減し，運動パフォーマンスや日常機能を向上させることにある[1]．また，運動療法は下肢末梢循環障害の治療だけでなく，他臓器の循環障害の治療および動脈硬化性危険因子への対策でもある．

リハビリテーションの効果

1 歩行距離の増加

　運動療法の効果としては，運動パフォーマンスの向上，運動時の痛みの軽減がみられる．メタアナリシスでは，間欠性跛行患者の介入前の疼痛出現距離は125.9±57.3m，最大歩行距離は325.8±148.1mであり，6カ月以上の監視型運動プログラムを行うことにより，疼痛出現距離は179%，最大歩行距離は122%延長したと報告されている[2]．

2 QOLおよび生命予後への効果

　QOLへの運動療法の効果では，SF-36（Medical Outcome Study Short Forum 36-Item Health Survey）の検討で身体機能の改善がみられたとの報告がある．PADの疾患特異的QOL尺度であるWIQ（Walking Impairment Questionnaire）においても，その改善効果が報告されている．

　生命予後への運動療法の効果では，現時点では無作為化比較試験の報告はないが，リハ中断群に比べてリハ完遂群がPAD患者の心血管死を有意に低下させたとの報告がある[3]．

3 運動療法の作用機序

　運動療法の作用機序はいまだ明らかでないが，現在までにレオロジーの改善，筋肉における酸化代謝能力の改善，痛み閾値の変化，歩行技術能力の向上，血流分布の変化，および毛細血管の増加などが考えられている[4]．

リハビリテーション開始にあたって

1 PADの診断確定

　自覚症状としては，間欠性跛行を主訴に受診してくる頻度が最も高いが，動脈疾患以外の間欠性跛行をきたす他の原因疾患（腰部脊柱管狭窄症，静脈性跛行，慢性コンパートメント症候群，ベーカー嚢胞，種々関節症など）との鑑別診断および下肢虚血の証明が必要である．間欠性跛行に加えて，下肢虚血症状から重症度も判定する必要がある［表9-1］．

　背景因子（閉塞性動脈硬化症では動脈硬化と関連する65歳以上，50歳以上の喫煙者，または糖尿病例など，静脈血栓症の既往，スポーツ歴など）や自覚症状の特徴（出現と改善の状況，疼痛部位など）から診断していく［図9-1］．

　客観的評価としては，下肢の脈拍触知や血圧測定がある．脈拍は，足背動脈，後脛骨動脈を触知して，減弱や消失をみる．下肢血圧測定は大腿，下腿，足関節部および足趾での分節的血圧測定が可能であるが，足関節血圧・上腕血圧比（ABPI）が最も汎用されている［図9-1］．

[表 9-1] 末梢循環障害の分類：Fontaine 分類と Rutherford カテゴリー分類

Fontaine		Rutherford		
グレード	臨床症状	グレード	カテゴリー	臨床症状
I	無症候	0	0	無症状
IIa	軽度の跛行	I	1	軽度の跛行
IIb	中等度から重度の跛行	I	2	中等度の跛行
		I	3	重度の跛行
III	虚血性の安静時疼痛	II	4	虚血性の安静時疼痛
		III	5	わずかな組織喪失
IV	潰瘍または壊疽	III	6	大きな組織喪失

(日本脈管学会, 2007)[1]

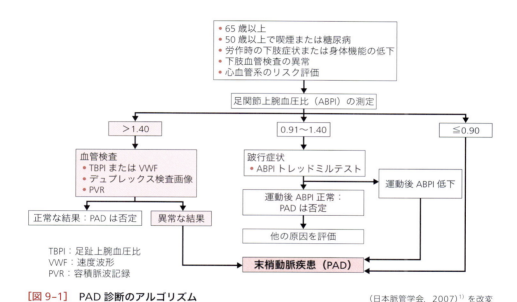

[図 9-1] PAD 診断のアルゴリズム　　　　　　　　　　　　　　　(日本脈管学会, 2007)[1] を改変

　跛行の重症度の機能評価には，トレッドミルを用いた歩行距離の測定と運動前後の ABPI 測定も有用で，跛行に対する治療前後での指標に用いられる [図 9-2]．
　病因・病態に応じた治療方針を立てるためには，病変の部位や程度の評価を何らかの画像診断法で行う必要がある．無侵襲の血管エコー検査，および低侵襲の磁気共鳴画像（MR, MRA）や CT 検査（3D-CT）などを使用して確定診断し，治療方針を確認する．

2 全身動脈硬化性疾患の合併

　PAD の大部分を占める閉塞性動脈硬化症は動脈硬化性疾患の一つであり，全身の他臓器に併せて動脈硬化病変が生じていることが多い．合併頻度は冠動脈疾患（約 30～50%）が最も多く，次いで脳血管障害（約 30%）が続く．生命予後に関して，欧米での検討では，間欠性跛行での 5 年間の経過観察で約 30% が死亡していた[1]．その死因は，心血管合併症が 16%，脳血管障害 4%，その他の血管合併症 3%，血管合併症以外は 7% であった．PAD の診療に際しては，全身合併症や生命予後への配慮が必要であり，跛行の運動療法の適応に際しても重要臓器の合併症，特に冠動脈疾患の有無に注意が必要である．

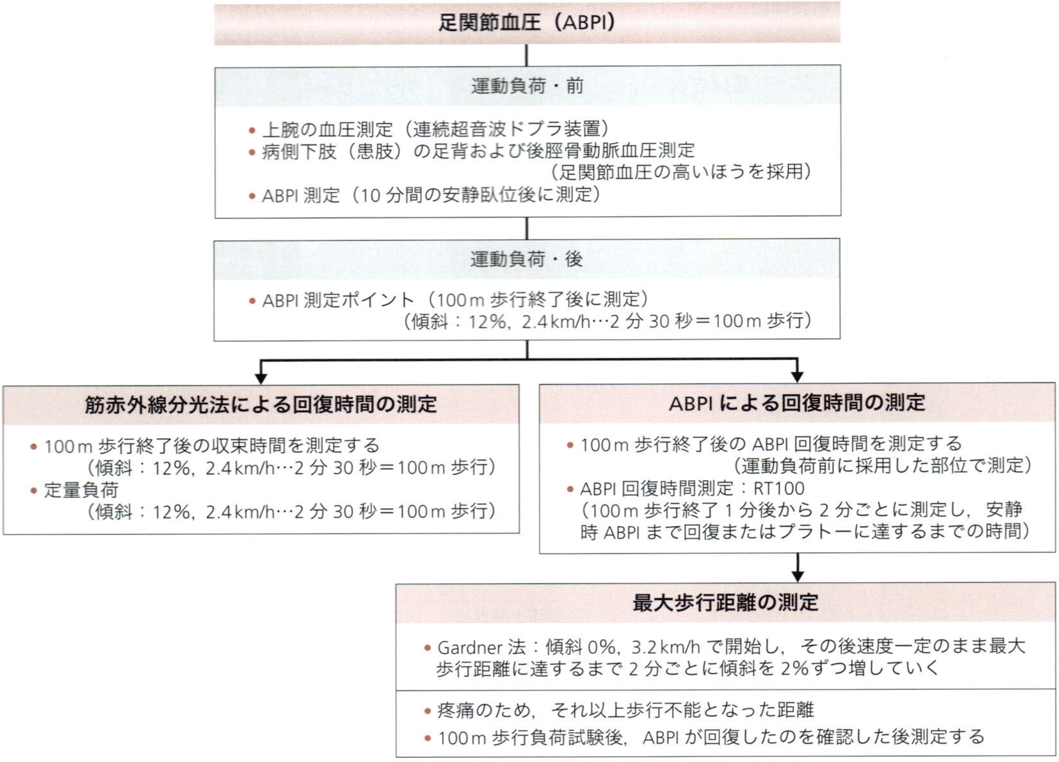

```
                    足関節血圧（ABPI）
                           │
          ┌────────────────┴────────────────┐
          │          運動負荷・前             │
          │                                  │
          │ ・上腕の血圧測定（連続超音波ドプラ装置） │
          │ ・病側下肢（患肢）の足背および後脛骨動脈血圧測定 │
          │                  （足関節血圧の高いほうを採用） │
          │ ・ABPI 測定（10 分間の安静臥位後に測定） │
          └────────────────┬────────────────┘
          ┌────────────────┴────────────────┐
          │          運動負荷・後             │
          │                                  │
          │ ・ABPI 測定ポイント（100 m 歩行終了後に測定） │
          │   （傾斜：12％，2.4 km/h…2 分 30 秒＝100 m 歩行） │
          └──────┬──────────────────┬───────┘
                 │                  │
    ┌────────────┴───────┐  ┌───────┴────────────┐
    │ 筋赤外線分光法による │  │ ABPI による         │
    │ 回復時間の測定       │  │ 回復時間の測定       │
```

[図 9-2] の構造を表す
- 筋赤外線分光法による回復時間の測定
  - 100 m 歩行終了後の収束時間を測定する
    （傾斜：12％，2.4 km/h…2 分 30 秒＝100 m 歩行）
  - 定量負荷
    （傾斜：12％，2.4 km/h…2 分 30 秒＝100 m 歩行）

- ABPI による回復時間の測定
  - 100 m 歩行終了後の ABPI 回復時間を測定する
    （運動負荷前に採用した部位で測定）
  - ABPI 回復時間測定：RT100
    （100 m 歩行終了 1 分後から 2 分ごとに測定し，安静時 ABPI まで回復またはプラトーに達するまでの時間）

- 最大歩行距離の測定
  - Gardner 法：傾斜 0％，3.2 km/h で開始し，その後速度一定のまま最大歩行距離に達するまで 2 分ごとに傾斜を 2％ずつ増していく
  - 疼痛のため，それ以上歩行不能となった距離
  - 100 m 歩行負荷試験後，ABPI が回復したのを確認した後測定する

[図 9-2] トレッドミルによる跛行の重症度の機能評価 （血管運動療法研究会）

[表 9-2] Fontaine 分類に応じた治療指針

Fontaine 分類	臨床症状	治療方針
Ⅰ度	無症状 （冷感，しびれ感）	危険因子の除去 進展の予防
Ⅱ度	間欠性跛行	同上 運動療法・薬物療法 侵襲的治療
Ⅲ度	安静時疼痛	侵襲的治療を優先 救肢的処置
Ⅳ度	壊疽，虚血性潰瘍	

3 PAD 治療における運動療法の位置づけ

　PAD の下肢虚血に対する治療としては，軽症例では低侵襲的治療で対処し，重症例ではより積極的に血行再建（血管内治療・手術適応）を考慮する．つまり，虚血症状，病変部位・程度および患者の希望を参考にし，QOL の改善を意図した方針を立てるように努める．治療法としては，治療の侵襲度からみて運動療法を含めた理学療法，薬物療法などの比較的低侵襲な治療法から選択しているが，安静時疼痛・潰瘍例には運動療法は禁忌となり，侵襲的治療（救肢）を優先する [表 9-2]．

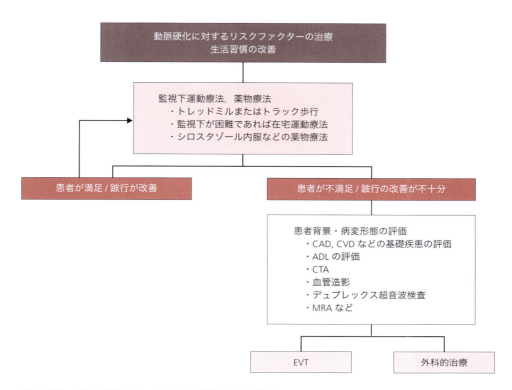

[図 9-3] 間欠性跛行を有する ASO 患者に対する治療
CAD；冠動脈疾患，CVD；脳血管疾患，CTA；CT 血管造影，MRA；MR 血管造影，EVT；血管内治療．
日本循環器学会，循環器病の診断と治療に関するガイドライン（2014 年度合同研究班報告）：末梢閉塞性動脈疾患の治療ガイドライン（2015 年改訂版）http://www.j-circ.or.jp/guideline/pdf/JCS2015_miyata_h.pdf（2019 年 1 月閲覧）

リハビリテーションの実際

1 運動療法の適応，禁忌

　運動療法の適応となるのは，間欠性跛行を呈している症例である．したがって，Fontaine 分類ではⅡ度となる [表 9-1, 9-2]．TASC，日本循環器学会および ACCF/AHA のガイドラインによれば[1,5,6]，跛行例には特に禁忌のない限り運動療法，それも監視下運動療法が推奨されている．歩行距離を延長させる効果から，重症度が中等症以下の症例には，監視下歩行による運動が第一選択として推奨される．間欠性跛行患者に対する治療戦略は第一選択として運動療法と薬物療法を行い，十分な効果が得られない場合に血行再建術を考慮する[7] [図 9-3]．

　運動により虚血の増悪をきたす可能性があることから，禁忌となるのは下肢虚血が高度な安静時疼痛や壊疽などの重症虚血肢および急性動脈閉塞（塞栓症・血栓症），加えて注意が必要なのが膝下病変例である．さらに，全身状態として，不安定狭心症，有症状のうっ血性心不全，大動脈弁狭窄，慢性閉塞性肺疾患重症例およびコントロール不能の重症糖尿病なども除外となる．虚血性心疾患や心不全が合併した場合には，そのリハプログラムを参考にして実施する．

　心臓に対する運動療法は心負荷（心拍数や酸素摂取量）により強度が決められるのに対し，間欠性跛行肢の運動療法は歩行可能距離により負荷の強度が決められており，両者は必ずしも一致しない．また，実際の運用上では，虚血性心疾患の合併のため，間欠性跛行肢の運動療法が妨げられたり，間欠性跛行肢の合併のため，心臓リハが妨げられたりすることがある．したがって，

両疾患を合併しているときは施行可能な負荷で行うのが現実的対応と思われる[8]．

近位病変が疑われる症例では，早期に下肢血行再建術を考慮する．しかしながら，バイパス術後における運動療法の併用に関しての検討では，バイパス術単独よりも監視下運動療法併用群が最も効果が高いことから[9]，術後は運動療法を併用することが推奨される．

2 運動処方

(1) 運動方法

監視下運動療法を推奨する．種々の報告は，通院しながら自宅で行う「在宅運動療法」（不規則な強度や時間となる）よりも，院内で監視下に実施する「監視下運動療法」がより高い効果が得られることが知られている[2]．

(2) 運動の種類

トレッドミルによる歩行を行う．体力トレーニング法よりも効果的であることから[2]，トレッドミルによる歩行が推奨されている．運動トレーニングは，①ウォームアップ，②歩行運動，③クールダウンの順番でプログラムを行う．運動の強度を指定できることが有効であるため，トレッドミルや自転車エルゴメータなどの機器を使用するほうが実施しやすいが，ペースメーカ付きのトラックを歩行することでもよい．

(3) 運動強度

メタアナリシス[2]でも亜最大負荷が有効とされていることから，初めは傾斜12％・速度2.4km/時で行い，「ややつらい」程度（New Borg指数6～8/10）の下肢疼痛が生じるまで歩き，この強度で10分以上歩けるようなら，次いで速度を3.2km/時とするか，傾斜を強くする．さらに4.8km/時と速度を速めることもできる[5]．

(4) 持続時間・間隔・期間

1回に行う歩行時間は30分以上で，1時間までとする．頻度は日に1～2回行い，週3回以上は実施する（できれば5日以上/週）．運動時間中は，先の疼痛に達するまでの歩行と，疼痛が緩和するまでの休息（1～5分程度）とを繰り返す．

治療期間は，3～6カ月間が一般的である．報告では約2カ月間以上3カ月は続ける必要があり，運動の効果を維持するためには，効果が不十分とはいえ，合間での「自宅での継続した歩行練習」も欠かせない．入院で行う期間を2週間とし，この間に運動方法や強度などを修得してもらい，その後は外来通院での運動療法へと移行する方法をとる．最も重要なことは，「根気よく運動を継続して行うこと」であり，治療者からも頻回に外来受診を勧めて，継続性を維持させるように努める．

(5) 監視項目

閉塞性動脈硬化症では前述のごとく全身への動脈硬化進展が予想されることから，有害イベントの防止のため，運動療法の際には重要臓器の虚血出現の有無を監視する必要がある．冠動脈疾患，不整脈などの出現に対応できるように，心拍・脈拍数管理，血圧管理を必須として，心電図モニターによる監視も実施する．

3 家庭での運動

実際に運動施設などがない場合に推奨される方法は，初めに短期間でも監視下での指導を行った後に，家庭で「間欠性跛行をきたす距離：亜最大歩行距離をやや早足で繰り返して歩くこと」である．家庭で行う場合は，歩数計を用いて早足で「ややつらい」（New Borg指数6～8/10）と

いう程度まで歩行する．たとえば，最大跛行距離の60〜80％の距離を「通常よりもやや速歩」で歩行し，休息（数分）の後，痛みが消失してまた歩くという「歩行練習」を30分間に数回繰り返す．頻度は2回/日，5日/週を目指すように指導する．禁忌とされる疾患の鑑別を行った後に適応とし，有害イベントの防止のため，必ず数回は監視下で実施しておくことが原則である．

（伊藤 修）

文献
1) TASC Ⅱ Working Group/日本脈管学会訳：下肢閉塞性動脈硬化症の診断・治療指針Ⅱ，メディカルトリビューン，2007．
2) Gardner AW, Poehlman ET：Exercise rehabilitation program for the treatment of claudication pain. *JAMA* **274**: 975-980, 1995.
3) Sakamoto S et al：Patients with peripheral artery disease who complete 12 week supervised exercise training program show reduced cardiovascular mortality and morbidity. *Circ J* **73**: 167-173, 2009.
4) Hiatt WR：Medical treatment of peripheral arterial disease and claudication. *N Engl J Med* **344**: 1608-1621, 2001.
5) 野原隆司・他；循環器病の診断と治療に関するガイドライン（2011年度合同研究班報告）：心血管疾患におけるリハビリテーションに関するガイドライン（2012年改訂版），日本循環器学会ホームページ；http://www.j-circ.or.jp/guideline/pdf/JCS2012_nohara_h.pdf
6) ACCF/AHA Focused Update：2011ACCF/AHA focused update of the guideline for the management of patients with peripheral artery disesase (updating the 2005 guideline). *Circulation* **124**: 2020-2045, 2011.
7) 宮田哲郎・他；循環器病の診断と治療に関するガイドライン（2014年度合同研究班報告）：末梢閉塞性動脈疾患の治療ガイドライン（2015年改訂版），日本循環器学会ホームページ；http://www.j-circ.or.jp/guideline/pdf/JCS2015_miyata_h.pdf
8) 伊藤貞嘉・他；循環器病の診断と治療に関するガイドライン（2012-2013年度合同研究班報告）：脳血管障害，慢性腎臓病，末梢血管障害を合併した心疾患の管理に関するガイドライン（2014年改訂版），日本循環器学会ホームページ；http://www.j-circ.or.jp/guideline/pdf/JCS2014_itos_h.pdf
9) Lundgen F et al：Intermittent claudication-surgical reconstruction or physical training? A prospective randomized trial of treatment efficiency. *Ann Surg* **209**: 346-355, 1989.

Topics ⑤

心臓リハビリテーションにおける作業療法

　心臓リハにおける作業療法は，2014年度の診療報酬改定で，心大血管疾患リハビリテーション料の施設基準に，作業療法士の職名追記がなされたことにより，患者支援が拡大してきている．

　心疾患患者の障害像としては，まず心肺機能の低下による息切れに由来する活動制限が思い浮かぶが，実際には高齢化による運動器疾患などの重複障害の増加，抑うつなどの心理的な問題などのさまざまな要素が混在している場合も少なくない．心疾患患者の日々の生活を支援する際には，身体機能の改善・維持に限定して考えるのではなく，生活者としての患者の意思，意欲，生活の質などの要素にも留意することが重要である．

　2018年に改定された日本作業療法士協会の作業療法の定義では，「作業療法は，人々の健康と幸福を促進するために，医療，保健，福祉，教育，職業などの領域で行われる，作業に焦点を当てた治療，指導，援助である．作業とは，対象となる人々にとって目的や価値を持つ生活行為を指す．」[1]とされている．この定義は疾病を問わず，予防医学の意味も含めた広く国

[表] 心大血管疾患に対する作業療法の役割

❶心肺機能に応じた活動の拡大への支援	●自宅での役割の再獲得への支援　例：主婦など	身辺動作や家事などを実際の活動場面で評価，効率的な動作方法の練習 胸骨正中切開術後の骨癒合が得られるまでの期間の注意点の指導
	●復学・復職への支援	就学・就業環境の評価と適切な環境整備の助言 学校・就業先との連携
❷認知・心理，社会的な問題への支援		高年齢者への認知機能の評価，代償手段などの指導 在宅生活への不安などに対するADL・IADL練習を通じた心理支持的支援 円滑な地域生活への移行のためにケアマネジャーなどとの連携
❸並存疾患への対応		骨関節疾患などを考慮した活動の拡大 心臓術後に生じた脳卒中や末梢神経障害などの評価と治療

民を対象としたものであるが，その主な治療対象は，国際生活機能分類（International Classification of Functioning, disability and Health；ICF）における「活動制限」や「参加の制約」である．

具体的には，更衣や入浴などの日常生活活動（Activities of Daily Living；ADL）や炊事や掃除，復学や復職などのような手段的日常生活活動（Instrumental Activities of Daily Living；IADL）への支援を専門的に行い，患者の自己管理を促しながら，主体的な活動の再獲得を支援している．

心臓リハにおける作業療法の主な役割は，①心肺機能に応じた活動の拡大への支援，②認知・心理，社会的な問題への支援，③並存疾患への対応である [表]．在宅における本人の役割の再獲得を目指して，心肺機能に応じた効率的な動作方法の練習，福祉用具の適応などの環境調整指導，円滑な地域移行を視野に入れたサービス活用の助言，地域のスタッフとの連携などが行われる[2]．

作業療法の実践場所は，医療機関にとどまらず，訪問リハのように，生活の場である在宅も含まれ，地域包括ケアシステムにおける心疾患患者の生活の質の向上への貢献が期待されている．

（髙島千敬）

文献
1) 日本作業療法士協会；作業療法の定義；www.jaot.or.jp/about/definition.html　last_access：2018-12-28
2) 髙島千敬，松尾善美：ADL・作業療法．現場の疑問に答える心臓リハビリ徹底攻略Q&A（上月正博編），中外医学社，2010，pp161-163．

10 不整脈

心室性不整脈

1 不整脈に対する運動療法の効果

突然死発症の原因のほとんどは，心室頻拍（VT）や心室細動（VF）などの頻拍性悪性不整脈である．不整脈に対する運動療法の効果は，有効40%，不変40%，増悪20%と示されている[1]．運動効果の一つとして圧反射感受性（BRS）の改善に伴い悪性不整脈の発症が抑制され突然死が減少することがあげられる．

運動による心室性不整脈減少の機序として，表10-1 に示すことが考えられている．これらの効果により，特に心不全による不整脈は抑制されると考えられる．

2 不整脈に対する運動療法の実際 ［図10-1］[2]

（1）運動負荷試験

運動療法施行前には，運動耐容能と心室不整脈の重症度を評価するための運動負荷試験は必須である．嫌気性代謝閾値（AT）到達までに運動トレーニングの中止基準を満たす心室不整脈が出現するようであれば，運動療法導入前に，心室不整脈に対する治療〔薬物治療，焼灼術（ablation），不整脈の原因の是正など〕が必要である．

（2）運動処方

運動処方に関しては，心機能低下がなく運動負荷による不整脈の悪化がない場合は，中強度負荷［表10-2］から開始する．

（3）運動療法開始後

運動療法開始後に中止基準を満たす不整脈が出現してきた場合，運動強度の設定が高いのか，不整脈の増悪なのかを検討する必要がある．運動時間の短縮や，運動強度の設定を下げても不整脈による運動療法の中止が必要であれば，不整脈増悪の原因検索や加療が必要になる．

心房細動

1 不整脈に対する運動療法の効果

心房細動は，特に高齢者で罹患するリスクが高くなる．心房細動の発症は，日常生活の活動度

［表10-1］ 運動による心室性不整脈減少の機序

❶ 心筋虚血の改善による不整脈出現閾値の上昇
❷ 交感神経緊張の低下，血中カテコラミンの減少
❸ 副交感神経活性の上昇
❹ β 受容体の感受性の低下
❺ 心機能，心拡大の改善
❻ overdrive suppression 抑制効果
❼ 脂質を含めたエネルギー代謝系の改善
❽ 精神的ストレスの改善

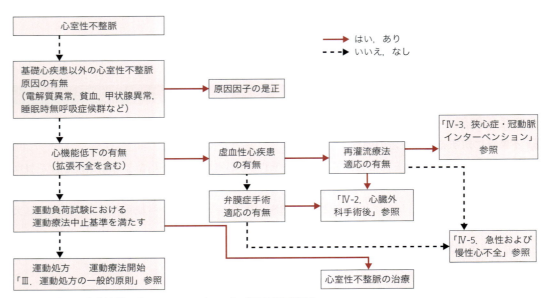

[図 10-1] 運動療法導入までのフローチャート（心室性不整脈）
日本循環器学会，循環器病の診断と治療に関するガイドライン（2011 年度合同研究班報告）心血管疾患におけるリハビリテーションに関するガイドライン（2012 年改訂版）http://square.umin.ac.jp/jacr/link/doc/JCS2012_nohara_h.pdf（2019 年 1 月閲覧）
*Ⅲ，Ⅳ-2，3，5 については上記ガイドラインを参照．

[表 10-2] 運動療法の実際

運動プログラムは，ウォームアップ→レジスタンストレーニング・持久性運動→クールダウンの流れで行う．
- **ウォームアップ**：ストレッチ体操，低い強度（速度）の歩行など
- **目標運動**：処方強度に達した有酸素運動，レジスタンストレーニングなど
- **クールダウン**：低い強度（速度）の歩行やストレッチ体操などの整理体操など

■ 有酸素運動

強度	強度設定			時間（分）	頻度	
	% peak $\dot{V}O_2$	Karvonen 係数（k 値）	自覚的運動強度（Borg 指数）		1 日当たり（回）	1 週当たり（日）
軽強度負荷	20〜40%未満	0.3〜0.4 未満	10〜12 未満	5〜10	1〜3	3〜5
中強度負荷	40〜60%未満	0.4〜0.6 未満	12〜13 未満	15〜30	1〜2	3〜5
高強度負荷	60〜70%	0.6〜0.7	13	20〜60	1〜2	3〜7

■ レジスタンストレーニング

強度	強度設定		頻度		
	%最大 1 回反復重量（1RM）	自覚的運動強度（Borg 指数）	1 セット当たり（回）	1 日当たり（セット）	1 週間当たり（日）
軽強度負荷	20〜30%	10〜11	8〜15	1〜3	2〜3
中強度負荷	40〜60%	11〜13	8〜15	1〜3	2〜3
高強度負荷	80%	13〜16	8〜15	1	2〜3

注）% peak $\dot{V}O_2$ および%1RM の%は，個人の実測値に対する値という意味．年齢から予測される基準値に対するものではないことに注意．

や日常の運動強度と関係するとされ，身体活動レベルが高い人や適度な運動習慣が心房細動発症リスクを下げる．

心房細動に移行すると運動耐容能は低下する．これは，心房収縮消失，頻拍，心拍の不整によ

る左室拡張期容量の減少による一回拍出量低下や，運動時の一酸化窒素（NO）による血管拡張反応の減弱が考えられる．また，動悸や心不全症状出現により，QOLの低下も認める．

運動療法は，心房細動による運動耐容能低下とQOLを改善させるため，心房細動患者に対しても運動療法を積極的に行うことが推奨される．また，心房細動は心臓外科手術後に最も多い不整脈でもある．リスクファクターは高齢，高血圧，心房細動の既往，左房拡大，心不全，慢性閉塞性肺疾患で，高齢が最も高いリスクファクターである．術後心房細動は，心不全の増悪や脳梗塞のリスク増加，ICU入室期間延長，心臓術後死亡率を上昇させるため，心房細動への移行を予防することが重要である．心臓外科手術後心房細動の抑制にも，手術前の運動療法と術後早期からの離床プログラムが奨励される．

最近，心房細動に対するカテーテルアブレーション治療が行われることが多くなっている．アブレーション施行後の運動療法を含めた包括的心臓リハは，リハ非施行群と比較して有意に運動耐容能を改善することが示されており，アブレーション後の包括的リハも推奨される[3]．

2 不整脈に対する運動療法の実際 ［図10-2］

(1) 運動負荷試験

運動療法施行前の運動負荷試験は，心室性不整脈の場合と同様必要である．しかし，心拍数コ

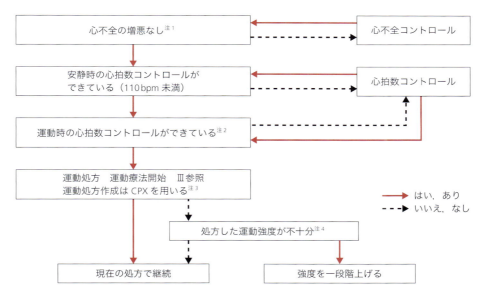

[図10-2] 心房細動の運動療法のフローチャート

注1 心不全の自覚症状（呼吸苦，浮腫，食欲低下など），他覚所見（1週間以内で2kg以上の体重増加，運動療法前と比較して安静時および運動直後のSpO₂低下，レントゲン上のうっ血像や胸水の増悪など）など

注2 運動負荷時の脈拍上昇の程度，自覚症状，運動時間，ピークの代謝当量（METs）数等で，運動療法導入可能か判断する．HR variation 10bpm/min 以下を心拍数コントロールの指標としてもよい

注3 CPXでは，AT時の負荷量やMETs数から歩行速度を算出
トレッドミル検査では，中等度負荷の場合は最大運動負荷でのMETs数の40〜60％から，軽度負荷ならMETs数の20〜40％から歩行速度を算出

注4 最大運動負荷から算出した運動強度では，ATレベルに達していない可能性もあるため，運動療法導入後に血圧，脈拍，自覚症状をみて，負荷不十分と判断した場合は，高強度負荷への変更を考慮する

日本循環器学会．循環器病の診断と治療に関するガイドライン（2011年度合同研究班報告）心血管疾患におけるリハビリテーションに関するガイドライン（2012年改訂版）http://square.umin.ac.jp/jacr/link/doc/JCS2012_nohara_h.pdf（2019年1月閲覧）

*Ⅲについては上記ガイドラインを参照．

ントロールが必須であり，安静時心拍数 110 bpm 未満であれば運動負荷試験を施行する．

ただ，慢性心房細動に対する安静時，および運動時の至適心拍数は，明らかにされていない．運動負荷時の心拍数上昇の程度，自覚症状，運動時間，ピークの代謝当量（METs 数）などで運動療法導入可能か判断する．また，*HR variation index〔bpm/分：（最大心拍数－安静心拍数）÷運動時間〕が独立した運動耐容能の規定因子（10 bpm/分以下群が運動耐容能良）であり，心拍数コントロールができているかの判断に使用するのもよい．

*文献では modified Bruce プロトコールを症候限界まで負荷を行っている．

[表 10-3] **運動トレーニングの中止基準**
（Lown 分類 2 度以上の心室不整脈）

❶ 心室頻拍（3 連発以上）
❷ R on T の心室期外収縮
❸ 頻発する単一源性心室期外収縮（30％以上）
❹ 頻発する多源性の心室期外収縮（30％以上）
❺ 2 連発（1 分間に 2 回以上）

（2）運動処方

慢性心房細動患者の心拍数による運動強度設定は困難である．そのため，運動強度の設定は，心肺運動負荷試験（CPX）では，AT での負荷量や METs 数から歩行速度を算定して処方を行う．また，トレッドミル検査では，最大運動負荷 METs 数から運動速度を算出（中強度負荷：40〜60％，軽強度負荷：20〜40％）して運動処方を行う．運動負荷が困難な場合は，自覚的運動強度（Borg 指数）を用いて運動処方を行う．中強度負荷［表 10-2］から開始する．ただ心房細動患者の場合，中強度負荷では AT レベルに達していない可能性もあるため，運動療法導入後に血圧，心拍数，自覚症状をみて，負荷不十分と判断した場合は，高強度負荷への変更を考慮する．

（3）運動療法開始後

運動療法施行日の安静時心拍数が 110 bpm 以上であれば，中止，または運動強度や運動時間を減らす．また，運動療法導入後に心不全の自覚症状（呼吸苦，浮腫，食欲低下など），他覚所見（1 週間以内で 2 kg 以上の体重上昇増加，運動療法前と比較して安静時および運動直後の SpO_2 低下，X 線上のうっ血像や胸水の増悪など）などがあれば，運動強度見直しや，心拍，心不全に対する加療が必要である．

運動トレーニングの中止基準

運動トレーニングの中止基準は表 10-3 とされている．しかし，運動トレーニング中の運動中止基準は，運動療法が監視型か非監視型かによって異なる可能性がある．また，後述する心室性不整脈の再現性や突然死発症にかかわる心室期外収縮（PVC）についての検討が必要である．

運動中の心事故

運動療法の 6,000 時間・人に 1 回の割合で VF が生じると報告されたものもあるが，監視型運動療法は安全であるとされている．

不整脈研究の限界と問題点

運動療法と不整脈の問題を論じるにあたり，以下の問題点が指摘されている．

（1）不整脈出現の再現性

運動負荷試験による不整脈出現の再現性は低い．

(2) 運動負荷試験と運動療法中の不整脈出現の乖離

運動負荷試験中の不整脈出現は，必ずしも運動療法中の不整脈出現と相関しない．そのため，運動負荷試験による運動療法中の不整脈出現の予測は極めて難しい．

(3) 不整脈の重症度

危険とされるPVCが，致死的な不整脈につながるか否かも大きな問題である．心機能低下と不整脈出現が合併した症例では，突然死が増加する．しかし一方で，心不全における突然死においては悪性不整脈出現が単独の危険因子でない．

まとめ

不整脈疾患に対する運動療法の効果，運動療法中の不整脈の危険性に関しては，現在のところエビデンスに乏しい．しかし，運動による心室性不整脈の治療効果の可能性もあることから，安全に配慮しながら運動療法を行うべきである．

（中根英策，野原隆司）

文献

1) AHCPR/NIHLB：Clinical Practice Guideline "Cardiac Rehabilitation".「心臓リハビリテーション」（日本心臓リハビリテーション学会監訳），トーアエイヨー，1996.
2) 野原隆司・他；循環器病の診断と治療に関するガイドライン（2011年度合同研究班報告）：ダイジェスト版 心血管疾患におけるリハビリテーションに関するガイドライン（2012年改訂版），日本循環器学会ホームページ；http://www.j-circ.or.jp/guideline/pdf/jcs2012_nohara_h.pdf
3) Risom SS et al：Cardiac rehabilitation versus usual care for patients treated with catheter ablation for atrial fibrillation：Result of randomized CopenHeartRFA trial. *Am Heart J* **181**：120-129, 2016.

Topics ⑥

理学療法士や看護師などのリハビリテーション従事者に望むこと

世界一の超高齢社会で働くことの心構えをもつ

わが国は，平均寿命，高齢者の割合，高齢化のスピードの3点において，世界一の超高齢社会である[1]．もはや他の国は見本とはならず，「われわれこそが高齢者のリハの担い手としての世界のトップランナーである」との気概をもって診療・研究にあたる必要がある[1]．

心臓リハは "adding life to years and years to life" という自覚をもつ

心臓機能障害者には高齢者が多い．すなわち，心臓リハに際しては，高齢者の特徴を踏まえたリハが必要である．

心臓機能障害などの内部障害患者では重複障害や認知障害を合併していることが多く，それを理由に内部障害リハに加われない場合も少なくないとされている[2,3]．障害の重複化に対しては，関節拘縮・バランス改善や予防という理学療法や環境対策も含めた広い意味でのリハを熟知した理学療法士が参画することで，心臓リハ対象患者を拡大できる可能性が高く，今後，理学療法士の心臓リハへの積極的な参画が望まれる．また，患者自身あるいは患者と家族が自立・継続してリハを行えるようにする工夫が必要である．そのためには，無理のないメニューにすること，最低限何が必要かを的確に患者や家族に伝えること，患者があきらめない，患者

[表] リハビリテーション関連職に望むこと

❶ 心臓リハの目的は，障害をもつ人の「全人的復権」だけにとどまらず，動脈硬化性疾患の発症・再発予防，生命予後の延長もあることを認識すること．
❷ 急性期，回復期，維持期心臓リハのなかで回復期心臓リハが一番重要であることを理解し，実践すること．
❸ 個人としての熱意・意気込みがあること．
❹ 患者・家族のもつ問題，考え，希望を共感をもってよく聞くこと．
❺ 患者・家族が理解できる言葉で平易に説明し，理解が得られたか確認すること．
❻ エビデンスに基づいたメニューを作成・実行し，その評価を行うこと．
❼ 患者・家族が独力でできるようになる指導をすること．
❽ 多職種のメンバーを尊重したチームワークを確立すること．
❾ 他職種の技術・知識も取り込んだトランスディシプリナリー・チームメンバーになること（例：心電図，臨床検査値，薬物など）．

が参加したくなるような内容にすることが必要であろう [表]．

心臓リハに関しては，筆者らは 12 日間の入院型回復期心臓リハシステムを導入し，高齢者心臓リハ患者においても身体的・心理学的・QOL の改善効果を認めている[4]．また，メディックスクラブ仙台で維持期心臓リハに移行した患者でも，長期の運動耐容能の向上をみている[5-7]．このような有効かつ多様なメニューを提示することが，一つの解決策と考えられる．

心臓機能障害など内部障害リハは，生活の質の改善と寿命の延長を同時に達成できる必須の医療（adding life to years and years to life）であり[8,9]，今後，そのリハの普及が一段と期待される．

（上月正博）

文献

1) 上月正博：高齢者の特徴とリハビリテーションの重要性．臨床リハ 20: 57-64, 2011.
2) 上月正博，大宮一人：重複障害の時代における心大血管疾患リハビリテーション．心臓リハ 15: 75-77, 2010.
3) 上月正博：高齢者の心臓リハビリテーションの特異性と注意点．心臓リハ 16: 31-34, 2011.
4) 吉田俊子・他：高齢者における心臓リハビリテーション後の身体活動性と不安・抑うつ尺度との検討．心臓リハ 8: 93-96, 2003.
5) 石田篤子・他：自己健康管理の定着化を目指したメディックスクラブ仙台での維持期心臓リハビリテーションの試み．心臓リハ 13: 165-168, 2008.
6) 河村孝幸・他：日常生活における中等度以上の活動頻度および活動継続時間の特徴と運動耐容能の関係．心臓リハ 14: 119-122, 2009.
7) 上月正博：内科疾患の運動療法とリハビリテーション―国内外の動向．総合リハ 39: 521-527, 2011.
8) 上月正博："adding life to years" から "adding life to years and years to life" へ．臨床リハ 21: 436-444, 2012.
9) Kohzuki M et al : A paradigm shift in rehabilitation medicine : From "adding life to years" to "adding life to years and years to life". *Asian J Human Services* 2: 1-7, 2012.

11 生活習慣病

1 高血圧

心臓リハビリテーションの効果

　高血圧を含む心血管系疾患の一次予防としての，心臓リハ（運動療法）の有用性に関しては確かなエビデンスがある．身体活動は学童期の早期から開始し，以後生涯を通じて継続するとよい．成人になり学校や大学などでスポーツをしなくなると，体重の増加をきたし，高血圧などのメタボリックシンドロームをきたしやすい．したがって，その予防にはスポーツ・身体活動をする必要がある．運動は1週間に4～5回，少なくとも1回当たり，30～60分間，あるいは1週間のほぼ毎日，30分間行う．運動の頻度，時間，強度については運動の形態と進め方とともに，個人ごとに調整することが望ましい．運動のエンドポイントは息切れもしくはBorg指数の「13（ややきつい）」と考えられるレベルで設定するとよい[1]．身体活動の心保護効果としては，肥満，糖尿病発症抑制，血圧低下，脂質代謝改善，粘着能・血管炎症・内皮機能改善，インスリン感受性改善，線溶系亢進作用などが知られている．また，前向き疫学研究にて身体活動と心血管病罹患率や全死亡との間に強い相関があることも報告されている．

　降圧には少なくとも1週間に120分の有酸素運動が必要とされる．有酸素運動が血圧に及ぼす影響に関する無作為臨床試験44のメタ解析では，長期的な身体活動は全対象者2,674人の収縮期血圧を3.4mmHg，拡張期血圧を2.4mmHg低下させる[2]．運動前の血圧が運動の効果に重要であり，正常血圧者では2.6/1.8mmHg低下させ，高血圧患者では7.4/5.8mmHg低下させる[2]．高血圧の運動療法の降圧機序としては，交感神経活性の低下のほかに，循環血漿量の低下や血管拡張効果などが考えられている．本態性高血圧において，正常血圧者に比し血管内皮機能の指標としての内皮依存性血管弛緩反応が減弱しており，血管内皮機能障害が粥状硬化症を招き，心血管障害の発症リスクの増大につながることが考えられる．

適応・禁忌

　高血圧患者の運動療法を行う際は，虚血性心疾患や心筋症などの器質的心疾患の合併を除外したのちに行う必要がある．運動療法を安全に行うにあたっては，アメリカスポーツ医学会（ACSM）の運動負荷試験と運動処方に対するガイドラインが示されている[3]．絶対的な禁忌は，急性冠症候群，不整脈，重症大動脈弁狭窄，コントロール不良の心不全，急性心筋炎，急性期の感染症であり，相対的な禁忌は医師の臨床判断によるが，安静時収縮期血圧200mmHg以上，拡張期血圧110mmHg以上とされる．

　運動療法を始める前には，必ず医師による問診，診察と検査を行い，適否を判断する．検査項目としては，血圧，脈拍，検尿，生化学的検査，心電図，胸部X線撮影，運動負荷心電図，心エコー図検査などを行う．一般に，狭心症などの虚血性心疾患は安静時の心電図では異常が指摘されないことが多い．運動負荷試験は安静時の検査では把握できない運動中の身体の反応を正確に知ることができ，運動療法に適しているか否かを判断することができる．高血圧性臓器障害が

中等度以上ある場合には心臓リハは行わず，降圧薬による治療が主体となる．したがって，高血圧の運動療法の適応となるのは，心血管系などの臓器障害のない正常高値血圧（収縮期130～139または拡張期85～89mmHg）およびⅠ度高血圧（収縮期140～159または拡張期90～99mmHg）である．特に内臓肥満を伴うメタボリックシンドロームや食塩感受性高血圧，運動不足の人やストレスの強い高血圧患者にはよい適応となる．

運動療法は高血圧の治療に必要な非薬物療法の一つである．高血圧をはじめ，糖尿病，脂質異常症に対する運動療法指導管理料が医療保険の適用となり，運動療法に対する関心が大となっている．しかし，心臓リハで降圧する程度はわずかであるため，運動を継続することが困難であることが多い．また，過度の運動は突然死などの重篤な合併症をきたすこともあり，安全に配慮し，楽しく長続きするような工夫が必要である．

方法

運動としては，歩行，ジョギング，水泳，サイクリング，その他レクリエーションスポーツ，レジャースポーツなどの有酸素運動を行うことが推奨されている．また，運動するときは暑気，冷気，湿度などの環境に配慮し，適切な靴，服装を用いるべきである．軽度の等張性運動では運動による収縮期血圧の上昇はわずかであり，拡張期血圧は低下する．筆者は，軽症高血圧者を対象として，運動負荷試験を含むメディカルチェックを行ったのち，水泳が血圧および血管内皮機能に及ぼす影響を3カ月間観察した．最大酸素摂取量の50～60％程度の水泳を含む60分間の運動を週3回，3カ月間行った．3カ月の運動療法後，高血圧患者の収縮期血圧は145.6±14.4mmHgより136.6±13.7mmHg，拡張期血圧は90±10.7mmHgより83.8±8.5mmHgへと有意な降圧を認めた．運動後，高血圧患者と正常血圧者の血管内皮拡張反応は有意に増加した．定期的な水泳療法は高血圧患者で有効な降圧をもたらすのみでなく，高血圧および健康な中高年者の血管内皮機能障害を改善した．しかし，これらの運動療法は設備と場所が必要であり，持続的には行いにくい欠点がある．そこで，筆者らはより手軽にできる1日1万歩の歩行運動の効果を検討し，8,000歩程度の歩行運動を3カ月間行い，有意な降圧を認めた．軽症高血圧の心臓リハとして1日8,000歩程度の歩行を積極的に推進している[4]．

一方，重量挙げなどの等尺性運動は，運動時に血圧の上昇をきたしやすいことなどから危険とされてきた．しかし，運動時の血圧上昇をきたさない程度の短時間のレジスタンストレーニング（抵抗負荷をかけて実施されるトレーニング）が降圧をきたすと報告されている．頻度は1週間に2～3回行い，中等度の強度で10～15回繰り返す運動を1セットとして（腕，肩，胸部，体幹，背中，腰，脚），8～10セット行う[5]．レジスタンストレーニングの血圧に対するメタ解析の結果では，降圧に対する有用性が示され，特にハンドグリップによるトレーニングの降圧効果が報告されており，レジスタンス運動は有酸素運動を補強する[6]．

注意点

高血圧患者の治療としては，心臓リハのみでは不十分で，減塩や減量，節酒，禁煙などの生活習慣の修正を併せて行う必要がある．心臓リハ以外は禁欲的な指導が多いため継続が難しいことが多いので，運動のよさを知ってもらい，継続していくことが重要である．また，これらの生活習慣の修正のみでは，血圧が適正に降圧することは少ないため，降圧薬の投与が必要となること

が多い．降圧薬としては，R-A（レニン-アンジオテンシン）系の抑制薬が推奨されている．運動中の血圧としてはSBP≦220 mmHg，またはかつDBP≦105 mmHgを目指す．患者へのアプローチとしては，1に運動，2に食事，3にしっかり禁煙，4に薬の順に指導していくとよい．

（有田幹雄）

文献
1) 木村穣：高血圧の運動療法の実際．臨スポーツ医 23(12)：1479-1488, 2006.
2) Whelton SP et al：Effect of aerobic exercise on blood pressure：a meta-analysis of randomized controlled trials. *Ann Intern Med* **136**(7)：493-503, 2002.
3) American College of Sports Medicine：ACSM's Guidelines for Exercise Testing and Prescription, 10th Ed, Lippincott Williams & Wilkins, Baltimore, 2018.
4) Iwane M et al：Walking 10,000 steps/day or more reduces blood pressure and sympathetic nerve activity in mild essential hypertension. *Hypertens Res* **23**(6)：573-580, 2000.
5) Sharman JE et al：Exercise and cardiovascular risk in patients with Hypertension. *Am J Hypertens* **28**(2)：147-158, 2015.
6) Stewart J et al：Effect of exercise on blood pressure in older persons；a randomized controlled trial. *Arch Intern Med* **165**(7)：756-762, 2005.

2　肥満・脂質異常症

　冠危険因子の是正は心臓リハの重要な目的の一つである．器質的疾患を有さない脂質異常症に対する運動療法単独の効果は確立されており，心臓リハにおいても同様の効果が期待される．また，肥満は独立した冠危険因子であり，肥満の解消も冠動脈疾患の二次予防の対象となっている．

リハビリテーションの効果

　運動療法単独あるいは包括的プログラムのメタアナリシスにおいては，総コレステロール，中性脂肪，収縮期血圧および喫煙率の有意な減少が認められた[1]．運動療法単独のメタアナリシスでは，心臓死減少効果のおよそ半分が冠危険因子の是正によるとされている[2]．血清脂質に対する効果では，HDLコレステロールの上昇と中性脂肪の低下がほとんどの報告で認められるものの，総コレステロールとLDLコレステロールの低下に関しては必ずしも一定の成績が得られていない．また，中性脂肪とHDLコレステロールに関しても，運動強度や運動期間により改善する報告と変化を認めない報告があり，米国医療政策局（Agency for Health Care Policy and Research；AHCPR）の勧告は心臓リハの脂質に対する効果が一定していないと指摘している[3]．一方，わが国では，回復期心臓リハにより総コレステロールおよびLDLコレステロールには変化が認められなかったもののHDLコレステロールの増加を認めたとする報告[4]や，低HDLコレステロール血症を伴った冠動脈疾患患者において，歩行運動によりHDLコレステロールの増加を認め，HDLコレステロールと1日歩行数が相関するという報告がある[5]．**表11-1**に日本動脈硬化学会が提唱する脂質管理目標値を示す[6]．

　運動療法は肥満やメタボリックシンドロームの是正にも有用である[7]．肥満のある冠動脈疾患に対する高カロリー消費運動プログラムは体重減少をもたらし，冠危険因子が改善したとされる[8]．心筋梗塞の急性期リハでは食事療法の併用により体重の減少が認められるが，回復期以後の肥満

[表 11-1] 脂質管理目標値

治療方針の原則	管理区分	脂質管理目標値（mg/dl）				
		LDL-C	Non HDL-C	TG	HDL-C
一次予防 まず生活習慣の改善を行った後 薬物治療の適用を考慮する	低リスク	<160	<190	<150	≧40
	中リスク	<140	<170		
	高リスク	<120	<150		
二次予防 生活習慣の是正とともに 薬物治療を考慮する	冠動脈疾患の既往	<100 （<70）*	<130 （<100）*		

*家族性高コレステロール血症，急性冠症候群のときに考慮する．糖尿病でも他の高リスク病態を合併するときはこれに準ずる．
・一次予防における管理目標達成の手段は非薬物療法が基本であるが，低リスクにおいても LDL-C が 180mg/dl 以上の場合は薬物治療を考慮するとともに，家族性高コレステロール血症の可能性を念頭においておくこと（動脈硬化性疾患予防ガイドライン 2017 年版 第 5 章参照）．
・まず LDL-C の管理目標値を達成し，その後 non-HDL-C の管理目標値の達成を目指す．
・これらの値はあくまでも到達努力目標値であり，一次予防（低・中リスク）においては LDL-C 低下率 20～30%，二次予防においては LDL-C 低下率 50%以上も目標値となり得る．
・高齢者（75 歳以上）については動脈硬化性疾患予防ガイドライン 2017 年版 第 7 章を参照．

（日本動脈硬化学会，2017）[6]を改変

に対する運動の直接効果は補助的なものにすぎない．十分な体重管理には，包括的プログラムとして運動療法とともに脂質管理を含めた十分な食事療法が必要である．表 11-2 に体重管理目標値を示す[9]．

[表 11-2] 体重管理目標値

一次予防	BMI* <25.0kg/m²
	ウエスト周計　男性<85cm　女性<90cm
二次予防	BMI*：18.5～24.9kg/m²
	ウエスト周計　男性<85cm　女性<90cm

*BMI＝体重(kg)÷身長(m)÷身長(m)
日本循環器学会，循環器病の診断と治療に関するガイドライン（2011 年度合同研究班報告）心血管疾患におけるリハビリテーションに関するガイドライン（2012 年改訂版）http://square.umin.ac.jp/jacr/link/doc/JCS2012_nohara_h.pdf（2019 年 1 月閲覧）

適応・禁忌

肥満・脂質異常症においても，病態や重症度により運動療法への参加に適応と禁忌がある．それらをまとめて表 11-3 に示した[9]．

方法

高血圧，糖尿病，脂質異常症およびメタボリックシンドロームの治療には，運動療法や食事療法を含めた総合的な生活指導が重要である．AHA/米国心臓肺血液研究所（National Heart, Lung, and Blood Institute；NHLBI）の勧告では，実践的・定期的な中強度の運動を勧めている[10,11]．厚生労働省による「健康づくりのための運動指針 2006 —生活習慣予防のために〈エクササイズガイド 2006〉」[12]では，健康成人に安全で有効な運動を普及することを目的とし，運動指針を述べている．「エクササイズガイド 2006」では，「エクササイズ：Ex（METs× 運動時間）」という運動量の単位を設定し，生活習慣病を防ぐには 1 週間に計 23Ex 以上を推奨している．なお，身体活動量の目標の計算には 3METs 未満の強度の身体活動は含めず，3METs 以上の運動と生活活動だけを身体活動量の目標の計算の対象としている．

注意点

肥満患者では，変形性膝関節症や腰痛など整形外科的障害を有する者も多い．運動療法により整形外科的障害を増悪させる症例も少なくないので，靴底に衝撃吸収素材を用いたウォーキング

[表 11-3] 生活習慣病に対する運動療法の適応と禁忌

疾患	適応	条件付き適応	禁忌
高血圧	140〜159/90〜94 mmHg	160〜179/95〜99 mmHg または治療中かつ禁忌の値でない 男性40歳，女性50歳以上はできるだけ運動負荷試験を行う 運動負荷試験ができない場合はウォーキング程度の処方とする	180/100 mmHg 以上 胸部X線写真でCTR：55%以上 心電図で重症不整脈，虚血性変化が認められるもの（運動負荷試験で安全性が確認された場合は除く） 眼底でⅡb以上の高血圧性変化がある 尿蛋白：100 mg/dL 以上
糖尿病	空腹時血糖：110〜139 mg/dL	空腹時血糖：140〜249 mg/dL または治療中かつ禁忌の値でない 男性40歳，女性50歳以上はできるだけ運動負荷試験を行う 運動負荷試験ができない場合はウォーキング程度の処方とする	空腹時血糖：250 mg/dL 以上 尿ケトン体（+） 糖尿病性網膜症（+）
脂質異常症	TC：220〜249 mg/dL または TG：150〜299 mg/dL	TC：250 mg/dL 以上またはTG：300 mg/dL，または治療中 男性40歳，女性50歳以上はできるだけ運動負荷試験を行う 運動負荷試験ができない場合はウォーキング程度の処方とする	
肥満	BMI：24.0〜29.9	BMI：24.0〜29.9かつ下肢の関節障害整形外科的精査と運動制限	BMI：30.0 以上

TC：総コレステロール，TG：中性脂肪，BMI：Body Mass Index〔体重(kg)/身長(m)^2〕
日本循環器学会，循環器病の診断と治療に関するガイドライン（2011年度合同研究班報告）心血管疾患におけるリハビリテーションに関するガイドライン（2012年改訂版）http://square.umin.ac.jp/jacr/link/doc/JCS2012_nohara_h.pdf（2019年1月閲覧）

シューズの使用や運動時の免荷を考慮する必要がある．

（伊藤 修）

文献

1) Taylor RS et al：Exercise-based rehabilitation for patients with coronary heart disease：systematic review and meta-analysis of randomized controlled trials. *Am J Med* 116：682-692, 2004.
2) Taylor RS et al：Mortality reductions in patients receiving exercise-based cardiac rehabilitation：how much can be attributed to cardiovascular risk factor improvements? *Eur J Cardiovasc Prev Rehabil* 13：369-374, 2006.
3) 日本心臓リハビリテーション学会（監修）：脂質．心臓リハビリテーション（AHCPRガイドライン），トーアエイヨー，1996, pp63-73.
4) 今西里佳・他：当科における急性心筋梗塞回復期心臓リハビリテーション後の長期予後．心臓リハ 11：79-82, 2006.
5) 久保田有紀子・他：低HDLコレステロール血症を伴った虚血性心疾患における歩行運動の効果．心臓リハ 2：76-80, 1997.
6) 日本動脈硬化学会（編）：動脈硬化性疾患予防ガイドライン2017年版，日本動脈硬化学会，2017.
7) Tjønna AE et al：Aerobic interval training versus continuous moderate exercise as a treatment for the metabolic syndrome：a pilot study. *Circulation* 118：346-354, 2008.
8) Ades PA et al：High-calorie-expenditure exercise：a new approach to cardiac rehabilitation for overweight coronary patients. *Circulation* 119：2671-2678, 2009.
9) 野原隆司・他：循環器病の診断と治療に関するガイドライン（2011年度合同研究班報告）：心血管疾患におけるリハビリテーションに関するガイドライン（2012年改訂版），日本循環器学会ホームページ；http://www.j-circ.or.jp/guideline/pdf/JCS2012_nohara_h.pdf
10) Definition of Metabolic Syndrome. Report of the National Heart, Lung, and Blood Institute/American Heart Association Conference on Scientific Issues Related to Definition. *Circulation* 109：433-438, 2004.
11) Thompson PD et al：Exercise and physical activity in the prevention and treatment of atherosclerotic cardiovascular disease：a statement from the Council on Clinical Cardiology (Subcommittee on Exercise,

Rehabilitation, and Prevention) and the Council on Nutrition, Physical Activity, and Metabolism (Subcommittee on Physical Activity). *Circulation* 107: 3109-3116, 2003.
12) 厚生労働省：健康づくりのための運動指針2006 ―生活習慣病予防のために―〈エクササイズガイド2006〉；http://www.mhlw.go.jp/bunya/kenkou/undou01/pdf

3　糖尿病

　本稿では，糖尿病は2型糖尿病を中心とし，またリハビリテーションは特に運動療法とみなして概説する．

リハビリテーション（運動療法）の効果
1 急性効果
　インスリンが十分に作用し，糖代謝が良好に保たれている糖尿病例では，食後血糖値が上昇する時間帯に合わせて20～30分程度でも持続して運動を施行すると，しない場合に比べ血糖上昇の幅が小さくなる．また，血糖値が安定した時間帯でも同様に血糖値は運動前よりも低下する．これに関し，Poirierらは，19例（うち18例は経口血糖降下剤加療，1例は食事療法のみ）の2型糖尿病患者で，食後時間と運動による血糖値低下の関係を報告している．運動は，最大酸素摂取量の60％の強度での自転車エルゴメータを1時間とした．この運動施行時間を一晩の絶食後および食直後から食後5～8時間後までいくつかに設定し，血糖値との関連を評価した．その結果，食後であれば，20～40％前後の血糖値の低下が認められた[1]．

2 長期効果
　継続的な運動トレーニングにより，長期効果が出現してくる．糖代謝系においては，骨格筋GLUT4の総量が増加し，またインスリンに反応してトランスロケーションするGLUT4が増加する[2-3]．運動トレーニングはまた，2型糖尿病例や肥満例における脂質代謝にも影響を及ぼす．具体的には，中性脂肪値が低下し，HDL-コレステロール値が上昇する．

3 冠動脈疾患例
　まず，予想されることではあるが，糖尿病例・非糖尿病例では明らかに冠動脈疾患の有病率・重症度・予後などが異なると報告されている．冠動脈疾患の既往がない糖尿病例（DM）3,370例，同じく非糖尿病例（NDM）6,740例を対象としたRanaらの報告[4]では，中央値2.2年間のフォローアップで死亡率が糖尿病例で有意に高く（3.2％ vs.1.7％，$P<0.001$），冠動脈の狭窄病変（この研究では50％以上の狭窄）の有病率・狭窄病変の数の割合も糖尿病例では明らかに高いと報告されている．ただし，この研究では心臓リハ施行の有無については言及されていない．
　次に心臓リハ施行研究について検討する．まず，エントリー時点での運動耐容能については，952例（DM 250例，NDM 702例）で研究したBanzerらは，peak METsレベルは糖尿病群で明らかに低い（5.7 vs 7.0METs，$P<0.0001$）との結果であった[5]．同様に1,027例（DM 413例，NDM 614例）で検討したMourotらは，最大酸素摂取量と6分間歩行テストでDM例が明らかに低いと報告している[6]．ちなみに各値は最大酸素摂取量で14.3 vs 16.6 ml/kg/min（$P<0.001$），6分間歩行距離では404 vs 445 m（$P<0.001$）となっている．一方，95例（DM 59例，NDM 36例）で検討したVergésらは，心臓リハエントリー時には，最大負荷量，最大酸素

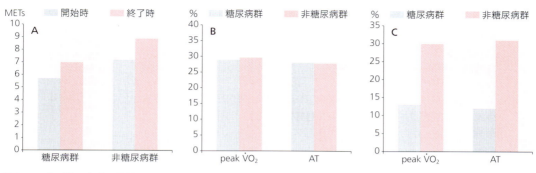

[図 11-1] 糖尿病群・非糖尿病群に対する心臓リハビリテーション施行研究の結果
A：糖尿病群と非糖尿病群の心臓リハ開始時・終了時における最大 METs の変化[5]
B：心臓リハ施行前後の運動耐容能の改善率 (Mourot et al, 2010, Fig2)[6] を改変
C：心臓リハ施行前後の運動耐容能の改善率 (Verges et al, 2004, Table5)[7] を改変

摂取量，無酸素性代謝閾値（AT）らで両群間に明らかな差はない結果であったとしている[7]．

では，心臓リハを施行するとどうなるか．運動耐容能に改善はどの程度認められるのか．先述の Banzer ら（952例；DM 250例，NDM 702例）は，週に3回，1回につき30〜40分の自転車エルゴメータ，トレッドミル，ローイングマシンなどを用いた運動療法を10週間施行し，両群での改善度は同様であったと報告している．すなわち，peak METs は DM 群で26％の改善，NDM 群で27％の改善を認めたとしている．異なるのは，BMI（body mass index）が30以上の肥満例で比較すると，NDM 群でより大きな減量が得られたことだとしている点である．Mourot ら（1,027例；DM 413例，NDM 614例）も運動耐容能の心臓リハによる改善度について同様の報告をしている．彼らは，PT などの監視下に週5回（週当たり計13時間）で，計1時間のトレッドミル（ウォームアップ5分間，45分間の AT レベル運動，5分間のリカバリー）を施行し，また別に1時間のレジスタンストレーニングなどもメニューとしている．これらの結果として，両群ともに最大酸素摂取量は，それぞれ27.6％（DM 群），30.5％（NDM 群）の改善を示し，6分間歩行距離では，21.0％（DM 群），21.3％（NDM 群）の改善を得たという報告であった．

一方，Verges ら（95例；DM 59例，NDM 36例）は，エントリー時での耐容能には明らかな差異はなかったとしている．その後，イベント発症後2〜3週後から，週3回，1回当たり5分間のウォーミングアップに始まり，20分間のトレッドミル・20分間の自転車エルゴメータ・20分間の上肢エルゴメータで計1時間，最後に5分間のクーリングダウンからなる8週間の心臓リハ施行後には DM 群で回復の割合が低かったと報告している [図 11-1]．

これらの結果をまとめると，もちろん心臓リハプログラムに多少の違いはあるが，n の数からして，DM 群も NDM 群と同様の運動耐容能の改善をみられると判断してもよいのではないだろうか．また，血糖コントロールと心臓リハの関係であるが，先ほどの Verges らは，急性冠症候群に罹患した64例の2型糖尿病患者で，心臓リハによる最大酸素摂取量の増加と心臓リハ期間中の血糖コントロールの関係を報告している．その研究によると，期間中の血糖コントロールがよいと，得られる最大酸素摂取量も大きいことが明らかにされた．さらに多変量解析でも最大酸素摂取量の増加量は心臓リハ期間中の血糖コントロールと，年齢・性別・糖尿病の罹病期間・急性冠動脈のタイプ・開始時の血糖コントロールやインスリン使用の有無とは独立して関連してい

[表 11-1] 糖尿病において運動療法を禁止あるいは制限したほうがよい場合[注1)]

① 糖尿病の代謝コントロールが極端に悪い場合（空腹時血糖値 250mg/dl 以上，または尿ケトン体中等度以上陽性）
② 増殖網膜症による新鮮な眼底出血がある場合（眼科医と相談する）
③ 腎不全の状態にある場合
④ 虚血性心疾患[注2)]や心肺機能に障害のある場合（各専門医の意見を求める）
⑤ 骨・関節疾患がある場合（専門医の意見を求める）
⑥ 急性感染症
⑦ 糖尿病壊疽
⑧ 高度の糖尿病自律神経障害

注1）これらの場合でも日常生活における体動が制限されることはまれであり，安静臥床を必要とすることはない．
注2）糖尿病の場合には，特に無症候性（無痛性）心筋虚血への注意が必要である．

（日本糖尿病学会，2018）[9]

ると報告されている[8]．このように，心臓リハ期間中でも低血糖を起こさないよう留意しながら，良好な血糖コントロールを保つことは重要である可能性がある．

適応・禁忌

　禁忌となる例は，血糖コントロールが落ち着いていない場合，網膜症・腎症などの合併症が著しく進んでいる場合や，重篤な心血管疾患，急性炎症などの場合である．また骨関節疾患が進んでいる場合も制限される [表 11-1][9]．

運動療法の実際

　実際には，どのような運動を，どのような強度で，どのくらいの頻度で行えば効果が得られるのであろうか．広く認められているのは，散歩・ジョギング・水泳といった全身の骨格筋を使う有酸素運動であろう．現在，米国糖尿病協会では，1週間に 150 分以上の中等度〜高強度の有酸素運動を推奨している．しかも週3日以上運動を実施し，2日間以上続けて運動を休まないことを勧めている．さらに週 2〜3 日間のレジスタンストレーニングもすべきであるとしている[10]．同様に日本糖尿病学会でも，運動療法に関し，到達目標としては頻度はできれば毎日，少なくとも週に 3〜5 回，強度が中強度の有酸素運動を 20〜60 分間行い，計 150 分間以上運動することが一般的には勧められるとしている．レジスタンストレーニングについては，特に高齢糖尿病患者においては，サルコペニアが主体となるフレイルの予防効果のためにも，低強度のレジスタンストレーニングの活用が有用であるとしている[11]．

注意点：リハビリテーション・運動療法を始める前に

　無症候性の糖尿病患者に対する冠動脈疾患の評価については，すべて明らかとなったわけでなく，米国糖尿病協会は 2 型糖尿病患者への冠動脈疾患の検査を一律に行うべきではない，と結論づけている[10]．しかしながら，高齢者ではもちろんであるが，心血管リスクの高い場合では運動療法開始前に運動負荷試験を実施し，血圧・心電図といった循環器の反応を調べ，安全性を確認することが望ましい．

　運動療法を施行するうえでの一般的な注意は，以下のとおりである．
・運動の到達目標としては，頻度はできれば毎日，少なくとも週に 3〜5 回，強度が中強度の

有酸素運動を20〜60分間行い，計150分間以上運動することが一般的には勧められる．週に2〜3回のレジスタンストレーニングを同時に行うことが勧められる．
- 日常生活のなかで段階的に運動量と運動強度を増やしていく．運動の前後に準備運動と整理運動を行う．両足をよく観察し，足に合った足底全体へのクッションのある靴を用いる．
- インスリンや経口血糖降下薬（特にスルホニル尿素薬）で治療を行っている患者において，運動中および運動当日〜翌日に低血糖を起こす恐れがある．インスリン治療をしている患者では血糖自己測定を行い，運動の時間や種類，量の調整や投薬量の調整（超速効型インスリンは運動前は原則減量），運動前や運動中の補食が必要になる．特にインスリン治療中の患者では，運動前の血糖値が $100\,\mathrm{mg}/d l$ 未満の場合には吸収のよい炭水化物を1〜2単位摂取することが勧められる．
- 体調がよければ，高血糖のみで運動を中止する必要はないが，1型糖尿病患者で尿ケトン体陽性時には運動を控える[11]．

（原田 卓）

文献

1) Poirier P et al：Impact of time interval from the last meal on glucose response to exercise subjects with type 2 diabetes. *Metabolism* **85**：2860-2864, 2000.
2) Etgen GJ Jr et al：Exercise training reverses insulin resistance in muscle by enhanced recruitment of GLUT-4 to the cell surface. *Am J Physiol* **272**：E864-869, 1997.
3) Reynolds TH 4th et al：Effects of exercise training on glucose transport and cell surface GLUT-4 in isolated rat epitrochlearis muscle. *Am J Physiol* **272**：E320-325, 1997.
4) Rana JS et al：Differences in prevalances, extent, severity, and prognosis of coronary artery disease among patients with and without diabetes undergoing coronary computed tomography angiography. *Diabetes Care* **35**：1787-1794, 2012.
5) Banzer JA et al：Results of cardiac rehabilitation in patients with diabetes mellitus. *Am J Cardiol* **93**：81-84, 2004.
6) Mourot L et al：Cardiovascular rehabilitation in patients with diabetes. *J Cardiopulm Rehabil Prev* **30**：157-164, 2010.
7) Verges B et al：Effects of cardiac rehabilitation on exercise capacity in Type 2 diabetic patients with coronary artery disease. *Diabet Med* **21**：889-895, 2004.
8) Vergès B et al：DARE Study group：Influence of glycemic control on gain in VO2 peak, in patients with type 2 diabetes enrolled in cardiac rehabilitation after an acute coronary syndrome. The prospective DARE study. *BMC Cardiovasc Disord* **15**：64, 2015.
9) 日本糖尿病学会（編）：糖尿病治療ガイド2018-2019，文光堂，2018，pp47-51．
10) American Diabetes Association：Lifestyle Management：Standards of Medical Care in Diabetes—2018. *Diabetes Care* **41**（Suppl.1）：S38-50, 2018.
11) 日本糖尿病学会：糖尿病診療ガイドライン2016，南江堂，2016，pp67-82．

4　慢性閉塞性肺疾患（COPD）

リハビリテーションの効果

　COPDに対する呼吸リハの効果としては，運動療法による運動耐容能の向上のみならず，教育による正しい機器類の使用や薬の正しい服用法の習得，自己管理能力の向上，病態への理解の深まりなどがあげられる．そのことを通して，ひいては生活の質の向上，日常動作活動度の向上，病気の安定，入院日数の減少，再入院回数の抑制，不安の低減などの効果が確かめられている．さらに，最近の研究成果として包括的呼吸リハはCOPD患者の生命予後を延長するとするエビデンスも出つつある．

[表 11-1] 2007 年改訂 ACCP/AACVPR ガイドライン[1] から引用した呼吸リハビリテーションの効果

エビデンスレベル	推奨レベル 1 (高い)	推奨レベル 2 (低い)
A (強い)	● 呼吸リハは COPD の息切れを軽減 ● 呼吸リハは COPD の健康関連 QOL (HRQL) を改善 ● 6〜12 週の呼吸リハはいくつかの有益な効果をもたらし，それらは 12〜18 カ月かけて徐々に減少 ◆ COPD の運動療法は，歩行にかかわる筋群のトレーニングが必須 ● 筋力トレーニングを加えることにより，筋力が増強，筋量が増加 ◆ 上肢支持なし持久力トレーニングは COPD に有用であり，呼吸リハに加えるべき ◆ 低強度負荷および高強度負荷による COPD の運動療法は，両者とも臨床的に有用	
B (中等度)	● 呼吸リハは COPD 以外のいくつかの慢性呼吸器疾患においても効果的 ◆ COPD の高強度負荷による下肢運動トレーニングは低強度負荷トレーニングよりも生理学的効果は大きい ◆ 吸気筋トレーニングを呼吸リハの必須の構成要素としてルーチンに行うことを支持するエビデンスはない ● 患者教育は，呼吸リハの不可欠な構成要素，相互的なセルフマネジメント，増悪の予防と治療に関する情報提供が必須	● 呼吸リハは COPD の入院日数や医療資源の利用を減少 ● COPD に対する包括的呼吸リハは心理社会的効果をもたらす ◆ 選択された重症 COPD の運動トレーニングに NPPV を併用すると，ある程度の相加的な効果が得られる
C (弱い)	● HRQL などいくつかの呼吸リハの効果は，12〜18 カ月の時点でも対照群を超えて維持される ◆ 高度の運動誘発性低酸素血症をきたす患者には呼吸リハ中は酸素投与をすべき	● 費用対効果が高い ● より長期的なプログラム (12 週) は短期的なプログラムよりも効果の持続性が高い ● 呼吸リハ終了後の維持を目的とした介入は，長期的なアウトカムにある程度の効果を示す ● COPD の呼吸リハに蛋白同化ホルモン剤のルーチンの併用を支持する科学的エビデンスはない ● 単独療法として行う心理・社会的介入を支持するエビデンスはわずかである ◆ 高強度負荷運動療法中の酸素投与は運動誘発性低酸素血症をきたさない患者の持久力をより改善させる可能性がある

1) COPD に対する生命予後改善効果は，エビデンスが不十分，効果として推奨はできない．
2) COPD の呼吸リハにおいて，ルーチンの栄養補給療法併用を支持する科学的エビデンスは不十分，推奨はできない．
3) エビデンスに基づく推奨はできないが，臨床の現場および専門家の見解は心理・社会的介入を包括的呼吸リハの構成要素として支持している．
4) エビデンスに基づく推奨はできないが，臨床の現場および専門家の見解は，COPD 以外の慢性呼吸器疾患患者への呼吸リハは，COPD と非 COPD の共通の治療計画に，疾患別，個別の治療計画を加えたものとすることを示唆している．
● : 呼吸リハの効果に関するエビデンス．◆ : 手技，介入方法に関するエビデンス．

2007 年改訂 ACCP/AACVPR ガイドライン[1] に示されたエビデンスを表 11-1 に示す．呼吸リハは COPD の息切れを軽減し，健康関連 QOL を改善する（エビデンス A）．

適応・禁忌

COPD の安定期の治療として，薬物療法，酸素療法といった治療のほかに，呼吸リハがどの病期・重症度の COPD 患者に対しても推奨される．しかしその COPD の重症度の度合いによって，コンディショニング中心かトレーニング中心か変わってくる [図 11-1]．運動療法の禁忌を表 11-2 に示す[2]．

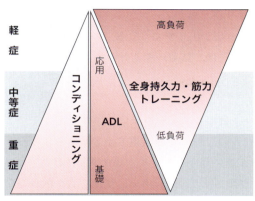

[図 11-1] 疾患の重症度によりリハビリテーションの内容を変化させる

[表 11-2] 運動療法の禁忌

❶ 不安定狭心症，発症から間もない心筋梗塞，非代償性うっ血性心不全，急性肺性心，コントロール不良の不整脈，重篤な大動脈弁狭窄症，活動性の心筋炎，心膜炎などの心疾患の合併
❷ コントロール不良の高血圧症
❸ 急性全身性疾患または発熱
❹ 最近の肺塞栓症，急性肺性心，重度の肺高血圧症の合併
❺ 重篤な肝・腎機能障害の合併
❻ 運動を妨げる重篤な整形外科的疾患の合併
❼ 高度の認知障害，重度の精神疾患の合併
❽ 他の代謝異常（急性甲状腺炎など）

方法

呼吸リハの内容はプログラムごとに大きく異なるが，包括的プログラムは運動療法と栄養指導と教育とを含む．

1 運動療法

身体的運動療法は呼吸リハプログラムの普遍的要素であり，運動療法は呼吸リハの土台を成すものである．以下の項目があげられる．

(1) 筋力トレーニング，歩行トレーニング，自転車エルゴメータによるトレーニング

COPD の運動療法は歩行にかかわる筋群のトレーニングが必須であり（エビデンス A），筋力トレーニングを加えることにより筋力が増強，筋量が増加する（エビデンス A）．上肢支持なし持久力トレーニングは COPD に有用であり，呼吸リハに加えるべきである（エビデンス A）．

筋力トレーニングや歩行トレーニングは，筋肉の有効な酸素利用を促進し，体力や活動性を高めるのに効果がある．このような運動療法は，リハ科医や理学療法士の指導のもとに息切れ，動脈血酸素飽和度，心拍数などを観察しながら行われる．運動強度は，軽い負荷から開始し，運動時のモニタリングデータ，病態，合併症などを考慮して決定される．

(2) 呼吸法トレーニング（口すぼめ呼吸，腹式呼吸）

呼吸の基本は，息を吸うときに横隔膜を使って鼻から吸い，息を吐くときに口をすぼめてゆっくり吐き出す．口すぼめ呼吸は，気道内圧を高め，気道閉塞を防止する．腹式呼吸は，一回換気量を上げ動脈血酸素分圧を上昇することができる．

(3) リラクセーション，胸郭ストレッチ・モビライゼーション

(4) 呼吸介助

慢性呼吸不全の患者では胸郭の動きが低下している例が多く，呼吸介助を行うことにより呼吸が楽になり，呼吸筋疲労が改善される．しかしながらこのことを明らかなエビデンスとして示した研究はない．呼吸介助は，排痰を促進させる目的でも行われる．

(5) 呼吸体操

呼吸体操は，呼吸筋のみならず全身の筋力強化と柔軟化，疲労解消に役立つ．また呼吸法のトレーニングにもなる．

(6) 排痰法（体位ドレナージ，軽打法，振動法，ゆすり法，スクィージング，ハッフィング）

痰がたまっている部位を高くした体位をとることで，痰が出しやすくなる．さらに呼吸介助法などを用いることにより排痰が促進される．また排痰法は，気道が開き呼吸が楽になるとともに，気道感染を防止する役割がある．

2 栄養指導

COPD患者のための栄養管理のポイントとして，①健康な人より多くのカロリーをとる，②良質の蛋白質を多く摂取するようにする，特に蛋白質のなかでも分枝鎖アミノ酸（とうもろこし，牛乳，鶏卵，鶏肉などに多く含まれる）含有量が多いものを食べる，③食事回数は1日に4～5回とし，間食をするよう心がける，④いも類，豆類，くり，かぼちゃ，炭酸を含む飲み物など，消化管内でガスを発生させるような食品はできるだけ避ける，があげられる．しかし注意すべきなのは，これらCOPDの食事に関するはっきりしたエビデンスはないことである．

注意点

COPDの運動療法に際しての薬物療法の注意点として，以下のことがあげられる．

1 COPDと脈拍

COPDの運動療法の最中には，動脈血酸素飽和度と脈拍をモニターしながら行うことが多い．ところでCOPD治療薬のなかには脈拍を速くする薬（β_2刺激薬，メチルキサンチン）が多いので，脈拍が非常に速いときは薬の副作用を考え血中薬物濃度などをチェックすることが重要である．もちろん原疾患により脈も速い場合があり，鑑別が困難なこともある．

2 COPDと吸入薬

COPDの治療薬には吸入薬が多い．COPDの安定期には抗コリン薬，β_2刺激薬，ステロイド薬，それらの合剤など大多数が吸入による服用となる．ところがCOPD患者はさまざまな要因により，吸入薬使用に問題が生じることがままある［表11-3］．

これらの重要な吸入薬を確実に服用させるトレーニングが，理学療法上・作業療法上重要となる．まず，本来の気流制限の問題や，呼吸困難，頻呼吸などにより吸入が上手にできない問題がある．これは呼吸筋のトレーニングとともに，タイミングよく吸う訓練も必要となる．さらに種々の吸入薬においてそれに応じた吸入補助具がある場合もあり，それを有効に活用したい．薬剤師の服薬指導との連携も重要になってくる．服薬指導には上手に吸えると笛が鳴るイミテーションなども存在するので活用したい．次に問題となるのは高齢者が多いことから，認知症の合併などの問題で吸入器の使い方がよくわからな

> **side memo**
>
> **COPDの摂食嚥下障害**
>
> COPD患者に摂食嚥下障害を認めることが多い．男性の外来COPD患者に対して嚥下造影を行ったところ，85％に何らかの摂食嚥下障害を認めたとの報告がある．COPD患者の嚥下障害は誤嚥による急性増悪の原因となる可能性も指摘されていることより，COPD患者の摂食嚥下対策は栄養管理上のみならず，増悪予防上重要である．COPD患者の摂食嚥下対策としては，とろみなどの誤嚥防止用の食事に加えて，栄養療法を併用しながらの摂食嚥下リハが重要である．さまざまな呼吸リハと摂食嚥下リハを同時に行うことで，摂食嚥下機能が改善する患者も存在する．

［表11-3］　COPDの吸入薬使用時の問題

- 上手に扱えない　→　呼吸機能障害
- 吸入器の使い方がよくわからない　→　認知症
- 上手に薬を吸入器にセットできない　→　手指の振戦
- 薬がなくなっていることを確認できない　→　視力障害

い場合である．薬を詰めたり，クリックしたりと複雑な動作が多い場合があり，高齢者には難解である．やはり薬剤師と連携して丁寧な服薬指導をしたい．

また，薬（カプセルやディスク）を吸入器に充てん（セット）することが困難な場合がある．ただでさえ高齢で手もとがおぼつかなかったり，震えたりするところに，COPD治療薬のβ_2刺激薬やメチルキサンチンは手指の振戦を引き起こす．吸入が非常に困難な場合もあり，それに向けての作業療法や指導が必要である．まれに，吸入用のカプセルを勘違いして内服してしまう患者もみかけるので注意が必要である．さらに，吸入薬によってはいつ薬がなくなったか，またなくなりそうなのかを非常に確認しづらい場合がある．空になった吸入器を一生懸命吸入し続け，増悪してしまうケースも少なからずみかける．高齢にて視力が低下していることがその原因の場合もある．適切な処置と使った回数をきちんと把握するような指導も重要である． （海老原 覚）

文献
1) Ries AL et al：Pulmonary rehabilitation：Joint ACCP/AACVPR evidence-based clinical practice guidelines. Chest **131**(Suppl 5)：4S-42S, 2007.
2) 日本呼吸ケア・リハビリテーション学会，日本呼吸器学会，日本リハビリテーション医学会，日本理学療法士協会編：呼吸リハビリテーションマニュアル―運動療法―，第2版，照林社，2012.
3) Good-Fratturelli MD et al：Prevalence and nature of dysphagia in VA patients with COPD referred for videofluoroscopic swallow examination. J Commun Disord **33**(2)：93-110, 2000.

5　慢性腎臓病（CKD）

わが国の成人人口における慢性腎臓病（CKD）患者数は約1,330万人もいると推計される．腎機能の低下が進むと生命を維持するためには透析が必須となる．CKD患者でも運動不足が死亡率上昇に影響を及ぼすことが明らかとなり[1]，CKDの治療は「運動制限から運動療法へ」のコペルニクス的転換を果たした．

リハビリテーションの効果

腎臓リハは，腎疾患や透析医療に基づく身体的・精神的影響を軽減させ，症状を調整し，生命予後を改善し，心理社会的ならびに職業的な状況を改善することを目的として，運動療法，食事療法と水分管理，薬物療法，教育，精神・心理的サポートなどを行う，長期にわたる包括的なプログラムである[2]．まさに，CKD患者のトータルケアを目的としている．

腎臓リハの中核である運動療法は，透析患者に対して運動耐容能改善，PEW改善，蛋白質異化抑制，QOL改善などをもたらすことが明らかにされている[2-4]．また，Stage3～4の保存期CKD患者，肥満を合併した保存期CKD患者，虚血性心疾患を合併した保存期CKD患者に対する運動療法がeGFRを改善することも報告され，腎臓リハにはサルコペニア・フレイルの予防・改善，ADL・QOLの改善，心血管疾患予防による生命予後改善のみならず，腎機能改善・透析移行防止のための新たな治療としての大きな役割が期待されている[2]．

適応・禁忌

適応患者は安定しているCKD透析患者や保存期CKD患者である．CKD患者の運動能力は個

[表11-1] CKD患者に推奨される運動処方

	有酸素運動 (Aerobic exercise)	レジスタンストレーニング (Resistance exercise)	柔軟体操 (Flexibility exercise)
頻度 (Frequency)	3～5日／週	2～3日／週	2～3日／週
強度 (Intensity)	中等度強度の有酸素運動[酸素摂取予備能の40～59％, Borg指数 (RPE) 6～20点 (15点法) の12～13点]	1-RMの65～75％ [1-RMを行うことは勧められず, 3-RM以上のテストで1-RMを推定すること]	抵抗を感じたりややきつく感じるところまで伸張する
時間 (Time)	持続的な有酸素運動で20～60分／日, しかしこの時間が耐えられないのであれば, 3～5分間の間欠的運動曝露で計20～60分／日	10～15回反復で1セット. 患者の耐容能と時間に応じて, 何セット行ってもよい. 大筋群を動かすための8～10種類の異なる運動を選ぶ	関節ごとに60秒の静止 (10～30秒はストレッチ)
種類 (Type)	ウォーキング, サイクリング, 水泳のような持続的なリズミカルな有酸素運動	マシン, フリーウエイト, バンドを使用する	静的筋運動

RPE；rating of perceived exertion（自覚的運動強度）, 1-RM；1 repetition maximum（最大1回反復重量）.

人差が大きいため, 具体的な運動の実施は個々の身体機能を考慮したうえで設定すべきである. 極度に激しい運動は腎機能の悪化を招く可能性があり, 特に腎機能が重度低下している患者やネフローゼ症候群などの蛋白尿が多い患者には不適当であるとされる.

方法と注意点

CKD患者に対する運動療法の標準的なメニューは, 原則として, 非透析日に週3～5回, 1回に20～60分の歩行やエルゴメータなどの中強度あるいはBorg指数11（楽である）～13（ややきつい）での有酸素運動が中心となる. 通常は運動施設か自宅で行う. また, 運動前後のストレッチング, 関節可動域維持訓練, 低強度の筋力増強訓練（レジスタンストレーニング）を追加することが望ましい [表11-1][5].

運動に際しての特別な配慮

1 血液透析を受けている患者
- 運動は非透析日に行うのが理想的である.
- 運動を透析直後に行うと, 低血圧のリスクが増えるかもしれない.
- 心拍数は運動強度の指標としての信頼性は低いので, RPEを重視する. RPEを軽度（9～11）から中等度（12～13）になるように目指す.
- 患者の動静脈シャントに直接体重をかけないかぎりは, 動静脈接合部のある腕で運動を行ってよい.
- 血圧測定は動静脈シャントのない側で行う.
- 運動を透析中に行う場合は, 低血圧を防止するために, 透析の前半で行うべきである.
- 透析中の運動としては, ペダリングやステッピングのような運動を行う.
- 透析中には動静脈接合部のある腕の運動は避ける.

2 腹膜透析を受けている患者
- 持続的携帯型腹膜透析中の患者は, 腹腔内に透析液があるうちに運動を試みてもよいが, 不

快な場合には，運動前に透析液を除去して行うことが勧められる．

3 腎移植を受けている患者

・拒絶反応の期間中は，運動自体は継続して実施してよいが，運動の強度は軽くする．

（上月正博）

文献
1) Zelle DM et al：Physical inactivity：a risk factor and target for intervention in renal care. Nat Rev Nephrol 13：152-168, 2017.
2) 上月正博：腎臓リハビリテーション，第2版（上月正博編著），医葉薬出版，2018．
3) 上月正博：腎臓リハビリテーション―現状と将来展望―．JJRM 43：105-109，2006．
4) Kohzuki M：Renal rehabilitation：present and future perspectives. Hemodialysis (Suzuki H ed), Intech, 2013, pp743-751.
5) American College of Sports Medicine：ACSM's Guidelines for Exercise Testing and Prescription, 10th Edition, 2017.

Topics ⑦

「慢性心不全看護」認定看護師から「心不全看護」認定看護師へ

　わが国の循環器疾患診療実態調査によると，心不全は年に1万人以上の割合で入院患者数が増加していることが報告されており[1]，医療費削減の観点からも心不全の疾病管理は重要な課題となっている．特に慢性心不全患者の生命予後は不良であり，予後の改善には増悪予防への自己管理支援が重要となる．さらに慢性心不全患者の症状は一定ではなく，身体的側面のみならず，抑うつなどの心理・社会面での問題もきたしやすいことから，患者の個別性を捉えた継続的な看護支援が求められる．

　これらの背景から，2011年より公益社団法人日本看護協会認定による「慢性心不全看護」認定看護師教育がスタートし，2019年3月現在，全国で394名の慢性心不全看護認定看護師が活動を行っている[2]．2018年度に日本看護協会は，高齢化による医療や介護の需要拡大を鑑み，質の高い医療・介護サービスや在宅・地域医療の充実に向けた看護職の役割拡大を図るため，認定看護師教育の再編成を実施した．2019年からは新たな認定看護師教育がスタートとなる[3]．新たな認定看護師教育では，全領域の教育課程において，共通科目に特定行為研修科目である「栄養及び水分管理に係る薬剤投与関連」が組み込まれている．

　「慢性心不全看護」認定看護分野は，新たな教育課程では「心不全看護」認定看護師へと名称変更となった．その理由として，急性心不全の多くは慢性心不全の急性増悪であり，急性と慢性を区別せず連続性のあるケアの提供が必要であることがあげられる．教育内容においては，在宅療養，地域医療連携の充実とともに，急性期にある心不全患者看護に必要な知識・技術の強化が行われた．さらに，特定行為研修科目として，「栄養及び水分管理に係る薬剤投与関連」のほか，「循環動態に係る薬物投与関連」が追加された．この特定行為研修により，持続点滴中のカテコラミン，電解質・糖質輸液，降圧剤，利尿薬等の投与量の調整が可能となる．心不全看護認定看護師教育カリキュラムは，共通科目（380時間），専門科目（認定看護分野専門科目195時間，特定行為研修区分別科目60時間），学内演習15時間，実習150時間の計800時間であり，従来のカリキュラムより時間数が増加し，緩和ケア加算やさらに在宅患者等の新たな加算獲得を目指す内容となっている[4]．心不全看護認定看護師は，あらゆる

療養の場で，心不全患者とその家族に対して，高い臨床推論力と病態判断力に基づいた急性増悪・重症化回避のための支援，症状緩和とQOLを高めるための療養生活支援ができる看護を提供していくことが期待されており，以下の能力の獲得を行っていく[2]．

①心不全患者に対して高い臨床推論力と病態判断力に基づき，身体及び精神・社会的側面の的確なアセスメントができる．
②心不全患者に対して高い臨床推論力と病態判断力に基づき，心不全症状（発症および増悪時）のモニタリングと評価ができる．
③心不全患者に対して症状緩和のためのマネジメントを行い，QOLを高めるための療養生活行動を支援することができる．
④心不全の病態と心不全患者の身体的・精神的・社会的な対象特性に応じて地域へつなぐ生活調整ができる．
⑤心不全看護分野において，役割モデルを示し，看護職への指導を行うことができる．
⑥心不全看護分野において，看護職等に対し相談対応・支援を行うことができる．
⑦心不全看護分野において，多職種と協働しチーム医療のキーパーソンとして，役割を果たすことができる．
⑧心不全看護分野において，患者・家族の権利を擁護し，自己決定を尊重した看護を実践できる．

認定看護師の資格を得るには，日本看護協会が認定した教育機関において，「認定看護師教育課程」を終了し，認定看護師試験に合格することが必要である．教育機関への入学要件としては，日本国の看護師免許をもち，通算5年以上実務研修（そのうち通算3年以上は特定の看護分野の実務研修）をしていることがあげられる．詳しくは，教育機関の入学案内を参照とされたい．慢性心不全看護から心不全看護認定看護師へと変遷をとげることにより，多職種連携による心不全疾病管理の重要な役割を担う人材として，今後さらなる活躍が期待される．

（吉田俊子）

> **side memo**
>
> **認定看護師とは（新制度による定義）**
>
> 認定看護師は公益社団法人日本看護協会による認定資格審査に合格し，特定の看護分野において，個人，家族及び集団に対して，高い臨床推論力と病態判断力に基づき，熟練した看護技術および知識を用いて水準の高い看護を実践する看護師であり，看護現場において「実践」「相談」「指導」の3つの役割を果たすことにより看護のケアの広がりと質の向上を図ることに貢献する役割をもっている．平成30（2018）年度の改定により19分野となる．心不全看護認定看護師は専門的な看護実践のみならず，心不全の疾病管理における多職種連携を推進していく役割が期待される．

文献
1) 日本循環器学会：循環器疾患診療実態調査報告書（2017年度実施・公表）；www.j-circ.or.jp/jittai_chosa/jittai_chosa2016web.pdf（閲覧日2019年3月15日）
2) 日本看護協会ホームページ：認定看護師；http://nintei.nurse.or.jp/nursing/qualification/cn（閲覧日2019年5月8日）
3) 日本看護協会ホームページ：重点対策事業；https://www.nurse.or.jp/nursing/cn/index.html（閲覧日2019年3月15日）

[第8章]
生活指導

1 薬剤

循環器疾患の治療では，心血管作動薬，高血圧・糖尿病・脂質異常症など危険因子に対する薬剤，抗血栓薬など多種類の薬剤を服用することが多く，薬物間や薬物と食物との相互作用に留意する．表1-1に主な経口薬を示す．薬剤服用アドヒアランスを向上させるためには，その薬剤がなぜ必要かを理解させることが重要である．薬物の吸収，分布（血漿中蛋白の結合率と血中から組織への移送），代謝，排泄（胆汁または尿）が薬物の作用に影響する．薬物の代謝を担うのがチトクロームP450（CYP）*である．薬物とCYPの親和性により，代謝が阻害された薬物の活性未変化体の血中濃度が高くなり，薬物作用が増強され，ときには副作用が発現するが，これには薬物の蛋白結合率なども影響する[1]．表1-2にCYPによる代謝を受ける主な薬物と相互作用の強い薬物などを記す．アルコールの摂取は肝臓で代謝されるすべての薬物の代謝を抑制する可能性があるので注意する．

グレープフルーツジュースとカルシウム拮抗薬

カルシウム拮抗薬の大部分はCYP 3A4で代謝されるが，経口摂取した場合，グレープフルーツジュースに含まれる成分が小腸壁のCYP 3A4活性を阻害し，未変化体の血中濃度が上昇し降圧効果が増強される．これは生体利用率の低いニソルジピン，フェロジピン，ニトレンジピンで著明にみられるが，ニフェジピン，アムロジピン，ベラパミルでも観察される．この影響はグレープフルーツジュース飲用後24時間後に服薬しても観察される[2]．

抗血栓薬

抗血栓薬は循環器疾患の大部分で単剤または複数服用されている．抗血栓薬には抗血小板薬と抗凝固薬がある．アテローム性動脈硬化症と動脈ステント留置後では抗血小板薬，心房細動と人工弁置換術後では抗凝固薬が治療の中心である．抗血栓薬服用中に注意すべきことは出血リスクである．歯ブラシ，ひげ剃り，鼻をかむときに注意し，外傷の予防に努める．

ワルファリンにはさまざまな薬剤や食品との相互作用が報告されている．ワルファリンはビタミンKの代謝サイクルを阻害し，ビタミンKの肝臓での再利用を止め，カルボキシル化を阻害し，凝固活性をもたないビタミンK凝固因子（第Ⅱ，Ⅶ，Ⅸ，Ⅹ因子）を産生する．また，プロテインCとSのカルボキシル化も阻害する．ワルファリンは凝固因子を直接抑制することなく，抗凝固反応を示す．ワルファリンの代謝には，CYP 2C9とビタミンKエポキシド還元酵素複合体1の遺伝子多型が影響することが明らかであるが，ビタミンKの増加で薬効は阻害される．ビタ

> **side memo**
>
> **チトクロームP450（CYP）**
>
> CYPはミクロソーム中の電子伝達系の酵素群で，外来の異物を解毒排泄する．薬物を例にとると脂溶性の薬物を水溶性に代謝させ，排泄を促す役割をもつ．CYPは主に肝臓に発現しているが，摂取した異物が通過する消化管，肺，腎臓にも発現している．CYPには1A2，2C9，2C19，2D6，2E1，3A4などの分子種があり，CYP 3A4が最も多くの薬物代謝に関与し，次いで2D6，2Cの順である．

[表 1–1] 心臓リハビリテーションで使用される頻度の高い主な薬物

種類			主な薬剤名　一般名（商品名）
レニン・アンジオテンシン・アルドステロン系阻害薬	レニン阻害薬		アリスキレン（ラジレス）
	アンジオテンシン変換酵素阻害薬		エナラプリル，リシノプリル，ペリンドプリル
	アンジオテンシンⅡ 1 型受容体阻害薬		ロサルタン，カンデサルタン，バルサルタン，アジルサルタン（アジルバ）
	ミネラルコルチコイド受容体阻害薬		スピロノラクトン，エプレレノン（セララ）
交感神経抑制薬	β遮断薬		ビソプロロール，メトプロロール
	αβ遮断薬		カルベジロール
	α遮断薬		ドキサゾシン
カルシウム拮抗薬	ジヒドロピリジン系		アムロジピン，ニフェジピン，ベニジピン
	非ジヒドロピリジン系		ジルチアゼム，ベラパミル
硝酸薬／血管拡張薬	硝酸薬		硝酸イソソルビド，一硝酸イソソルビド
	ATP 感受性 K チャネル開口薬		ニコランジル
	プロスタグランジン製剤		リマプロスト
利尿薬	サイアザイド系		ヒドロクロロチアジド，トリクロルメチアジド
	ループ利尿薬		フロセミド，アゾセミド，トラセミド
	バソプレシン受容体拮抗薬		トルバプタン（サムスカ）
抗不整脈薬	Na，K，Ca チャネル阻害薬		アミオダロン，ソタロール，ピルジカイニド
肺高血圧症治療薬	エンドセリン受容体阻害薬		ボセンタン（トラクリア），マシテンタン（オプスミット）
	ホスホジエステラーゼⅤ阻害薬		シルデナフィル（レバチオ），タダラフィル（アドシルカ）
	可溶性グアニル酸シクラーゼ刺激薬		リオシグアト（アデムパス）
脂質異常症治療薬			脂質異常症の項を参照
糖尿病治療薬			糖尿病の項を参照
抗血小板薬	アラキドン酸代謝阻害薬	シクロオキシゲナーゼ阻害薬	アスピリン
		トロンボキサン A2 合成酵素阻害	オザグレル（注射薬：カタクロット）
	サイクリック AMP 代謝阻害薬	ホスホジエステラーゼⅢ阻害薬	シロスタゾール
		アデニル酸シクラーゼ活性化	ベラプロスト（ドルナー，ケアロード）
	受容体阻害薬	ADP 受容体阻害薬	クロピドグレル（プラビックス），プラスグレル（エフィエント），チカグレロル（ブリリンタ）
		セロトニン2型受容体阻害薬	サルポグレラート
抗凝固薬	クマリン系薬剤		ワルファリン（ワーファリン）
	活性型第 X 因子阻害薬		リバーロキサバン（イグザレルト），エドキサバン（リクシアナ），アピキサバン（エリキュース）
	トロンビン阻害薬		ダビガトラン（プラザキサ）

1　薬剤

[表1-2] 心臓リハビリテーションで使用される頻度の高い薬物でCYP450で代謝される相互作用の強い薬物

	相互作用を受ける薬物	血中濃度を上昇させる薬物等	血中濃度を低下させる薬物等
2C9	血糖降下薬（グリメピリド） 抗凝固薬（ワルファリン）	抗不整脈薬（アミオダロン） アゾール系抗真菌薬（ミコナゾール） フルオロウラシル系抗悪性腫瘍薬	リファマイシン系抗抗酸菌薬（リファンピシン）
2C19	プロトンポンプ阻害薬（オメプラゾール，ランソプラゾール）	抗血小板薬（チクロピジン） SSRI（フルボキサミン） アゾール系抗真菌薬（フルコナゾール，ボリコナゾール）	リファマイシン系抗抗酸菌薬（リファンピシン）
2D6	β遮断薬（メトプロロール） 抗不整脈薬（プロパフェノン）	抗不整脈薬（キニジン） SSRI（パロキセチン）	該当なし
3A4	RAS系阻害薬（エプレレノン） Ca拮抗薬（ニソルジピン，フェロジピン，アゼルニジピン） 利尿薬（トルバプタン） スタチン（シンバスタチン，ロスバスタチン） 抗血小板薬（チカグレロル） 痛風治療薬（コルヒチン）	Ca拮抗薬（ベラパミル，ジルチアゼム） マクロライド系抗菌薬（クラリスロマイシン，エリスロマイシン） アゾール系抗真菌薬（イトラコナゾール，ボリコナゾール） グレープフルーツジュース	リファマイシン系抗抗酸菌薬（リファンピシン） 抗てんかん薬（フェノバルビタール，フェニトイン，カルバマゼピン）

（「薬物動態の変化を伴う薬物相互作用2015」，理化学研究所 杉山雄一監修，メディカルトリビューン）より作成

ミンKの体内への供給は食物と腸内細菌による．表1-3にビタミンK含有量の多い食品を示す[3]．納豆はビタミンKの含有量が多いことに加え，納豆菌が腸内でビタミンKを産生することから注意が必要である．藻類，緑黄色野菜，茶にも多く含まれているが，栄養面で必要であり，過度の摂取を避けるようにする．まずは，納豆，クロレラ，青汁を摂取しないことを指導する．アルコールはCYPを抑制し，ワルファリンの作用を増強させる．通常2合程度の飲酒ではワルファリンの血中濃度の変動は少ないと報告されているが，飲酒後6～7時間以上を過ぎてからワルファリンを服用することが望ましい．一方，喫煙はCYPを誘導し，ワルファリンの代謝を促進し作用を減弱させるため，禁煙指導を行う．

非ビタミンK拮抗直接経口抗凝固薬（direct oral anticoagulants；DOAC）が現在4種類使用可能である．トロンビンに直接かつ選択的に結合し，その活性を阻害するダビガトランは，pHが低くないと吸収率が上がらないため，カプセル内のダビガトランエテキシラートの小顆粒のコアに酒石酸を含み，それが胃痛や胃部不快感などの消化器症状を出現させる原因と考えられている．その予防のためコップ1杯の水とともに内服するように指導する．

血液凝固第X因子は内因系と外因系凝固機序の共通経路の開始点で，プロトロンビンからトロンビンを産生する．活性化第X因子阻害薬は一般名の語尾がキサバンの薬物で，非弁膜症性心房細動の脳塞栓症および全身性塞栓症の予防と静脈血栓塞栓症（深部静脈血栓症および肺血栓塞栓症）の治療および再発抑制に用いられる．

周術期と抗血栓薬

抜歯，通常の内視鏡検査，体表面の小手術，白内障の手術では，抗血栓薬の休薬は必要ない．内視鏡的粘膜生検において抗血栓薬単剤の場合は服用下で施行可能である．他の場合には抗血栓薬の減量・休薬を有益性と休薬リスクを十分検討し，ときにはヘパリンの代替療法を考慮する[4]．

[表 1-3] ビタミン K 含有量の多い食品（食品 100 g 当たりのビタミン K 含有量（μg））

分類	食品名		含有量 (μg)*	分類	食品名		含有量 (μg)
野菜	とうみょう	茎葉, 生	320	豆類	納豆	糸引き納豆	600
	だいこん	葉, ゆで	340			挽きわり納豆	930
		葉, 生	270		佃煮		310
	にら	葉, ゆで	330	藻類	青のり	煮干し	3
	あしたば	茎葉, ゆで	380			ほしのり	2,600
		茎葉, 生	500			焼きのり	390
	かぶ	葉, ゆで	370			味付けのり	650
		葉, 生	340		岩のり	煮干し	1,700
	漬け物	塩漬け, 葉	360		水前寺のり	煮干し, 水戻し	320
	小松菜	葉, ゆで	320		てんぐさ	煮干し	730
		葉, 生	210		ひじき	干しひじき	320
	しそ	葉, 生	690		ふのり	煮干し	430
	春菊	葉, ゆで	460		まつも	煮干し	1,100
		葉, 生	250		カットわかめ		1,600
	つるな	茎葉, 生	310		乾燥わかめ	灰干し	70
	つるむらさき	茎葉, ゆで	350			煮干し	660
	なずな	葉, 生	330			煮干し, 水戻し	120
	バジル	葉, 生	440			板わかめ	1,800
	パセリ	葉, 生	850	香味料	バジル	粉	820
	ほうれんそう	葉, ゆで	320		パセリ	粉	1,300
		葉, 生	270	飲料	紅茶	茶	1,500
	メタデ	芽生え, 生	360		緑茶	煎茶	1,400
	モロヘイヤ	茎葉, ゆで	450			玉露	4,000
		茎葉, 生	640			抹茶	2,900
	ヨメナ	葉, 生	440	その他	モロヘイヤ栄養粒		1,840
	よもぎ	葉, ゆで	380		キダチアロエ		594
		葉, 生	340		遠赤青汁		1,970
					クロレラ		3,600

また，ダビガトランに対する特異的中和剤イダルシズマブ（プリズバインド）が 2016 年発売され，服薬患者の緊急手術前，出血時などに使用されている． （木庭新治）

文献
1) 杉山正康（編）：薬の相互作用としくみ，全面改訂版，日経 BP 社，2012．
2) 東 純一：グレープフルーツジュースと薬剤の相互作用．日医雑誌 **123**(7)：1013-1016，2000．
3) 青崎正彦・他（監修）：Warfarin 適正使用情報，第 3 版，エーザイ株式会社，2006．
4) 矢坂正弘：周術期における抗血栓療法と出血リスク．日医雑誌 **138**(3)：539-545，2009．

2 禁煙

どのような患者でも喫煙者であれば禁煙することが重要である．医療者が禁煙の必要性を明言するだけで，禁煙のための動機づけになることがある．また，患者がなかなか禁煙しなくても，感情的に短気になってはいけない．あせらずに向き合っていくべきである．本稿では禁煙治療に関して述べる．

禁煙に対する医療者の姿勢

禁煙はすべての患者に重要である．自身の悪性疾患や心血管イベントのリスクを減らすほか，受動喫煙による第三者の心筋梗塞などのイベントのリスクも減らす[1]．医療者がメッセージを発することは大切であり，重要である．喫煙者，過去喫煙者，非喫煙者すべての人に，一貫して禁煙の必要性を伝えるようにしたい．

禁煙指導のプロセス

禁煙指導は，あらゆる臨床の場面であらゆる医療職種が行う．まずは患者の声に耳を傾けることが第一歩となる．喫煙の害についての患者の知識不足や誤解が生じている場合には，上手に情報を適切に伝えればよい．禁煙のときのつらい症状が原因でやめられないのであれば，薬物治療などの対策を考慮する．

ニコチン依存—身体的依存と心理的依存

喫煙習慣の本態は，嗜好ではなく，ニコチン依存症という薬物依存症である[2]．身体的依存は

[表2-1] 5Aアプローチ

手順	内容
ステップ1：Ask	喫煙者に対して問診により喫煙者であることを把握する
ステップ2：Advise	すべての喫煙者に禁煙を毅然として勧める
ステップ3：Assess	禁煙の意思の有無を識別する
ステップ4：Assist	禁煙のサポート ● 禁煙計画立案サポート ● 離脱症状克服法，喫煙者との接触，飲酒時指導 ● 家族や同僚の協力と，それらを得るための指導 ● ニコチン代替療法の説明と希望時の実施 ● 禁煙補助教材などの提供，呼気CO濃度測定 ● 肺機能検査による情報提供
ステップ5：Arrange	フォローアップ（あらゆる手段で） ● 再診 ● 電話 ● 電子メール

side memo

タバコ煙に含まれる微粒子

PM2.5は環境基準にもなっているが，喫煙によって高くなることも知られている．PM2.5はその粒子径が微小であり，肺の深部まで到達し，気道壁に沈着する．タバコの微粒子はタールなどの成分からなり，多種の毒性の高い化学物質を含んでいる．肺がんを起こすことはよく知られているが，慢性閉塞性肺疾患（COPD）も喫煙が原因の病気として潜在患者数は非常に多い．COPDは緩徐に進行性で，早期にはほとんど症状がない．循環器疾患に合併することも多く，その後のQOLや予後に大きく影響するため，注意するべき疾患である．

[表 2-2] 禁煙補助薬の使用上の特徴

	ニコチンパッチ*	ニコチンガム	バレニクリン
長所	1. 使用法が簡単（貼り薬） 2. 安定した血中濃度の維持が可能 3. 食欲抑制効果により体重増加の軽減が期待できる 4. 医療用のパッチは健康保険が適用される	1. 短時間で効果が発現 2. ニコチン摂取量の自己調節が可能 3. 口寂しさを補うことが可能 4. 食欲抑制効果により体重増加の軽減が期待できる 5. 処方箋なしで購入可能	1. 使用法が簡単（飲み薬） 2. ニコチンを含まない 3. 離脱症状だけでなく、喫煙による満足感も抑制 4. 循環器疾患患者に使いやすい 5. 健康保険が適用される
短所	1. 突然の喫煙要求に対処できない 2. 汗をかく、スポーツをする人は使いにくい 3. 医師の処方箋が必要	1. かみ方の指導が必要 2. 歯の状態や職業によっては使用しにくい場合がある	1. 突然の喫煙要求に対処できない 2. 医師の処方箋が必要 3. 自動車の運転等の危険を伴う機械の操作に従事している人は使えない

*一般用医薬品にもニコチンパッチがありますが、ここでは医療用のニコチンパッチについて説明しています．

（禁煙治療のための標準手順書，第6版，2014）[3]

[表 2-3] 禁煙補助薬の主な副作用と対処法

	副作用	対処法
ニコチンパッチ	皮膚の発赤や痒み	貼る場所を毎日変えるよう指導．抗ヒスタミン剤やステロイドの外用剤を必要時投与．水疱形成など皮膚症状が強い場合は使用を中止し、他剤の使用や禁煙補助薬なしでの禁煙を検討．
	不眠	貼り替えている時間を確認し、朝起床時に貼り替えるように指導．それでも不眠が見られる場合は、朝貼って就寝前にはがすよう指導．
ニコチンガム	口腔内・咽頭刺激感、嘔気、口内炎、腹部不快感	かみ方を確認し、正しいかみ方を指導．症状が強い場合は、他剤の使用や禁煙補助薬なしでの禁煙を検討．
バレニクリン	嘔気	飲み始めの1～2週で最も多いことを説明．対処法としては飲水や食後服用を徹底させるとともに、必要に応じて標準的な制吐剤を処方するか、用量を減らすことを検討．
	頭痛、便秘、不眠、異夢、鼓腸	標準的な頭痛薬、便秘薬、睡眠薬を処方するか、用量を減らすことを検討．

（注1）ニコチンパッチおよびバレニクリンの副作用については、添付文書で5%以上の発現率の副作用を示した．ニコチンガムについては、5%以上の副作用がみられなかったため、3%以上の発現率の副作用を示した．なお、ニコチンガムの一般医薬品の添付文書では副作用の発現率が報告されていないので、ここでは医療用医薬品当時の添付文書を参考とした．

（注2）禁煙は治療の有無を問わず、不快、抑うつ気分、不眠、いらだたしさ、欲求不満、怒り、不安、集中困難、落ち着きのなさ、心拍数の減少、食欲増加、体重増加などを伴うことが報告されており、基礎疾患として有している精神疾患の悪化を伴うことがある．バレニクリンを使用して禁煙を試みた際にも、因果関係は明らかではないが、抑うつ気分、不安、焦燥、興奮、行動又は思考の変化、精神障害、気分変動、攻撃的行動、敵意、自殺念慮及び自殺が報告されている．また、本剤中止後もこれらの症状が現れることがあるため、本剤を投与する際には患者の状態を十分に観察すること．また、これらの症状、行動が現れた場合には本剤の服用を中止し、速やかに医師等に連絡するよう患者に指導する．

（注3）バレニクリンについては、めまい、傾眠、意識障害等があらわれ、自動車事故に至った例も報告されているので、自動車の運転等危険を伴う機械の操作に従事させないよう注意すること．　（禁煙治療のための標準手順書，第6版，2014）[3]

完全禁煙後数日でピークとなり、その後短期間で消失する．心理的依存は長ければ一生続く．「タバコを吸えばストレスが解消される」との思い込みが強い人は、心理的依存のために禁煙が難しいときがある．

禁煙外来では、身体的依存に対する薬物治療に加えて、心理的依存に対する心理療法や行動科学を応用した非薬物的アプローチの両面を考える必要がある．

禁煙指導の実際

実際に臨床の場での禁煙指導では、5Aアプローチ[表2-1]が参考になる[2]．タバコを吸うか

どうか聞くことだけでも必ず実行するようにしたい．保険診療で行う禁煙外来は，1カ月以内に禁煙する意志がある人を対象とする．禁煙治療のための標準手順書[3]などを参考に，薬物を選択し，治療を進める．

薬物治療には，バレニクリン内服による治療と，ニコチン代替療法（NRT）がある．バレニクリンは中枢性に作用して，NRTはニコチンの補充によってニコチン離脱症状を緩和する．NRTのうち，ニコチンガムと低用量のニコチン貼付剤はOTC薬として，処方箋がなくても薬局で購入可能である．高用量ニコチン貼付剤とバレニクリンについては，禁煙外来受診および医師の処方箋を必要とする．

バレニクリンによる治療は，ニコチン置換療法よりも禁煙成功率が高いとの報告が多いが，抑うつ気分や自殺念慮，あるいは意識障害などに関する文書改訂が行われるなど，メンタル系での使用注意事項がある．表2-2, 2-3に薬剤の使用法と副作用などを示す．

加熱式タバコ

新型のタバコとして加熱式タバコの普及が著しい．紙巻タバコより有毒性が軽減されているという宣伝文句だが，実際には，ニコチンが十分量含まれ，発がん物質などの有毒成分も含まれている．紙巻タバコから加熱式に変更したことでは禁煙したことにはならない．禁煙指導では，紙巻タバコと同様に対応すべきである．なお，加熱式タバコでは呼気CO濃度は上昇しないため注意が必要である．

（黒澤 一）

> **他職種へのメッセージ**
>
> いまの時代に生きるすべての職種にわたるすべての医療者は，喫煙者に禁煙を呼びかけていく責務がある．将来的にタバコはなくなるかもしれないが，少なくとも，現在の保健衛生課題のうちでは最大の問題の一つであることは間違いない．どれだけ多くの人々がタバコによって健康を害していて，どれだけ多くの人々が不幸になっているのか，真剣に考えたい．

文献
1) Sargent RP et al : Reduced incidence of admissions for myocardial infarction associated with public smoking ban : before and after study. *BMJ* **328**: 977-980, 2004
2) 日本呼吸ケア・リハビリテーション学会・他（編）：呼吸リハビリテーションマニュアル—患者教育の考え方と実践—，照林社，2007
3) 日本循環器学会・他：禁煙治療のための標準手順書（第6版）．http://www.j-circ.or.jp/kinen/anti_smoke_std/anti_smoke_std_rev6.pdf.2014

3 酸素療法

酸素濃縮装置使用におけるトラブルとその対処

酸素濃縮装置使用中のトラブルは，①酸素濃縮装置本体のトラブル，②誤った使用方法によるトラブル，に分類することができる．

1 酸素濃縮装置本体のトラブル

酸素濃縮装置本体でみられるトラブルは，酸素濃度の低下と酸素流量の低下が原因となる．空気取り入れ口のフィルタの目詰まりや，窒素吸着剤の劣化，コンプレッサの性能低下が主な原因で，各種警報により異常を知らせるシステムになっており，警報の内容は取扱説明書などにより確認することができる．フィルタの目詰まりが原因の場合には，フィルタの清掃を行う．

機器の故障が原因の場合には，かかりつけの医療機関から委託を受けた保守点検業者へ連絡するとともに，携帯用酸素ボンベからの酸素吸入に切り替えて対応を待つことになる．保守点検業者は24時間対応を行うことが，一般財団法人医療関連サービス振興会による「医療関連サービスマーク」の認定基準となっており，通常連絡先は酸素濃縮装置本体などに表示されている．

2 誤った使用方法によるトラブル

酸素吸入のためのカニューラや延長チューブが折れ曲がったり，椅子やテーブル，ベッドなどの下敷きになったりと酸素が流れない状態が起こることがある．カニューラの潰れによる酸素流量の低下を検出して，アラームを鳴らす機器もあるが，気づいたら早急に対処する．また，加湿器が装着されている機器については，加湿器の締め付けや取り付けが悪く酸素が漏れてしまうこともある．

酸素濃縮装置には酸素の流れを示すランプなどが取り付けられているが，鼻まで酸素が流れていないと感じた場合は，原因を明らかにして酸素が流れる状態に戻さなければならない．停電や

---

side memo

酸素濃縮装置モニタリングシステム
（HOT見守り番®）

在宅酸素療法を提供している事業者のなかには，患者の了承を得た後，携帯電話網を通じて酸素濃縮装置モニタリングシステムを有する機器［図］を供給しているケースがある．酸素濃度，酸素流量など機器の運転状態を24時間365日自動的にモニタリングし，予防保全と迅速な緊急対応を可能としている．

また，誤ってカニューラの折れ曲がりが発生しても，緊急対応で患者宅に連絡することが可能となっている．

モニタリング項目
- 酸素濃度
- 累積稼働時間
- 酸素流量
- その他の運転状態
 （カニューラ折れなど）

患者宅 ⇄ 運転状態／予防保全 緊急対応 ⇄ 事業者

予防保全
機器の性能低下（異常発生の可能性）をいち早く検知し，早めに必要な措置をとる．

緊急対応
異常発生時には，ただちに患者と連絡をとり，必要な措置をとる．

コンセントを抜いてしまったとき，あるいは，たこ足配線などによる漏電ブレーカ作動時には酸素濃縮装置は作動しない．原因を明らかにするとともに，必要に応じ携帯用酸素ボンベによる酸素吸入に切り替える．

在宅酸素療法の患者が旅行するときのサポートと注意点

旅行を計画する場合には，主治医とよく相談し，無理のない日程とすることはもちろん，①移動中・宿泊先の酸素の手配，②移動手段の交通機関への申請などが必要となる．旅行などのレクリエーションがQOLを高めるといった研究成果もあるので，しっかりとした準備を行って安全な旅行を行うよう指導する．

1 旅行前日までの準備

(1) 移動中・宿泊先への酸素の手配

移動中は携帯用の酸素ボンベを使用する．旅行の2週間程度前までに主治医および在宅酸素事業者と打ち合わせし，移動時間に必要な酸素ボンベを旅行前に届けてもらうように手配するとよい．また，宿泊先に家庭で使用しているものと同機種の酸素濃縮装置の設置，必要に応じ旅行先での携帯用酸素ボンベの準備を依頼しておく．また，旅行先での緊急連絡先などの確認も忘れずに行う．

旅行支援サービスの申し込み書類を用意している在宅酸素事業者もあるので，必要事項を記載して申し込みを行う．宿泊先に対し，在宅酸素事業者が酸素濃縮装置などを運び込むことを事前に連絡することで，無用なトラブルを回避することができる．

移動のスケジュールには，十分な休憩時間の配慮が必要である．

(2) 移動手段の交通機関への申請

航空機を使用する場合，搭乗日を含めて14日以内の診断書が必要となるので，主治医に診断書の発行を依頼する．また，航空会社によって申請の方法は異なっているが，酸素ボンベの機内持ち込み申請を行う．なお，航空機内への液体酸素の持ち込みはできない．

JRなど鉄道会社は特別な申請は不要だが，持ち込める酸素ボンベは2本までに限定される．指定席は，移動距離を少なくするよう出入り口の近くを手配するとよい．車椅子の利用などがある場合には，事前に連絡しておくことで駅員の支援が得られる．

2 旅行当日

旅行当日は体調の確認を行い，少しでもおかしいと感じることがあれば無理をせず，旅行を中止することも必要である．

また，移動は思いのほか体力を消耗する．宿泊先では十分な休養をとれるように時間に余裕をもって過ごすことも必要である．

（西﨑芙美）

4 救急処置・安全対策

再灌流療法や薬物治療などの進歩により，心臓リハは以前よりも安全に行われるようになった．経皮的酸素飽和度測定計，心拍モニター，ホルター心電計など非侵襲的かつ携帯型のものが開発され，低酸素血症や心拍数異常の検出が容易になったことも安全に運動療法が行えるようになった一因である．心筋梗塞後の心臓リハの安全性に関する全国調査では，心肺運動負荷試験に基づく心臓リハの際の心停止や入院など重篤なケースはほとんどなく，適切な運動処方に基づく心臓リハは極めて安全であることが報告されている[1]．

しかし，心臓リハに携わる医療関係者は，心臓リハをより安全に施行するために，不測の事態に備えた緊急時の対応の手順を熟知していることが重要である．ここでは，成人に対する心肺蘇生（CPR）に関して，BLSプロバイダーマニュアル（AHAガイドライン2015年準拠），ACLSプロバイダーマニュアル（AHAガイドライン2015年準拠）を参考に述べる[2,3]．

成人に対するBLS（一次救命処置）

BLSプロバイダー向けの成人の心停止アルゴリズムによる1名の救助者および複数の救助者向けに，反応のない成人の救助手順の概要を説明する[図4-1]．

まず，救助者まで犠牲になってはならず，救助者および傷病者にとって現場周囲が安全であることを確認する必要がある．次に，傷病者の肩を軽く叩き，大声で「大丈夫ですか」と尋ねる．傷病者の反応がない場合，大声で近くの人に助けを求めたり，救急対応システム（119番）に通報したり，AED/除細動器や救急治療用器材を入手したりなど状況に適した対応をする．誰か救助者がいる場合は，その人にAED/除細動器や救急治療用器材の入手を依頼して，なるべく早くCPRを開始する．

次に，呼吸および脈拍が正常かどうか評価し，次に行うべき処置を決定する[図4-1]．成人の脈拍チェックを行うには頸動脈の拍動を触知し同時に呼吸の評価をして，CPRの開始の遅れを最小限にする．呼吸と脈拍の確認に10秒以上かけてはならない．

傷病者が呼吸している場合，他の救助者が到着するまで傷病者を監視する．呼吸がない，または死戦期呼吸*のみの場合，正常な呼吸とはみなされず，心停止の徴候である．

10秒以内に明確な脈拍を触知できない場合は，胸骨圧迫から質の高いCPRを開始する．CPRは，胸骨圧迫（chest compression；C），気道確保（airway；A），人工呼吸（breathing；B）の順で行う[図4-1]．表4-1に成人および青少年，小児，乳児の質の高い

> **side memo**
>
> ***死戦期呼吸**
>
> 死戦期呼吸は正常な呼吸ではなく，心停止の徴候である．口を開き，あえぎとともに下顎，頭部，頸部が動くことがある，いわゆるしゃくりあげるような呼吸である．鼻息，いびき，あるいはうめきのように聞こえる場合もある．死戦期呼吸では，顎が動いているだけで胸が動いておらず，肺での酸素化ができていない．そのため，呼吸をしていない傷病者と同様に処置する必要がある．しかし，医療関係者以外が見分けることは難しく，呼吸していると判断されてしまうことが多い．

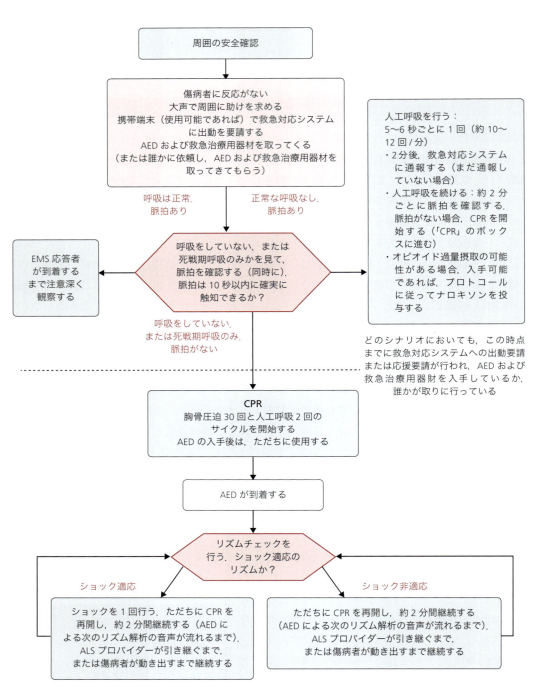

[図4-1] BLSプロバイダー向けの成人の心停止アルゴリズム（2015年更新）　　　（AHA, 2016）[2]

CPR要素一覧を示した．心停止にはAEDが極めて有効なので，なるべく早くAEDおよび救急治療用器材を確保する必要がある．

心停止に対するACLS（二次救命処置）

成人の蘇生において知っておくべき最も重要なアルゴリズムを図4-2に示す．このアルゴリ

[表 4-1] 質の高い CPR 要素一覧

要素	成人および青少年	小児（1歳〜思春期）	乳児（1歳未満，新生児を除く）
周囲の安全確認	救助者および傷病者にとって安全な環境であることを確認する		
心停止の認識	反応を確認する 呼吸をしていない，または死戦期呼吸のみ（すなわち，正常な呼吸でない） 10秒以内に脈拍を触知できない （呼吸と脈拍の確認は，10秒未満で同時に行うことができる）		
救急対応システムへの通報	救助者が1人で携帯端末をもっていない場合，傷病者から離れ，救急対応システムに出動を要請し，AEDを入手してからCPRを開始する または，誰かに通報をAEDを依頼し，ただちにCPRを開始する；AEDの入手後は，ただちに使用する	「目撃された卒倒」 左記の成人および青少年についてのステップに従う 「目撃されていない卒倒」 2分間CPRを行う 傷病者から離れ，救急対応システムに出動を要請し，AEDを入手する 小児または乳児のところに戻り，CPRを再開する；AEDの入手後は，ただちに使用する	
「高度な気道確保を行わない場合」の圧迫・換気比	「救助者が1人，または2人」 30：2	「救助者が1人」 30：2 「救助者が2人以上」 15：2	
「高度な気道確保を行う場合」の圧迫・換気比	胸骨圧迫を100〜120回/分のテンポで行い，人工呼吸を6秒ごとに1回（10回/分）行う		
圧迫のテンポ	100〜120回/分		
圧迫の深さ	5cm*以上	胸郭前後径の1/3以上 約5cm	胸郭前後径の1/3以上 約4cm
手の位置	胸骨の下半分に両手を載せる	胸骨の下半分に両手または片手（非常に小さな小児の場合）を載せる	「救助者が1人」 乳頭を結ぶ線のすぐ下の胸部中央に2本の指を載せる 「救助者が2人以上」 胸郭包み込み法で乳頭を結ぶ線のすぐ下に両母指を載せる
胸郭の戻り	圧迫を行うたびに胸郭が完全にもとに戻るようにする： 圧迫の中断のたびに，胸部によりかからない		
中断を最小限にする	胸骨圧迫の中断を10秒未満にする		

*圧迫の深さは6cmを超えないようにする．
略語：AED：自動体外式除細動器，CPR：心肺蘇生

(AHA, 2016)[2]

ズムは，AEDによる初回ショックを含むBLSの治療に最初は反応しない無脈性患者の評価と管理のすべての手順を示し，心停止に対する2種類の治療パス，すなわち，ショック適応リズム（VF/pVT）とショック不適応リズム（心静止/PEA）で構成されている．ステップ1〜12はアルゴリズムのステップに付けられた番号である．CRPの質，除細動のショックエネルギー量，薬物療法，高度な気道確保，自己心拍再開（ROSC），治療可能な原因の詳細を表4-2に示す．

突然の心停止を起こした患者の多くがVFを示すため，心停止アルゴリズムの左側に従うことが多い[図4-2]．無脈性心室頻拍（pVT）はVFとして扱う．VFおよびpVTは，除細動器が準備できるまでCPRが必要である．両方とも，高エネルギー非同期電気ショックで治療する．

早期除細動の原則

卒倒から除細動までの時間は，心停止からの生還を決定づける最も重要な要素の一つである．

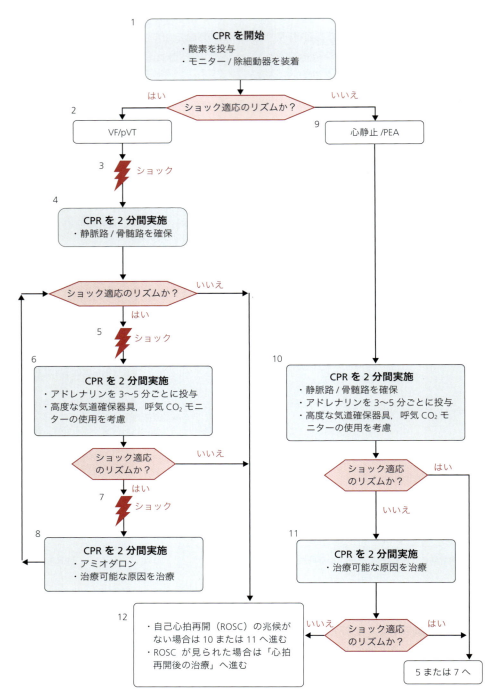

[図4-2] 成人の心停止アルゴリズム（2015年更新） (AHA, 2017)[3]

循環を生み出すリズムが回復する可能性は，心停止直後の数分以内に，ただちにCPRおよび除細動を実施することでより大きくなる．

1) 突然の院外心停止で確認される一般的な初期心リズムはVFである．pVTはすぐにVFへ

[表 4-2] 心停止アルゴリズムのエネルギー量/詳細

CPR の質	高度な気道確保
・強く（5cm 以上），速く（100〜120 回/分）押し，胸郭が完全に元に戻るようにする ・胸骨圧迫の中断を最小限にする ・過剰な換気を避ける ・2 分ごとに，または疲労した場合はそれより早く圧迫担当を交代する ・高度な気道確保がなされていない場合は，胸骨圧迫 30 回と人工呼吸 2 回のサイクルを実施する ・定量的波形表示呼気 CO_2 モニター 　－P_{ETCO_2} が 10mmHg 未満である場合は，CPR の質の向上を試みる ・動脈圧 　－圧迫解除期（拡張期）の動脈圧が 20mmHg 未満である場合は，CPR の質の向上を試みる	・気管挿管または声門上の高度な気道確保 ・波形表示呼気 CO_2 モニターまたはカプノメトリによる気管チューブの位置の確認およびモニタリング ・高度な気道確保器具を装着したら，胸骨圧迫を続けながら 6 秒ごとに 1 回（1 分あたり 10 回）人工呼吸を行う
除細動のショックエネルギー量	**自己心拍再開（ROSC）**
・二相性：製造業者の推奨値（初回エネルギー量 120〜200J）．不明な場合は最大値に設定する．2 回目以降のエネルギー量は初回と同等とし，エネルギー量の増加を考慮してもよい． ・単相性：360J	・脈拍および血圧 ・P_{ETCO_2} の突発的な持続的増加（通常は≧40mmHg） ・動脈内モニタリングによる自発的な動脈圧波
薬物療法	**治療可能な原因**
・アドレナリン静注/骨髄内投与： 　1mg を 3〜5 分ごとに投与 ・アミオダロン静注/骨髄内投与： 　初回投与量：300mg ボーラス投与． 　2 回目投与量：150mg．	・循環血液量減少（Hypovolemia） ・低酸素血症（Hypoxia） ・水素イオン（Hydrogen ion）（アシドーシス） ・低/高カリウム血症（Hypo-/hyperkalemia） ・低体温症（Hypothermia） ・緊張性気胸（Tension pneumothorax） ・心タンポナーデ（Tamponade, cardiac） ・毒物（Toxins） ・血栓症，肺動脈（Thrombosis, pulmonary） ・血栓症，冠動脈（Thrombosis, coronary）

(AHA, 2017)[3]

悪化する．VF では，CPR により心臓と脳へわずかな血流を供給することができるが，秩序のあるリズムを直接回復させることはできない．

2）VF に対して最も効果のある治療方法は，電気的除細動である．

3）除細動が成功する確率は，時間の経過とともに急速に低下する．

4）適切に治療されない場合，VF は心静止になる．

　市民救助者向けの AED プログラムは，早期の CPR および除細動が行われる可能性を高める．これにより，突然の心停止を発症したより多くの患者で卒倒から除細動までの時間が短縮され得る．心臓リハに携わる医療従事者全員が心肺蘇生法トレーニングを受け，同時に患者家族に CPR および AED について学習するよう助言を与えることが推奨される．　　　　　　　　（上月正博）

文献

1) Saito M et al ; the Japanese Cardiac Rehabilitation Survey Investigators : Safety of exercise-based cardiac rehabilitation and exercise testing for cardiac patients in Japan : A nationwide survey. Circ J 78: 1646-1653, 2014.
2) AHA（アメリカ心臓協会）：BLS プロバイダーマニュアル（AHA ガイドライン 2015 年準拠），シナジー，2016.
3) AHA（アメリカ心臓協会）：ACLS プロバイダーマニュアル（AHA ガイドライン 2015 年準拠），シナジー，2017.

5 入浴

入浴が心血管系に及ぼす影響

入浴は，清潔を保つために大事なだけでなく，リラックスした時間を過ごすという生活の楽しみとしても重要である．入浴が心臓および血管系に及ぼす影響は，主に温熱による血管拡張作用と，静水圧上昇による作用が考えられる [図 5-1][1]．

1 温熱の影響

温熱刺激により，動脈と静脈は拡張する*1．動脈が拡張して末梢血管抵抗は低下し，血圧が下がり，左室後負荷が軽減して左室駆出率は上昇し，心拍出量が増加する．また，末梢血管抵抗低下による血圧低下のため，圧受容体反射を介して頻脈となり，さらに心拍出量が増加する．

温熱により静脈も拡張し，末梢静脈血の貯留量が増加した結果，心臓への静脈還流量は減少し，右室前負荷が減少したことと温熱による肺血管拡張の効果で，左室前負荷も軽減する．

2 静水圧の影響

静水圧は，体表面積 $1cm^2$，深さ $1cm$ で $1g$ の圧力となり，入浴すれば，深さに応じて静水圧が体表面にかかる*2．深めの入浴ほど静水圧によって血管が圧迫され，末梢血管抵抗の増加と心臓への静脈還流量の増加により左右心内圧が上昇し，心負荷が増大する．また，静水圧により，胸郭や腹部も圧迫され，吸気に努力を要するようになる．したがって，心不全や呼吸不全のある患者では，胸下までの半身浴から始め，肩や背中にはかけ湯をするか，タオルを掛けるなどするのが安全と考えられる．

> **side memo**
>
> ***1 温熱による血管拡張作用**
>
> 温熱による血管拡張には，血管内皮細胞の内皮型一酸化窒素合成酵素（eNOS）によって産生される一酸化窒素（NO）が主に関与しているとされている．血管拡張により血流が増加し，ずり応力が eNOS を活性化して NO が産生され，さらに血管が拡張すると考えられている．
>
> ***2 静水圧の計算**
>
> 首まで入浴したとき，水中の表面積 $1.5m^2$ と仮定して，座位（平均深度 25cm）と立位（平均深度 50cm）の静水圧を計算してみると，座位では 375kg，立位では 750kg もの水圧が体表面にかかる．

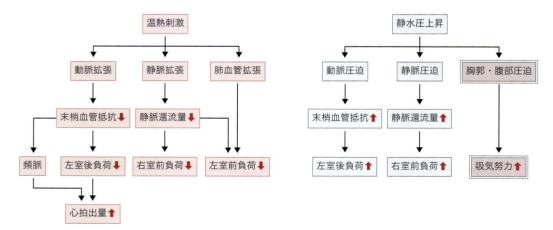

[図 5-1] **入浴が心血管系に及ぼす影響** (宮田・他，2009)[1] を改変

3 入浴の運動量

入浴動作には，浴槽につかることに加え，着替え・体を洗う・浴槽への出入りなどの一連の動作が含まれる．41℃の温水に10分間入浴して深部体温が1.0〜1.2℃上昇したときのエネルギー消費量は1.3〜1.5METsで運動量はわずかだが[1]，着替え・体を洗う・浴槽への出入りを含めた一連の入浴動作では4〜5METsと，早めの歩行（時速5km）と同程度の運動強度になる[2]．シャワー浴では3〜4METs程度で，普通の速度の歩行（時速4km）と同程度とされている[2]．

[表 5-1] 心血管系に負担のかからない入浴方法

❶ 湯温：39〜41℃．
 （42℃以上および34℃以下は不可）
❷ 時間：40〜41℃の場合で10分を限度．
❸ 深さ：胸下までの半身浴や半座位での入浴が心負荷は少ない．
❹ 入浴時の労作：更衣や浴槽の出入りはゆっくり．重症度によっては介助が必要である．
❺ その他
・出浴時の起立性低血圧に注意する．
・入浴後にコップ1〜2杯の水分を摂取する．
・高齢者の場合は転倒防止用に滑り止めマットの設置や，安全確認のための声かけ，インターホン設置などが望ましい．

（宮田・他，2009）[1]

入浴の一連の動作のなかでは，収縮期血圧と心拍は浴槽につかった直後と体を洗う動作で最も上昇し，酸素消費量は体を洗っているときに最も高値を示すとされる．したがって，心機能の低下している患者では，心機能に合わせて，十分に介助して入浴を行う，シャワー浴にする，ストレッチャーで半臥位のまま入浴できる自動昇降式浴槽を用いるなどの工夫が必要である．

循環器疾患患者にふさわしい入浴法

1 適切な湯温とは

皮膚に対しての温度の刺激作用は，36〜38℃の不感温度が最も弱く，それより温度が高くても，低くても，交感神経の緊張を引き起こすとされている．

入浴温が35〜41℃で，血圧降下，心身のリラックスが得られるが，温熱による心拍出増加作用などを得ようとする場合には，35〜38℃では深部体温の上昇は少なく温熱効果の持続も短いため，39℃以上が望ましいと考えられる．一方，42℃を超えると血小板が活性化され，47℃の高温浴では線溶系が減弱して，血栓症の危険が増すとされている．したがって，心血管疾患をもつ患者では39〜41℃での入浴が望ましいと考えられる．

2 心血管系に負担のかからない入浴法 [表 5-1][1]

入浴に際しては，皮膚刺激を少なくするためにかけ湯をしてから入り，入浴時間は，40〜41℃の場合10分以内を目安として，長くなりすぎないようにする．起立性低血圧を起こさないようにゆっくり立ち上がるように注意する．冬季，特に寒冷地では，浴室や脱衣所が寒くならないよう，浴槽の蓋を開けて浴室を事前に暖めておく，暖房を入れるなどの工夫が重要である．

（池田こずえ）

他職種へのメッセージ

医師である筆者の立場からいえば，入浴が心血管系に及ぼす影響を正しく理解し，注意を守れば，慢性心不全・高血圧症などの患者さんでも安全に行うことができる．また，慢性心不全に対しては，和温療法（第7章 Topics ③, p275）が心機能の改善に有効であることが示されている．

文献
1) 宮田昌明, 鄭 忠和：和温療法. 心臓リハビリテーション―知っておくべきTips（伊東春樹監修），中山書店，2009，pp259-261.
2) 吉田俊子：生活指導. 現場の疑問に答える心臓リハビリ徹底攻略 Q&A（上月正博編），中外医学社，2010，pp167-169.

6 ウォーキング

ウォーキング（歩行）は，生活の基本動作の一つであることから，主運動として最適である．ウォーキング時の服装は，ウォーキングに適したものを選ぶ．なかでも靴は特に重要であり，アドバイスをしてくれる店員がいる店で購入することを勧める．

靴

1 選び方

"ウォーキングシューズ"を選ぶ．紐で調整でき，適度な重さが必要である．踵に厚みがあり，かつ適切にカットしてあるもの，靴底の滑り止め加工がしっかりしていることを確認する．また，選ぶときは，足がむくんで大きくなる夕方に選ぶのがベストである．ウォーキング時に履く靴下を履き，必ず，両足で試着し，歩いて確認する．

2 履き方［図6-1］

靴紐は，面倒でも毎回締め直す．踵で地面をたたくようにし，踵を合わせ，足指が動かせるかを確認する．足指はよく曲がるので，爪先に近い穴2つくらいは緩めにし，穴3つ目くらいからは甲にフィットさせるようにしっかりと結ぶ．足首もよく動くので，動きを妨げないように締めすぎに気をつける．

3 チェックポイント

靴を選ぶときのチェックポイントを図6-2，表6-1に示す．

服装

1 ウェア

ウェアは動きを妨げず，吸湿性と速乾性に富んだ素材のものを選ぶ．ランニングウェアやアウトドアウェアは，これらの特性を有している．体温調節は，アウターウェアで行う．アンダーウェアは着脱しやすく，持ち運びに便利なものを選ぶ．季節ごとの注意点を以下に示す．

夏は気温が高く汗をかきやすいので，普段よりゆったりしたものを選ぶ．また，日射病などの

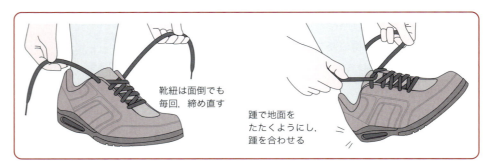

［図6-1］　靴の履き方

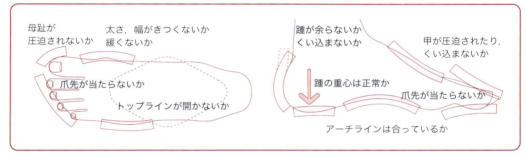

[図 6-2] 靴の選び方

[表 6-1] 靴を選ぶときのチェックポイント
①踵がフィットしているか．
②クッション性はよいか．
③爪先が当たっていないか，1 cm ほど余裕があるか．指が動かせるか．
④靴の幅は足幅に合っているか．
⑤甲はきつくないか．
⑥くるぶしが当たらないか．
⑦土踏まずのカーブと中敷きのクッションが合っているか．
　※ 足には縦と横のアーチがある．アーチをサポートすることで，よい姿勢や歩き方になるだけでなく疲労や障害を軽減してくれる．アーチのサポートをしてくれるのが足底板であり，高齢者ほど足底板の効果が高いと考えられる．
⑧踵が抜けないか．
⑨足指の屈曲部が柔軟か．
⑩靴，靴下を脱いで，靴ずれや皮膚が赤色や紫色になっているところがないか足全体（側面や足裏も）を確認する [図 6-3]．

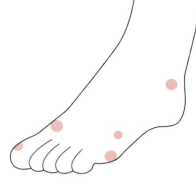

[図 6-3] 靴ずれを起こしやすい部位

予防のために帽子を着用する（通気性のよいメッシュ地がおすすめである）．

　冬は厚手のウェアを重ね着して，脱いで体温調整ができるようにする．アンダーウェアやアウターウェアは，発熱保温材を使ったものを選ぶ．手袋，マフラー，耳当て，帽子なども利用する．風の強い日はウインドブレーカーを着る．保温効率を上げるには，"首""手首""足首"の隙間をなくすことである．また，屋内で身に着けてから，屋外へ出る．

2 靴下
　靴下は足の大きさに合わせ，伸縮性があるものを選ぶ．

3 鞄
　荷物が多いと負荷が増えるため，荷物は少なくする．普段のウォーキングでは，タオルや飲料水，財布，携帯電話程度でよい．
　鞄は，体に密着している方が負荷は減る．負荷は，背負いが最も少なく，荷物の重心が体の重心に近いほど楽になる．近場ならウエストポーチ，遠出ならリュックを選ぶ．
　リュックは，肩紐が太くパッドが入っているものとし，背中に当たる部分がメッシュだと通気性がよい．肩や首が苦しくない程度に肩紐を締め，骨盤より上で背負う．胸や腰のベルトを締めて背中に密着させることでよい姿勢が保て，歩行時の揺れも防げ体への負荷も減る [図 6-4]．

環境

安全を確保すること，継続できる環境づくりをすることが重要である．

1 時間

早朝や深夜，空腹時，食後30分以内は，心臓発作や低血糖発作などが起こる可能性が高いため，運動時間に適さない．夏なら日中の暑い時間帯を避け，冬なら日中の暖かい時間に行う．

2 コース

運動耐容能に合わせたコースを予め決めておく．車や自転車などとの事故が起こらないような道か，道幅や路面の凹凸，人通り，信号，電灯なども考慮する．また坂道の有無や傾斜の緩急はどうかなど，患者から情報収集をしながら一緒に作成する．また，可能であれば複数のコースを決めておくとよい．同じ方向だけでなく，逆方向からも歩くよう指導するのもよい．

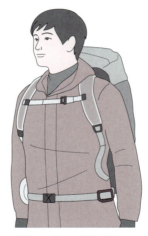

[図6-4] ベルト付きのリュック

3 人：家族，仲間，医療者など

家族や友人など仲間と一緒にウォーキングするのは，継続につながる．ただし，「運動処方が異なることもあるため，最適強度での○○分は個別で行うように」など指導を工夫するのがポイントである．

運動継続のためには家族や仲間，医療者などがサポーターを担い，声をかけ，実施内容を確認する（過不足の確認ができる）．心臓リハスタッフだけでなく，主治医やかかりつけ医，家族にも協力してもらえるよう情報を共有することも重要である．

4 ウォーキングの代替案

ウォーキングの代替案として，運動施設を利用したり，自宅内でできるステップ（踏み台昇降）運動などを行うのもよい．

ウォーキングの方法

1 姿勢［図6-5］

ウォーキングでは，立位と同じく，腰から上の重心線（横から見て"耳たぶ→首の中点→肩峰→お腹の中点→大転子"）が直線になるようにする．また，顎を引く，肩の力を抜く，下腹を引き締める，お尻を引き締める，背筋を伸ばす，視線は水平に，を意識する．

2 歩き方［図6-5］

歩き方は，腰から前に進むように足を出し（お尻が引けないように注意する），爪先を軽く上げるように踵から着地し，爪先へと体重移動させ，母指球で蹴る（着地後，膝が曲がらないように注意する）．歩幅はいつもより少し広めを意識し，爪先と膝は進行方向へ向け，平行した2本の線上を歩くようにまっすぐ足を出す．このとき爪先や膝の方向，膝や両足の幅（歩隔）が狭くなりすぎないように注意する．肘は軽く曲げ，腕を後ろに引くことを意識し，一定のテンポで，リズミカルに歩く．

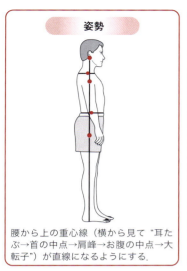
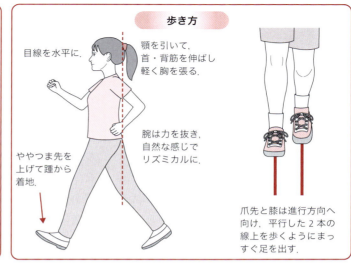

[図 6-5] ウォーキングの姿勢と歩き方

運動強度（歩行速度）

　適正強度を保つためには，心拍計を用いたり，検脈を行うことが有用である．簡易な方法として，自覚的運動強度であるBorg指数を用いることもある．また，事前に距離と時間を決めて時間をみながら歩行をすると歩行速度の把握が容易である．歩行速度と検脈，Borg指数を組み合わせることで強度の把握が可能となる．

　路上でのウォーキングを始めるときには（退院後は特に），運動処方より強度を軽め（歩行速度をゆっくりめ），時間は短めから始める．慣れてくるとともに時間を延ばし，強度を上げて，処方どおりになるようにする．また，歩き始めと歩き終わりは速度を落として歩行する時間を取り，ウォーキング前後の準備体操と整理体操は必ず行う．

目的意識やバリエーション

　運動のときは，体の姿勢だけでなく気持ちのうえでの姿勢も大切である．意識して行う運動は，よりいっそう運動の効果を上げるといわれている．そのため，明確な目標を立てて行うように指導する．また，運動療法継続のためには，楽しむことも必要である．たとえば，"来月遊びに行くから体力づくりを頑張る"といったような動機づけも必要である．

　身体能力に合わせて，バリエーションをもつことはウォーキングに広がりが出る．集団指導をするときなどは，サイドステップのような横歩きやスキップなどを取り混ぜ変化をもたせたり，ノルディックウォーキングにするなど工夫も有用である．

　ノルディックウォーキングは，専用ポールを使用して歩くため，ポールが杖となり非常に安全である．通常のウォーキングと比較して，心拍数が約13％上昇し，エネルギー消費量が平均20％上昇する．また，足関節への負担が軽減され，関節可動域の改善，柔軟性が向上する．また，目的に合わせてレベル設定（ヘルスレベル〜スポーツレベル）を行うことができ，さまざまな人が楽しめるフィットネススポーツである．インストラクターを中心としたグループが，定例会やイベントを開催しているので，利用するのもよい．

（田中 希）

7 社会復帰支援

心疾患患者の急性期心臓リハが積極的に行われるようになり，復職や運動・スポーツの参加への考え方は，「心疾患の病状悪化を危惧した再開の禁止」から「健康増進やQOL改善の奇与に向け許容範囲内で参加ができるように支援」に変化している．社会復帰支援を進める際には，対象者の心疾患のリスク状態評価［表7-1］[1]，日常生活や社会生活に関する情報収集と必要な身体活動量を評価する「心疾患患者の身体活動許可条件」［表7-2～7-4］[1,2]をもとに，患者の心疾患のリスク分類に応じた許容活動量の目安と社会生活に必要な運動耐容能を比較し，許可活動量の範囲で対象者がスムーズに復職や趣味・娯楽，運動やスポーツの再開も含めた社会復帰支援を行う．

[表7-1] 冠動脈疾患患者におけるリスク分類

軽度リスク	中等度リスク	高度リスク
症状が安定し，以下に示す臨床所見をすべて満たす者	症状が安定し，以下に示す臨床所見のいずれかに該当する者	症状が不安定な者，及び以下に示す臨床所見のいずれかに該当する者
1. NYHA心機能分類Ⅰ度 2. 症候限界運動負荷試験において狭心痛を認めず，虚血性ST変化及び重篤な不整脈を認めない 3. 運動耐容能が10METs以上 4. 左室駆出率が60%以上 5. 心不全症状がない	1. NYHA心機能分類Ⅱ度 2. 症候限界運動負荷試験において5METs以下で狭心痛や虚血性ST変化及び心室頻拍などの重篤な不整脈を認めない 3. 運動耐容能が5METs以上，10METs未満 4. 左室駆出率が40%以上，60%未満 5. 日常生活での心不全症状はないが，胸部X線写真にて心胸郭比が55%以上，または軽度の肺うっ血の所見を認める 6. 脳性利尿ペプチド（BNP）が基準値範囲以上，100ng/m*l* 未満	1. NYHA心機能分類Ⅲ～Ⅳ度 2. 症候限界運動負荷試験において5METs以下で，狭心痛や虚血性ST変化及び心室頻拍などの重篤な不整脈を認める 3. 運動耐容能が5METs未満 4. 左室駆出率が40%未満 5. 日常生活で心不全症状を有する 6. 脳性利尿ペプチド（BNP）が100ng/m*l* 以上 7. 左冠動脈主幹部に50%以上及び他の主要血管に75%以上の有意病変を有する 8. 心停止の既往

日本循環器学会．循環器病の診断と治療に関するガイドライン（2007年度合同研究班報告）心疾患患者の学校，職域，スポーツにおける運動許容条件に関するガイドライン（2008年改訂版）http://www.j-circ.or.jp/guideline/pdf/JCS2008_nagashima_h.pdf （2019年1月閲覧）

[表7-2] 冠動脈疾患患者における労働・運動許容条件

強度（METs）	軽い（3METs未満）	中等度（3.0～6.0METs）	強い（6.1METs以上）
低リスク	すべて許容	すべて許容	条件付き許容*1
中等度リスク	すべて許容	条件付き許容*2	条件付き許容*3
高リスク	条件付き許容*3	条件付き許容*4	禁忌

注1）等尺性労働強度が中等度以上である場合には労働強度を一段階軽いものとする．
注2）等尺性運動強度が中等度以上である場合には運動強度を二段階軽いものとする．
*1 運動負荷試験で安全が確認された強度以下であればすべて許容
*2 運動耐容能の60%以下で，かつ虚血徴候が出現しない強度であれば許容
*3 運動耐容能または虚血徴候出現の60%以下の強度であれば競技を除き許容
*4 専門医の管理下において許可された労働のみ許容

日本循環器学会．循環器病の診断と治療に関するガイドライン（2007年度合同研究班報告）心疾患患者の学校，職域，スポーツにおける運動許容条件に関するガイドライン（2008年改訂版）http://www.j-circ.or.jp/guideline/pdf/JCS2008_nagashima_h.pdf （2019年1月閲覧）

[表 7-3] 人工弁置換術後の運動許容条件

強度	軽度リスク	中等度リスク
状態	● 弁機能および左室機能が正常で抗凝固療法を行っていない，生体弁による僧帽弁置換術症例 ● 左室機能が正常である機械弁，生体弁による大動脈弁置換術症例	● 軽度左室機能障害のある僧帽弁置換術後症例 ● 抗凝固療法を行っていない左室機能正常の大動脈弁置換術後
運動許容条件	● 強い運動は許可できない ● 中等度強度の静的運動または動的運動が可能	● 低強度の運動にとどめる
	＊低強度であっても競技スポーツに参加する場合には，運動負荷試験によってその運動強度までの安全を確認する． ＊いずれの場合も，術前の心不全状態からの回復過程の評価が重要である． ＊これらの指標は経時的に回復するため，初期は3〜6カ月ごとの運動負荷試験による評価を行う． ＊弁形成術後の場合，通常は低い運動強度のスポーツに参加が可能とされるが，運動負荷試験を実施し，最大酸素摂取量および最大運動量の40〜60%程度の動的運動が可能．	

(日本心臓リハビリテーション学会，2011)[2]を改変

[表 7-4] 基礎疾患と身体活動許容条件

基礎疾患	身体活動許容条件
心室頻拍・心室細動	ICD本体に対する損傷のリスクが少ない軽度の作業であっても，ICDが作動した最後の心室性不整脈から6カ月間は避ける．
Brugada症候群	基礎疾患のない症例がほとんどであり，ICD機能に影響がない限り，身体活動の制限が不要．
先天性QT延長症候群	不整脈による失神発作の予防が重要．不整脈の誘因とされる強い運動のみならず，感情的な興奮を伴う作業や運動も避ける．
心機能低下症例	心機能低下例の心室期外収縮・非持続性心室頻拍は心室細動や持続性心室頻拍のトリガーとなり，致死的不整脈発生のリスクが高い．これらの患者の身体活動制限は，「慢性心不全治療ガイドライン」に準ずる．

(日本心臓リハビリテーション学会，2011)[2]

家庭生活の復帰支援

　家庭生活への復帰が社会復帰の第一歩となる．家庭内での生活はおおよそ3METs程度の運動耐容能があれば可能だが，個々の家庭環境や生活習慣によって身体活動量が異なるため，詳細な情報を把握し支援する．

　たとえば，家事作業を自分で行うか，家族が行うかによって身体活動量が異なる．「買い物をする」という行動においても，移動手段，歩行移動の場合は道が平地か坂道か，階段利用の有無，荷物の重さや運搬方法の違いによっても身体活動量が異なる．屋内動作はほぼ3METs以下であるが，モップや掃除機など道具を使用する動作や荷物運搬動作や，「子どもと遊ぶ」「家族の介護」のような相手のペースに合わせて行う動作は3METs以上である[表 7-5][2]．また，除雪作業，屋根の雪下ろしといった季節や地域に特有な動作の有無によっても身体活動量が異なってくる．

　対象者の心疾患リスクから，活動制限が必要な場合，対象者が実際に活動制限可能であるかを確認し，その行動の代替方法を準備し，生活に支障をきたさない方法を相談し，生活調整できるよう支援する．

[表 7-5] 身体活動内容の METs 換算表

METs	身体活動内容
0.9	睡眠
1.0	静かに座って（あるいは寝転がって）テレビ・音楽鑑賞，リクライニング，車に乗る
1.2	静かに立つ
1.3	本や新聞などを読む（座位）
1.5	座位での会話，電話，読書，食事，運転，軽いオフィスワーク，編み物・手芸，タイプ，動物の世話（座位，軽度），入浴（座位）
1.8	立位での会話，電話，読書，手芸
2.0	料理や食材の準備（立位，座位），洗濯物を洗う，しまう，荷作り（立位），ギター：クラシックやフォーク（座位），着替え，会話をしながら食事をする，または食事のみ（立位），身の回り（歯磨き，手洗い，髭剃りなど），シャワーを浴びる，タオルで拭く（立位），ゆっくりした歩行（平地，散歩または家の中，非常に遅い＝54m/分未満）
2.3	皿洗い（立位），アイロンがけ，服・洗溜物の片づけ，カジノ，ギャンブル，コピー（立位），立ち仕事（店員，工場など）
2.5	ストレッチング，ヨガ，掃除：軽い（ごみ掃除，整頓，リネンの交換，ごみ捨て），盛りつけ，テーブルセッティング，料理や食材の準備・片づけ（歩行），植物への水やり，子どもと遊ぶ（座位，軽い），子ども・動物の世話，ピアノ，オルガン，農作業：収穫機の運転，干し草の刈り取り，灌漑の仕事，軽い活動，キャッチボール（フットボール，野球），スクーター，オートバイ，子どもを乗せたベビーカーを押すまたは子どもと歩く，ゆっくりした歩行（平地，遅い＝54m/分）
2.8	子どもと遊ぶ（立位，軽度），動物の世話（軽度）
3.0	普通歩行（平地，67m/分，幼い子ども・犬を連れて，買い物など），釣り（2.5（船で座って）〜6.0（渓流フィッシング）），屋内の掃除，家財道具の片づけ，大工仕事，梱包，車の荷物の積み下ろし，階段を下りる，ギター：ロック（立位），子どもの世話（立位）
3.3	歩行（平地，81m/分，通勤時など），カーペット掃き，フロア掃き
3.5	モップ，掃除機，箱詰め作業，軽い荷物運び，電気関係の仕事：配管工事
3.8	やや速歩（平地，やや速めに＝94m/分），床磨き，風呂掃除
4.0	速歩（平地，95〜100m/分程度，自転車に乗る：16km/時未満，レジャー，通勤，子どもと遊ぶ・動物の世話（徒歩/走る，中強度），高齢者や障害者の介護，屋根の雪下ろし，ドラム，車椅子を押す，子どもと遊ぶ（歩く/走る，中強度）
4.5	苗木の植栽，庭の草むしり，耕作，農作業：家畜に餌を与える
5.0	子どもと遊ぶ・動物の世話（歩く/走る，活発に），かなり速歩（平地，遠く＝107m/分）
5.5	芝刈り（電動芝刈り機を使って，歩きながら）
6.0	家具，家財道具の移動・運搬，スコップで雪かきをする
8.0	運搬（重い負荷），農作業：干し草をまとめる，納屋の掃除，鶏の世話，活発な活動，階段を上がる
9.0	荷物を運ぶ：上の階へ運ぶ

METs	運動活動内容（3 METs 以上）
3.0	自転車エルゴメータ：50watt，とても軽い活動，ウエイトトレーニング（軽・中等度），ボウリング，フリスビー，バレーボール
3.5	体操（家で，軽・中等度），ゴルフ（カートを使って，待ち時間を除く）
3.8	やや速歩（平地，やや速めに＝94m/分）
4.0	速歩（平地，95〜100m/分程度），水中運動，水中で柔軟体操，卓球，太極拳，アクアビクス，水中体操
4.5	バドミントン，ゴルフ（クラブを自分で運ぶ，待ち時間を除く）
4.8	バレエ，モダン，ツイスト，ジャズ，タップ
5.0	ソフトボールまたは野球，子どもの遊び（石蹴り，ドッジボール，遊戯具，ビー玉遊びなど），かなり速歩（平地，速く＝107m/分）
5.5	自転車エルゴメータ：100watt，軽い活動
6.0	ウエイトトレーニング（高強度，パワーリフティング，ボディビル），美容体操，ジャズダンス，ジョギングと歩行の組み合わせ（ジョギングは10分以下），バスケットボール，スイミング：ゆっくりしたストローク
6.5	エアロビクス
7.0	ジョギング，サッカー，テニス，水泳：背泳，スケート，スキー
7.5	山を登る：約1〜2kgの荷物を背負って
8.0	サイクリング（約20km/時），ランニング：134m/分，水泳：クロール，ゆっくり（約45m/分），軽度〜中強度
10.0	ランニング：161m/分，柔道，柔術，空手，キックボクシング，テコンドー，ラグビー，水泳：平泳ぎ
11.0	水泳：バタフライ，水泳：クロール，速い（約70m/分），活発な活動
15.0	ランニング：階段を上がる

（日本心臓リハビリテーション学会，2011）[2]

[表 7-6] 運動・作業強度と運動許容条件の関係

		軽い運動	中等度の運動	強い運動
運動・作業強度		3 METs 未満	3〜6 METs	6.0 METs を超える
望ましい運動耐容能*		5 METs 未満	5〜10 METs	10 METs を超える
心疾患のリスク	軽度リスク 中等度リスク 高度リスク	許容 許容 条件付許容	許容 条件付き許容 禁忌	許容あるいは条件付き許容 条件付き許容あるいは禁忌 禁忌

＊：運動・作業強度を最大運動能の60%で行うとした場合に，望まれる運動耐容能
註：ただし小児においては，運動の強弱と上で示したMETs値の関連は合わないことが多いので別に示した
日本循環器学会．循環器病の診断と治療に関するガイドライン（2007年度合同研究班報告）心疾患患者の学校，職域，スポーツにおける運動許容条件に関するガイドライン（2008年改訂版）http://www.j-circ.or.jp/guideline/pdf/JCS2008_nagashima_h.pdf（2019年1月閲覧）

復職支援

復職指導においては，まずは就業している職域や職場環境はもちろん，通勤環境を含めて必要な運動耐容能を把握する．次に，心疾患のリスク状態に合わせて就業可能であるか[表 7-6][1]の「運動・作業強度と運動許容条件の関係」を参考に判断していく．

1 通勤環境

通勤方法としては自家用車の運転，自転車やバイクの利用，公共交通機関の利用，徒歩などさまざまである．自家用車通勤の場合，自動車の運転自体の運動強度は3METs以下であるが，失神発作を伴う病態の場合には事故による他者への被害の増大が予測されるため慎重に指導を行う．バイクや自転車を利用する場合，特に抗凝固療法を実施している患者では，転倒事故を発生した場合に出血の問題があるため，使用する場合の注意事項や怪我をした場合の対応方法について十分な指導が必要である．公共交通機関を利用する場合，通勤時間によっては混雑や周囲のペースに合わせるストレスなどが生じるため，混雑時を避け時間をずらす，混雑車両ではなく空いている車両を利用するなどの，ストレスを軽減するための工夫を取り入れられるように指導する．

2 心疾患リスクと就業許可

対象者の職業の種類や就業状況から，復職に必要な身体活動量（職業および作業における活動強度，p408）と心疾患のリスク評価から，復職に向けた計画を進める．心疾患のリスクが軽度リスクであれば3METs以下の職域，3〜6METsの職域ともに就業許可，中等度リスクであれば3METs以下の職域は就業許可されるが3〜6METsの職域は条件付き許可，高度リスクでは3METs以下の職域は条件付き許可，3〜6METsの職域は就業禁忌となる．

3 復職の進め方

デスクワーク，立位作業であっても軽い荷物の運搬程度の作業であれば，3METs程度の運動耐容能以下であり就業可能である．しかし，動的労作だけではなく荷物の運搬やシャベル作業のように重たい物をすくうような作業，しゃがみ動作を伴う作業のような静的動作を伴う作業は，静的動作の要素が大きい職域ほど必要な運動耐容能が増大するため，中等度リスクのある患者の復職再開は十分な配慮が必要であり，場合によっては強い負担のある作業は他者に任せる，分担を変更してもらうなどの調整を行えるように働きかける．労働条件が早朝出勤，夜勤勤務，長時間労働といった場合は，復帰直後はこういった条件を外してもらい，病状の評価を行いながら徐々に時間を延ばしたりするように計画していく．

パイロットや電車，バスなどの公的機関の運転手は，冠動脈疾患の罹患および疑いのある者の就業は一般的に禁忌である．しかし，タクシーなどの乗客を扱う自動車第二種運転免許に関して規制はないため，最終的には産業医の判断とされる．また，失神発作を伴う病状の患者の高所での作業の場合，高所からの転落は悲劇的な事故につながる可能性がある．また，潜水作業を伴う職域，食品や生鮮物を扱う職域など冷凍庫や冷蔵庫内で作業するため極度な低室温度での作業，製鋼業や溶接作業など高室温度での作業など，労働環境によって心血管に大きな負担のかかる職域があるため，労働環境や条件においても十分な情報収集を行い指導する．

心臓手術後の場合は，胸骨正中切開を行っているため，術後3カ月間は上肢に過大な負荷がかかる労作を避けるようにする．中等度以上の等尺性労作が加わる肉体労働については，労働強度を一段軽いものとし，3カ月間は1kg以上の重たい物を持たないように指導する．

ペースメーカ，植込み型除細動器（ICD），心臓再同期療法（CRT）による心不全治療を受けた対象者の復職は，作業動作や姿勢に起因するリード線の断裂を避けることや，職場の電磁干渉状況を確認することで電磁干渉を予防する．除細動の作動により二次的事故が発生する危険がある場合は，基本的に就業を禁止する（職業運転など他人に危害を及ぼす場合，高所での作業や潜水での作業，異常気圧下，危険な作業など自らに危害が及ぶ場合など）．また，過重労働，超過勤務・交代勤務の制限を行う．

趣味・運動・スポーツの取り入れ方

趣味や運動，スポーツを取り入れる際には，運動負荷試験を実施したうえで心疾患のリスク状態を評価し，心疾患のリスクに応じた運動強度範囲内にて再開していく．推奨する運動は，大きな筋群を使うリズミカルな動的運動で，歩行，走行，サイクリング，水泳，腕エルゴメータなどの有酸素的運動とする．

基本的に競技性のあるもの，等尺性の無酸素的運動は禁忌とし，娯楽として再開できるように指導していく．抗凝固療法を実施している患者や手術後の患者は，身体衝突の危険のあるスポーツの再開，馬術競技や水中ダイビングなど失神発作を起こせば危険性の高まるスポーツの再開は，実施に伴うリスクについて対象者と十分に協議したうえで決定する．

ペースメーカ，ICD，CRTを受けた対象者の場合，身体が接触したり，皮膚を損傷する危険のある種目や，ジェネレータ本体やリード線への衝撃がある場合は制限する．また，重症不整脈の発生が予測される場合も制限する．

自動車運転

自動車運転の運動強度は低強度であるため，軽度および中等度のリスク患者であれば，発症から3週間ほどで許可できる．しかし，失神発作を呈する不整脈が出現する可能性のある場合には，事故防止の面から厳重指導が必要である．

心臓手術後の場合，胸骨正中切開を行っているため，車の運転は術後3カ月間は不可とし，それ以降に許可されることになる．運転する際，後部確認など，首を回す，身体をねじるといった動作がスムーズにできない場合があるため，手術前とは身体の反応が異なることを自覚し運転にあたるように指導する．

ペースメーカ，ICD，CRTを受けた対象者の場合，車の運転には道路交通法での制限がある

[表 7-7] ペースメーカ，ICD，CRT を受けた患者の運転制限

	運転制限期間
二次予防目的新規植込み	6 カ月
一次予防目的新規植込み	7 日
ICD 適切作動後 （ショック・抗頻拍ペーシングを含む）	3 カ月
ICD 不適切作動後 ※	意識障害がないなら制限なし
電池交換後	7 日
リード追加・交換後	7 日

※ 意識障害を伴うものは，ICD 適切作動と同様の制限を行う． （日本不整脈心電学会）[3]

ので，これを遵守するよう指導する [表 7-7].

航空機旅行

　航空会社の搭乗ガイドラインでは，重症心疾患，重症心不全，チアノーゼ性心疾患の場合は発症後 6 週間以内，不安定狭心症や急性心筋梗塞の場合は発病後 2 週間以内，手術後の創傷が十分に治癒していない場合などは，旅行に不適とされている．気圧の低下に伴い，機内酸素分圧が地上の 70〜80% まで低下するため，酸素濃度の低下による悪影響の可能性がある場合は，利用ができないこともあるため，航空機旅行にあたっては，出発前に主治医の許可を得ることを指導する．また，海外旅行にあたっては，主治医より英文の情報提供書を書いてもらうとともに，あらかじめ旅先での病院を調べておくよう指導する．機内では不感蒸泄による脱水を予防するために水分補給をすることや，アルコールの摂取によって脱水に陥りやすいことも指導する．

　ペースメーカ，ICD，CRT を受けた対象者の場合，空港で用いられる金属探知機用ゲートもデバイス自体への影響はないが，ゲートを通る前には係員にデバイスを植込んでいることを伝えることが望ましい．携帯式金属探知機は強い磁気を発生するため，ボディチェックで代用してもらうように申し出ることや，常時ペースメーカ・ICD 手帳を携帯し，係員などに提示するよう指導をする．

（角口亜希子）

文献

1) 長嶋正實・他；循環器病の診断と治療に関するガイドライン（2007 年合同研究班報告）：心疾患患者の学校，職域，スポーツにおける運動耐容能条件に関するガイドライン（2008 年改訂版），日本循環器学会ホームページ；http://www.j-circ.or.jp/guideline/pdf/JCS2008_nagashima_h.pdf
2) 日本心臓リハビリテーション学会（編）：指導士資格認定試験準拠・心臓リハビリテーション必携，第 2 版，2011.
3) 日本不整脈心電学会；ICD・CRT-D 植込み後の自動車の運転制限に関して；http://new.jhrs.or.jp/public/pub-icd-crt/
4) 野原隆司・他；循環器病の診断と治療に関するガイドライン（2006 年合同研究班報告）：心血管疾患におけるリハビリテーションに関するガイドライン，日本循環器学会ホームページ；http://www.j-circ.or.jp/guideline/pdf/JCS2012_nohara_h.pdf
5) 奥村 謙・他；循環器病の診断と治療に関するガイドライン（2006-2007 年合同研究班報告）：ペースメーカ，ICD，CRT を受けた患者の社会復帰・就学・就労に関するガイドライン．Circ J 72 (Suppl IV)：1133-1174, 2008.
6) 斉藤宗靖，後藤葉一（編）：狭心症・心筋梗塞のリハビリテーション，改訂第 4 版，南江堂，2010.

8 栄養

心臓リハビリテーション患者への栄養指導の意義

　心臓リハの対象は，急性心筋梗塞や冠動脈バイパス術などの急性イベント後の患者であったが慢性心不全患者に対する効果も認められ対象は広がっている．心臓リハは再発予防のための生活指導や冠危険因子是正教育を含めた包括的プログラムであり，栄養指導は心臓リハの構成要素の一つである．

虚血性心疾患の一次予防，二次予防

　虚血性心疾患は動脈硬化を基盤として発症し，動脈硬化性疾患の危険因子として，肥満，脂質異常症，高血圧，糖尿病，慢性腎臓病（CKD）などがあげられ，これらの包括的な管理が必要である．ここでは，「動脈硬化性疾患予防ガイドライン 2017年度版」[1]に基づく食事療法について述べ，危険因子となる疾患については，疾患別に追記する．

動脈硬化性疾患予防のための食事療法

　わが国の冠動脈疾患死亡率は他の先進国と比べ極めて低く，その要因に食事の影響があるといわれている．動脈硬化性疾患予防のための食事を**表 8-1**[1]に示す．

1 総エネルギー摂取量

　肥満，特に内臓脂肪の蓄積は心疾患の独立した危険因子であり，適正な体重やウエスト周囲長を達成し維持することは生活習慣改善の重要な要素である．総エネルギー摂取量を減らすことだけで動脈硬化性疾患発症の抑制を示す直接的なエビデンスはないが，減量を含めた生活改善は血清脂質の改善に有効であり，動脈硬化性疾患を抑制できる可能性が考えられる．標準体重と日常生活活動量をもとに，総エネルギー量を適正化する [表 8-1]．

2 栄養素配分の適正化

　身体活動量に適した摂取エネルギー量に対する栄養素バランスは，脂肪エネルギー比率を 20

[表 8-1] 動脈硬化性疾患予防のための食事

❶ 総エネルギー摂取量（kcal/日）は，一般に標準体重（kg，（身長 m)^2×22）× 身体活動係数とする
身体活動係数：軽い労作　25〜30，普通の労作　30〜35，重い労作で 35〜

❷ 脂質エネルギー比率を 20〜25％，飽和脂肪酸エネルギー比率を 4.5％以上 7％未満，コレステロール摂取量を 200 mg/日未満に抑える

❸ n-3 系多価不飽和脂肪酸の摂取量を増やす

❹ 工業由来のトランス脂肪酸の摂取を控える

❺ 炭水化物エネルギー比率を 50〜60％とし，食物繊維の摂取を増やす

❻ 食塩の摂取は 6 g/日未満を目標にする

❼ アルコールの摂取を 25 g/日以下に抑える

（日本動脈硬化学会，2017）[1]

〜25％，炭水化物エネルギー比を50〜60％とする．各種ビタミン，ミネラルの摂取量は「日本人の食事摂取基準」を満たすことが望ましい．

3 脂質

脂質は「日本人の食事摂取基準2015年版」では，脂質，飽和脂肪酸，n-6系脂肪酸，n-3系脂肪酸について基準が設定されている．脂質，飽和脂肪酸は総エネルギー摂取量に占める割合，つまりエネルギー比率（％エネルギー；％E）が目標量として示され，必須脂肪酸であるn-6系脂肪酸，n-3系脂肪酸は総エネルギー摂取量の影響を受けない絶対量（g/日）で目安量が示されている．

適正なエネルギー摂取量のもとで飽和脂肪酸を減らすこと，また飽和脂肪酸を多価不飽和脂肪酸に置換することは血清脂質の改善に有効で，冠動脈硬化性疾患予防にも有効である．多価不飽和脂肪酸について，n-3系多価不飽和脂肪酸の摂取量を増やすことはトリグリセライドの低下に有効であり，適正なエネルギー摂取量のもとでn-6系多価不飽和脂肪酸の摂取量を増やすことによって血清脂質の改善が期待できるとされている．一価不飽和脂肪酸についても，適正なエネルギー摂取量のもとで摂取量を増やすことにより血清脂質の改善の可能性があるとされている．工業的に生成されたトランス脂肪酸[*1]はLDL-Cを上昇させ，HDL-Cを低下させることが知られている．冠動脈疾患予防のためにトランス脂肪酸の摂取を控える．

> **side memo**
>
> **[*1] トランス脂肪酸**
> 非共役トランス配位の二重結合を一つ以上含む不飽和脂肪酸をトランス脂肪酸という．マーガリンやショートニングは，工業的に水素添加することにより生成されたトランス脂肪酸を含む油脂類である．

4 炭水化物の選択・食物繊維

炭水化物には，消化吸収される糖質と消化されない食物繊維などがある．糖質の種類や摂取は糖代謝やTG，HDL-Cに影響する．食物繊維のなかでも水溶性食物繊維の摂取はLDL-C低下作用がある．

5 食塩・アルコールについて

食塩の過剰摂取は血圧の上昇をきたし動脈硬化を促進する．食塩の摂取量は6g/日未満を目標にする．適量のアルコール摂取は冠動脈疾患発症予防効果が示されているが，過剰摂取は血圧を高め，肝臓でのTG合成を亢進させる．適量の飲酒であっても高TGを認める場合は禁酒とする．

6 薬剤との相互作用について

抗血液凝固薬（ワルファリン）を服用する場合には，食事に含まれるビタミンK量に影響を受け，ワルファリンの抗凝固作用が減弱化するため，納豆，クロレラ，青汁の摂取を控える．ビタミンK含量の多い経腸栄養剤や経静脈栄養を受けている場合にも注意が必要である．

うっ血性心不全

心不全は病名を示すものではなく，症状を示すものであり，種々の心疾患の終末像である．心筋障害は，カテコラミン類など交感神経系の亢進や腎血流量低下によるレニン・アンジオテンシン・アルドステロン系亢進を引き起こす．レニン・アンジオテンシン・アルドステロン系亢進はナトリウムの貯留や血管収縮を起こす．心不全により心臓，呼吸器系のエネルギー消費量も亢進するため，重症の心不全患者では栄養不良に陥りやすい（心臓悪液質）．うっ血性心不全の食事

[表8-2] うっ血性心不全の食事療法のポイント

❶ 水分・塩分制限
- 軽症では塩分制限のみ（塩分6g/日未満を目標）．
- 重症（NYHA Ⅲ以上）では必要に応じて飲水制限を行う．

❷ 適切なエネルギー，蛋白質の摂取
- 標準体重を維持するエネルギー摂取（「日本人の食事摂取基準」または標準体重×25～30 kcal/kg/日）．
- 蛋白質は1.0～1.2g/kg 標準体重/日を確保する．

❸ ビタミン・ミネラルの摂取
- 利尿薬の使用により亜鉛，銅，マグネシウム，カルシウム，ビタミン B_1 などの喪失量が増えるため，ミネラル・ビタミンの補充を行う．
- 腎機能の低下により活性化が抑制されるビタミンDの欠乏に注意する．

❹ アルコールの原則禁止

療法のポイントを表8-2に示す．

1 水分と塩分の制限

軽症（NYHA ⅠまたはⅡ）では塩分制限（食塩6g/日未満）を中心とし，水分制限は必要ないが，重症（NYHA ⅢまたはⅣ）では塩分制限に加え，水分の制限（飲水量として500～1,000 m*l*/日）が必要なことがある．水分制限を行う場合には，体重の変化に注目し，心不全の増悪，逆に脱水がないことを確認する．また重症な心不全症例では塩分を3～5g/日へ制限することがある．

2 エネルギー，蛋白質の摂取

標準体重を維持できるエネルギーと良質の蛋白質（1～1.2g/kg 標準体重）の投与を行う．心不全により腎機能障害を起こしている場合があるため，蛋白質は過度の投与とならないよう注意する．

3 ビタミン・ミネラルの摂取

利尿薬の投与により，亜鉛，銅，マグネシウム，カルシウムなどのミネラル，水溶性ビタミン（特にビタミン B_1）の喪失量が増えるため，適切な補充を行う．ループ・サイアザイド系利尿薬では低カリウム血症を，アルドステロン拮抗薬（カリウム保持性利尿薬）では高カリウム血症を起こすことがあるため注意する．

高血圧

高血圧は，遺伝的な背景要因に不適切な生活習慣などの環境要因，肥満によるインスリン抵抗性の増大などが関連し発症する．複合的な食事の改善や減塩と減量を組み合わせることで，より著明な降圧効果が得られることが報告されており，食事療法のみではなく生活習慣の複合的な修正が推奨される．生活習慣の修正項目を表8-3に示す．運動の項目は，心臓リハ患者においてはリハ処方箋に従い実施する．

1 食塩制限

食塩過剰摂取が血圧上昇と関連があることは以前より指摘されており，高血圧に関与する環境要因では食塩制限が重要である．食塩摂取量を6g/日前半まで落とさなければ有意な降圧は達成できないとされている〔具体的な食塩制限の方法については本章「9．食塩制限」（p354～）の項を参照〕．

[表 8-3] 高血圧症での生活習慣の修正項目

❶ 減塩	6 g/日未満
❷ 食塩以外の栄養素	野菜・果物の積極的摂取* コレステロールや飽和脂肪酸の摂取を控える 魚（魚油）の積極的摂取
❸ 減量	BMI〔体重(kg)÷身長(m)^2〕が 25 未満
❹ 運動	心血管病のない高血圧患者が対象で，中等度の強度の有酸素運動を中心に定期的に（毎日 30 分以上を目標に）運動を行う
❺ 節酒	エタノールで男性 20～30 ml/日以下 　　　　　女性 10～20 ml/日以下
❻ 禁煙	（受動喫煙の防止も含む）

生活習慣の複合的な修正はより効果的である．

*重篤な腎障害を伴う患者では高カリウム血症をきたすリスクがあるので，野菜・果物の積極的摂取は推奨しない．糖分の多い果物の過剰な摂取は，特に肥満者や糖尿病などのカロリー制限が必要な患者では勧められない．

（日本高血圧学会，2014)[3]

2 野菜，果物，魚の積極的摂取とコレステロールや飽和脂肪酸の制限

欧米で DASH という食事摂取（野菜，果物，低脂肪乳製品を中心とした飽和脂肪酸とコレステロールを少なく，カルシウム，カリウム，マグネシウム，食物繊維が多い食事）の臨床試験が行われ，有意な降圧効果が示された．カリウムによるナトリウム利尿や，マグネシウムによるカルシウム拮抗作用などの関与が考えられている．その作用は単独では決して大きなものではないが，組み合わせると降圧が期待できると考えられている．

3 適正体重の維持

肥満は高血圧の重要な危険因子である．肥満者においては BMI 25 未満を，非肥満者は体重維持を目標とする．適正体重の維持のための必要栄養量および適切な栄養素配分は「動脈硬化性疾患予防のための食事療法：1．総エネルギー摂取量，2．栄養素配分の適正化」の項（p348～）を参照．

4 節酒

長期にわたる飲酒は血圧上昇の原因となる．適切な摂取量に関しては，本章「10．嗜好品」の項（p358～）を参照．

5 薬剤との相互作用について

カルシウム拮抗薬を服用する場合には，グレープフルーツおよびグレープフルーツジュースの摂取によりカルシウム拮抗薬の血中濃度が上昇するため摂取を控える．

糖尿病

糖尿病治療において食事療法は治療の基本であり，第1の目的は日常生活を営むのに必要な栄養素を摂取させること，第2の目的は糖尿病の代謝異常を是正し，血糖，血中脂質，血圧などを良好に維持し，合併症の発症予防や進展を抑制することである．これらの目的を達成するためには，①適正なエネルギー量の食事，②栄養バランスがよい食事，③規則的な食事習慣が必要である．適正なエネルギー量の求め方，および栄養素の配分を表8-4[4]に示す．

1 適正なエネルギー量の食事

身体活動量に応じて1日の摂取エネルギー量を設定する[表8-4][4]．ただし肥満者の場合は，身体活動量を 20～25 kcal/kg 標準体重とし，体重の減少を目指す．

[表8-4] 糖尿病の食事療法のポイント

❶ 適正なエネルギー量
・摂取エネルギー量＝標準体重×身体活動量
　標準体重：身長（m）²×22
　身体活動量：軽労作　　　25〜30 kcal/kg標準体重
　　　　　　　普通の労作　30〜35 kcal/kg標準体重
　　　　　　　重い労作　　35〜　kcal/kg標準体重

❷ 三大栄養素の比率：炭水化物50〜60％，蛋白質20％まで，残りを脂質（25％を超える場合には脂肪酸組成に配慮する）

❸ 脂肪酸摂取比率：「日本人の食事摂取基準（2015年版）」を参照する

❹ ビタミン・ミネラル：「日本人の食事摂取基準（2015年版）」を参照する

❺ 食物繊維：多く摂取するよう努める（1日20g以上）

❻ 食塩：1日男性8g未満，女性7g未満，高血圧合併：6g未満

❼ 合併症のある場合：糖尿病腎症，脂質異常症，高血圧などの合併症がある場合はそれぞれのガイドラインに従う

（日本糖尿病学会，2018）[4]

2 栄養バランスがよい食事

指示されたエネルギー量内で，炭水化物，蛋白質，脂質のバランスをとり，「日本人の食事摂取基準」を満たす適量のビタミン，ミネラルが摂取できるようにする．

3 規則的な食習慣，グリセミックインデックスを考慮した食事

食後高血糖を防ぐため，1日の食事をなるべく3食均等に分けて食べるようにする．内臓脂肪が蓄積しインスリン抵抗性が強いメタボリックシンドロームの人では，食後の血糖上昇をきたしにくいグリセミックインデックス（GI）[*2]，グリセミックロード（GL）[*3]の低い食事が望ましい．

脂質異常症

脂質異常症の食事療法は，動脈硬化予防のための食事とほぼ共通である．異常値を示す血清脂質の種類により食品の選び方が異なるため，個々に応じた栄養管理が必要となる．脂質異常症の食事のポイントを表8-5に示す．

1 高LDL-C血症と食事

LDL-Cを上昇させる飽和脂肪酸，コレステロール，トランス飽和脂肪酸の摂取を減らす．この際，飽和脂肪酸はエネルギー比率7％未満，コレステロールは1日200 mgに制限する．緑黄色野菜を含めた野菜および大豆製品の摂取を勧める．

2 高TG血症と食事

アルコールの過剰摂取，ショ糖や果糖の過剰摂取，間食の過剰摂取，夜遅い食事があれば，まずその食習慣を是正する．またn-3系多価不飽和脂肪酸の摂取を増加させる．また炭水化物エネルギー比率をやや低めとする．

3 低HDL-Cと食事

適正体重を維持，または目指すよう総エネルギー摂取量を考慮し，炭水化物エネルギー比率をやや低めにし，トランス脂肪酸を減らす．

---

side memo

[*2] **グリセミックインデックス（GI）**
食事として摂取された炭水化物が糖に変化して血糖値を上昇させる能力の指標．

[*3] **グリセミックロード（GL）**
GIに炭水化物摂取量を乗じた値で，GIを考慮した炭水化物摂取総量の指標．

[表8-5] **脂質異常症の食事療法のポイント**

❶ 総摂取エネルギーの適正化
  ● 25〜30 kcal/標準体重/日または「日本人の食事摂取基準」に基づき適正体重を維持するエネルギー量を摂取する．
❷ 栄養素配分の適正化
  ● 炭水化物50〜60％，蛋白質10〜20％（標準体重当たり1.0〜1.2g），脂肪20〜25％とする．ただし患者の性，年齢，体格，身体レベル，病態を考慮する．
❸ 高LDL-C血症の場合
  ● コレステロールを200mg/日未満に制限．
  ● 飽和脂肪酸，トランス脂肪酸の摂取制限．
  ● 食物繊維の積極的摂取．
❹ 高TG血症の場合
  ● アルコール摂取の制限．
  ● 単糖類（ショ糖・果糖など）の摂取制限．
  ● 炭水化物比率を低下．

肥満症

　肥満とは脂肪が過剰に蓄積した状態をいい，BMI≧25を肥満と定義している．しかしながらBMI＜25であっても内臓脂肪型肥満はメタボリックシンドロームに結びつく病態であり，減量が必要となる．

1 適正エネルギー量の食事

　身体活動量を加味し，25≦BMI＜30では5％程度，BMI≧30では5〜10％程度の減量が3〜6カ月で行えるよう体重の変化をみながらエネルギー量を調節する．ケトンの過剰産生がないか，除脂肪体重の急激な減少がないかなどを評価しながらエネルギー量を調節する．

2 蛋白質・脂質・炭水化物の摂取量

　除脂肪量の減少（筋蛋白の分解）を予防するため，蛋白質は1.0〜1.2g/kg標準体重/日を，できるだけ良質蛋白質を含む形で摂取する．脂質は20g/日以上，脂肪エネルギー比率20〜25％となるよう調節する．炭水化物は炭水化物比率が40〜60％となるよう調節し，グリセミックインデックス（GI），グリセミックロード（GL）の低い食品を選択することが望ましい．短期間の糖質制限食を行う場合にも，糖質100g/日以上摂取する．

3 フォーミュラ食

　1,000 kcal/日未満の食事療法では，一般的な献立では蛋白質，ミネラル，ビタミンを必要量充足することは難しい．そこで栄養組成に配慮し，低エネルギーでミネラルや食物繊維を多く含む海藻類，きのこ類や多種類の野菜や，低脂肪の肉，魚などを取り入れた超低エネルギー食とするか，蛋白質を中心とし，脂質，糖質の摂取を控え，サプリメントとしてビタミン，微量元素を含めたミネラルを補うことができるフォーミュラ食を利用する．フォーミュラ食は1日1食（まれに2食）を食事と置き換え，その他は減量食とするコンビネーション法に多く用いられている．

〈吉内佐和子〉

文献
1) 日本動脈硬化学会（編）：動脈硬化性疾患予防ガイドライン2017年度版，日本動脈硬化学会，2017，pp55-61.
2) 厚生労働省「日本人の食事摂取基準」策定検討会報告書：日本人の食事摂取基準2015年版，第一出版，2015.
3) 日本高血圧学会：高血圧治療ガイドライン2014，ライフサイエンス出版，2014.
4) 日本糖尿病学会：糖尿病治療ガイド2018-2019，文光堂，2018，pp44-47.

9 食塩制限

食塩摂取の現状

　食塩制限（減塩）は降圧効果があるばかりでなく，将来の高血圧予防の観点からも重要であるが，循環器分野においては，わかっていても達成できない古くて新しい永遠の課題である．適量以上の食塩摂取は高血圧の原因となり，その結果脳卒中や心筋梗塞などの脳心血管病のリスクを高めるが，血圧の上昇がない場合でも直接血管や心臓を傷害し，脳心血管病を引き起こす．そのため減塩が高血圧や心血管病の予防や管理，治療に極めて重要である．また，降圧薬内服中の患者においては，降圧効果増強による降圧薬減量も期待できる．日本高血圧学会の高血圧治療ガイドライン（JSH2019）[1]では，1日の食塩摂取量を6g未満に制限することを推奨し，WHOをはじめ世界各国の高血圧治療ガイドラインも6g未満の数値を掲げている．しかし，日本人の食塩摂取量は徐々に減少傾向があるものの，平成28年の国民健康栄養調査では男性10.8g/日，女性9.2g/日［図9-1］と依然として高く，わが国は世界でも有数の高塩食国である．また，食塩の過剰摂取は胃がんや骨粗鬆症とも関係が深いことでも知られ，減塩することは高血圧患者や心臓病患者に限らず日本人全体に必要な食習慣の修正といえる．Bibbins-Domingoらは，アメリカ国民が1日3g減塩すると，脳心血管疾患や全死亡は大幅に減少し，年間約2兆円の莫大な医療費が削減できると試算した[2]．

　生活習慣の修正のなかでも，行動を起こしやすい「運動」と異なり，目に見えない食塩1日6g未満への減塩の食事指導は容易ではない．まず，患者がどれだけ食塩摂取をしているかを具体的に評価して自覚を促すことが動機づけに必要である．その後，減塩食の体験など実践的な減

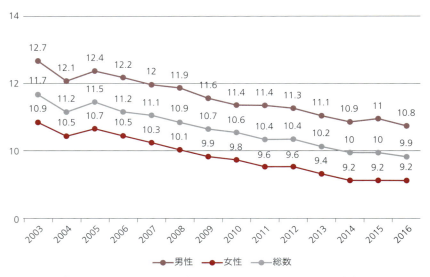

［図9-1］　食塩摂取量の平均値の年次推移（20歳以上/2003～2016年）

[表 9-1] 食塩摂取量評価法

実施者	評価法	位置づけ
高血圧専門施設	24時間蓄尿によるNa排泄量測定 栄養士による秤量あるいは24時間思い出し食事調査	信頼性は高く望ましい方法であるが、煩雑である。患者の協力や施設の能力があれば推奨される。
一般医療施設	随時尿[1]、起床後第2尿でのNa, Cr測定 食事摂取頻度調査、食事歴法	信頼性はやや劣るが、簡便であり、実際的な評価法として推奨される
患者本人	早期尿(夜間尿)での計算式を内蔵した電子式食塩センサーによる推定	信頼性はやや低いが、簡便で患者本人が測定できることから推奨される

[1] 随時尿を用いた24時間尿中食塩排泄量の推定式:
24時間尿中食塩排泄量 (mEq/day) = 21.98×〔随時尿Na(mEq/L)/随時尿Cr(mg/L)×24時間尿Cr排泄量予測値*〕$^{0.392}$
*: 24時間尿Cr排泄量予測値: 体重(kg)×14.89+身長(cm)×16.14−年齢×2.04−2244.45

(土橋・他, 2012)[3]

塩指導を取り入れることが有用である。また社会に対しても、自然に減塩できる環境づくりが重要である。将来を見据えると、子どものころから減塩の食育を行い、生涯適塩の食習慣が身につくように導くことが極めて大切である。

食塩摂取量の評価法

表9-1に食塩摂取量評価法を示す[3]。大別して尿中Na排泄からの評価と食事内容からの評価があるが、実地診療の一般医療施設や健康診断などにおいては、随時尿の尿中Na, Cr測定値から算出し推定した1日尿中食塩排泄量を用いるのが現実的である。しかし、随時尿を用いた推定値の信頼性は24時間蓄尿法に比べてやや劣るので、定期的に測定を繰り返し、傾向をみて経時的効果を判定することが望ましい。診療所などでは個々に測定し計算することは煩雑なため、医師会や検査センターなどに検査依頼ができる仕組みをつくるのが実用的である。

食事内容は食物摂取頻度調査など簡便な調査票を用いる。また、1日分の食事内容をタッチパネルで入力する食塩摂取量推定ソフトも便利である[4]。患者本人による測定には、夜間尿(8時間と想定)に相当する早朝尿全量を用いた尿中Na排泄量の測定が比較的簡便であり、内蔵した計算式により推定1日尿中食塩排泄量を計算する機器[5]が使用され利用価値も高い。

個別の減塩指導

1日食塩摂取量6g未満を目標にするよう指導する。まず知っておくべきことは、日本人の食塩摂取源は自己コントロールしやすい食塩(小さじ一杯6g)や醤油(小さじ一杯0.9g)、味噌などの調味料よりも、コントロールしにくい加工食品や外食からの目に見えない食塩のほうが多い[表9-2][6]ことや、調理や食行動のポイント[表9-3]、また加工食品についている栄養成分表示のNa表示から塩分相当量を計算する方法:食塩相当量(g) = Na(g)×2.54、などを指導することである。客観的な味のレッスンをするには「百聞は一食に如かず」、「一食瞭然の理念」のもと、おいしい減塩食の実食体験が有用である。その方法は栄養士が行う料理教室などのほか、おいしい減塩食の提供に協力する町のレストランや病院食堂での実食を患者教育に取り入れることなどである[7]。しかし、フレイルの患者や高齢者には、減塩することで低Na血症を助長させることもあるので、体格や栄養状態、身体活動度、慢性透析実施の有無などに応じて減塩を適宜調節もしくは勧めないことも多い。

[表 9-2] 食塩を多く含む食品・料理の例

食品・料理	目安量	食塩含有量
たくあん	2切れ（20g）	1.5g
梅干し	1個（10g）	2.0g
ポタージュスープ	1杯	1.2g
味噌汁	1杯	1.5g
あじの開き	小1枚（60g）	1.2g
ハム	3枚（60g）	1.5g
塩鮭	1切れ（40g）	3.5g
カレーライス	1人前	3.3g
天丼	1人前	4.1g
にぎり寿司	1人前（醤油含む）	5.0g
きつねうどん	1人前（つゆ含む）	5.3g
カップめん	1人前（つゆ含む）	5.5g

食塩含有量はおおよその数値であり，製品や調理法により違いがある．
（三浦・他，2006）[6]

[表 9-3] 調理や食行動のポイント

❶ 出汁を濃くとり，出汁のうまみをベースに
❷ 新鮮な食材を使う（素材の味が活き薄味でもおいしい）
❸ 酸味や香辛料をうまく使う
❹ 調味料はかけずに少量つける，スプレーする
❺ 低塩，減塩の調味料を活用
❻ 麺類の汁は残す
❼ 汁ものは，具だくさんで汁を少なく
❽ 汁の半分を牛乳に置き換える（乳和食）
❾ 漬物や加工食品は控える（目に見えない食塩）
❿ 外食は減塩メニューのある飲食店で

減塩できる社会へ，環境づくり

1 実食できる環境づくり

　町のレストランがおいしい減塩食を提供すれば，患者のみならず市民や子どもも自由に気軽に実食体験をすることができ，家庭食にも応用できるので有用である．レストランに決められた一定の基準に沿った減塩食をメニューの一部として提供するよう求める活動は，医師主導で多職種の協力のもと2007年より広島県呉市で始まったが（http://healthy-lunch-kure.com/），地域での減塩調味料や減塩パン製造にも波及効果があった．日本各地でもさまざまな減塩活動が展開されている．

　また，近年，国民の減塩行動を支援するために日本高血圧学会減塩委員会が全国の加工食品業界に減塩食品の製造をよびかけて，減塩食品が次々と市場に登場している．このように，企業が国民の健康に寄与する意識をもつことが重要である．

2 食塩量を知り意識できる環境づくり

　市民の意識喚起のためには自治体が行う健康診断（特定健診）に，随時尿による「推定食塩摂取量検査」を組み入れることも減塩の動機づけには大変有意義である．呉市など開始した地域もあるが，他の地域でも実施することを期待したい．

3 学校の食育に減塩を取り入れる

　高塩食の習慣のある日本人に，継続的に減塩を浸透させる究極の方策は，幼少期の味覚が生涯の味覚を規定することも多いので，子どものうちから減塩の食育を行い，給食にも減塩を取り入れて，それが普通の感覚になる食習慣を身につけさせることである．呉市や兵庫県尼崎市など小学校の減塩給食を開始した地域もあり，全国へ広がることが望まれる．子どもが適塩習慣を身につけることで，少なからずわが国の将来の脳心血管病の予防と健康寿命の延伸が期待できる．

4 啓発活動

　減塩はもはや患者だけのものではなく子どもから高齢者まですべての国民に必要な食行動と考

え，2012年に啓発活動として世界で初めての減塩に特化した「減塩サミット in 呉 2012」[8] が開催された．医師とコメディカル，市民，子ども，料理人，製塩業，加工食品企業，呉市行政，メディアなど 8,000 人が一堂に会し，塩を意識したセミナー，研究発表などの学術的要素と，減塩屋台食べ歩きなどの体験型イベントを併せもった知的好奇心を刺激する新しい感覚の集会となった．最近では各地で減塩のセミナーやイベントも多数開催されるようになり，このような啓発活動を粘り強く繰り返し行うことが，国民の意識改革につながり有用である．

5 企業と消費者の意識

減塩ニーズは高いのに企業の意識がまだ遅れている．消費者自身も減塩商品を選んで購入したり，販売側に「減塩弁当はありませんか？」などとニーズをアピールする行動をとることも減塩環境を整える原動力となる．

おわりに

高齢化に伴い心不全のパンデミックが懸念される昨今，減塩は高血圧や心臓病患者にとってはもちろん，予防のためにも日本人すべてに必要な生活習慣の修正である．まず，国民の一人である医療従事者が減塩を意識し，減塩行動をとるようになれば，よりよい患者指導ができるに違いない．

〈日下美穂〉

文献

1) 日本高血圧学会高血圧治療ガイドライン作成委員会：高血圧治療ガイドライン 2019，日本高血圧学会，2019
2) Bibbins-Domingo K et al：Projected effect of dietary salt reductions on future cardiovascular disease. *N Eng J Med* 362：590-599, 2010.
3) 土橋卓也・他：日本高血圧学会減塩委員会報告 2012．高血圧管理における食塩摂取量と応用，日本高血圧学会，2012．
4) 今井 潤・他：減塩指導システム開発．地域イノベーション戦略支援プログラム，グローバル型（第Ⅱ期）広域仙台地域（先進予防型社会創設クラスター）成果報告．インテリジェント・コスモス研究機構，2012，pp271-287．
5) Yamasue K et al：Self-monitoring of home blood pressure with estimation of daily self intake using a new electrical device. *J Hum Hypertens* 20：593-598, 2006.
6) 三浦克之・他：血圧を下げる健康教育．保健同人社，2006．
7) 日下美穂：減塩プロジェクト．ヘルシーグルメダイエットレストラン活動．血圧 19(9)：47-51, 2012．
8) 日下美穂：減塩サミット in 呉 2012 ─子供たちとこの国の未来のために．市民と医師が本気で減塩について考える；Salt-conscious ─．循環器内科 72(2)：222-227, 2012．

10 嗜好品

嗜好品とは，生命維持に寄与せず主として味や香り，酩酊感などを楽しむための飲料や，食物をさす言葉である．これらの飲料・食物（主としてアルコール飲料，コーヒー，茶）が健康，特に動脈硬化性の疾患に対する影響について述べる．

アルコール飲料

古くから少量の飲酒は「百薬の長」とよばれるが，『養生訓』で貝原益軒は，「酒は天の美禄なり．少し飲めば陽気を助け，血気をやはらげ，食気をめぐらし，愁を去り，興を発して，甚人に益あり．多くのめば，又よく人を害する事，酒に過ぎたる物なし」と述べ，大量の飲酒が健康を害することを説いている．平成22年国民健康・栄養調査報告では，週5日以上飲酒している者は全体の23.9％（男性40.6％・女性9.3％）である．また飲酒者のなかで週5日以上，日本酒換算で2合以上飲酒している頻度，量ともに多い者の割合は，男性の19.3％で，年齢的にみると40歳代の31.7％が最も高いことが報告されている［図10-1］．

また2000年に厚生労働省で策定された「健康日本21」では，現状として平均1日あたり日本酒換算で3合以上の飲酒者は男性で4.1％，女性で0.3％いることを指摘したうえで，目標として「1日に平均純アルコールで約60gを超え，多量に飲酒する人の減少」を掲げていた．しかし2011年10月の「健康日本21」最終報告では，多量に飲酒する人の割合については改善はみられず，生活習慣病対策としてのアルコールの有害性に関する正しい知識の普及が必要であり，対策の強化が必要であると報告されている．アルコール飲料は高血圧症・糖尿病・脂質異常症・高尿酸血症など冠危険因子に対し影響を及ぼすことが知られている．

図10-2は，平成12年（2000年）循環器疾患基礎調査における50～59歳男性の高血圧者の割合を示したものであるが，日本酒換算2合以上の飲酒者で高血圧者の割合が高くなっていることがわかる．また久山町の研究では，男性において「飲酒なし」「禁酒」「1合未満」「1～2合」「2～3合」「3合以上」で群間比較を行った結果，「2～3合」までは用量依存的に高血圧の有病率が高くなっていることがわかった．「高血圧治療ガイドライン2009」（日本高血圧学会）では

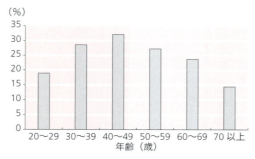

[図10-1] 週5日以上・日本酒換算2合以上の飲酒者の割合（男性）（平成22年国民健康・栄養調査報告）

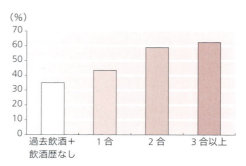

[図10-2] 50～59歳での高血圧者の割合と飲酒歴の関係（平成12年循環器疾患基礎調査より）

[表10-1] アルコール飲料に含まれるエタノール含有量

	ビール	ワイン	日本酒	焼酎	ウイスキー
アルコール濃度（％）	5	12	15	25	40
分量（ml）	500	200	180	100	60
エタノールの容量（ml）	25	24	28	25	24
エタノールの重量（g）	20	19	22	20	19

[表10-2] アルコール摂取量と痛風発症の相対危険度

アルコール摂取量 （g/日）	相対危険度
0	1
0.1～4.9	1.09
5.0～9.9	1.25
10.0～14.9	1.32
15～29.9	1.49
30～49.9	1.96
50以上	2.53

(Choi HK et al：Alcohol intake and risk of incident gout in men: a prospective study. Lancet **363**: 1277–1281, 2004 より)

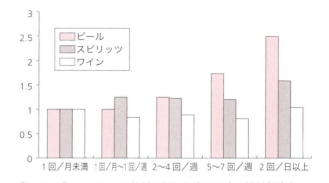

[図10-3] アルコール飲料の種類と痛風発症の相対危険度

(Choi HK et al：Alcohol intake and risk of incident gout in men: a prospective study. Lancet **363**: 1277–1281, 2004)

「エタノール換算で男性は 20～30 ml，女性は 10～20 ml 以下にすべきである」としている．日本酒1合にはエタノールを 22 g（28 ml）含んでいる．他のアルコール飲料のエタノール含有量は表10-1 に示すとおりである．

糖尿病の発症と飲酒についての調査では，男性で1日あたり 23 g 以上の群で糖尿病発症リスクが高くなった．特にBMI 22 以下の男性では飲酒量が増加するのに従い糖尿病発症リスクが高く，非飲酒群に比して 23.1～46 g の群で 1.9 倍，46.1 g 以上摂取する群で 2.9 倍高くなった．「科学的根拠に基づく糖尿病診療ガイドライン 2010」では，適正な飲酒量は1日 25 g 程度と示されている．

血清脂質に対する影響では，主として中性脂肪値を上昇させることである．中性脂肪の増加は，LDLコレステロールを小粒子化し動脈硬化を助長する．「動脈硬化性疾患予防ガイドライン 2012 年版」においては 25 g/日以下とすると示されている．

痛風発症リスクを飲酒量別に示したものが表10-2 である．飲酒（－）に対し，1日のアルコール摂取量が 50 g を超える群では 2.53 倍相対リスクが高まっている．またアルコール飲料の種類では，ビールの飲酒において痛風発症リスクが高い結果となった [図10-3]．「高尿酸血症・痛風の治療ガイドライン第2版」では，「アルコール飲料は，プリン体の有無にかかわらず，それ自体の代謝に関連して血清尿酸値を上昇させるため，種類を問わず過剰摂取は慎むべきである．特にビールはプリン体を多く含むばかりではなくエタノール等量で比較すると他の酒類よりも高エネルギー飲料であるため，肥満を助長する可能性があり，注意すべきである．血清尿酸値への影響を最低限に保つ目安量としては1日，日本酒1合，ビール 500 ml，またはウイスキー 60 ml 程度であろう」とし，これはエタノール量では 25 ml 程度である．

[表 10-3] 各ガイドラインにおけるアルコール摂取量

糖尿病	飲酒量を自分で制限できない例では禁止することが望ましい．アルコール摂取については，1日25g程度を上限の目安とし，毎日飲酒させないこととする．	科学的根拠に基づく糖尿病診療ガイドライン2010（日本糖尿病学会）
高血圧	エタノール換算で男性20〜30ml/日以下，女性で10〜20ml/日以下に制限すべきである．	高血圧治療ガイドライン2009（日本高血圧学会）
高尿酸血症	血清尿酸値への影響を最低限に保つ目安量としては，1日，日本酒1合，ビール500ml，またはウイスキー60ml程度であろう．	高尿酸血症・痛風の治療ガイドライン2010（日本痛風・核酸代謝学会）
動脈硬化性疾患	アルコール摂取を25g/日以下に抑える．	動脈硬化性疾患予防ガイドライン2012（日本動脈硬化学会）

　動脈硬化に対し少量のアルコール飲料の飲用が有利に働いていることが知られている．しかし，冠危険因子予防のガイドラインに示されているエタノール摂取の目安は**表10-3**のとおりであり，日本酒換算で休肝日をおきながらほぼ1合程度の量と思われる．

コーヒー，緑茶

　コーヒーの飲用と心筋梗塞に関して，はっきりした相関は認められないとする報告が多いとされている．しかしコーヒーの飲用時にショ糖を多量に使用した場合や，飲用回数が多くなれば，血糖値，中性脂肪値に対する影響を考慮しなければならないだろう．また乳脂肪を多用すれば脂質異常症の原因になる可能性もあり，その飲用の仕方をよく聞いておく必要がある．

　緑茶に含まれるカテキンは，血清コレステロール低下作用，食後高トリアシルグリセロール血症抑制作用，内臓脂肪低下作用などの報告がある．また健常男性に7杯/日の緑茶を2週間にわたり負荷した結果，LDLの酸化を有意に抑制したとの報告もあり，動脈硬化を抑制的に作用することが知られている．

〈玉木大輔〉

11 サプリメント

サプリメントの定義と分類

「大辞泉」によると，サプリメントとは「ビタミンやミネラルなど不足しやすい栄養素を補うための食品．栄養素を凝縮し，錠剤や飲料の形にしたものが多い．サプリ．栄養補助食品，健康補助食品」とされているが，行政的な定義がないため健康食品の範疇で考えられることも多い．米国においては dietary supplement を「従来の食品・医薬品とは異なるカテゴリーの食品で，ビタミン，ミネラル，アミノ酸，ハーブなどの成分を含み，通常の食品と紛らわしくない形状（錠剤やカプセルなど）のもの」と定義されている．

健康食品は国が制度として機能などの表示を許可しているものと，それ以外のものに分類される[表 11-1]．表示が許可されているものは，特別用途食品，保健機能食品（特定保健用食品・栄養機能食品）である．上記以外はいわゆる健康食品に分類される．サプリメントは健康食品のうち特定成分が濃縮された錠剤，カプセル状のものが該当するが，ビタミン，ミネラルが栄養機能食品の規格基準を満たしていれば栄養機能食品と表示される．厚生労働省医薬食品局食品安全部では「健康食品の正しい利用法」のなかで，使用前の注意として「薬のように使用しない」「病気にかかっている人，薬を飲んでいる人は健康食品を自己判断で使用しない．使うときは必ず医師，薬剤師に伝える」と注意を呼びかけている．また「薬と併用しない」とし，医薬品との相互作用を，「たくさん摂ればよいというものではない」と過剰摂取についても注意を呼びかけている．

サプリメントの評価

サプリメントの効果についての報告では，「サプリメント摂取が心血管障害発症を防ぐかについて，単一のビタミン，あるいは組み合わせたビタミンについて，心血管障害の発症や死亡率に一貫した意味のある効果は示されなかった」とする報告や，逆に「心筋梗塞のリスクとマルチビタミンサプリメント利用者の心筋梗塞発症のオッズ比は非利用者に対して減少した」との報告もあり一定の評価は得られていないようである．動脈硬化性疾患に対しては，抗酸化成分である，β-カロチン，ビタミンCやE，高度多価不飽和脂肪酸であるEPAやDHA，食物繊維などが関与すると思われるが，このような栄養素は通常の食事で摂取できるものである．

サプリメントは補完的意味合いでの使用が適当であると考える．「日本人の食事摂取基準 2010 年版」ではビタミンA，D，Eやナイアシン，B_6，葉酸やミネラル（カルシウム，マグネシウム，リン，鉄，亜鉛，銅，マンガン，ヨウ素，セレン，モリブデン）には耐容上限量が定められている．通常の食品摂取では特定の食品を摂り続けない限りこの量を超えることは少ないが，サプリメントは成分がピュアであるため過剰摂取の恐れがある．またビタミンKとワルファリンのように薬剤との相互作用がある栄養素もあるなど注意が必要であり，食事摂取内容を十分アセスメントしたうえで摂取することが大切である．

〔玉木大輔〕

[表 11-1] 保健効果や健康効果を期待させる製品

A 国が制度として創設して表示を許可しているもの		
特別用途食品		乳児，妊産婦，病者など，医学・栄養学的な配慮が必要な対象者の発育や健康の保持・回復に適するという「特別の用途の表示が許可された食品」．特別用途食品の表示をするためには，健康増進法（第26条）に基づく消費者庁長官の許可が必要．許可基準があるものについてはその適合性を審査し，許可基準がないものについては個別に評価が行われる．特定保健用食品は，その制度が創設された際の分類の関係から特別用途食品の一つでもある．
保健機能食品	特定保健用食品	食品機能を有する食品の成分全般を広く関与成分の対象として，ある一定の科学的根拠が認められたものについて，消費者庁長官の許可を得て特定の保健用途に適する旨を表示した食品．現行では，特定保健用食品（疾病リスク低減表示・規格基準型を含む）と条件付き特定保健用食品があり，有効性・安全性について，基本的に消費者庁および食品安全委員会の審査を経ることとされている．
	栄養機能食品	身体の健全な成長・発達・健康の維持に必要な栄養成分の補給・補完を目的に利用する食品．12種類のビタミン（A，B_1，B_2，B_6，C，D，E，ナイアシン，パントテン酸，葉酸，ビオチン），5種類のミネラル（鉄，カルシウム，マグネシウム，亜鉛，銅）の含有量が国の基準を満たしている製品には，定められた栄養機能表示を付け，国への届け出や審査を受けなくても販売できる．

B A以外のもの（いわゆる健康食品とよばれているもの）	
機能性食品	食品の三次機能（体調調節作用）に着目し，その機能性を標榜した食品全般が該当する．一般に試験管内実験や動物実験から得られた効果から機能性をうたった食品が多く，機能性を発現する量に関する考え方が欠如した製品である．ヒトにおいてその有用性・安全性が製品全体として審査され，国の許可を受けたものだけがAの特定保健用食品になっている．
栄養補助食品	かつて，「健康食品」にかかわる制度の見直し（平成16年）以前に，よく使用されていた名称．当時（平成12年頃）は，栄養成分を補給し，または特別の保健用用途に資するものとして販売の用に供する食品のうち，錠剤，カプセルなど通常の食品の形態でないものと一応，定義されていた．現在，国が制度化，定義しているものはない．
健康補助食品	栄養成分を補給し，または特別の保健の用途に適するもの，その他健康の保持・増進および健康管理の目的のために摂取される食品として，財団法人日本健康・栄養食品協会が提唱している．
栄養強化食品	平成8年の栄養基準創設以前の制度において，健常人向けに「補給できる旨の表示」をすることが許可されていた食品．平成8年以降，栄養表示基準制度の創設により，栄養強化食品は廃止された．
栄養調整食品など	国が制度化しているものではなく，表示の許可，認証，届け出といった規制はない．ただし，平成15年に新設された健康増進法の虚偽誇大表示の禁止規定のほか，食品衛生法の表示基準（保健機能食品と紛らわしい名称，栄養成分の機能および特定の保健の目的が期待できる旨の表示をしてはならない），薬事法，景品表示法などに違反してはいけない．どのような食品が該当するかは，不明．
サプリメント	いわゆる健康食品のうち米国のdietary supplementのように特定成分が濃縮された錠剤やカプセル形態のものが該当すると考えられているが，スナック菓子や飲料までサプリメントとよばれることもある．ビタミンやミネラルが栄養機能食品の規格基準を満たしているものは，栄養機能食品と表示されている．

無承認無許可医薬品：いわゆる健康食品として流通している製品のなかで，違法に医薬品成分を含有していたり，医薬品のような病気の治療・治癒をうたった製品であることが行政のチェックによって判明したもの．

(http://www.mhlw.go.jp/topics/bukyoku/iyaku/syoku-anzen/dl/pamph_healthfood_d.pdf)

12 心理・カウンセリング

循環器系疾患患者の心理的諸問題と予後への影響

1 循環器系疾患と抑うつ

　抑うつ症状は，冠動脈性心疾患（CHD）患者の死亡率や再発率の増加に関係している[1]．心筋梗塞（MI）後の患者のうち約45%が，何らかの抑うつ状態を有し[2]，その16〜22%が，大うつであるとの報告がある[2]．さらに急性心筋梗塞（AMI）後数週間においてうつ症状がない患者であっても，1年以内にはうつ的エピソードを経験し，そのうち約1/3が大うつを発症すると報告されている[3]．

　大うつの発症により初発CHD患者における1年以内の心イベント発生率が2倍になると予測されており[4]，その後5年間において心イベントによる死亡率が高まると報告されている[1]．特に，抑うつは，AMI後の予後に悪影響を及ぼす[2]．

2 循環器系疾患と怒り・敵意・攻撃性

　CHDを引き起こしやすい心理的特徴としてタイプA行動パターン*1（TABP）が指摘されたが[5]，その後，怒り・敵意・攻撃性がより高い予測因子であると結論づけられた[6]．特に，皮肉的に考え，怒りを感じ，敵意をもって行動するなど一連の敵意性[7]は，動脈硬化症[8]や不安定狭心症[9]と有意に関連し，独立して高いCHD発症や高い死亡率を予測すると報告されている[10]．したがって，1990年代以降欧米ではTABPに関する研究はほとんど認められず，CHDとの関連性では用いられないのが現状で，代わって怒りや敵意と心疾患との関連性が重視されるようになった．

3 循環器系疾患とタイプDパーソナリティ

　さらに近年，欧米の研究では，抑うつ，タイプA行動パターン，怒り・敵意に代わって，タイプD（distress）傾向と抑制型対処行動が心疾患の発症要因として注目されるようになった[11]．なかでも，731名のCHD患者を5年から10年，平均6.6年追跡し，タイプDパーソナリティなどの心理的要因と予後の関連性について検討した研究がある[12]．タイプDパーソナリティとは，ネガティブ感情（落ち込み，心配，いらいら）の自覚が高く，対人関係において不安で寡黙な傾向をもつ．抑制型対処（repressive coping）行動は，不安，怒り，抑うつなどのネガティブな感情を抑制するため，これらのネガティブ感情の表出や言語的表現が低い傾向を示す．タイプDパーソナリティと抑制型対処行動の傾向は，心疾患による死亡率や心事故の発生率に対する非常に高い予測要因であり，左室駆出率（LVEF）や運動耐容能の低下，三枝病変の有無などよりも強い関連性を示した[表12-1][12]．なお，タイプDパーソナリティ

> **side memo**
>
> ***1 タイプA行動パターン**
>
> 　RosenmanとFriedman（1951）が，冠動脈性心疾患（CHD）を引き起こしやすい心理的特徴をタイプA行動パターン（TABP）と命名した．その特徴とは，主に精力的な活動性，時間的切迫感，攻撃性や敵対心から構成される．1970年代までは，TABPとCHDには一様に正の相関が報告されていたが，1980年代になると，必ずしもTABPとCHDについて直接的な関係が見出されないと指摘されるようになり，現在では否定されている．

[表 12-1] 心臓死と心イベントに及ぼす医学的・心理的要因

Clinical endpoint	Odds ratio (95% confidence interval)	P
Death/MI (n=91)		
Repressive coping	2.17 (1.10〜4.08)	0.025
Gender (male)	1.21 (0.55〜2.66)	0.639
Age	0.98 (0.95〜1.01)	0.269
Type-D personality	3.80 (2.17〜6.64)	0.0001
Decreased LVEF[*1]	1.81 (1.10〜3.00)	0.021
Poor exercise tolerance[*2]	2.63 (1.61〜4.31)	0.0001
Three-vessel disease	2.22 (1.33〜3.68)	0.002
Index MI at baseline	1.89 (1.09〜3.28)	0.024
Cardiac events (n=67)		
Repressive coping	2.16 (1.01〜4.65)	0.047
Gender (male)	2.17 (0.72〜6.54)	0.168
Age	0.97 (0.94〜1.00)	0.074
Type-D personality	3.96 (2.08〜7.53)	0.0001
Decreased LVEF[*1]	2.23 (1.27〜3.94)	0.006
Poor exercise tolerance[*2]	2.56 (1.46〜4.49)	0.001
Three-vessel disease	2.01 (1.12〜3.61)	0.020
Index MI at baseline	2.14 (1.11〜4.13)	0.023

MI：acute myocardial infarction, LVEF：left ventricular ejection fraction
[*1] LVEF は 54% 以下を低下とした．
[*2] 高齢男性では 120 watt 以下，若年男性では 140 watt 以下，高齢女性では 80 watt 以下，若年女性では 100 watt 以下．
Type D personality, Repressive coping のオッズ比から，MI による死亡および心事故に対する影響は有意に高い．

(Denollet et al, 2008)[12]

のアセスメントについては，日本語版タイプ D 尺度-14（日本語版 DS-14）が作成されている[13]．日本語版 DS-14 でも，NA と SI の 2 因子から構成され，因子妥当性，信頼性が確かめられている．質問紙については表 12-2 に示した．

循環器系疾患患者における認知行動療法による治療的介入
1 認知行動療法

　認知行動療法（cognitive behavior therapy）とは，1950 年代に誕生した行動療法（behavior therapy）に，各種の行動・認知の変容技法と理論が取り込まれてまとまった，一つの心理治療の体系である．1960 年代に入ると，それまで心理療法やカウンセリングの領域で主流であった精神分析と来談者中心療法に対する第三の治療法として，行動療法が開発された．行動療法はパブロフ（Pavlov）の古典的条件づけ[*2] やスキナー（Skinner）の道具的条件づけ[*3] に基づく学習理論を基盤にして開発されたが，実験結果から導かれる科学的論理的立場を重視するあまり，日常の人間行動に大いに影響を及ぼしている認知を棚上げにする傾向があった．認知行動療法は，人間の行動における認知，態度，信念な

> side memo
>
> **[*2] 古典的条件づけ**
> 　刺激の対呈示によって刺激間に連合が起こり，反応が変容することである．レスポンデント条件づけともよばれ，ロシアの生理学者パブロフの犬の例では，条件刺激（ベルの音）に対して唾液が分泌されるようになることである．

[表12-2] 日本語版DS-14における項目と因子分析結果表（最尤法・プロマックス回転）

	Ⅰ	Ⅱ	共通性
第1因子：社会的抑制因子（α＝0.826）			
初めて人に会うとき，私は容易に打ち解ける	0.863	−0.234	0.597
私はよく対人関係で引っ込み思案になる	0.726	0.091	0.602
私は会話を始めるのが苦手だ	0.694	0.005	0.485
私はよく知らない人に話しかける	0.598	−0.248	0.271
私は内にこもるタイプの人間だ	0.564	0.253	0.525
なるべく他人とは距離を置いていたいと思う	0.472	0.157	0.322
人と話すとき，その場にふさわしい話題が思いつかない	0.427	0.242	0.345
第2因子：ネガティブ感情因子（α＝0.799）			
私はよく落ち込んでしまう	0.100	0.721	0.603
私は物事を悲観的に見る	0.044	0.699	0.522
私はよくいらいらする	−0.129	0.655	0.361
私はよく何かを心配してしまう	0.007	0.618	0.386
私はよく機嫌が悪い	0.024	0.604	0.380
私はささいなことで過度に騒ぎ立ててしまう	−0.243	0.549	0.227
私はよく不幸せだと感じる	0.066	0.442	0.229
固有値	4.912	2.058	
寄与率（％）	35.085	49.782	
因子間相関		0.500	

評定形式は，「1：あてはまらない」〜「5：あてはまる」の5段階評定で回答を求める．
CHD群：男性113名（平均年齢66.72±9.65歳），女性20名（平均年齢68.95±6.15歳），計133名（平均年齢67.07±9.21歳），および，健常者群：男性38名（58.68±9.49歳），女性64名（59.6±9.31歳）の計102名（57.29±9.49歳）の分析結果を示した．

どの役割を再認識し，それらについても働きかけることによって行動変容をさせようとするもので，それまでの行動療法を一歩進めたものといえる．

従来の行動療法は主に，いわゆる不安障害や習癖に対する条件づけ療法，応用行動分析（applied behavior analysis）による行動変容を柱とする技法体系であった．行動療法の技法には，①古典的条件づけ療法（系統的脱感作法，嫌悪療法など），②道具的条件づけ療法，③バイオフィードバック法[*4]，④目標設定[*5]（goal-setting），⑤自己監視法[*6]（self-monitoring），⑥シェイピング法[*7]，⑦リラクセーション法（筋弛緩法，自律訓練法[*8]など）などがある．

その後，認知行動療法は，モデリングなど認知媒介による学習理論，ベック（Beck）の認知療法[*9]（cognitive therapy），エリス（Ellis）の理性感情行動療法[*10]（rational emotive behavior therapy；REBT）など，認知や信念の修正を軸とする理論・技法との統合が進

side memo

[*3] 道具的条件づけ

自発行動がなされたときに正の強化刺激が与えられるか，負の強化刺激が取り去られると，その行動の生起頻度が高まる現象で，オペラント条件づけともいう．たとえば，実験箱に絶食させておいたネズミを入れ，ブザーが鳴ったときレバーを押すとエサがもらえるようにしておくと，やがて，ネズミはブザーの音に反応してレバーを押すようになり，ブザーが鳴った直後にネズミがレバーを押す頻度（確率）が増加していく．

[*4] バイオフィードバック法

行動療法の一つで，本来感知することのできない生理学的な指標を科学的に捉え，対象者に知覚できるようにフィードバックして体内状態を制御する技術，技法である．主に「リラックスした状態」などをフィードバックすることによって，その状態自体を把握し，すばやくアクセスできるようにし，不安な状態に拮抗させることが目的である．

められ，より包括的な治療体系として広まった．欧米では1970年代に入ると，本格的な心理治療の領域だけでなく，行動医学や予防医学・リハの分野でも活用されるようになった．現在では一般の心理カウンセリングや健康マネジメントなどの領域でも，多くの認知行動療法技法が用いられている．

2 循環器系疾患患者におけるタイプDパーソナリティの心理的介入プログラム

近年注目されているタイプDパーソナリティについて，包括的心臓リハにおける心理的介入プログラムと通常のケアの比較研究において大規模なメタアナリシスが行われている[12]．マルチコンポーネント心理療法（うつや不快感情に対するストレスマネジメント，認知行動療法，行動療法などのなかから数種類の手法を専門家が実施），および生理学的・自己コントロール心理療法（瞑想，自律訓練法，バイオフィードバック法，呼吸法，ヨガ，筋リラクセーション法）を実施した場合と，一般的な医学的ケアあるいは薬物，運動，栄養に関する患者教育を実施した場合における心理的効果や死亡率，心イベントの発症率について比較検討した．その結果，心理的介入を加えたプログラムにおいて，男性では抑うつとソーシャルサポート，女性ではタイプD（distress）とソーシャルサポート，全体でソーシャルサポートやQOLがそれぞれ有意に改善し

---

side memo

*5 目標設定
変容させるべき行動について，実生活に則した具体的目標を設定する．スタッフが面接によって援助しながら，相互的に決めていく方法が一般的である．マニュアルなどを参考に自己決定する方法もある．いずれにしても，明確な目標行動を立てることが，行動変容の第1段階である．

*6 自己監視法
対象者が，実行可能である行動目標に対して実際に自分で記録を行い，自分の行動を監視することによって，行動をコントロールする方法である．行動記録表や日記形式など簡単に記録できるよう工夫する必要がある．食行動や禁煙，運動習慣など行動変容において最も一般的に用いられている方法で，確実に効果が上がる．

*7 シェイピング法
目的とする行動の変化（増加・減少）にたどり着くために，その方向で少しやりやすい変化をもたらすところから始め，徐々に目的に近づけていく方法であり，行動変容やリハでは，よく用いられる方法である．

*8 自律訓練法
ドイツの精神医学者シュルツによって開発されたストレスによる緊張や不安を低下させるセルフコントロール法で，ストレスの解消法や生活習慣病の治療法として積極的に用いられるようになった．さらに，病院以外の産業や教育の現場，各種セミナーなどでも行われるようになり，能率の向上，集中力の増大，健康の維持・増進といった効果も認められている．具体的には，定式化されている自己教示的語句を心のなかで反復暗喩しながら段階的に心身のリラックスを得ることによって，筋緊張の低下や皮膚温の上昇などの生理的変化を起こし，自律神経系を調整し，心の安定を得るための方法である．

*9 認知療法
認知の歪みに焦点を当て修正をしていくことで，そこに起因する症状などを軽減していく心理療法の一種である．ベックによって始められた治療法で，患者の偏った物事の捉え方（認知）を修正させ，より柔軟的で現実的な考え方や行動ができるように手助けする療法である．現在では，行動療法と組み合わせて1980年代に設立された認知行動療法が一般的に知られており，認知行動療法の一部である．

*10 理性感情行動療法
心理療法家エリスによって1955年頃に創始された心理療法の一つで，広義の認知療法では最初のものとされている．この療法では，人の悩みは出来事そのものではなく出来事の受け取り方によって生み出されるものであり，受け取り方を変えれば悩みはなくなるというのが基本的な態度である．そして，それはABC理論とイラショナル・ビリーフに集約される．ABC理論では，出来事があって，結果があるのではなく，間にビリーフによる解釈があるという考え方である．特に不合理で悩みの原因となる考えによる解釈をイラショナル・ビリーフとよび，それを粉砕することを目的とする．

第8章 生活指導

た．さらに，心理的効果のみならず，死亡率が27%低下し，心事故の発生率は43%低下した．さらに，心理的介入を加えたプログラムを行った場合でタイプD傾向が低下した群では，54%も死亡率を低下させると報告している[14]．このことからタイプDに対する心理的介入を行うことにより，心疾患の予防，再発の防止への効果が示されている．

(石原俊一)

他職種にぜひ覚えてもらいたいポイント

①タイプDパーソナリティとは，ネガティブ感情（落ち込み，心配，いらいら）の自覚が高く，対人関係において不安で寡黙な傾向をもち，現在心疾患発症の心理学的リスクファクターとして注目されている．

②認知行動療法は，本格的な心理治療の領域だけでなく，行動医学や予防医学・リハの分野でも活用されるようになり，現在では一般の心理カウンセリングや健康マネジメントなどの領域でも用いられている．

③行動変容に関する留意点として，変容すべき目標行動を自己決定および自己チェックするよう援助し，毎日ホームワークとして行わせる．目標行動が達成できた場合には即座に言語的報酬を与えることが必要で，できなかった場合には否定的評価を与えるのではなく，その場面に応じた行動コントロールが可能になるよう，部分的な行動改善から指導する必要がある．

文献（認知行動療法やタイプDパーソナリティの具体的な介入にぜひ参考にされたい）

石原俊一，牧田 茂：心疾患患者における新たな心理的特性とその行動変容．心臓リハ 18：31-33, 2013.
ジャパンハートクラブ（編）：心臓リハビリテーション，現場で役立つTips, 中山書店, 2008.
齋藤宗靖，後藤葉一（編）：狭心症・心筋梗塞のリハビリテーション，心不全・血管疾患の運動療法を含めて，改訂第4版，南江堂, 2009.
上月正博（編）：現場の疑問に答える心臓リハビリ徹底攻略Q&A, 中外医学社, 2010.
上月正博，高橋哲也（編）：リハビリ診療トラブルシューティング，中外医学社, 2009.
日本心臓リハビリテーション学会編：心臓リハビリテーション必携，日本心臓リハビリテーション学会, 2011.
野原隆司，濱本 紘（監修）：心臓リハビリテーション—昨日・今日・明日，最新医学社, 2007.

文献

1) Barefoot JC et al：Depression and long-term mortality risk in patients with coronary artery disease. *Am J Cardiol* 78(6)：613-617, 1996.
2) Frasure-Smith N et al：Depression following myocardial infarction：impact on 6 month survival. *JAMA* 270：1819-1825, 1993.
3) Lesperance F et al：Major depression before and after myocardial infarction：its nature and consequences. *Psychosom Med* 58：99-110, 1996.
4) Carney RM et al：Major depressive disorder predicts cardiac events in patients with coronary artery disease. *Psychosom Med* 50：627-633, 1988.
5) Rosenman RH et al：Association of specific overt behavior pattern with blood and cardiovascular findings；blood cholesterol level, blood clotting time, incidence of arcos senile, and clinical coronary artery disease. *J Am Med Assoc* 169：1286-1296, 1959.
6) Williams RB Jr et al：Type A behavior and angiographic ally documented coronary atherosclerosis in a sample of 2,289 patients. *Psychosom Med* 50(2)：139-152, 1988.
7) Barefoot JC：Developments in the measurement of hostility. In Hostility, Coping and Health (Friedman H S ed), American Psychological Association, Washington, DC, 1992, pp13-31.
8) MacDougall JM et al：Components of Type-A, hostility and Anger-In：Further relationships to angiographic findings. *Health Psychol* 4：137-152, 1985.
9) Mendes De Leon CF：Anger and impatience/irritability in patients of low socioeconomic status with acute coronary heart disease. *J Behav Med* 15：273-284, 1992.
10) Kawachi L et al：A prospective study of anger and coronary heart disease. The normative aging study. *Circulation* 94：2090-2095, 1996.
11) Denollet J et al：Personality as independent predictor of long-term mortality in patients with coronary heart disease. *Lancet* 347：417-421, 1996.
12) Denollet J et al：Clinical events in coronary patients who report low distress：adverse effect of repressive coping. *Health Psychol* 27：302-308, 2008.
13) 石原俊一，牧田 茂：心疾患患者における新たな心理的特性とその行動変容．心臓リハ 18：31-33, 2013.
14) Linden W et al：Psychological treatment of cardiac patients：a meta-analysis. *Eur Heart J* 28：2972-2984, 2007.

[第9章] 心臓リハビリテーションの実際

1 心臓リハビリテーションの運営

1 心大血管疾患リハビリテーション料（Ⅰ）（Ⅱ）の施設基準

心大血管疾患リハビリテーション料の施設基準

心大血管疾患リハ料の施設基準や要件については表1-1にまとめた．脳血管疾患など運動器と異なり，心大血管疾患と呼吸器疾患のリハに関してはリハ料の（Ⅲ）が存在しない．

さらに，以下の条件は心大血管疾患リハ（Ⅰ），心大血管疾患リハ（Ⅱ）に共通したものである．

[表1-1] 心大血管疾患リハビリテーション料に関する施設基準

疾患群	心大血管疾患リハ（Ⅰ）	心大血管疾患リハ（Ⅱ）
医師	届出保険医療機関において，循環器科または心臓血管外科の医師が，心大血管疾患リハを実施している時間帯において常時勤務しており，心大血管疾患リハの経験を有する専任の常勤医師が1名以上勤務していること．なお，この場合において，心大血管疾患リハを受ける患者の急変時などに連絡を受けるとともに，当該保険医療機関または連携する保険医療機関において適切な対応ができるような体制を有すること．	届出保険医療機関において，心大血管疾患リハビリテーションを実施する時間帯に循環器科又は心臓血管外科を担当する医師（非常勤を含む．）及び心大血管疾患リハビリテーションの経験を有する医師（非常勤を含む．）が1名以上勤務していること．
医療職	心大血管疾患リハの経験を有する専従の常勤理学療法士および専従の常勤看護師が合わせて2名以上勤務していること，または専従の常勤理学療法士もしくは専従の常勤看護師のいずれか一方が2名以上勤務していること．また，必要に応じて，心機能に応じた日常生活活動に関する訓練等の心大血管疾患リハビリテーションに係る経験を有する作業療法士が勤務していることが望ましい．ただし，いずれの場合であっても，2名のうち1名は専任の従事者でも差し支えないこと．また，これらの者については，ADL維持向上等体制加算，回復期リハビリテーション病棟入院料及び地域包括ケア病棟入院料を算定する病棟並びに地域包括ケア入院医療管理料を算定する病室を有する病棟の配置従事者との兼任はできないが，心大血管疾患リハビリテーションを実施しない時間帯において，他の疾患別リハビリテーション，障害児（者）リハビリテーション及びがん患者リハビリテーションに従事することは差し支えない．また，心大血管疾患リハビリテーションとその他のリハビリテーションの実施日・時間が異なる場合にあっては，別のリハビリテーションの専従者として届け出ることは可能である．なお，週3日以上常態として勤務しており，かつ，所定労働時間が週24時間以上の勤務を行っている専従の非常勤理学療法士又は専従の非常勤看護師（心大血管疾患リハビリテーションの経験を有する理学療法士又は看護師に限る．）をそれぞれ2名以上組み合わせることにより，常勤理学療法士又は常勤看護師の勤務時間帯と同じ時間帯にこれらの非常勤理学療法士又は非常勤看護師がそれぞれ配置されている場合には，これらの非常勤理学療法士又は非常勤看護師の実労働時間を常勤換算し常勤理学療法士数又は常勤看護師数にそれぞれ算入することができる．ただし，常勤換算し常勤理学療法士数又は常勤看護師数に算入することができるのは，常勤配置のうち1名までに限る．	心大血管疾患リハビリテーションの経験を有する専従の理学療法士又は看護師のいずれか1名以上が勤務していること．また，必要に応じて，心機能に応じた日常生活活動に関する訓練等の心大血管疾患リハビリテーションに係る経験を有する作業療法士が勤務していることが望ましい．ただし，専従者については，ADL維持向上等体制加算，回復期リハビリテーション病棟入院料及び地域包括ケア病棟入院料を算定する病棟並びに地域包括ケア入院医療管理料を算定する病室を有する病棟の配置従事者との兼任はできないが，心大血管疾患リハビリテーションを実施しない時間帯において，他の疾患別リハビリテーション，障害児（者）リハビリテーション及びがん患者リハビリテーションに従事することは差し支えない．また，心大血管疾患リハビリテーションとその他のリハビリテーションの実施日・時間が異なる場合にあっては，別のリハビリテーションの専従者として届け出ることは可能である．

表 1-1 続き

施設基準	専用の機能訓練室（少なくとも，病院については 30 m² 以上，診療所については 20 m² 以上）を有していること．専用の機能訓練室は，当該療法を実施する時間帯以外の時間帯において，他の用途に使用することは差し支えない．また，当該療法を実施する時間帯に，他の疾患別リハ，障害児(者)リハまたはがん患者リハを同一の機能訓練室で行う場合には，それぞれの施設基準を満たしていれば差し支えない．それぞれの施設基準を満たす場合とは，たとえば，心大血管疾患リハと脳血管疾患等リハを同一の時間帯に実施する場合には，機能訓練室の面積は，それぞれのリハの施設基準で定める面積を合計したもの以上である必要があり，必要な器械・器具についても，兼用ではなく，それぞれのリハ専用のものとして備える必要があること．	同左
リハ料	205 点 入院中のものに対してリハを行った場合は，治療開始日から 30 日に限り，早期リハ加算として，1 単位につき 30 点を所定点数に加算する．また，治療開始から 14 日間においては初期加算として，1 単位につきさらに 45 点を加算する．	125 点 入院中のものに対してリハを行った場合は，治療開始日から 30 日に限り，早期リハ加算として，1 単位につき 30 点を所定点数に加算する．また，治療開始から 14 日間においては初期加算として，1 単位につきさらに 45 点を加算する．
算定日数上限	150 日	150 日

(厚生労働省．文献 1 より抜粋)

(1) 専用の機能訓練室には，当該療法を行うために必要な以下の器械・器具を備えていること．

　①酸素供給装置，②除細動器，③心電図モニタ装置，④トレッドミルまたはエルゴメータ，⑤血圧計，⑥救急カート
　また，当該保険医療機関内に運動負荷試験装置を備えていること

(2) リハに関する記録（医師の指示，運動処方，実施時間，訓練内容，担当者など）は患者ごとに一元的に保管され，常に医療従事者により閲覧が可能であること．

(3) 定期的に担当の多職種が参加するカンファレンスが開催されていること．

(4) 届出保険医療機関または連携する別の保険医療機関（循環器科または心臓血管外科を標榜するものに限る．以下この項において同じ）において，緊急手術や，緊急の血管造影検査を行うことができる体制が確保されていること．

(5) 届出保険医療機関または連携する別の保険医療機関において，救命救急入院料または特定集中治療室管理料の届出がされており，当該治療室が心大血管疾患リハの実施上生じた患者の緊急事態に使用できること．

施設基準や診療報酬算定に関しては，いくつかの疑問点や問題点があげられ，それに対して，厚生労働省からの疑義解釈が発表された．疑義解釈により明らかになった主な項目と厚生労働省から直接回答をいただいた点については，本章 2（p384〜）を参照されたい．　　　　　（上月正博）

文献　1）厚生労働省：平成 30 年度診療報酬改定について；https://www.mhlw.go.jp/stf/seisakunitsuite/bunya/0000188411.html（2019 年 2 月 13 日引用）

2　心臓リハビリテーションチームにかかわる職種

心臓リハビリテーションチームスタッフ

　心臓リハには多要素的（multidisciplinary）で包括的（comprehensive）な介入が必要とされている．そのためにはさまざまな医療職種の関与が必要になってくる．全体を管理する医師も重要であるが，それと同等ないしはそれ以上に，直接患者や患者家族に接して指導を担当する看護師，理学療法士，管理栄養士，臨床心理士，また必要な臨床データを供給する臨床検査技師といった職種の協力が不可欠であり，チーム医療としては最も完成された形で心臓リハが行われているといってもよい [図1-1]．

　チーム医療というのは，リハ領域ではPT（physical therapist：理学療法士），OT（occupational therapist：作業療法士），ST（speech therapist：言語聴覚士），MSW（medical social worker：医療ソーシャルワーカー）などが加わってチームが形成されているが，脳卒中や骨関節疾患のリハでは，それ以外の職種に広がっていかない．というのは，心臓リハと違って疾患予防という観点がないからである．予防ということになると，食事療法を指導するのは栄養士であり，運動療法の基本的なデータは心肺運動負荷試験などでとるが，これを担当するのは臨床検査技師である．心疾患に特有のうつなどが関係してくると臨床心理士もかかわることになる．また臨床心理士は，運動療法，食事療法や禁煙などの行動変容・アドヒアランスに深くかかわる職種である．

　リハの3職種のなかで，心臓リハに最も多くかかわるのがPTである．PTはベッドサイドからかかわり，リスク管理下で患者の早期離床を図り，特に基本動作能力や歩行能力の獲得を目指す．有酸素トレーニングのみならず筋力の低下した患者には適切なレジスタンストレーニングを行う．高齢心疾患患者で，特に重症心不全患者は，認知能力が低下したり，ADL（日常生活動作）能力が落ちていることが多い．OTはこのような認知能力やADL能力が低下した患者へのアプローチに優れている．さらに，心臓術後患者の家事動作能力の評価と訓練や，ペースメーカ挿入患者の肩関節運動訓練に適している．

　また，STは嚥下能力の落ちた高齢心不全患者や心臓術後の発声障害や嚥下障害患者の早期発見・早期介入にかかわることが望ましい．いずれにせよOTやSTには心臓リハの卒前教育カリキュラムがないので，循環器疾患に対する理解やリスク管理は乏しいといわざるを得ない．各医

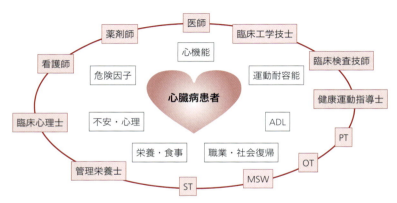

[図1-1]　心臓リハビリテーションは多職種による総合的チームアプローチ

療機関で循環器医や心臓リハの知識をもったリハ医やPTから教育を受けることが必要である．

心臓リハビリテーション指導士

心臓リハは先に述べたように，単に運動療法のみを行っていれば事足りるものではなく，食事療法や禁煙指導を含めた包括的リハを目指すべきである．この目的を達成するためには，医療専門職間の連携や協同作業（collaboration），すなわちチーム医療が必要である．チームとして円滑に活動をするためには，心臓リハに関するminimum requirementである共通認識と，知識や用語の共有化が必要不可欠となる．また，定期的なカンファレンスやミーティングなども行う必要がある．このような状況で，2000年から日本心臓リハビリテーション学会は心臓リハビリテーション指導士（registered instructor of cardiac rehabilitation：RICR）の認定制度を発足させた．

1 心臓リハビリテーション指導士資格

日本心臓リハビリテーション学会のホームページ（http://square.umin.ac.jp/jacr/）を参考にすると，心臓リハ指導士資格認定試験を受験する者は，次の各項の条件をすべて満たす必要がある．

(1) 心臓リハ指導士養成の講習会を受講していること．
(2) 医師，看護師，理学療法士，臨床検査技師，管理栄養士，薬剤師，臨床工学技士，臨床心理士，作業療法士，あるいは健康運動指導士のいずれかの資格を有していること．
(3) 申請時に本学会会員であること（通算して2年以上の会員歴があること）．
(4) 心臓リハ指導の実地経験が1年以上あること，または心臓リハ研修制度により受験資格認定証の交付を受けていること．

以上の条件を満たすと受験資格を得ることができるが，受験申請の際には10例の症例報告を提出する必要がある．試験は年1回学術集会に合わせて行われる．試験は50問の択一式で行われ，合格率はおよそ70％前後である．合格後の資格保持のためには，5年間に50単位の取得が義務づけられている．

今日，各学会が専門資格制度を作っているが，心臓リハ指導士制度の特徴は，心臓リハにかかわる全職種について同一に規定していることがまずあげられる．医師も例外ではなく，医療専門職以外にも健康運動指導士や臨床心理士にも門戸を開いている．純粋な医療関連職種のみならず，今後は体育系や臨床心理系分野との協同作業がなければ心臓リハは成り立っていかないことが，10年前の発足当時の学会理事関係者の共通認識であったことは慧眼であったと考える．そして，試験合格率が決して高くなくおよそ70％前後であり，講習会参加者全員に資格を与えるような形式的な付与資格ではない．また，心臓リハが全国にあまねく普及している状況ではないことから，実地経験のない者にも定められた研修施設で心臓リハの研修を行えば，受験資格が得られるということも特筆に価する．このように，本認定制度は，各種学会の資格制度と比べてみても極めてユニークで，時代を先取りした制度であることがわかる．本制度によって，臨床現場の心臓リハの質が担保されているといっても過言ではない．

2 心臓リハビリテーション認定医・上級指導士制度

2015年には心臓リハビリテーション指導士資格保有者のうち，心臓リハプログラムを管理・運営・統括する能力を備え，わが国の心臓リハの質の向上と普及・発展に積極的に取り組む意欲

をもち，この分野において一定以上の実績を有する者に対して，医師には「認定医」，医師以外の者には「上級指導士」の資格を認定し付与する制度を発足させた．

3 心臓リハビリテーション指導士の現状と課題

　日本心臓リハビリテーション学会の会員数の推移をみても，1995年の学会設立当時が248名で，指導士制度が発足した時点でもまだ746名であった．ところがその後うなぎ登りに会員数が増え，2012年現在は8,696名となっている．心臓リハ指導士は，会員増と平行して急増していることがわかり[図1-2]，2018年6月時点の会員数は14,396名となり，登録されている指導士数も4,734名となっている．このように会員数と並んで指導士数が増えてきた背景として，心臓リハを医療サービスとして提供していくなかで，心臓リハ指導士が必要不可欠な資格であるという認識が，医療界のみならず一般社会で認知されたのが一番大きな理由だと考える．虚血性心疾患のみならず生活習慣病予防を考えていくうえで，心臓リハが今後必要とされていく領域であることが医療従事者に十分理解されたから取得希望者が増えたということであろう．

　心臓リハは，発症または術後から150日に限って保険算定が可能であるが，保険診療の期間を過ぎて心臓リハを続けたいと希望する患者や，一次予防を目指す健常者が継続して運動などを行っていく受け皿となる組織や体制が整備されていないのが大きな問題である．心臓リハを行ううえで，運動療法の継続性は重要なことで，「一人で頑張ってください」と背中を押されても，やはり運動を続ける仲間の存在や，運動のできる場や有能な指導者の存在は大きい．医療施設で行っている間は運動療法継続が可能であるが，保険診療が切れた後や，疾患にかかる前の一次予防に対しては，社会全体として運動療法を続けられる仕組みを考えなければいけない．

　ジャパンハートクラブ（http://www.npo-jhc.org/）や総合型地域スポーツクラブなどの，地域に根づいたスポーツ・運動療法を実践できる組織に，心臓リハ指導士の活躍の場が提供される仕組みが必要であろう．また，行政やフィットネスクラブなどが運営している運動教室は各地にあるが，そのなかにもっと心臓リハ指導士が介入して，専門的な目で運動指導や生活習慣改善の教育をすれば，地域住民が安心して運動・スポーツを楽しんでリハを継続できるようになると考える．人材の有効活用を考えれば，一次予防や維持期心臓リハの分野に，このような資格をもった

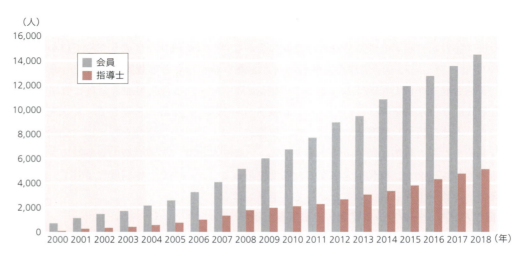

[図1-2]　日本心臓リハビリテーション学会会員と指導士数の推移

有能な人材がどんどん出ていって貢献していけば，大きなマンパワーになるのではないかと期待している．そのためのシステム整備が必要であろう．

（牧田 茂）

文献 | 1) 指導士座談会―心リハ指導士の10年とこれから―. 心臓リハ 15：105-109, 2010.

3 必要な機器と設備・施設

運動療法施設の設計

1 保険診療算定のための施設基準

心大血管疾患リハビリテーション料（Ⅰ），（Ⅱ）ともに，内法による測定で病院 $30\,m^2$ 以上，診療所 $20\,m^2$ 以上を有する機能訓練室が必要となる．当該の機能訓練室を，心大血管疾患リハ実施以外の時間帯に他の用途に使用することは差し支えないが，他の疾患別リハを同一の機能訓練室で同じ時間帯に実施する際には，それぞれの施設基準を満たす面積が必要であり，器具の兼用もできないため注意する．

2 必要な機器と設備

心大血管疾患リハ料の施設基準を満たすために必要な機器を示す［表1-1］．機器について詳細な規定はないが，実施施設の大きさ・患者やスタッフの動線を念頭に，緊急時により対応しやすい機器の大きさや配置を検討していく．血圧計は患者が自発的に測定できるよう自動血圧計も設置しておくとよい．入院期の心臓リハを行う場合，患者の心電図を無線で飛ばし心臓リハ中の心電図情報を病棟でも共有できるシステムを導入している施設もある．電極の貼り替えを最小限にとどめることで患者への負担が軽減するだけでなく，運動負荷による心電図変化を病棟スタッフもリアルタイムで共有することができる．モニター心電図は不整脈出現時に有用であるが，

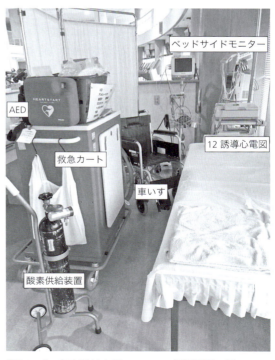

［図1-1］ 急変時対応用スペース・機器配置の例

［表1-1］ 施設基準を満たすために必要な器械・器具
1. 酸素供給装置
2. 除細動器
3. 心電図モニター装置
4. トレッドミルまたはエルゴメータ
5. 血圧計
6. 救急カート
7. （当該保険医療機関内に以下の器械を備えていること）運動負荷試験装置

[表 1-2] 自転車エルゴメータの種類と比較

	アップライト型	リカンベント型
	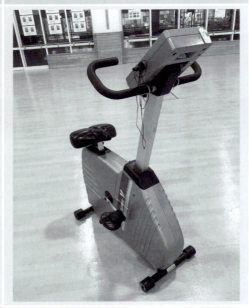	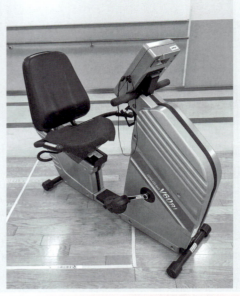
長所	●軽度の股関節可動域制限であれば許容できる ●体幹の筋力も必要となるため，全身運動につながりやすい	●背もたれがあるため，安定性が高く患者の不安感が少ない ●上肢の自由度が高い ●下肢が下垂しないのでアップライト型に比べて血圧が低下しづらい
短所	●下肢が下垂しているため運動後に血圧が低下する可能性がリカンベント型より高い ●低体力の症例では疲労感が強く出やすい ●乗り降りの際に転倒のリスクがある ●男性では局部に不快感を感じることがある	●股関節や膝関節の可動域制限があると実施困難である ●下肢の局所的な運動となりやすい ●肥満患者では腹部に足が当たり実施困難な場合がある
適応	心疾患全般，若年者，軽度の股関節可動域制限を有する症例	低体力症例，バランス機能低下症例，重症心不全や自律神経障害による血圧低下のリスクが高い症例，失神歴のある症例，腰痛合併症例

　胸痛出現時や不整脈の詳細な評価には12誘導心電図による読影が必須であり，心臓リハ室で12誘導心電図を測定可能な状態にしておくことが望ましい．また，患者の急変時に迅速な対応ができるよう酸素供給装置や救急カート以外に，嘔吐物処理セットや車いす・ストレッチャーを常備しておくとよい［図1-1］．

　心臓リハの実施内容は，大きく分けると運動療法と患者教育に部別され，それぞれに必要な機器と設備がある．

　運動療法に必要な機器は，有酸素運動に用いられる自転車エルゴメータやトレッドミルが代表的である．自転車エルゴメータにはアップライト型とリカンベント型があり，それぞれの特徴をよく把握し患者に適したものを選択できるよう準備できるとよい［表1-2］．内部発電式のコードレスタイプの自転車エルゴメータは，施設内の配置変更が容易で患者がコードにつまずく事故も避けられるなど利便性が高い．トレッドミルは患者が恐怖心や不安感を感じやすいため，走行ベルトの大きさや安定性を確認して選択することが重要である．レジスタンストレーニング用の

マシンは各種販売されている．ADLや運動耐容能に大きく関連する下肢筋群用を中心とし，施設面積に合わせて上肢や体幹用のマシンも組み合わせて設置できることが望ましい．レジスタンストレーニング用のマシンが設置困難な場合は，重錘，ダンベル，ゴムチューブ，バランスボールなどを筋力増強運動用に準備していく．超高齢社会となり，心臓リハ対象となる患者も高齢化している．バランス機能や持久力の低下が顕著な症例に安全に対応できるように，壁面への手すりの設置や休憩用の椅子の準備も必要となる．運動療法の効果判定として心肺運動負荷試験で使用する各種機器のほか，筋力測定装置，体成分分析装置，重心動揺計など身体機能評価用の機器が必要に応じて設置されているとよい．

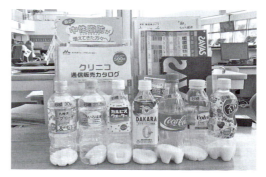

[図 1-2] **参考資料や展示物の配置例**
患者や家族の興味をひくように，より身近な題材をテーマにしていくと注目が集まりやすい．自動血圧計の隣や休憩用スペースなど，患者の動線を意識して配置を検討することも大切である．

患者教育の場面では，個人情報の漏洩を防ぎ患者のプライバシーを守るため，面談用の個室やパーテーションを用いるなど，他の患者から隔離した環境を準備していく．また集団で行う講義用のスペースや教育用資料，パソコン，プロジェクターなどが必要となる．患者が待ち時間や休憩中に観覧できるよう，参考資料や展示物を置ける机やマガジンラックもあると望ましい [図 1-2]．

運動療法施設の例示（小規模施設／中規模施設／大規模施設）

運動療法施設は，対象患者の病態時期区分や患者数，スタッフ数によって必然的に規模が異なってくる [表 1-3]．下記に規模別の検討を記載するが，具体的な数値ではなく考え方を参考にされたい．

1 小規模施設

年間の心臓リハオーダー数が，心筋梗塞患者100件，開心術後患者50件の入院期心臓リハ実施施設と仮定する．在院日数が心筋梗塞7日間，開心術後21日，平日運営であった場合の延べ人数は，100件×5日（土日を除く）+50件×15日=1,250件/年，年間約52週なので，52週/年×5日/週=260日（運営日数）となり，1日あたりの実人数は1,250件÷260日≒約5件/日となる．入院患者は基本的に個別療法となることが多いため，最大3単位（60分）必要とすると，1人の療法士が1日に担当するには妥当な件数となる．少人数の集団運動療法を行うことも仮定し，自転車エルゴメータ×2台で9 m^2 程度，かつ準備体操・整理体操スペース（2人分で9 m^2 程度）や，個別指導，スタッフスペース（9 m^2 程度）を設けると，概ね30 m^2 の施設面積が必要となり，施設基準に定められている面積を確保できれば問題ないものと考えられる．

2 中規模施設

小規模施設で推定した入院患者数に加え，外来患者を当院（群馬県立心臓血管センター）の外来移行率約40%で計算すると，年間外来心臓リハ参加実人数は60件となる．外来参加回数を週3回，5カ月間（入院期間を差し引いて約20週）と仮定すると，3回/週×20週=60回とな

[表 1-3] 規模別の施設例示

規模	小規模施設	中規模施設	大規模施設
対象の病態時期区分	入院	入院, 外来	入院, 外来, 一次予防・三次予防（維持期）
年間対象患者数	入院患者 150 件/年	入院患者 150 件/年 外来患者 60 件/年（入院患者の 40% が参加した場合）	入院患者 150 件/年 外来患者 60 件/年 一次予防・三次予防 220 件/年
1日あたりの患者数	約 5 件/日（入院）	約 5 件/日（入院） 約 14 件/日（外来）	約 15 件/日（入院） 約 35 件/日（外来） 約 44 件/日（一次予防・三次予）
施設面積	30 m^2	80〜100 m^2 程度	100 m^2＋共有スペース
運動器具	自転車エルゴメータ 2 台 トレッドミル 1 台	自転車エルゴメータ 10 台程度 トレッドミル 2〜5 台程度	自転車エルゴメータ 10 台以上 トレッドミル 8 台以上

り, 年間の延べ人数は 60 件×60 回＝3,600 件/年, 1 日あたりの実人数は 3,600 件÷260 日＝約 14 件/日となる. 外来患者は集団運動療法が中心となり, 1 人の療法士や看護師で最大 8 人まで算定可能である. 1 回のプログラムに 2 人以上のスタッフが対応すると仮定して, 参加者 1 人あたり 3 m^2 以上という施設基準を考慮すると, 10 人（入院＋外来）×3＝30 m^2 以上となるが, 自転車エルゴメータを 8〜10 台, または数台分をトレッドミルに置き換えたとすると, 9 m^2×5＝45 m^2 以上が少なくとも必要となる. さらに人数に合わせた準備体操・整理体操スペースや個別面談, スタッフスペースを加えて 80〜100 m^2 程度の施設面積が妥当と考えられる.

3 大規模施設

入院患者, 外来患者に加え, 一次予防・三次予防プログラムの実施も念頭に算出していく. 当院の一次予防・三次予防プログラムへの年間参加実人数は約 220 件/年である. 参加回数を週 1 回とし 1 年間（約 52 週）で試算すると, 年間参加実人数 220 件/年×52 週＝11,440 件/年（年間参加延べ人数）となり, 1 日あたりの実人数 11,440÷260 日＝44 件/日となる. また参考までに当院における 1 日あたりの回復期心臓リハ実施実人数は入院患者約 15 人, 外来患者約 35 人であることも付け加えておく. 一次予防・三次予防とも集団で実施することが多いが, 保険診療外となるため心臓リハ用とは別にスペースの確保が必要である. 共有スペースとして運用する場合, 時間帯が両者で重ならないように配慮が必要である. その運営方法により中規模施設 80〜100 m^2 に加え追加する共有スペース分の面積は異なるため, 全体の施設面積も多岐にわたってくる. 当院の施設スペース配分を図 1-3 に示す.

厚生労働省指定疾病予防運動施設

近年, 生活習慣に起因する高血圧症や脂質異常症, 糖尿病などの発症予防や改善, 健康増進を目的に, 病院や診療所に「疾病予防運動施設（メディカルフィットネス）」を併設している施設が増加している. メディカルフィットネスは医療法 42 条で認められている医療法人の付帯業務の一つであり, 一定の条件を満たせば医療施設と疾病予防施設の共有が可能となっている [表 1-4, 1-5]. 一般的な流れとして, まず保険診療による医師の診察や心肺運動負荷試験などの各

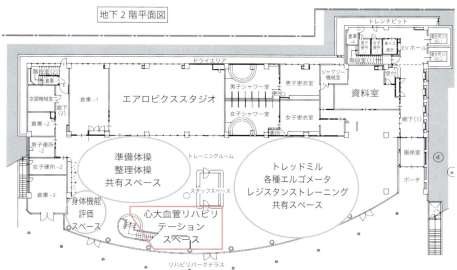

[図 1-3] 群馬県立心臓血管センター・トレーニングルーム

総面積：約 1,600 m²．赤の囲い部分が心大血管リハビリテーション用スペース（81.6 m²），その他が共有スペースとなっている．

[表 1-4] 疾病予防運動施設の条件および施設基準　医療法第 42 条（一部抜粋）

医療法人は，その開設する病院，診療所または介護老人保健施設の業務に支障のない限り，定款または寄附行為の定めるところにより，次に掲げる業務の全部または一部を行うことができる．
　第 4 号
　　疾病予防のために有酸素運動（継続的に酸素を摂取して全身持久力に関する生理機能の維持または回復のために行う身体の運動をいう．）を行わせる施設であって，診療所が附置され，かつ，その職員，設備および運営方法が厚生労働大臣の定める基準に適合するものの設置（疾病予防運動施設）
　・附置される診療所については
　①診療所について，医療法第 12 条の規定による管理免除または 2 カ所管理の許可は原則として与えないこと．
　②診療所と疾病予防運動施設の名称は，紛らわしくないよう，別のものを用いること．
　③既設の病院または診療所と同一の敷地内または隣接した敷地に疾病予防運動施設を設ける場合にあっては，当該病院または診療所が疾病予防運動施設の利用者に対する適切な医学的管理を行うことにより，新たに診療所を設けなくともよいこと．

[表 1-5] 医療法第 42 条第 1 項第 4 号に規定する施設の職員，設備および運営方法に関する基準

1. 職員については，次に掲げる者を配置すること．
　健康運動指導士その他これに準ずる能力を有する者
2. 設備については，次に掲げるものを有すること．
　①トレッドミル，自転車エルゴメーターその他の有酸素運動を行わせるための設備
　②筋力トレーニングその他の補強運動を行わせるための設備
　③背筋力計，肺活量測定用具その他の体力を測定するための機器
　④最大酸素摂取量を測定するための機器
　⑤応急の手当を行うための設備
3. 運営方法については，次に掲げる要件を満たすこと．
　①成人病その他の疾病にかかっている者および血圧の高い者，高齢者その他の疾病予防の必要性が高い者に対し，適切な保健指導および運動指導を行う施設として運営されること．
　②附置される診療所は，施設の利用者に対する医学的な管理を適切に行えるよう運営されること．
　③会員等の施設の継続的な利用者に対して健康診断，保健指導および運動指導を実施すること．
　④会員等の施設の継続的な利用者に対して健康記録カードを作成し，これを適切に保存，管理すること．

（平成 4 年 7 月 1 日　厚生労働省告示第 186 号より一部抜粋）

1　心臓リハビリテーションの運営

種検査を行った後に運動処方箋が発行され，自由診療による運動療法が開始となり，一定期間を経て効果判定を行う．

　メディカルフィットネスの普及は，一次予防・三次予防の観点から心臓リハにも関連した重要な課題となる．

（風間寛子，安達 仁）

文献

1) 厚生労働省ホームページ：医療法人の附帯業務について；https://www.mhlw.go.jp/file/06-Seisakujouhou-10800000-Iseikyoku/0000205588.pdf
2) 厚生労働省ホームページ：医療法第四十二条第一項第四号及び第五号に規定する施設の職員，設備及び運営方法に関する基準；https://www.mhlw.go.jp/file/06-Seisakujouhou-10800000-Iseikyoku/0000194439.pdf

2 心臓リハビリテーションの診療報酬と医療経済

1 心臓リハビリテーションの診療報酬制度

心大血管疾患リハビリテーション診療報酬制度の変遷

心血管疾患リハ診療報酬制度の変遷は表2-1に示したとおりである．1988年に「心疾患理学療法料」として，わが国で初めて心臓リハに対して算定が可能となった．これが心臓リハに関する診療報酬の歴史の最初である．対象疾患は急性心筋梗塞のみで，発症後3カ月間，1回で335点の算定が可能であった[1]．その後，2年ごとの改定で，基本的には，対象疾患が拡大する一方で，医師・医療職，施設スペース，備品要件などが緩和され，急性期リハ加算などが設けられ，

[表2-1] わが国の心大血管疾患リハビリテーション診療報酬制度の変遷

1988年（昭和63年） 心臓リハに対して初めて診療報酬がつく（「心疾患理学療法料」，急性心筋梗塞のみ，3カ月間，335点）

1992年（平成4年） 「心疾患リハ料」に名称変更・増点（335点→480点）

1996年（平成8年） 増点（480点→530点），期間延長（3カ月→6カ月），適用疾患拡大（急性心筋梗塞，狭心症，開心術後）

1998年（平成10年） 増点（530点→550点）

2004年（平成16年） 心疾患リハ施設認定緩和（「特定集中治療室管理または救命救急入院の届け出を受理されていること」という事項が外された）

2006年（平成18年） 疾患別リハ料の新設に伴い，「心大血管疾患リハ料（Ⅰ）（Ⅱ）」に変更（（Ⅰ）では20分250点，（Ⅱ）では20分100点）．標準的な実施時間では1回1時間として（Ⅰ）で増点，（Ⅱ）で減点（（Ⅰ）550点→750点，（Ⅱ）550点→300点）．期間短縮（6カ月→150日）

2007年（平成19年） 算定日数上限の除外対象患者の設定，リハ医学管理料新設，疾患別リハ料の見直し，逓減制の導入

2008年（平成20年） 疾患別リハ料の見直し（（Ⅰ）では20分250点→200点，（Ⅱ）では20分100点据え置き，すなわち，1時間で（Ⅰ）750点→600点，（Ⅱ）300点据え置き），リハ医学管理料廃止，逓減制を廃止，算定日数上限を廃止，適用疾患拡大（急性心筋梗塞，狭心症，開心術後に加えて，大血管疾患（大動脈解離，解離性大動脈瘤，大血管術後），慢性心不全，末梢動脈閉塞性疾患など）

2010年（平成22年） 循環器科・心臓血管外科医師の「常時勤務」（24時間，365日勤務）条件緩和，心大血管疾患リハ専任理学療法士または看護師が他のリハの兼任および専従を禁止している点を緩和，撤廃．機能訓練室の面積要件を「部屋」から「場所（スペース）」として確保への変更，心肺運動負荷試験施行時の連続呼気ガス分析加算（100点）

2012年（平成24年） 「早期リハ加算」が減点（45点/単位→30点/単位）．治療開始から14日間においては「初期加算45点」が新設．すなわち，改訂前は「早期リハ加算」45点であったが，今回治療開始から14日間においては「早期リハ加算」30点と「初期加算」45点の計75点が適用され，前回より増点．心大血管疾患リハ用の「リハ実施計画書」「リハ総合実施計画書」が新たに掲載．

2014年（平成26年） 心大血管疾患リハ料（Ⅰ）（Ⅱ）が5点増点．心大血管疾患リハの施設基準に，「心大血管疾患リハに係る経験を有する作業療法士」の追加認定．施設基準で面積の計測法が「内法」（壁の中心ではなく，内壁内の面積を計算）に変更．

2016年（平成28年） 心大血管疾患リハ料（Ⅱ）が105点→125点に増点．心大血管疾患リハ料（Ⅱ）の施設基準に①「循環器科または心臓血管外科の標榜」の要件が撤廃，②常勤医の要件が撤廃され非常勤医も認められた．疾患別リハ料の初期加算，早期リハ加算の算定起算日を，「（リハ）治療開始日」から「発症，手術もしくは急性増悪から7日目または治療開始日のいずれか早いもの」に変更された．トレッドミルによる負荷心肺機能検査，サイクルエルゴメータによる心肺機能検査料が800点→1,200点に増点．連続呼気ガス分析加算料が100点→200点に増点．

2018年（平成30年）トレッドミルによる負荷心肺機能検査，サイクルエルゴメータによる心肺機能検査料が1,200点→1,400点に増点．連続呼気ガス分析加算料が200点→520点に増点．対象疾患の拡大（TAVI・TAVRを追加）．心不全の診断方法のNT-pro BNPの追加．

(上月，2011)[1] を改変

[表 2-2] リハビリテーションの疾患別体系とリハビリテーション料

	脳血管疾患	運動器	廃用症候群	心大血管	呼吸器
標準算定日数	180 日	150 日	120 日	150 日	90 日
施設基準Ⅰ	245 点 維持期リハ（*1） 147 点	185 点 維持期リハ（*1） 111 点	180 点 維持期リハ（*1） 108 点	205 点	175 点
施設基準Ⅱ	200 点 維持期リハ（*1） 120 点	170 点 維持期リハ（*1） 102 点	146 点 維持期リハ（*1） 88 点	125 点	85 点
施設基準Ⅲ	100 点 維持期リハ（*1） 60 点	85 点 維持期リハ（*1） 51 点	77 点 維持期リハ（*1） 46 点	－	－

*1：要介護被保険者等に対して維持期リハビリテーションを実施する保険医療機関において，介護保険のリハビリテーションの実績がない場合は所定点数の 100 分の 80 に相当する点数により算定する．

(厚生労働省：平成 30 年度診療報酬改定について)[2]

その普及が早期からより一層進むことを意識した施策になっている．しかし，心血管疾患リハの採算性は医療制度や診療報酬の改定により影響を受けるので，診療報酬改定に残された課題の解決を期待して継続的かつ粘り強く要望・折衝することも重要である．

また，心大血管疾患リハ用の「リハ実施計画書（別紙様式 21 の 4）（入院用），（別紙様式 21 の 5）（外来用）」「リハ総合実施計画書（別紙様式 23 の 4）」を示す（付録，p409～参照）[2]．

心大血管疾患リハビリテーション料算定の施設基準

表 2-2 に心大血管疾患を含むリハの疾患別体系とリハ料についてまとめた[2]．心大血管リハ料の施設基準や要件については本章 1（p370，表 1-1）を参照されたい．

心大血管疾患リハビリテーションの標準的な実施時間，従事者 1 人当たりの患者数

心大血管疾患リハの標準的な実施時間は，1 回 1 時間（3 単位）程度とするが，入院中の患者以外の患者については，1 日当たり 1 時間（3 単位）以上，1 週 3 時間（9 単位）を標準とする．

心大血管疾患リハは，専任の医師の指導管理の下に実施することとする．この場合，医師が直接監視を行うか，または医師が同一建物内において直接監視をしている他の従事者と常時連絡が取れる状態かつ緊急事態に即時に対応できる態勢であること．また，専任の医師は定期的な心機能チェックの下に，運動処方を含むリハの実施計画を作成し，診療録に記載すること．この場合，入院中の患者については，当該療法を担当する医師または理学療法士および看護師の 1 人当たりの患者数は，それぞれ 1 回 15 人程度，1 回 5 人程度とし，入院中の患者以外の患者については，それぞれ 1 回 20 人程度，1 回 8 人程度とする．

当該リハと他の疾患別リハおよび集団コミュニケーション療法を同一の従事者が行う場合，心大血管疾患リハに実際に従事した時間 20 分を 1 単位とみなしたうえで，他の疾患別リハ等の実施単位数を足した値が，従事者 1 人につき 1 日 18 単位を標準とし，週 108 単位までとする．

心大血管疾患リハビリテーション料算定の手順

　心大血管疾患リハ料の所定点数には，心大血管疾患リハを実際に行うときに付随する心電図検査，負荷心電図検査および呼吸心拍監視，新生児心拍・呼吸監視 カルジオスコープ（ハートスコープ），カルジオタコスコープの費用が含まれる．

　本算定を行う場合の手順では下記の項目について注意が必要である．
1) 心大血管疾患リハ実施計画書の作成．
2) 実施計画の説明（開始時およびその後3カ月に1回以上）．
3) 専任の医師の直接の監視下で実施．
4) 実施記録および押印（実施医師，理学療法士，看護師）．
5) リハに関する記録（医師の指示，運動処方，実施時間，訓練内容，担当者等）は，患者ごとに同一のファイルとして保管されていることが必要．
6) 定期的に多職種が参加するカンファレンスを開催する．

維持期における月13単位までのリハビリテーション提供の継続

　短時間型通所リハの新設など維持期リハの充実が図られてきたが，その実施状況が不十分であることから，リハの継続が医学的に適切と判断される患者に対して，標準算定日数を超えた場合でも，月13単位までのリハの提供が継続的に実施されることになった．ただし，その際，当該患者が介護保険による訪問リハ，通所リハ，介護予防訪問リハ，介護予防通所リハによるリハの適用があるかについて，適切に評価し，患者の希望に基づき，介護保険によるリハサービスを受けるために必要な支援を行うことが明示された．ただし，心大血管疾患リハの対象疾患であれば，リハの継続により状態の改善が期待できると医学的に判断される場合，次項のように，標準的算定日数を超えた場合であっても，標準的算定日数内の期間と同様に算定できるものである．

標準的算定日数上限の除外対象

　中央社会保険医療協議会（中医協）の検証結果より，算定日数の上限を超えてリハを継続することにより，医学的に改善が見込まれる患者が存在することを鑑み，2007（平成19）年4月1日から，算定日数上限の除外対象患者が通達された［表2–3］[2]．これにより，心大血管疾患リハの対象疾患であれば，リハの継続により状態の改善が期待できると医学的に判断される場合，算定日数の上限を超えて延長することが可能になった．

　その場合，継続することとなった日を診療録に記載することと併せ，継続することとなった日およびその後1カ月に1回以上リハ実施計画書を作成し，①これまでのリハの実施状況（期間および内容），②前月の状態との比較をした当月の患者の状態，③将来的な状態の到達目標を示した今後のリハ計画，④歩行速度および運動耐容能などの指標を用いた具体的な改善の状態等を示した継続の理由を摘要欄に記載して，患者または家族に説明のうえ交付するとともにその写しを診療録に添付すること．ただし，リハ実施計画書を作成した月にあっては，当該計画書の写しを添付することでも差し支えないとしている．

負荷心肺機能検査と連続呼気ガス分析加算

　運動療法における運動処方の作成，心・肺疾患の病態や重症度の判定，治療方針の決定または

[表 2-3] リハビリテーション対象疾患規定

別表第九の四（心大血管疾患リハ対象患者）
　急性心筋梗塞，狭心症発作その他の急性発症した心大血管疾患またはその手術後の患者
　慢性心不全，末梢動脈閉塞性疾患その他の慢性の心大血管疾患により，一定程度以上の呼吸循環機能の低下および日常生活能力の低下をきたしている患者

別表第九の五（脳血管疾患等リハ対象患者）
　脳梗塞，脳出血，くも膜下出血その他の急性発症した脳血管疾患またはその手術後の患者
　脳腫瘍，脳膿瘍，脊髄損傷，脊髄腫瘍その他の急性発症した中枢神経疾患またはその手術後の患者
　多発性神経炎，多発性硬化症，末梢神経障害その他の神経疾患の患者
　パーキンソン病，脊髄小脳変性症その他の慢性の神経筋疾患の患者
　失語症，失認および失行症ならびに高次脳機能障害の患者
　難聴や人工内耳埋込手術等に伴う聴覚・言語機能の障害を有する患者
　顎・口腔の先天異常に伴う構音障害を有する患者
　外科手術または肺炎等の治療時の安静による廃用症候群その他のリハを要する状態の患者であって，一定程度以上の基本動作能力，応用動作能力，言語聴覚能力および日常生活能力の低下をきたしているもの

別表第九の六（運動器リハ対象患者）
　一　運動器リハ料の対象患者
　　上・下肢の複合損傷，脊椎損傷による四肢麻痺その他の急性発症した運動器疾患またはその手術後の患者
　　関節の変性疾患，関節の炎症性疾患その他の慢性の運動器疾患により，一定程度以上の運動機能および日常生活能力の低下をきたしている患者
　二　運動器リハ料の注2に規定する別に厚生労働大臣が定める患者
　　上・下肢の複合損傷，脊椎損傷による四肢麻痺その他の急性発症した運動器疾患またはその手術後の患者であって，入院中の患者以外のもの
　　関節の変性疾患，関節の炎症性疾患その他の慢性の運動器疾患により，一定程度以上の運動機能および日常生活能力の低下をきたしている患者

別表第九の七（呼吸器リハ対象患者）
　肺炎，無気肺，その他の急性発症した呼吸器疾患の患者
　肺腫瘍，胸部外傷その他の呼吸器疾患またはその手術後の患者
　慢性閉塞性肺疾患（COPD），気管支喘息その他の慢性の呼吸器疾患により，一定程度以上の重症の呼吸困難や日常生活能力の低下をきたしている患者
　食道癌，胃癌，肝臓癌，咽・喉頭癌等の手術前後の呼吸機能訓練を要する患者

別表第九の八（算定日数の上限の除外対象患者）
　別表第九の八　一号
　失語症，失認および失行症の患者
　高次脳機能障害の患者
　重度の頸髄損傷の患者
　頭部外傷および多部位外傷の患者
　慢性閉塞性肺疾患（COPD）の患者
　心筋梗塞の患者
　狭心症の患者
　回復期リハ病棟入院料を算定する患者
　亜急性期入院医療管理料の注2に規定するリハ提供体制加算を算定する患者
　難病患者リハ料に規定する患者（先天性または進行性の神経・筋疾患の者を除く）
　障害児（者）リハ料に規定する患者（加齢に伴って生ずる心身の変化に起因する疾病の者に限る）
　その他別表第九の四から別表第九の七までに規定する患者であって，リハを継続して行うことが必要であると医学的に認められるもの

（厚生労働省：平成30年度診療報酬改定について）[2]

治療効果の判定を目的としてトレッドミルによる負荷心肺機能検査またはサイクルエルゴメータによる心肺機能検査を行った場合は1,400点，さらに，トレッドミルによる/サイクルエルゴメータでの連続呼気ガス分析を行った場合は，連続呼気ガス分析加算として，所定点数に520点の加算が認められた．

診療報酬改定での疑問点とその解釈

　心大血管疾患リハ料については，いくつかの疑問点や問題点があげられ，それに対して，厚生労働省からの疑義解釈が発表された．疑義解釈により明らかになった主な項目と厚生労働省から直接回答をいただいた点について次にまとめた．

1)「運動負荷試験による運動処方に基づき実施すること」とあるが，急性期から亜急性期において定量的な負荷試験が行いにくい場合には算定ができないのか？
　⇒やり方と内容による．誰にでもわかりやすく，患者が納得できる内容であれば算定は可能．
2) 算定の開始日は，「治療開始日」とあるが，「治療」とは心血管疾患の治療を意味するのか，「当該治療」であるリハを意味するのか？
　⇒当該治療であるリハ開始日．
3) 医師，理学療法士，看護師とも「経験のある」と記されているが，この経験とは何を意味するのか？
　⇒心臓リハ指導士の研修を受けていることが望ましい．
4) 心大血管疾患リハの「専従者」と「専任者」の違いは何か？
　⇒心大血管疾患リハの「専従者」とは，自分の勤務時間のうち，心大血管疾患リハが提供されている時間帯については必ず心大血管疾患リハを提供するものをいう．なお，心大血管疾患リハが施設内で提供されていない時間については，他のリハを行ってよい．心大血管疾患リハの「専任者」とは，自分の勤務時間内で，心大血管疾患リハが行われている時間であっても，心大血管疾患リハを提供する場合もあれば，他のリハを提供する場合もあるものをいう．
5)「従事者1人につき1日18単位を標準とし，週108単位までとする」となっているが，18単位を1日たりとも超えてはいけないのか？
　⇒18単位はあくまで標準なので，週108単位を超えなければ1日24単位行う日があってもよい．
6) 従事者1人で6人の患者を同時に20分実施した場合，従事者当たりの単位数の算定は1単位になるのか，6単位になるのか？
　⇒従事者当たりの単位数の算定は，従事者は心大血管疾患リハに従事した時間20分を1単位とすることとしている．すなわち，従事者1人が患者1人を20分行っても，従事者1人が患者6人を集団で20分行っても，従事者当たり1単位という計算になる．
7) リハの初期加算について，リハ科を標榜している必要があるか？
　⇒「リハ科」の標榜は原則としては必要である．ただし，リハに専従している常勤医師が勤務していればリハ科の標榜は必ずしも必要ない．「心大血管疾患リハ」については，「心臓リハの経験を有する常勤医が勤務している循環器科または心臓血管外科を標榜していればよい」ということなので，心大血管疾患リハの施設基準を満たしていれば問題ない．
8) 診療報酬改定までの流れと診療報酬改定のすべての詳細に関しては，以下の厚生労働省のホームページを参照されたい．
　　http://www.mhlw.go.jp/bunya/iryouhoken/iryouhoken12/index.html
　　また，個別の診療報酬項目の内容，届け出に関する問い合わせは各都道府県事務所などへ，診療報酬改定に関する基本的な考え方や経緯などについては厚生労働省保険局医療課に問い合わせられたい．
　　http://www.mhlw.go.jp/bunya/iryouhoken/iryouhoken12/dl/toiawase.pdf

診療報酬に関しての検討すべき事項と目標

　心臓リハはわが国の厚生労働省が推進している4疾患・5事業の「心筋梗塞」治療ならびに再発予防の重要な要素である．その一層の普及がのぞまれる．また，心臓リハ患者の高齢化・重症化がすすんでおり，重症心不全患者に対する心臓リハには多人数のリハスタッフがかかわらざるを得ない．また，個別的教育指導や在宅療法指導，心疾患再入院・再発予防指導などの教育も心臓リハの重要な構成因子であり，診療報酬化を期待したい．

　また，循環障害患者の高齢・障害の重複化に対しては，関節拘縮・バランス改善や予防という理学療法や環境対策も含めた広い意味でのリハに熟知したリハ科医に任せることで，心臓リハ対象患者を拡大できる可能性が高く，リハ医と循環器科医の協力体制のより緊密な構築が望まれる[3]．今後の診療報酬改定にさらに期待したい．

〔上月正博〕

文献
1) 上月正博：心臓リハビリテーションと保険診療．循環器内科 69：267-274，2011．
2) 厚生労働省：平成30年度診療報酬改定について（2018年8月17日引用）．
3) Kohzuki M：Cardiac rehabilitation in Japan：prevalence, safety and future plans. J HK Coll Cardiol **14**：43-45, 2006.

2　心臓リハビリテーションの医療経済的な価値評価

　一般に，人々にとって価値（value）があるものに対しては，社会的な資源の投入が促されるようである．また，その報酬の水準も高くなるのが世の常といわれている．医療分野は，不可逆的な特性を有する生命・健康が対象となるため，大なり小なり公共資本の投入や第三者による評価・管理が求められる．このような特性を有する医療システムにおいて，心不全に対する診療が有する社会経済的な価値は，どのように考えるのが妥当なのだろうか．

　心臓リハは，個々の患者の心疾患に基づく身体的・精神的影響をできるだけ軽減し，突然死や再梗塞のリスクを是正し，症状を調整し，動脈硬化の過程を抑制あるいは逆転させ，心理社会的ならびに職業的状況を改善することが期待される．心臓リハ領域の発展には，それが有する社会的な意義を明らかにし，関係者により共有されることが重要となる．

　本項では，複雑なテーマであることを認識しつつも，社会の幸福（well-being）の最大化を目的に，準公的医療市場における心臓リハの臨床経済的な価値評価の考え方を整理する．また，心臓リハの国内外における費用効用分析の報告を紹介しつつ，公的保険における心臓リハの評価状況について社会経済性（socioeconomics）に基づいた検証を試み，本分野の発展の一助にしたいと考える．

医療の社会経済的な価値

1 医療技術の臨床経済的な価値の考え方

　価値は一般に，"もの（有形，無形）"の"意義，意味"をさす概念と考えられている．たとえば，経済や経営における価値とは，投資と創出の比率で説明がなされ，それを表現する指標で議論される．つまり，ある機能を利用する立場の者にとってその行動に伴う価値は，「機能（func-

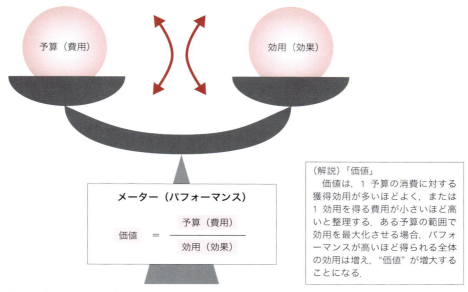

[図 2-1] 医療技術の臨床経済的な価値評価の考え方
(田倉智之:コンタクトレンズ診療と医療経済. 日本コンタクトレンズ学会, 2009)

tion) ÷ 費用(cost) = 機能パフォーマンス(performance) ⇒ 価値(value)」と理解される. なお, 機能は通常, 果たされる「成果(outcome)」と言い換えることができるため, 予算によって得られる効用(utility;受益者の欲求や満足) などで整理をすることも可能である.

したがって, 医療分野の臨床経済的な価値も同様に, 負担と受益などの関係で議論がなされるべきであり, パフォーマンス (費用対効果) で表現することが理想になる. ただし, 医療サービスの場合は, 機能を健康度の回復量などで, 費用を医療資源の投入量で示すことになる. つまり, 心臓リハも健康 (心機能) を維持・回復するという目的に対する機能に位置づけられることになり, たとえば, 「健康回復(outcome) ÷ 消費資源(cost) = 診療パフォーマンス(performance) ⇒ 価値(value)」と整理される [図 2-1].

すべての価値をこのように議論できるわけではないが, これらの物差しを用いることで, 医療が生み出す幸せや負担を定量的に取り扱い共有化することが可能になり, 関係者全体にとって最も望ましい医療システムの検討へつながると推察される[1]. なお, 実際の社会経済的な価値を論じ, 医療技術評価 (health technology assessment;HTA) の目的を完結させるには, 実体経済との関係を整理することが重要である. すなわち, 単なる「相対評価」にとどまらず, パフォーマンスの向上による社会経済的な影響や健康回復自体を貨幣価値換算する手法など, 「絶対評価」にかかわる理論の探究も不可欠といえる.

2 医療技術の臨床経済的な価値評価の方法

医療技術の経済的な価値は, 費用と効果の2軸から論じることが理想になるが, 最近の研究における効果には, 先に触れた「効用」を応用したアウトカム指向の指標を選択することが多くなっている. そのグローバルスタンダードな指標の一つに, 生存期間 (量的利益) と生活の質 (質的利益) の両方を同時に評価できる質調整生存年 (quality adjusted life years;Qaly) がある [図 2-2]. それを利用した費用対効果の計算は, 「費用/質調整生存年」が単位になり, 値が小さ

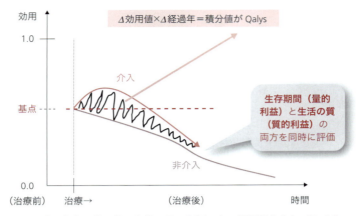

[図 2-2] 患者目線の効果を推し量る指標である質調整生存年（Qaly）

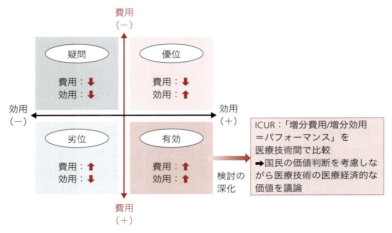

[図 2-3] 増加費用と増分効果の比較を行う増分費用効果比　　　　（田倉，2009）[2]

いほどパフォーマンスが高いことになる．広義には，"患者にいくら医療費をかけると完全な健康を1年間維持することができるのか"を検討することになる．

　このような指標を医療技術の評価へ活用する考え方として，増分費用効果比（incremental cost effectiveness ratio；ICER）の一つであり，増加費用と増分効用の比較を行う増分費用効用比（incremental cost utility ratio；ICUR）がある．この ICUR は「増分費用/増分効用」で表現され，医療技術同士の比較で費用が増えてもそれ以上に効用が伸びるのであれば，いわゆるパフォーマンス（費用対効果）がよくなるという考え方になる．たとえば，比較対象よりも高い費用でありながら効用が小さい場合は「劣位」となり，また当然ながら代替技術と比べて低い費用でありながら効用が大きい場合は「優位」となる［図 2-3］．一般に，新たな医療技術に対する価値の解釈が紛糾するのは，効用も改善するが費用も増加する「有効」のゾーンであり，より客観性があり社会経済とも整合性のあるエビデンスが必要になる[2]．

心臓リハビリテーションの社会経済的な評価

　心臓リハの費用効用分析の報告を整理してみる［図 2-4］．
　心筋梗塞患者および冠動脈インターベンション（PCI）施行患者の再発予防を観察した Yu ら

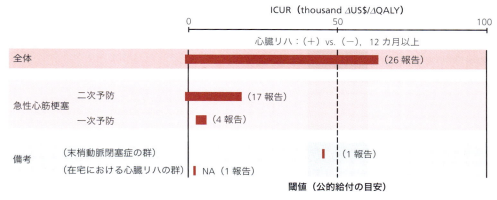

[図2-4] 心臓リハの費用効用分析の報告例のまとめ

の報告[3]では，獲得Qaly当たりの増分費用が▲640（US $/ΔQalys），すなわち，心臓リハ実施群はそれなしの通常ケア群と比較して，費用が削減できかつQalyが増加することが示されている．これは心臓リハ未実施群において，再入院率および再入院時の診療費用が高まることが影響している．一方，不安定狭心症を対象としたBriffaらの報告[4]では，12カ月という短期間のため獲得Qalyが小さくなり（＝0.0092886），1Qaly当たりの費用が高くなると報告されている．また，広く心血管疾患の疾病予防を評価したErikssonらは，3年以上の心臓リハ実施は費用効用的と報告[5]している（1,688～4,813 $/Qaly）．

いずれの報告も，ランダム化比較試験によるエビデンスレベルの高い内容となり，心臓リハは1年以上継続することで，高い経済パフォーマンスが期待される．実際，2005年に報告されたPapadakisらのシステマティックレビュー（15編，心筋梗塞などを対象）[6]でも，費用効用的な手技と結論づけている（獲得1Qaly当たりUS$668～16,118の費用）．

そのほか，近年は地域医療システムにおける心臓リハの位置づけについて，医療経済の面からの評価も進んでいる．Qalyを利用した外来実施と在宅実施，または入院実施との比較研究の報告がある．外来実施と在宅実施を比べたエビデンスレベルが比較的高いTaylorらの報告[7]では，効果は両者の間に有意な差がないものの，費用は在宅実施が抑えられるとしている．また，PCIや冠動脈バイパス術（CABG）の術後患者への介入の影響，および末梢動脈疾患（PAD）を有する群に対する心臓リハの介入手法の検討[8]，さらには一次予防時の行動変容に対する影響[9]など，広い範囲について医療経済の視点からの報告も散見され始めている．これらについては，多面的な議論が必要になるため，今後の研究がさらに待たれるところである．

健康関連QOLにかかわる課題

人間の社会活動を決定する基本的な要素に"価値"があり，本来は，各種の政策や制度もこの価値を考慮しながら整備が行われるべきである．言うまでもなく，医療は社会との接点が多く裾野も広い分野であるため，価値を基点とした議論を進めることは，各種の課題や論点をひも解く一助になると推察される．一方で，健康関連QOLを基点に医療技術の価値評価を展開するには，幾多の課題が存在するのも事実である．

たとえば，Qalyを応用して医療資源（医療財源や診療機会）の配分を試みる場合，次のよう

[表2-1] 医療技術間の比較にQalyを応用するときの主な論点

- 生活の質（QOL）の測定ツールの感度が低いケースもあり，それに対して精度の高い手法の導入を議論すべき
- 余命の異なる末期がん患者と他の疾患（たとえば慢性期）の患者の延命の価値は差がある可能性があり，重みづけなどの研究を行うべき
- 重篤な病態などについては，治療の順番や医療資源の配分を優先すべきという社会的なコンセンサスの示唆もあるので，その要素を考慮すべき
- 疾病機序のなかで病態進行がみられない期間が存在するケースもあるので，パフォーマンス分析の過程でその予測指標の取り扱いを再考すべき

な議論が散見される．たとえば，"将来に得られることが期待されるQalyに基づき意志決定を行う"という「prospective health rule」を基本にしつつも，"高齢者と若年層で獲得Qalyの重みづけを変える"という「fair inning rule」や，"致死的な疾患の救命により多くの資源配分を促す"という「rule of rescue」をも考慮すべきという指摘もみられる．

なお，効用値測定手法の一つであるEQ-5Dについては，慢性心疾患で用いる場合の有効性を検証する報告がある[10]．これによれば，EQ-5Dは心臓リハ実施後に天井効果（スコアの上限＝1.0）に達してしまい，微妙な健康度変化を検知しにくい点が指摘されており，心臓リハへの応用については感受性の検証がさらに必要と考えられる．

このように，健康改善の臨床経済的な価値を基にした公共的な資源投資については，多様な側面からの検討が不可欠と考えられる [表2-1]．特に，わが国のような国民皆保険制度を基盤とした医療システムにおいては，国民の互助として他人の生命予後を改善させるために必要な負担について，国民全体の受益とのバランスのなかで，広く関係者のコンセンサスを醸成していくことが必要となる．

おわりに

社会経済的な効果や価値を伴わない医療費の伸張は，医療システムの持続的な発展を阻害し，優れた医療技術の普及を妨げる原因になる可能性もある．そのため，心不全領域における診療システムのさらなる発展には，コストのみに傾注した経済的な議論にとどまることなく，心臓リハが有する価値（value of medicine）を関係者が共有しながら，その価値に見合った国民負担（診療報酬）のあり方などについて，理解を深めていくことが重要と考えられる．つまり，診療システムの全体の最適化を念頭に，心臓リハのようなパフォーマンスの高い医療技術を普及させ，臨床と経済のバランスを論じることは，心臓治療領域のさらなる発展の一助になると推察される．

（田倉智之）

文献
1) 田倉智之：医療技術の経済評価の制度上の意義と活用の方向性―医療機器の社会経済ガイドラインが目指すもの．日本医科機械学 77(12)：836-846, 2007.
2) 田倉智之：医療における新たな価値創造に向けて．医薬経済 1340(1-15)：16-17, 2009.
3) Yu CM et al : Related Articles, Links ; A short course of cardiac rehabilitation program is highly cost effective in improving long-term quality of life in patients with recent myocardial infarction or percutaneous coronary intervention. Arch Phys Med Rehabil 85(12)：1915-1922, 2004.
4) Briffa TG et al : Related Articles, Links ; Cost-effectiveness of rehabilitation after an acute coronary event: a randomised controlled trial. Med J Aust 183(9)：450-455, 2005.

5) Eriksson MK et al : Quality of life and cost-effectiveness of a 3-year trial of lifestyle intervention in primary health care. *Arch Intern Med* **170**(16): 1470-1479, 2010.
6) Papadakis S et al : Economic evaluation of cardiac rehabilitation: a systematic review. *Eur J Cardiovasc Prev Rehabil* **12**(6): 513-520, 2005.
7) Taylor RS et al : Home-based cardiac rehabilitation versus hospital-based rehabilitation: a cost effectiveness analysis. *Int J Cardiol* **119**(2): 196-201, 2007; Epub 2006 Nov 7.
8) Spronk S et al : Cost-effectiveness of new cardiac and vascular rehabilitation strategies for patients with coronary artery disease. *PLoS One* **3**(12): e3883, 2008; Epub 2008 Dec 9.
9) Jacobs N et al : Cost-utility of a cardiovascular prevention program in highly educated adults: intermediate results of a randomized controlled trial. *Int J Technol Assess Health Care* **26**(1): 11-19, 2010.
10) Schweikert B et al : Validation of the EuroQol questionnaire in cardiac rehabilitation. *Heart* **92**: 62-67, 2006.

3 心臓リハビリテーションの普及と阻害因子

1 心臓リハビリテーションの普及の状況

心臓リハビリテーションの普及の実態

わが国の心臓リハ施設認定取得施設数は，2004年8月に164施設，2005年2月に186施設，2006年11月に297施設，2007年3月に330施設，2008年12月に437施設，2011年3月に608施設，2015年7月に1,102施設であり，年々徐々に増加しているものの，脳血管疾患等リハや運動器リハ届出医療機関数と比べると絶対数として非常に少ない．いまだにほとんどが大規模病院に限定されている．社会医療診療行為別調査でも，各疾患群とも年々請求点数が増加しているが，心大血管疾患リハ料は，脳血管疾患等リハ料，運動器リハ料と比べると微々たる点数であった．

わが国における心臓リハの実施状況に関する全国実態調査は，2004年，2009年，2015年に実施されている [表3-1][1-3]．その結果によると，日本循環器学会認定の循環器専門医研修施設では，平均7人前後の循環器科医師が平均約40床の循環器内科病床を運用し，年間平均約60件の急性心筋梗塞（AMI）を診療し，その在院日数は近年有意に短縮している．冠動脈造影（CAG）と経皮的冠動脈インターベンション（PCI）の実施率は2004年調査から90%以上と高いが，2015年調査では98%でほぼすべての施設で実施されている．一方，2004年調査では著しく低率であった入院心臓リハ実施率および外来心臓リハ実施率は調査ごとに上昇し，特に外来心臓リハ実施率は2004年調査で9%に過ぎなかったが，2015年調査では43%と大幅に上昇した．しかし，CAGおよびPCI実施率に比べると著しく低率であることに変わりはない．すなわち，わが国においてAMIの急性期侵襲的治療が充実し，在院日数が短縮して入院中の心臓リハ

[表3-1] わが国の循環器専門医研修施設における急性心筋梗塞の診療に関する全国実態調査の結果

	2004年 (n=526)	2009年 (n=597)	p (2004年 vs 2009年)	2015年 (n=558)	p (2009年 vs 2015年)
全病床数（床）	467±258	454±239	NS	443±230	NS
循環器内科病床数（床）	40±19	42±25	NS	41±23	NS
循環器科常勤医師数（人）	6.3±6.7	7.4±7.5	<0.05	8.0±6.9	NS
年間AMI入院数（件）	60±50	65±52	NS	63±58	NS
AMI在院日数（日）	19.2±9.3	15.3±5.9	<0.001	14.3±5.4	<0.01
CAG実施施設（%）	96	98	NS	98	NS
年間CAG件数（件）	626±709	632±610	NS	587±608	NS
PCI実施施設（%）	94	96	NS	987	NS
年間PCI件数（件）	191±223	225±210	<0.01	237±213	NS
入院心臓リハ実施施設（%）	49	62	<0.001	71	<0.005
外来心臓リハ実施施設（%）	9	21	<0.001	43	<0.001

CAG＝冠動脈造影，PCI＝経皮的冠動脈インターベンション，AMI＝急性心筋梗塞

(後藤，2017)[3]

実施が時間的に困難になっている状況があるなかで，退院後の受け皿となるべき外来心臓リハの普及がいまだ十分でない状況が明らかである[4]．

2004年の全国実態調査[4]の結果に基づいて，全国でのAMI急性期生存患者において退院後の外来心臓リハ参加率を推計したところ，現実的な数値として入院中の心臓リハ参加患者の50％が退院後に外来心臓リハに継続参加したと仮定すると，全AMI患者の外来心臓リハ参加率はわずか3.8％であった．一方，ありえない数値であるが入院中に心臓リハに参加した患者が全員外来心臓リハに参加したと仮定しても，外来心臓リハ参加率は7.6％と極めて低率であった．海外のAMI後の外来心臓リハ参加率はこれまで米国で14〜35％，英国で29％，フランスで23％と報告されており，欧米諸国での参加率も決して満足できる数字ではないが，これらと比較するとわが国の参加率が際だって低いことが明らかである[5]．回復期心臓リハプログラムへの参加率が低い理由は，①循環器科医が患者に対して心臓リハを積極的に紹介しないこと，②心臓リハ施設への距離が遠いこと，③患者のモチベーションが欠如していることなどがある．一方，参加率が高い人の特徴は，①年齢が若く，②男性で，③収入が多く，④疾病の重篤度を理解していること，と報告されている．

心臓リハビリテーションをさらに普及させるために

心臓リハの目的は，単に自宅退院，ADL（日常生活活動）の自立や復職にあるのみではなく，再発防止や生命予後の延長までを目指すものである．この点が脳卒中リハなどと大きく異なる．このような心臓リハのエビデンスを患者・医療関係者双方に周知徹底させ，患者・医療関係者への心臓リハ，特に回復期心臓リハの重要性を啓発すること（特に患者に回復期心臓リハへの参加を循環器科医が積極的に促すこと）が重要である．

わが国の心臓リハ実施施設には，運動セッション数や1セッション当たりの患者数には大きなばらつきがあり，小規模から大規模まで多様性に富んでいる[6,7]．運動セッションの採算性を向上させるためには，診療報酬を上げる以外に，1日当たりのセッション数や参加スタッフ数を限定して，1セッションの参加人数を増やすことが重要である[7]．

一方で，心臓リハ患者の高齢化が進んでいる．このような患者では重複障害や認知障害を合併していることが多く[8]，それを理由にリハに加われない場合も少なくないとされている[9]．しかし，CABGを受けた血液透析患者が心臓リハを受けると全死亡率が35％減少し，心死も35％減少したと報告されており[10]，重複障害があるからといって安易に心臓リハの対象から外すようなことがあってはならない．このような重複障害例，あるいは重症心不全症例や人工心臓装着症例も増加しており，マンツーマンでの対応では間に合わないケースも少なくなく，リハスタッフの手間に見合った診療報酬の工夫が望まれる．

リハの効果を維持するためには継続が必要不可欠であり，患者自身が自立・継続してリハを行えるような，時間的・経済的・内容的にもっと魅力的な，患者主体の新しいリハプログラムやリハ体制の工夫も必要である [表3-2][11,12]．

また，心臓リハの採算性は医療制度や診療報酬の改定により影響を受けるので，今後の診療報酬改定に残された課題の解決を期待して，継続的かつ粘り強い要望・折衝をすることも重要である．

（上月正博）

[表 3-2] 心臓リハビリテーション普及のために取り組みが必要な課題

❶ リハの参加率向上への対策
- リハの重要性を患者・医療従事者に十分に認識させる
- リハは個別的かつ包括的で，患者の状態に応じたきめ細かいメニュー作成・指導
- 時間的・経済的・内容的にもっと魅力的なプログラム・システムの作成
- 診療報酬改定
  - 心大血管疾患リハ料に関する施設基準の見直し
  - 重症心不全や重複障害への加算あるいは増点
  - 地域連携パス加算，退院時再発予防指導管理料の設定
  - 運動負荷試験，呼気ガス分析の増点，など

❷ リハのコンプライアンス向上への対策
- リハは個別的かつ包括的で，患者の状態に応じたきめ細かいメニュー作成・指導
- 外来通院型リハプログラムの作成
- 短期入院型包括的リハプログラムの作成
- 在宅リハとインターネット利用プログラムの作成
- リハの重要性を患者・医療従事者に十分に認識させる

❸ リハ期間・頻度の最適化への対策
- リハは個別的かつ包括的で，患者の状態に応じたきめ細かいメニュー作成・指導
- リハの患者選択・リスクの層別化と費用対効果分析

❹ リハ運営主体の再検討
- リハは個別的かつ包括的で，患者の状態に応じたきめ細かいメニュー作成・指導
- 心大血管疾患リハ施設基準の緩和
- リハの患者選択・リスクの層別化と費用対効果分析
- NPO法人による医療保険外の運営
- 心臓リハ指導士などの専門家の養成・活用法の検討

❺ 循環障害患者の高齢化，重複障害化への対策
- リハは個別的かつ包括的で，患者の状態に応じたきめ細かいメニュー作成・指導
- 循環器科医とリハ科医の協力体制のより緊密な構築
- リハの重要性を患者・医療従事者に十分に認識させる

(上月，2011)[12] を改変

文献

1) Goto Y et al：Poor implementation of cardiac rehabilitation despite broad dissemination of coronary interventions for acute myocardial infarction in Japan：a nationwide survey. *Circ J* 71：173-179, 2007.
2) 中西道郎・他：我が国における急性心筋梗塞後心臓リハビリテーション実施率の動向：全国実態調査．心臓リハ．16：188-192, 2011.
3) 後藤葉一：日本における心リハの現状．国循心臓リハビリテーション実践マニュアル（後藤葉一編），メディカ出版，2017, pp18-22.
4) 小山照幸・他：心大血管疾患リハビリテーション料届け出医療機関の動向─平成20年度診療報酬改定後の心臓リハビリテーションの現状．心臓リハ 15：340-343, 2010.
5) Goto Y：Current state of cardiac rehabilitation in Japan. *Prog Cardiovasc Dis* 56：557-562, 2014.
6) 後藤葉一・他：厚生労働省循環器病研究委託費（15指-2）「わが国における心疾患リハビリテーションの実態調査と普及促進に関する研究」班：急性心筋梗塞全国実態調査に基づく心臓リハビリテーション1セッションあたり参加患者数の検討：施設基準および採算性を念頭に．心臓リハ 14：336-344, 2009.
7) 上月正博・他：わが国における心臓リハビリテーションの採算性：多施設調査結果．心臓リハ 14：269-275, 2009.
8) 上月正博，大宮一人：重複障害の時代における心大血管疾患リハビリテーション．心臓リハ 15：75-77, 2010.
9) Ferrara N et al：Cardiac rehabilitation in the elderly：patient selection and outcomes. *Am J Geriatr Cardiol* 15：22-27, 2006.
10) Kutner NG et al：Cardiac rehabilitation and survival of dialysis patients after coronary bypass. *J Am Soc Nephrol* 17：1175-1180, 2006.
11) Kohzuki M：Cardiac rehabilitation in Japan：prevalence, safety and future plans. *J HK Coll Cardiol* 14：43-45, 2006.
12) 上月正博：わが国における心臓リハビリテーションの実態と普及促進の課題．呼吸と循環 59(3)：275-282, 2011.

2　心臓リハビリテーションへの参加と継続を阻害する因子とその対策

参加阻害因子とその対策

1 医療側の阻害因子とその対策 ［表3-1］

　急性心筋梗塞に対する心臓リハの実施状況は極めて不十分である．近くに心臓リハ実施施設がないことが患者側の心臓リハ参加への大きな阻害因子になっているが，日本循環器学会認定循環器専門医療研修施設でさえも心臓リハ実施率は非常に低い［図3-1］．未実施の理由として，スタッフ，設備，施設基準，スペースの問題があげられている［図3-2］．

　心臓リハを「必要なし」とする回答も1割あり[2]．心臓リハの必要性について医療者側の意識の変革が急務である．

2 患者側の阻害因子とその対策 ［表3-2］

　心臓リハ参加に際しては，仕事や職場復帰が優先され，患者の意識は条件が整えば参加するという消極的な姿勢になりがちである．つまり，再発予防などの観点からの必須治療であるという認識がなされていない．インターベンションや開心術の急性期治療後は，心臓リハという慢性期の治療が必要であるという認識を広めていくことは，患者自らが積極的に治療に取り組む姿勢，すなわちアドヒアランスを高めるためにも必要と考えられる．また，患者が心臓リハプログラムの存在自体を知らなければ参加にはつながらないので，情報提供をもれなく実施していくことは非常に重要である．今後，患者の至便な距離に心臓リハ施設が増え，仕事との両立が可能な心臓リハプログラムが実施されれば，参加率の向上が期待できる．ただし，主治医から「心臓リハは必要ないと言われた」など，患者の治療に対してのコンプライアンスを著しく低下させる状況を払拭するためにも医療側への継続した啓発も合わせて必要である．

継続阻害因子とその対策

　継続阻害因子には，仕事，通院距離と手段，独居，経済的問題などがある［表3-3］．これら

[表3-1]　医療側の心臓リハビリテーション非実施理由とその対策

非実施の理由	対策
「スタッフがいない」	心臓リハビリテーション学会や関連団体の研修会や講習会へ参加 ● 心臓リハビリテーション学会学術集会 ● 運動循環器病学研究会 ● 運動処方講習会 ● その他学会認定の講習会・研究会・セミナー ● 心臓リハ研修制度の利用
「設備がない」 「施設基準を満たさない」 「スペースがない」	いずれも循環器科を標榜している施設であれば容易 ● 機器は循環器科で使用しているもので対応可能 ● 専用機能訓練室の要件（病院30 m^{2}以上，診療所20 m^{2}以上）を満たすスペースを確保する
「心臓リハは必要なし」	医師と医療スタッフの意識改革と啓発が必要 ● 有効な心臓リハの実施 ● 心臓リハの効果，必要性など学会や研究会での発表，論文発表 ● 関連学会を通じてのアナウンス・キャンペーン

(畦地・他，2011)[1]

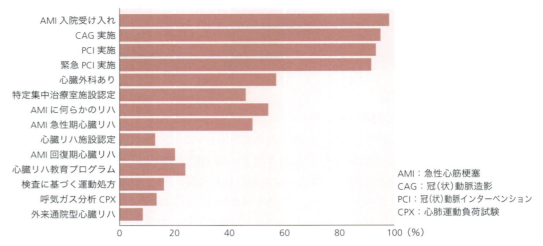

[図 3-1] 日本循環器学会認定循環器専門医研修施設 526 施設における急性心筋梗塞の診療

(畦地・他, 2011)[1]

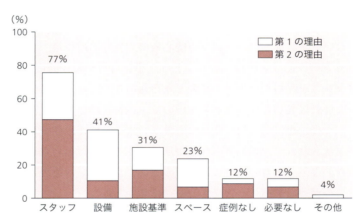

[図 3-2] 心臓リハビリテーション非実施の循環器専門医研修施設における非実施の理由

循環器専門医研修施設 526 施設中，急性心筋梗塞に対する心臓リハ非実施 245 施設 (47%) における非実施の第 1 理由と第 2 理由．合計は 200% となる．

(畦地・他, 2011)[1]

[表 3-2] 患者側の心臓リハビリテーションに参加しない理由とその対策

患者側の参加しない理由	患者側の参加しない理由についての対策
近くに心臓リハ実施施設がない	病院側の意識改革，病診連携ネットワークの構築
職場復帰が優先	治療の一環としての心臓リハの必要性の認識
保険適用だが費用がかかる	再発した際の治療に必要なコストと時間の認識
主治医から必要ないと言われた	心臓リハ専門の医師と医療スタッフの介入
心臓リハのこと自体を知らなかった	医療スタッフと社会へ対しての啓発

(畦地・他, 2011)[1]

[表3-3] 心臓リハビリテーションプログラム継続阻害因子と理由

継続阻害因子	理由
仕事	患者の年齢が30～60代の場合は，多くが有職者である．昼間に実施されている心臓リハプログラムへの継続した参加は，仕事を休むなどの調整を毎回しなければならない．
遠方からの通院	心臓リハを実施している施設が患者の自宅から遠方の場合は，通院に時間がかかり，継続困難になってしまう．
通院手段	心臓リハ実施施設までの公共交通機関が不十分な場合は，通院が容易にできない．また，開心術後患者は，胸骨安静のため車の運転制限を一定期間受けることがあるので，自分で通院ができなくなってしまう．
一人暮らし	プログラムの参加において家族からの支援が得られない．またソーシャルサポートが希薄な場合は，継続した参加が困難となってしまう．
経済的問題	プログラムへの参加には疾患により毎回費用がかかるため，経済上の問題から継続した参加ができなくなってしまう．

(畦地・他, 2011)[1]

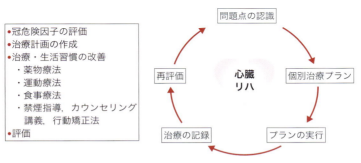

[図3-3] 心臓リハビリテーションの構成要素

(櫻井・他, 2007)[4]

にみられるように，個人または家族のサポートに関連する項目が多く，問題への直接的な介入は難しい．これら阻害因子は心臓リハ継続の意欲に対して相対的な問題であり，継続阻害因子が存在しても心臓リハを続けたいと患者側に思わせるプログラムを提供することが対策として不可欠である．

このために，認知行動療法のアプローチは有効と思われる[3]．すなわち，①患者と問題点を共有したうえで目標を設定する，②血圧・体重測定，運動状況の記録などのセルフモニタリングを取り入れる，③的確で効果的なプログラムを実施する，④プログラムには定期的に面談を組み込む，⑤定期的な評価を実施し，患者に現状のフィードバック，達成度の確認や達成可能な目標の再設定により，自己効力感（self efficacy）を高めるように努めることである[図3-3][4]．

また今後は，ITの活用や地域医療連携システムの構築なども，継続阻害因子の具体的な解決方法として期待される．

(畦地 萌)

文献
1) 畦地 萌・他：指導士資格認定試験準拠・心臓リハビリテーション必携．日本心臓リハビリテーション学会, 2011, pp312-314.
2) 後藤葉一・他：我が国における急性心筋梗塞症回復期心臓リハビリテーションの全国実態調査．心臓リハ 11(1)：36-40, 2006.
3) 木村 穣・他：認知行動療法とは？ 心臓リハビリテーション現場で役立つTips（ジャパンハートクラブ編），中山書店, 2008, pp210-213.

4) 櫻井繁樹・他：外来心臓リハビリテーション．眼でみる心臓リハビリテーション（安達 仁編），中外医学社，2007, pp31-42.

3　地域運動療法施設との連携（現状と未来）

　心臓リハの中心となる運動療法は，入院中のみならず，退院後および社会復帰以降の生涯にわたり継続することが重要である．しかし，外来通院型心臓リハの普及率はまだ低く，手術症例では遠方からの紹介も多いことから，外来通院型心臓リハに参加できないことも多い．また，弁膜症手術症例の一部や長期の入院を要した例，高齢者など，リハ開始時にデコンディショニングが著しい例では，保険適用期間の過ぎた維持期においても，運動耐容能のさらなる獲得から，より質の高いQOLを確保することも可能となる．

　しかしながら，わが国では維持期心臓リハを行っている施設は皆無に近い．これらを解決するために，外来通院型心臓リハに参加できない場合や維持期心臓リハを行う場合，医療施設に併設された運動療法施設や，町や市が運営する運動教室，私立のトレーニングジムなどを活用している場合が多い．しかしながら，循環器疾患には急変がつきものであり，きちんとした安全管理，安全かつ効果的な運動処方や運動指導が必要である．本項では，これらの点に鑑み，一次予防・二次予防に対する行政の対応，民間運動療法施設の育成と連携，医療施設における運動療法施設の運営，NPO法人ジャパンハートクラブについて解説する．

一次予防・二次予防に対する行政の対応

　一次予防を目的とした国の施策は早く，1978年に当時の厚生省が成人病対策として始めた「国民健康づくり対策」が始まりである．10年後の1988年には，第二次国民健康づくり対策として，「アクティブ80ヘルスプラン」が策定された．これはわが国における高齢化対策として，心臓病・脳卒中・がんの三大疾病予防を目的として，バランスの取れた栄養，適度な運動，十分な休養を3本柱とするものであった．そしてこの施策を進めていくための設備や人員に関する制度の整備が必要となり，健康増進施設認定制度が発足した．これは健康増進のための運動を安全かつ効果的に行う場所として健康増進施設の認定を行い，施設利用料を医療費控除とし，そこで働くスタッフを育成するために医学・運動生理学などの知識を身につけ，適切な運動プログラムの提供ができるようになるための健康運動指導士の養成講習を開始したのである．また，健康運動指導士の作成した運動プログラムに基づいて運動指導を行う健康運動実践指導者の養成講習を1989年より開始している．

　健康増進施設の要件としては，①有酸素運動や筋力強化などの運動が安全に行えること，②準備運動・整理運動が行えること，③体力測定，運動プログラムを提供できること，④生活指導を行うための設備，応急処置可能な設備を有すること，⑤医療機関と適切な提携関係をもつことなどがある．2013年2月現在，健康増進施設は341施設があり，そのうち指定運動療法施設（税制上の優遇措置が得られるもの）は186施設，温泉型施設（指定運動療法施設含む）は189施設である．

　「アクティブ80ヘルスプラン」は，有疾患患者に対する慢性期以降の運動継続の場として期

待できるものであったが，医療との連携が必ずしも十分でなく，健常者のなかで有疾患患者が運動を行う患者意識やスタッフの指導力などが問題となり，維持期心臓リハの場としては十分な機能とはいえなかった．

2000年には，厚生労働省は新しい健康づくり対策として，「21世紀における国民健康づくり運動（健康日本21）」を策定した．これは，個人の健康の実現に対して社会全体で支援することの重要性が強調され，基本方針として，①一次予防の重視，②健康づくり支援のための環境整備，③目標設定と評価，④多様な実施主体による連携のとれた効果的な運動の推進，をあげている．本施策は，2008年に改訂され，2013年度からは「健康日本21（第二次）」として再スタートしている．

脳卒中・循環器病対策基本法の成立

行政の最新の動きでは，かねてから念願とされていた脳卒中・循環器病対策基本法に相当する「健康寿命の延伸等を図るための脳卒中，心臓病その他の循環器病に係る対策に関する基本法案」が2018年12月に国会で可決された．本法は基本理念として，生活習慣の改善などにより循環器病の予防を推進するとともに，循環器病患者に対して迅速な搬送と適切な治療を行える医療体制を，地域によらず整備することを求めるものであり，今後，循環器病対策推進基本計画が策定され，各種施策が実行される予定となっている．

医療施設における運動療法施設の運営

健康保険を使わない運営の方法として，医療法42条施設としての運営がある[2]．これは国民の疾病予防という観点から，平成4年7月1日法律第89号において医療法の一部が改正され，医療法人の付帯業務として疾病予防施設の設置が認められた［表3-1A,B］．1995（平成7）年4月には，さらに疾病予防施設の普及の促進を図る目的から，医療施設と疾病予防施設の共用が，ある一定の条件を満たせば大幅に可能となり，「医療施設と疾病予防施設等との合築について」という内容の通知がなされた［表3-1C］．すなわち，疾病予防という立場においては，従来御法度とされていた保険と自費との混合診療が可能である．実際の運営上は，保険適用期間内は心大血管リハ料を算定し，150日間の適用期間が過ぎれば疾病予防施設として，その施設が定めた利用料金を患者に負担してもらうが，心大血管リハ料に関する施設基準では，専用の機能訓練室を設置していることになっているため，医療法42条施設との共用が許されない可能性があることに注意が必要である．これら医療法42条施設の多くはメディカルフィットネスなどと名づけられ運営されていることが多いが，回復期および維持期心臓リハ施設として古くから期待されてはいるものの，一部の施設を除き心臓リハとして機能している施設は少ない．

NPO法人ジャパンハートクラブ

ドイツの心臓リハは古くから充実していることが知られている[3]．そのなかでも維持期心臓リハシステムが特筆すべきものである．その運営形態はe. V.〔エーファオ；eingetragener Verein（日本語訳は登記社団）〕とよばれる日本のNPO法人に似た営利を目的としない組織である．そしてe. V.の運営する維持期心臓リハシステムがAmbulante Herzgruppeであり，一人の運動指導員を中心に，10〜20名程度の維持期の患者がグループをつくり，そのいくつかのグループが

[表 3-1] 疾病予防施設に関する法律・通知

A 医療法第 42 条の第 5 号および 6 号（抜粋）
昭和 23 年 7 月 30 日　法律第 205 号
最終改正　平成 4 年 7 月 1 日　法律第 89 号

第 42 条　医療法人は，その開設する病院，診療所または保健施設の業務に支障のない限り，定款または寄付行為の定めるところにより，次に掲げる業務の全部または一部を行うことができる．

　五　疾病予防のために有酸素運動（継続的に酸素を摂取して全身持久力に関する生理機能の維持または回復のために行う身体の運動をいう．次号において同じ．）を行わせる施設であって，診療所が附置され，かつ，その職員，設備および運営方法が厚生大臣の定める基準に適合するものの設置．

　六　疾病予防のために温泉を利用させる施設であって，有酸素運動を行う場所を有し，かつ，その職員，設備および運営方法が厚生大臣の定める基準に適合するものの設置．

B 疾病予防施設について医療法の一部を改正する法律の一部の施行について
平成 4 年 7 月 1 日付　厚生省健康政策局長通知（抜粋）

第三　医療法人制度に関する事項
1　医療法人の付帯業務
（1）改正後の医療法第 42 条第 5 号に規定する疾病予防のために有酸素運動を行わせる施設（以下「疾病予防運動施設」という）に附置される診療所については，次の①～④により取り扱うこととされたいこと．
　①　診療所の部分は，その他の部分とはっきり区画し（たとえば玄関口を別に設けること），当該施設の利用者以外の者が自由に利用できる構造とすること．
　②　診療所について，医療法第 12 条の規定による管理免除または 2 カ所管理の許可は原則として与えないこと．
　③　診療所と疾病予防運動施設の名称は，紛らわしくないよう，別のものを用いること．
　④　既設の病院または診療所と同一の敷地内または隣接した敷地に疾病予防運動施設を設ける場合にあっては，当該病院または診療所が疾病予防運動施設の利用者に対する適切な医学的管理をすることにより，新たに診療所を設けなくともよいこと．
（2）改正後の医療法第 42 条第 6 号に規定する疾病予防のために温泉を利用させる施設と提携する医療機関は，施設の利用者の健康状態の把握，救急時等医学的処置等を行うことのできる体制になければならないこと．

C 医療施設と疾病予防施設の合築について
平成 7 年 4 月 26 日付　厚生省健康政策局長通知

標記については，「医療法の一部を改正する法律の一部の施行について」（平成 4 年 7 月 1 日健政発第 418 号通知，以下「418 号通知」という）により取り扱っているところであるが，医療法第 42 条第 5 号および第 6 号に規定する施設（以下「疾病予防施設」という）の普及の促進を図る目的から，医療施設と疾病予防施設を明確に区分することとしていたこれまでの取り扱いを下記のとおり改めることとしたので通知する．

記
1．医療施設と疾病予防施設の共用について
（1）同一開設者が，病院または診療所と疾病予防施設を併設する場合であって，以下の要件をすべて満たすときは，病院または診療所の施設（出入り口，廊下，便所，待合室等を含む）を共用して差し支えない．
　ア　当該疾病予防施設が医療法第 42 条第 5 号または第 6 号に定める基準に適合するものであること．
　イ　疾病予防施設としての専用部分として，病院または診療所と明確に区分された事務所を設けること．
　　ただし，患者に混乱を生じないようにするため，病院または診療所の業務に支障のない場所を選定すること．
　ウ　機能訓練室を共用する場合には，病院または診療所の患者に対する治療その他のサービスに支障がないものであること．
　　なお，共用にあたっては利用計画書を提出させるなどにより，十分に精査すること．
　エ　病院または診療所と疾病予防施設はそれぞれ別個の事業として，会計，組織，人員等の区分を明確にし，病院または診療所の従事者が疾病予防施設の従事者を兼ねることは，原則として認められないものであること．
（2）これに伴い，病院または診療所と疾病予防施設の大幅な共用が認められることとなるが，既設の病院または診療所内に疾病予防施設としての専用部分を設置する場合にあっては，医療法に基づく変更の手続きを行い，病院または診療所の一部を廃止することとなるので留意されたい．
（3）なお，（老人）訪問看護ステーションおよび介護支援センターについても，これまで，病院または診療所の施設（出入り口，廊下，便所等を含む）との共用を認めてきたところであるが，上記（1）イ，エ，（2）に準じて取り扱われたい．
2．その他
第 418 号通知第三の 1 の(1)の①は削除する．

集まって，学校の体育施設や病院のリハ施設を無料で借用し，週に何回かの運動教室や教育プログラムを実践する．この Ambulante Herzgruppe は，2005 年の時点で約 5,500 グループが活動しているという．われわれは日本心臓リハビリテーション学会の有志で 2002 年にドイツへの心臓リハ視察旅行を行ったが，このシステムの日本版普及を目指し，2004 年 5 月に日本心臓リハビリテーション学会の後援により，NPO 法人ジャパンハートクラブが設立された（故・濱本紘

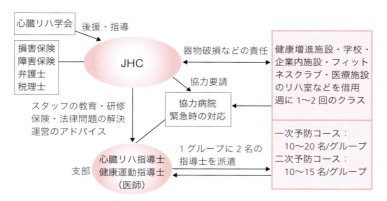

[図 3-1] NPO法人ジャパンハートクラブ（JHC）の運営するメディックスクラブ

理事長）[4]．本法人は，わが国における循環器疾患の一次予防，二次予防のための運動療法と維持期心臓リハの普及を目的としており，心臓リハや運動療法の有用性の啓発，日本版 Ambulante Herzgruppe としてのメディックスクラブの運営 [図 3-1]，維持期心臓リハに関する調査研究などに加え，日本では，心疾患患者を扱える運動指導士がほとんどいない状況に鑑み，指導士の育成も行っている（http://www.npo-jhc.org/）．

メディックスクラブは，各支部の実情に合わせて，会場や会費などが設定されて運営されている．実際の運営は，心臓リハ指導士が中心となり，10～20名の運動教室を週1～2回開催し，年に数回の参加者向け教育講演を実施している．運営はジャパンハートクラブが直接運営するメディックスクラブに加え，医師会や健康保険組合や企業の人事部との共働事業（業務委託），フィットネスクラブとの共働事業など，柔軟な運営方式を採用している．メディックスクラブの支部は全国22支部27会場あり，参加者は全国で年間延べ9,000人を超えている（2018年7月現在）．本事業の究極の目的は，心臓リハ指導士を中心とした一次・二次予防システムにおいて，予後調査における効果の検証を行い，JHC方式としての予防事業の確立を目指し，運営マニュアルや実践テキストの作成，人材育成，さらには行政や医師会との連携を模索している．

（長山雅俊）

文献
1) 村上 順，木村 穣：フィットネスクラブにおける医療機関との提携．日臨スポーツ医会誌 11：251-253，2003
2) 斎藤博之：医療法42条施設制度の概要と現状．治療 84：2974-2980，2002
3) 長山雅俊・他：日本における心臓リハビリテーションの現状とドイツ型第Ⅲ相心臓リハビリテーションの試み．心臓リハ 11：27-29，2006
4) 伊東春樹：維持期心筋梗塞リハビリテーションの最前線：第Ⅲ相心臓リハビリテーションを考える．心臓リハ 15：738-744，2006

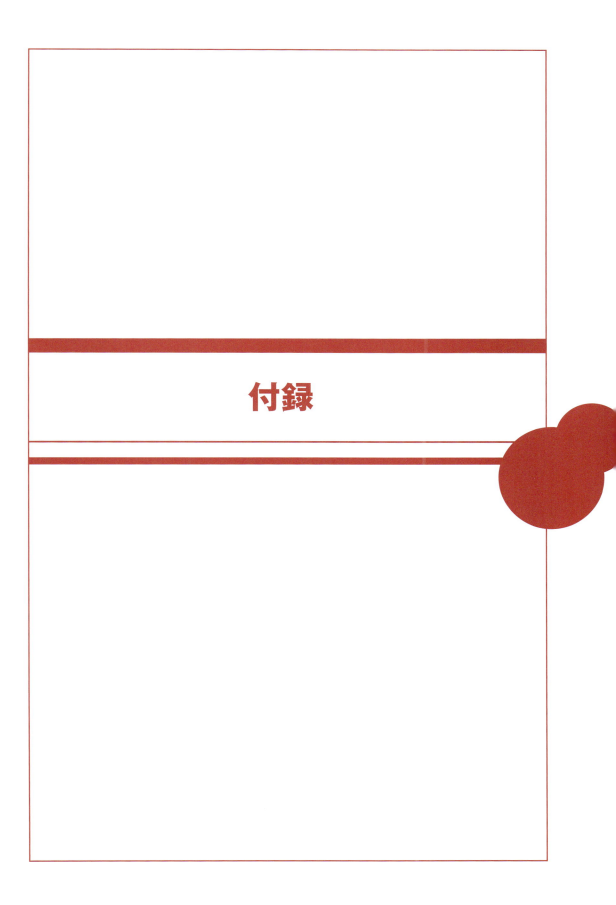

付録1
心機能関係指標正常値一覧

[表1] 心機能評価に用いる指標の日本人の正常値[1]
（経胸壁心エコー・ドプラ法を使用）

	男性	女性
左室拡張末期径（mm）	48±4	44±3
左室収縮末期径（mm）	30±4	28±3
左室拡張末期容積係数（ml/m²）	53±11	49±11
左室収縮末期容積係数（ml/m²）	19±5	17±5
左室駆出率（%）	64±5	66±5
左室重量係数（g/m²）	76±16	70±14
左房径（mm）	32±4	31±3
左房容積係数（ml/m²）	24±7	25±8
右室拡張末期径（mm）（心尖部四腔断面像で計測）	31±5	28±5
右室拡張末期面積（cm²）（心尖部四腔断面像で計測）	16±4	13±3
右室面積変化率（%）（心尖部四腔断面像で計測）	44±13	46±11
E/E'（中隔）	7.4±2.2	7.9±2.2
E'（中隔，cm/s）	10.0±2.8	10.8±3.2
E/E'（側壁）	5.5±1.8	6.2±1.8
E'（側壁，cm/s）	13.5±3.9	13.7±4.1
Tei index（左室）	0.35±0.10	0.33±0.09

1) Daimon M et al : Normal values of echocardiographic parameters in relation to age in a healthy Japanese population: the JAMP study. Circ J 72 : 1859-1866, 2008.

[表2] BNP と NT-proBNP の特徴[1,2]

	BNP	NT-proBNP
分子量	約3,500	約8,500
ホルモン活性	＋	－
交叉性	proBNP，BNP	proBNP，NT-proBNP
半減期	約20分	約120分
クリアランス	NPR-A，NPR-C，NEP，腎臓	腎臓
採血法	EDTA加血漿	血清/ヘパリン加/EDTA加血漿
添付文書記載基準値	≦18.4pg/ml	≦55pg/ml

1) Masson S et al : Direct comparison of B-type natriuretic peptide (BNP) and amino-terminal proBNP in a large population of patients with chronic and symptomatic heart failure : the Valsartan Heart Failure (Val-HeFT) data. Clin Chem 52 : 1528-1538, 2006.
2) Tsutamoto T et al : Direct comparison of transcardiac increase in brain natriuretic peptide (BNP) and N-terminal proBNP and prognosis in patients with chronic heart failure. Circ J 71 : 1873-1878, 2007.

[表3] 年齢・性別の日本人の運動耐容能[1,2]

			20歳	30歳	40歳	50歳	60歳	70歳	標準偏差	n
自転車エルゴメータ	男	AT	19.5	18.4	17.4	16.4	15.4	14.4	3.41	285
		peak V̇O₂	36.8	34.1	31.4	28.7	25.9	23.2	6.35	272
	女	AT	18.0	17.3	16.6	15.9	15.2	14.5	3.09	260
		peak V̇O₂	31.5	29.5	27.5	25.6	23.6	21.7	5.42	251
トレッドミル	男	AT	26.4	24.7	22.9	21.2	19.5	17.8	4.49	102
		peak V̇O₂	50.9	45.8	40.7	35.6	30.5	25.4	9.78	97
	女	AT	20.8	20.1	19.4	18.7	18.0	17.3	3.11	102
		peak V̇O₂	36.5	34.4	32.3	30.2	28.2	26.1	5.20	93

表：負荷装置と年齢別の日本人の運動耐容能．文献1に示された年齢に対する回帰直線から計算した各年齢における推定値を体重あたりの酸素摂取量（ml/min/kg）で示す．

1) Taylor RS et al : Exercise-based rehabilitation for patients with coronary heart disease: systematic review and meta-analysis of randomized controlled trials. Am J Med 116 : 682-692, 2004.
2) Itoh H et al : Heart rate and blood pressure response to ramp exercise and exercise capacity in relation to age, gender, and mode of exercise in a healthy population. J Cardiol 2012. doi: 10.1016/j.jjcc.2012.09.010.

[表4] トレッドミルを用いた多段階漸増負荷試験から求めた嫌気性代謝閾値と最大酸素摂取量による慢性心不全の機能分類[1]

運動能への低下度	最大酸素摂取量（ml/kg/分）	嫌気性代謝閾値（ml/kg/分）
正常～軽度	＞20	＞14
軽度～中等度	16～20	11～14
中等度～高度	10～16	8～11
高度	6～10	5～8
著しく低下	＜6	＜5

1) Weber K et al : Cardiopulmonary exercise (CPX) testing. In Cardiopulmonary Exercise Testing (Weber K, Janicki J, eds), W. B. Saunders, 1986, pp151-167.

付録2
eGFR 男女・年齢別早見表（日本腎臓学会，2012）

（日本腎臓学会編：CKD 診療ガイド 2012，東京医学社，2012）

凡例: G1+2　G3a　G3b　G4　G5

男性用　血清 Cr に基づく GFR 推算式早見表（ml/分/1.73m²）　eGFRcreat＝194×Cr$^{-1.094}$×年齢（歳）$^{-0.287}$

血清 Cr (mg/dl)	20	25	30	35	40	45	50	55	60	65	70	75	80	85
0.60	143.6	134.7	127.8	122.3	117.7	113.8	110.4	107.4	104.8	102.4	100.2	98.3	96.5	94.8
0.70	121.3	113.8	108.0	103.3	99.4	96.1	93.3	90.7	88.5	86.5	84.7	83.0	81.5	80.1
0.80	104.8	98.3	93.3	89.3	85.9	83.1	80.6	78.4	76.5	74.7	73.2	71.7	70.4	69.2
0.90	92.1	86.4	82.0	78.5	75.5	73.0	70.8	68.9	67.2	65.7	64.3	63.1	61.9	60.8
1.00	82.1	77.0	73.1	69.9	67.3	65.1	63.1	61.4	59.9	58.5	57.3	56.2	55.2	54.2
1.10	74.0	69.4	65.9	63.0	60.6	58.6	56.9	55.3	54.0	52.7	51.6	50.6	49.7	48.8
1.20	67.3	63.1	59.9	57.3	55.1	53.3	51.7	50.3	49.1	48.0	46.9	46.0	45.2	44.4
1.30	61.6	57.8	54.9	52.5	50.5	48.8	47.4	46.1	45.0	43.9	43.0	42.2	41.4	40.7
1.40	56.8	53.3	50.6	48.4	46.6	45.0	43.7	42.5	41.5	40.5	39.7	38.9	38.2	37.5
1.50	52.7	49.4	46.9	44.9	43.2	41.8	40.5	39.4	38.4	37.6	36.8	36.1	35.4	34.8
1.60	49.1	46.1	43.7	41.8	40.2	38.9	37.7	36.7	35.8	35.0	34.3	33.6	33.0	32.4
1.70	46.0	43.1	40.9	39.1	37.7	36.4	35.3	34.4	33.5	32.8	32.1	31.4	30.9	30.3
1.80	43.2	40.5	38.4	36.8	35.4	34.2	33.2	32.3	31.5	30.8	30.1	29.5	29.0	28.5
1.90	40.7	38.2	36.2	34.6	33.3	32.2	31.3	30.4	29.7	29.0	28.4	27.8	27.3	26.9
2.00	38.5	36.1	34.2	32.8	31.5	30.5	29.6	28.8	28.1	27.4	26.8	26.3	25.8	25.4
2.10	36.5	34.2	32.5	31.1	29.9	28.9	28.0	27.3	26.6	26.0	25.5	25.0	24.5	24.1
2.20	34.7	32.5	30.9	29.5	28.4	27.5	26.6	25.9	25.3	24.7	24.2	23.7	23.3	22.9
2.30	33.0	31.0	29.4	28.1	27.1	26.2	25.4	24.7	24.1	23.5	23.0	22.6	22.2	21.8
2.40	31.5	29.6	28.0	26.8	25.8	25.0	24.2	23.6	23.0	22.5	22.0	21.6	21.2	20.8
2.50	30.1	28.3	26.8	25.7	24.7	23.9	23.2	22.5	22.0	21.5	21.0	20.6	20.2	19.9
2.60	28.9	27.1	25.7	24.6	23.7	22.9	22.2	21.6	21.1	20.6	20.2	19.8	19.4	19.1
2.70	27.7	26.0	24.7	23.6	22.7	21.9	21.3	20.7	20.2	19.8	19.3	19.0	18.6	18.3
2.80	26.6	25.0	23.7	22.7	21.8	21.1	20.5	19.9	19.4	19.0	18.6	18.2	17.9	17.6
2.90	25.6	24.0	22.8	21.8	21.0	20.3	19.7	19.2	18.7	18.3	17.9	17.5	17.2	16.9
3.00	24.7	23.2	22.0	21.0	20.2	19.6	19.0	18.5	18.0	17.6	17.2	16.9	16.6	16.3
3.10	23.8	22.3	21.2	20.3	19.5	18.9	18.3	17.8	17.4	17.0	16.6	16.3	16.0	15.7
3.20	23.0	21.6	20.5	19.6	18.9	18.2	17.7	17.2	16.8	16.4	16.1	15.7	15.5	15.2
3.30	22.2	20.9	19.8	18.9	18.2	17.6	17.1	16.6	16.2	15.9	15.5	15.2	14.9	14.7
3.40	21.5	20.2	19.2	18.3	17.6	17.1	16.5	16.1	15.7	15.3	15.0	14.7	14.5	14.2
3.50	20.9	19.6	18.6	17.8	17.1	16.5	16.0	15.6	15.2	14.9	14.6	14.3	14.0	13.8
3.60	20.2	19.0	18.0	17.2	16.6	16.0	15.5	15.1	14.8	14.4	14.1	13.8	13.6	13.3
3.70	19.6	18.4	17.5	16.7	16.1	15.5	15.1	14.7	14.3	14.0	13.7	13.4	13.2	13.0
3.80	19.1	17.9	17.0	16.2	15.6	15.1	14.7	14.3	13.9	13.6	13.3	13.0	12.8	12.6
3.90	18.5	17.4	16.5	15.8	15.2	14.7	14.2	13.9	13.5	13.2	12.9	12.7	12.4	12.2
4.00	18.0	16.9	16.0	15.3	14.8	14.3	13.9	13.5	13.2	12.8	12.6	12.3	12.1	11.9

※酵素法で測定した Cr 値を用いてください．18 歳以上にのみ適用可能です．小児には使用できません．

男性用　血清シスタチン C に基づく GFR 推算式早見表（ml/分/1.73m²）　eGFRcys＝(104×Cys-C$^{-1.019}$×0.996$^{年齢（歳）}$)−8

血清 Cys-C (mg/dl)	20	25	30	35	40	45	50	55	60	65	70	75	80	85
0.60	153.5	150.3	147.2	144.1	141.1	138.1	135.2	132.4	129.6	126.9	124.2	121.6	119.0	116.5
0.70	130.1	127.3	124.6	122.0	119.4	116.9	114.4	112.0	109.6	107.3	105.0	102.7	100.5	98.4
0.80	112.5	110.1	107.8	105.5	103.2	101.0	98.8	96.7	94.6	92.6	90.6	88.7	86.7	84.9
0.90	98.9	96.7	94.7	92.6	90.6	88.7	86.8	84.9	83.0	81.2	79.5	77.7	76.0	74.4
1.00	88.0	86.1	84.2	82.4	80.6	78.8	77.1	75.4	73.8	72.1	70.6	69.0	67.5	66.0
1.10	79.1	77.4	75.7	74.0	72.4	70.8	69.2	67.7	66.2	64.7	63.3	61.9	60.5	59.1
1.20	71.7	70.1	68.6	67.1	65.6	64.1	62.7	61.3	59.9	58.6	57.2	55.9	54.7	53.4
1.30	65.5	64.0	62.6	61.2	59.8	58.5	57.1	55.9	54.6	53.3	52.1	50.9	49.8	48.6
1.40	60.1	58.8	57.4	56.2	54.9	53.6	52.4	51.2	50.0	48.9	47.8	46.6	45.6	44.5
1.50	55.5	54.2	53.0	51.8	50.6	49.4	48.3	47.2	46.1	45.0	44.0	42.9	41.9	40.9
1.60	51.5	50.3	49.1	48.0	46.9	45.8	44.7	43.7	42.7	41.6	40.7	39.7	38.8	37.8
1.70	47.9	46.8	45.7	44.6	43.6	42.6	41.6	40.6	39.6	38.7	37.7	36.8	35.9	35.1
1.80	44.7	43.7	42.7	41.7	40.7	39.7	38.8	37.8	36.9	36.0	35.2	34.3	33.5	32.6
1.90	41.9	40.9	39.9	39.0	38.1	37.1	36.3	35.4	34.5	33.7	32.8	32.0	31.2	30.5
2.00	39.4	38.4	37.5	36.6	35.7	34.9	34.0	33.2	32.4	31.5	30.8	30.0	29.2	28.5
2.10	37.1	36.2	35.3	34.4	33.6	32.8	32.0	31.2	30.4	29.6	28.9	28.2	27.4	26.7
2.20	35.0	34.1	33.3	32.5	31.7	30.9	30.1	29.4	28.6	27.9	27.2	26.5	25.8	25.1
2.30	33.1	32.3	31.5	30.7	29.9	29.2	28.4	27.7	27.0	26.3	25.6	25.0	24.3	23.7
2.40	31.3	30.6	29.8	29.0	28.3	27.6	26.9	26.2	25.5	24.8	24.2	23.6	22.9	22.3
2.50	29.7	29.0	28.3	27.5	26.8	26.1	25.5	24.8	24.1	23.5	22.9	22.3	21.7	21.1
2.60	28.3	27.5	26.8	26.1	25.5	24.8	24.1	23.5	22.9	22.3	21.7	21.1	20.5	19.9
2.70	26.9	26.2	25.5	24.9	24.2	23.6	22.9	22.3	21.7	21.1	20.6	20.0	19.4	18.9
2.80	25.6	25.0	24.3	23.7	23.0	22.4	21.8	21.2	20.6	20.1	19.5	19.0	18.4	17.9
2.90	24.4	23.8	23.2	22.5	21.9	21.3	20.8	20.2	19.6	19.1	18.5	18.0	17.5	17.0
3.00	23.3	22.7	22.1	21.5	20.9	20.3	19.8	19.2	18.7	18.2	17.6	17.1	16.6	16.1
3.10	22.3	21.7	21.1	20.5	20.0	19.4	18.9	18.3	17.8	17.3	16.8	16.3	15.9	15.4
3.20	21.3	20.8	20.2	19.6	19.1	18.5	18.0	17.5	17.0	16.5	16.0	15.5	15.1	14.6
3.30	20.4	19.9	19.3	18.8	18.2	17.7	17.2	16.7	16.2	15.7	15.3	14.8	14.4	13.9
3.40	19.6	19.0	18.5	18.0	17.5	17.0	16.5	16.0	15.5	15.0	14.6	14.1	13.7	13.3
3.50	18.8	18.2	17.7	17.2	16.7	16.2	15.7	15.3	14.8	14.4	13.9	13.5	13.1	12.6
3.60	18.0	17.5	17.0	16.5	16.0	15.5	15.1	14.6	14.2	13.7	13.3	12.9	12.5	12.1
3.70	17.3	16.8	16.3	15.8	15.4	14.9	14.4	14.0	13.6	13.1	12.7	12.3	11.9	11.5
3.80	16.6	16.1	15.7	15.2	14.7	14.3	13.8	13.4	13.0	12.6	12.2	11.8	11.4	11.0
3.90	16.0	15.5	15.0	14.6	14.1	13.7	13.3	12.8	12.4	12.0	11.6	11.2	10.9	10.5
4.00	15.4	14.9	14.5	14.0	13.6	13.1	12.7	12.3	11.9	11.5	11.1	10.7	10.4	10.0

※国際的標準物質に基づいた測定値を用いてください．18 歳以上にのみ適用可能です．小児には使用できません．

注）GFR 区分は小数点以下 2 桁で考慮していますので，30 m*l*/分/1.73m² でも G4，15.0 m*l*/分/1.73m² でも G5 としている部分があります．

女性用 血清 Cr に基づく GFR 推算式早見表 (m*l*/分/1.73m²)　eGFRcreat＝194×Cr$^{-1.094}$×年齢（歳）$^{-0.287}$×0.739

血清 Cr (mg/d*l*)	年齢														
	20	25	30	35	40	45	50	55	60	65	70	75	80	85
0.60	106.1	99.5	94.5	90.4	87.0	84.1	81.6	79.4	77.4	75.7	74.1	72.6	71.3	70.0
0.70	89.6	84.1	79.8	76.3	73.5	71.0	68.9	67.1	65.4	63.9	62.6	61.3	60.2	59.2
0.80	77.5	72.7	68.9	66.0	63.5	61.4	59.5	57.9	56.5	55.2	54.1	53.0	52.0	51.1
0.90	68.1	63.9	60.6	58.0	55.8	54.0	52.3	50.9	49.7	48.6	47.5	46.6	45.7	45.0
1.00	60.7	56.9	54.0	51.7	49.7	48.1	46.6	45.4	44.3	43.3	42.4	41.5	40.8	40.1
1.10	54.7	51.3	48.7	46.6	44.9	43.3	42.0	40.9	39.9	39.0	38.2	37.4	36.7	36.1
1.20	49.7	46.6	44.2	42.3	40.7	39.4	38.2	37.2	36.3	35.4	34.7	34.0	33.4	32.8
1.30	45.5	42.7	40.5	38.8	37.3	36.1	35.0	34.1	33.2	32.5	31.8	31.2	30.6	30.1
1.40	42.0	39.4	37.4	35.8	34.4	33.3	32.3	31.4	30.6	29.9	29.3	28.7	28.2	27.7
1.50	38.9	36.5	34.7	33.2	31.9	30.9	29.9	29.1	28.4	27.8	27.2	26.6	26.2	25.7
1.60	36.3	34.0	32.3	30.9	29.7	28.8	27.9	27.1	26.5	25.9	25.3	24.8	24.4	24.0
1.70	34.0	31.9	30.2	28.9	27.8	26.9	26.1	25.4	24.8	24.2	23.7	23.2	22.8	22.4
1.80	31.9	29.9	28.4	27.2	26.1	25.3	24.5	23.9	23.3	22.7	22.3	21.8	21.4	21.1
1.90	30.1	28.2	26.8	25.6	24.6	23.8	23.1	22.5	21.9	21.4	21.0	20.6	20.2	19.8
2.00	28.4	26.7	25.3	24.2	23.3	22.5	21.9	21.3	20.7	20.3	19.8	19.5	19.1	18.8
2.10	26.9	25.3	24.0	23.0	22.1	21.4	20.7	20.2	19.7	19.2	18.8	18.4	18.1	17.8
2.20	25.6	24.0	22.8	21.8	21.0	20.3	19.7	19.2	18.7	18.3	17.9	17.5	17.2	16.9
2.30	24.4	22.9	21.7	20.8	20.0	19.3	18.8	18.2	17.8	17.4	17.0	16.7	16.4	16.1
2.40	23.3	21.8	20.7	19.8	19.1	18.5	17.9	17.4	17.0	16.6	16.3	15.9	15.6	15.4
2.50	22.3	20.9	19.8	19.0	18.3	17.6	17.1	16.7	16.2	15.9	15.5	15.2	15.0	14.7
2.60	21.3	20.0	19.0	18.2	17.5	16.9	16.4	16.0	15.6	15.2	14.9	14.6	14.3	14.1
2.70	20.5	19.2	18.2	17.4	16.8	16.2	15.7	15.3	14.9	14.6	14.3	14.0	13.8	13.5
2.80	19.7	18.5	17.5	16.8	16.1	15.6	15.1	14.7	14.4	14.0	13.7	13.5	13.2	13.0
2.90	18.9	17.8	16.9	16.1	15.5	15.0	14.6	14.2	13.8	13.5	13.2	13.0	12.7	12.5
3.00	18.2	17.1	16.2	15.5	15.0	14.5	14.0	13.6	13.3	13.0	12.7	12.5	12.3	12.0
3.10	17.6	16.5	15.7	15.0	14.4	13.9	13.5	13.2	12.8	12.5	12.3	12.0	11.8	11.6
3.20	17.0	15.9	15.1	14.5	13.9	13.5	13.1	12.7	12.4	12.1	11.9	11.6	11.4	11.2
3.30	16.4	15.4	14.6	14.0	13.5	13.0	12.6	12.3	12.0	11.7	11.5	11.2	11.0	10.9
3.40	15.9	14.9	14.2	13.5	13.0	12.6	12.2	11.9	11.6	11.3	11.1	10.9	10.7	10.5
3.50	15.4	14.5	13.7	13.1	12.6	12.2	11.8	11.5	11.2	11.0	10.8	10.5	10.4	10.2
3.60	14.9	14.0	13.3	12.7	12.2	11.8	11.5	11.2	10.9	10.7	10.4	10.2	10.0	9.9
3.70	14.5	13.6	12.9	12.4	11.9	11.5	11.1	10.8	10.6	10.3	10.1	9.9	9.7	9.6
3.80	14.1	13.2	12.5	12.0	11.5	11.2	10.8	10.5	10.3	10.0	9.8	9.6	9.5	9.3
3.90	13.7	12.8	12.2	11.7	11.2	10.8	10.5	10.2	10.0	9.8	9.6	9.4	9.2	9.0
4.00	13.3	12.5	11.9	11.3	10.9	10.6	10.2	10.0	9.7	9.5	9.3	9.1	8.9	8.8

女性用 血清シスタチン C に基づく GFR 推算式早見表（m*l*/分/1.73m²）　eGFRcys＝(104×Cys-C$^{-1.019}$×0.996$^{年齢（歳）}$×0.929)－8

血清 Cys-C (mg/d*l*)	年齢														
	20	25	30	35	40	45	50	55	60	65	70	75	80	85
0.60	142.1	139.1	136.2	133.3	130.5	127.8	125.1	122.4	119.8	117.3	114.8	112.4	110.0	107.7
0.70	120.3	117.7	115.2	112.8	110.4	108.0	105.7	103.5	101.3	99.1	97.0	94.9	92.8	90.8
0.80	103.9	101.7	99.5	97.4	95.3	93.3	91.3	89.3	87.4	85.5	83.6	81.8	80.0	78.3
0.90	91.3	89.3	87.4	85.5	83.6	81.8	80.0	78.3	76.6	74.9	73.3	71.6	70.1	68.5
1.00	81.2	79.4	77.7	76.0	74.3	72.7	71.1	69.5	68.0	66.5	65.0	63.5	62.1	60.7
1.10	72.9	71.3	69.7	68.2	66.7	65.2	63.8	62.3	60.9	59.6	58.2	56.9	55.6	54.4
1.20	66.1	64.6	63.1	61.7	60.3	59.0	57.7	56.4	55.1	53.8	52.6	51.4	50.2	49.1
1.30	60.3	58.9	57.6	56.3	55.0	53.7	52.5	51.3	50.1	49.0	47.9	46.8	45.7	44.6
1.40	55.3	54.0	52.8	51.6	50.4	49.3	48.1	47.0	45.9	44.8	43.8	42.8	41.8	40.8
1.50	51.0	49.8	48.7	47.6	46.4	45.4	44.3	43.3	42.3	41.3	40.3	39.3	38.4	37.5
1.60	47.2	46.1	45.1	44.0	43.0	42.0	41.0	40.0	39.1	38.1	37.2	36.3	35.4	34.6
1.70	43.9	42.9	41.9	40.9	39.9	39.0	38.0	37.1	36.2	35.4	34.5	33.7	32.8	32.0
1.80	41.0	40.0	39.1	38.1	37.2	36.3	35.4	34.6	33.7	32.9	32.1	31.3	30.5	29.8
1.90	38.4	37.4	36.5	35.7	34.8	33.9	33.1	32.3	31.5	30.7	29.9	29.2	28.5	27.7
2.00	36.0	35.1	34.3	33.4	32.6	31.8	31.0	30.2	29.5	28.7	28.0	27.3	26.6	25.9
2.10	33.9	33.0	32.2	31.4	30.6	29.9	29.1	28.4	27.7	27.0	26.3	25.6	24.9	24.3
2.20	31.9	31.1	30.4	29.6	28.9	28.1	27.4	26.7	26.0	25.3	24.7	24.0	23.4	22.8
2.30	30.2	29.4	28.7	27.9	27.2	26.5	25.8	25.2	24.5	23.9	23.2	22.6	22.0	21.4
2.40	28.5	27.8	27.1	26.4	25.7	25.1	24.4	23.8	23.1	22.5	21.9	21.3	20.7	20.2
2.50	27.1	26.4	25.7	25.0	24.4	23.7	23.1	22.5	21.9	21.3	20.7	20.1	19.6	19.0
2.60	25.7	25.0	24.4	23.7	23.1	22.5	21.9	21.3	20.7	20.1	19.6	19.0	18.5	18.0
2.70	24.4	23.8	23.1	22.5	21.9	21.3	20.7	20.2	19.6	19.1	18.5	18.0	17.5	17.0
2.80	23.2	22.6	22.0	21.4	20.8	20.3	19.7	19.1	18.6	18.1	17.6	17.1	16.6	16.1
2.90	22.1	21.5	20.9	20.4	19.8	19.3	18.7	18.2	17.7	17.2	16.7	16.2	15.7	15.2
3.00	21.1	20.5	20.0	19.4	18.9	18.3	17.8	17.3	16.8	16.3	15.8	15.4	14.9	14.4
3.10	20.2	19.6	19.0	18.5	18.0	17.5	17.0	16.5	16.0	15.5	15.0	14.6	14.1	13.7
3.20	19.3	18.7	18.2	17.7	17.2	16.7	16.2	15.7	15.2	14.8	14.3	13.9	13.4	13.0
3.30	18.4	17.9	17.4	16.9	16.4	15.9	15.4	15.0	14.5	14.1	13.6	13.2	12.8	12.4
3.40	17.6	17.1	16.6	16.1	15.7	15.2	14.7	14.3	13.8	13.4	13.0	12.6	12.1	11.7
3.50	16.9	16.4	15.9	15.4	15.0	14.5	14.1	13.6	13.2	12.8	12.4	12.0	11.6	11.2
3.60	16.2	15.7	15.2	14.8	14.3	13.9	13.4	13.0	12.6	12.2	11.8	11.4	11.0	10.6
3.70	15.5	15.0	14.6	14.1	13.7	13.3	12.8	12.4	12.0	11.6	11.2	10.9	10.5	10.1
3.80	14.9	14.4	14.0	13.5	13.1	12.7	12.3	11.9	11.5	11.1	10.7	10.4	10.0	9.6
3.90	14.3	13.8	13.4	13.0	12.6	12.2	11.8	11.4	11.0	10.6	10.2	9.9	9.5	9.2
4.00	13.7	13.3	12.9	12.4	12.0	11.6	11.3	10.9	10.5	10.1	9.8	9.4	9.1	8.7

付録3
METs 換算表

[表1] 日常の活動におけるエネルギー消費量（METs）

	METs	活動
A. 身のまわりの行動	1.2	座位，安静
	1.1〜1.5	立位，安静
	1.5〜2.0	食事，会話
	1.5〜2.0	手洗い，洗面，歯みがき
	1.6〜3.4	更衣，室内歩行（女性）
	2.6〜4.3	更衣，室内歩行（男性）
	3.7〜4.4	シャワー
B. 趣味や気晴らしの行動	1.5〜2.0	編み物，縫い物，ラジオを聴く
	1.5〜2.0	カード遊び，テレビをみる
	1.8〜2.8	楽器（ピアノ，弦楽器）
	2.8〜4.0	オルガンを弾く，ドラムを叩く
C. 家での軽作業	1.5〜1.9	机上の事務的な仕事
	1.5〜2.0	タイプ・コンピュータ操作
	1.2〜3.6	自動車の運転（ラッシュを除く）
	3.1〜4.2	庭仕事（草むしり，移植ゴテの使用，剪枝，熊手を使う）
	5.3〜5.7	垣根の刈りこみ，芝刈り
D. 家事	1.6〜2.0	床掃除，野菜の調理
	2.1〜3.0	肉類の調理，皿洗い
	2.1〜3.0	はたきを使う，食器をみがく，アイロンをかける
	3.1〜4.1	ベッドメイク，掃除器を使う，買い物（軽い荷物）
	4.2〜5.3	床みがき，買い物（重い荷物）
E. 運動	2.6〜2.7	歩行 50m/分
	3.1〜3.2	65m/分
	3.6〜3.8	80m/分
	4.1〜4.4	95m/分
	2.0〜3.4	軽い体操（前屈，膝屈伸，腕まわし）
	2.3〜4.4	ボウリング
	2.0〜3.0	ゴルフ（電動カート）
	4.0〜7.0	ゴルフ（手押しカート）
	2.5〜5.0	バレーボール
	4.0〜5.0	卓球
	4.0〜5.0	階段を下りる
	6.0〜8.0	階段を上る
	4.0〜6.0	性交（配偶者との）

(Zohman LR et al：Treadmill walking protocol for the diagnostic evaluation and exercise programming of cardiac patients. *Am J Cardiol* 51：1081-1086, 1983) を改変

[表2] 主な職業および作業における活動強度

職業・作業分類	作業内容	強度（METs）
農作業	雑草を刈る，納屋の掃除，家禽の世話，きつい労力	6.0
農作業	牛や馬に餌を与える，家畜用の水を運搬する	4.5
農作業	動物の世話をする（身づくろい，ブラッシング，毛を刈る，入浴補助，メディカルケア，烙印押し）	4.0
林業	樹木を刈り取る	9.0
林業	手で若木を植える	6.0
林業	電動のこぎりを使用する	4.5
林業	草むしり	4.0
建設業	シャベルですくう：きつい（7.3kg/分以上）	9.0
建設業	シャベルやピック，じょうご，鋤のような重い道具の使用，レンガのような重い荷物の運搬	8.0
建設業	シャベルですくう：楽な（4.4kg/分以下）	6.0
建設業	一般的な大工仕事	3.5
製鋼所	粉砕機の使用，一般的な作業	8.0
製鋼所	鋳型（鋳物を鋳造するときに，溶かした金属を流し込む型）を返す，鍛冶	5.5
製鋼所	鋳物（溶かした金属を鋳型に流し込んで器物をつくること）	5.0
部品製造	パンチプレス（大型の穴あけ機）を操作する	5.0
部品製造	たたく，穴を開ける	4.0
部品製造	溶接作業，旋盤の操作	3.0
歩行を伴う作業	階段上り，立位：約7.3〜18.1kgのものを持ちながら	8.0
歩行を伴う作業	階段下り，立位：約22.7〜33.6kgのものを持ちながら	6.5
歩行を伴う作業	階段下り，立位：約11.3〜22.2kgのものを持ちながら	5.0
歩行を伴う作業	5.6km/時で11.3kg以下の物を運ぶ：きびきびと	4.5
歩行を伴う作業	4.8km/時で11.3kg以下の軽い物を運ぶ，車いすを押す	4.0
歩行を伴う作業	5.6km/時（屋内），きびきびと，何も持たずに	3.8
歩行を伴う作業	4.8km/時（屋内），ややはやい，何も持たずに	3.3
歩行を伴う作業	4.0km/時，ゆっくりと11.3kg以下の軽いものを運ぶ	3.0
立位作業	立位でのトラックの荷物の積み下ろし	6.5
立位作業	ややきついまたはきつい（22.7kg以上の物を持ち上げる，レンガを積み上げる，壁紙を貼る），マッサージ，アイロンがけ	4.0
立位作業	ややきつい（休息をはさみながら効率よく物を組み立てる，22.7kgの物をロープに引っ掛けて吊り上げる）	3.5
立位作業	部品の組み立て，溶接，引っ越しの荷造り，看護：軽いまたはややきつい労力	3.0
管理業務	舞台，競技場の整備，ややきつい労力	4.0
管理業務	掃除，モップがけ，ややきつい労力，電気の配管工事	3.5
管理業務	掃除機をかける，機器を用いた床磨き，ゴミを捨てる，ややきつい労力	3.0

（1マイルを1.6km，1ポンドを0.45kgに換算して表示）
(Ainsworth BE et al : Compendium of physical activities: An update of activity codes and MET intensities. *Med Sci Sports Exerc* 32〈9 Suppl〉: 498-504, 2000. より抜粋）を改変

付録4

心臓リハビリテーション実施計画書

[表1] リハビリテーション実施計画書（入院用）

（別紙様式21の4）
リハビリテーション 実施計画書

ID：　　　　　　　　　　　　　　　　　　　　評価日（開始日）：　　年　　月　　日
患者氏名：　　　　　　　男・女　　　生年月日　　年　　月　　日（　歳）

主治医・説明医師：	リハ担当医：	看護師：
理学療法士：	他職種（　　　　）	

診断名		合併症	
入院日	年　月　日	発症日	年　月　日（頃）
手術日	年　月　日	治療法（術式）	

冠危険因子（既往歴）	□高血圧　□脂質異常症　□糖尿病　□高尿酸血症　□慢性腎臓病（CKD）　□肥満　□喫煙 □陳旧性心筋梗塞　□狭心症　□家族歴　□その他（　　　　）

活動時のリスク	心機能	□正常　□低下（EF　　％）	関節可動域制限	□無　□有（　　）
	不整脈	□無　□有（　　）	虚血（残存狭窄）	□無　□有（　　）
	その他			

栄養*
身長#1：（　　）cm, 体重：（　　）kg, BMI#1：（　　）kg/m² #1 身長測定が困難な場合は省略可
栄養補給方法（複数選択可）：□経口（□食事 □補助食品）
　　　　　　　　　　　　□経管栄養　□静脈栄養（□末梢 □中心）
嚥下調整食の必要性：□無　□有（学会分類コード：　）
栄養状態：□問題なし　□低栄養　□低栄養リスク　□過栄養　□その他（　　）
【「問題なし」以外に該当した場合、以下も記入】
必要栄養量：（　　）kcal，たんぱく質（　　）g
総摂取栄養量#2（経口・経管・静脈全て含む）：（　　）kcal，たんぱく質（　　）g
#2 入院直後等で不明な場合は総提供栄養量でも可
*回復期リハビリテーション病棟入院料を算定する場合は必ず記入のこと（本計画書上段に管理栄養士の氏名も記入）

日　常　生　活　(病　棟)　の　自　立　度（実　際　に　行　っ　て　い　る　活　動）

安静度	□ベッド上　□車椅子　□室内歩行　□病棟内歩行　□院内歩行　□屋外歩行
起居	□自立　□監視下　□介助　※備考：（　　）
歩行（移動）	□自立　□監視下　□介助　□未実施　※備考：□歩行　□杖・歩行器　□車椅子　□ストレッチャー
ベッドから車椅子（ストレッチャー）への移乗	□自立　□監視下　□介助　□未実施　※備考：（　　）
食事	□自立　□監視下　□介助　□未実施　※備考：（　　）
更衣	□自立　□監視下　□介助　※備考：□点滴有　□点滴無　□その他（　　）
排泄（排尿）	□自立　□監視下　□介助　※備考：□車椅子トイレ　□ポータブルトイレ　□ベッド上 　　　　　　　　　　　　　　　　□尿バルーン留置　□その他（　　）
排泄（排便）	□自立　□監視下　□介助　※備考：□車椅子トイレ　□ポータブルトイレ　□ベッド上
清潔	□自立　□監視下　□介助　※備考：□入浴　□シャワー　□洗髪　□清拭
コミュニケーション（意思伝達）	□成立　□やや困難　□困難　※備考：（　　）

環境	□独居　□同居（　　）　□一戸建　□集合住宅　居住階（　　）階：エレベーター　□無　□有
職業	□無職　□家事　□事務仕事　□肉体仕事　職種・通勤方法等

再発予防・健康維持のための目標	□病気への理解　□内服管理　□食事管理　□運動習慣の獲得　□体力向上　□禁煙 □その他（　　）
本人・家族の希望・目標	

運　動　目　標・方　針（負　荷　試　験）と　運　動　内　容（以下、チェックした項目を順に行っていく予定）

開始日（起算日）	年　月　日　　予定期間
運動目標・方針（負荷試験）	□立位・ベッド周囲歩行　□50m歩行　□100m歩行　□200m歩行　□500m歩行　□（　）m歩行 □トレッドミル運動負荷試験　□自転車エルゴメータ運動負荷試験　□6分間歩行試験 □その他（　　）　※備考：（　　）
運動内容・処方	□呼吸訓練　□ストレッチ　□筋力増強　□日常生活動作　□歩行　□自転車　□その他（　　） ※運動処方：（　　）

上記について説明を受けました．　　　年　　月　　日
　　　　　　　　　　　　　　　　　本人・家族氏名

（厚生労働省：平成30年度診療報酬改定について）

[表2] リハビリテーション実施計画書（外来用）

(別紙様式21の5)
リハビリテーション実施計画書

ID　　　患者氏名　　　　　男・女　　生年月日（明・大・昭・平・西暦）　　年　月　日

平成・西暦　　年　　月　　日　（　回目・　ヶ月目）

診断名：
発症日：　　　　（頃）・手術日：
治療内容（術式）：
合併症：
冠危険因子（既往）：□高血圧症　□脂質異常症　□糖尿病　□喫煙
　　　　　　　　　　□肥満　□高尿酸血症　□慢性腎臓病（CKD）　□家族歴　□狭心症
　　　　　　　　　　□陳旧性心筋梗塞　□他（　　　）

標準体重　　　kg　　目標血圧　　　/　　　mmHg
現在の体重　　kg　　BMI（18.5〜24.9）　　kg/m²
現在の血圧（又は家庭血圧）　　/　　　mmHg

血液検査結果
　□HbA1c（6.5% 未満）　　　　　　　　　　%
　□LDLコレステロール（100mg/dl 未満）　　mg/dl
　□HDLコレステロール（40mg/dl 以上）　　mg/dl
　□中性脂肪（TG：150mg/dl 以下）　　　　mg/dl
　□BNP　　　　　　　　　　　　　　　　　pg/ml
　□他（　　　　）

心機能：　左室駆出率（EF）【正常・低下】　　%
　　　　　他所見（　　　　　　　　　　　　　）

ADL　□車椅子【自立・他人操作】　□介助歩行　□杖歩行
　　　□屋内歩行　□屋外歩行　□他（　　　　）

栄養※　栄養補給方法：　　　　□経口（□食事　□補助食品）
（複数選択可）　　　　　　　□経管栄養　□静脈栄養（□末梢　□中心）
　嚥下調整食の必要性：□無　□有（学会分類コード：　　）
　栄養状態：□問題なし　□低栄養　□低栄養リスク
　　　　　　□過栄養　□その他（　　　　）
　【「問題なし」以外に該当した場合、以下も記入】
　必要栄養量：（　　）kcal、たんぱく質（　　）g
　総摂取栄養量＃：（　　）kcal、たんぱく質（　　）g
　（経口・経管・静脈全て含む）
　　＃ 入院直後等で不明な場合は総提供栄養量でも可
※回復期リハビリテーション病棟入院料1を算定する場合は必ず記入のこと、
（右列の『栄養・食事について』の欄にも、担当管理栄養士の氏名とコメントを記入）

環境　□独居　□同居（　　　）家族の協力体制【あり・困難】
　　　□一戸建【平屋・2階以上】
　　　□集合住宅：　階居住、エレベーター【有・無】
　　　□その他（　　　　）

社会復帰　□無職　□家事　□休職中　□発症後退職　□退職予定
　　　　　□転職　□転職予定　□発症後配置転換　□現職復帰
　・職種／業務内容／通勤方法等

本人・家族の希望・回復への目標

再発予防・健康維持のための目標
　□病気への理解　□体力向上　□食事管理　□内服管理
　□運動習慣の獲得　□禁煙　□他（　　　）

運動負荷試験結果（運動処方）
運動耐容能【良好・低下】（健常人の　　%：　　METs）
運動処方（脈拍・血圧）：　　bpm　　　/　　mmHg
　自転車　　W　　　分　　回／週
　歩行　　km/h　　　分　　回／週
その他注意事項（　　　　　　）

再発防止に対する理解と支援・指導の必要性
『自己検脈』　　　□できる　　□要指導
『家庭血圧・体重測定』　□実施している　□要支援
『自分に合った運動』　□理解している　□実践している　□要支援
『適切な食事・摂取量』　□理解している　□実践している　□要支援
『正しい服薬』　　□理解している　□服薬忘れなし　□要支援
『薬の管理』　　　□自分　□家族　□他人（　）
『自身の病気』　　□不安がない　□不安がある
『日常生活活動・復職』　□不安がない　□不安がある
『余暇・社会活動』　□理解している　□実践している　□要支援
『睡眠』　　　　　□良好　□不良【入眠障害・中途覚醒・他】
『タバコ』　　　　□禁煙　□受動喫煙　□喫煙（　本）　□要支援
『症状出現時の対処法』　□理解している　□要指導
『　　』　□（　　）　　『　　』　□（　　）
『　　』　□（　　）　　『　　』　□（　　）

多職種による再発予防への取り組み
（支援・指導が必要な項目にチェックをつける）

□『運動・日常生活動作について』
担当者／職種：
　□呼吸訓練　□ストレッチ　□筋力増強　□ADL訓練　□歩行
　□自転車　□他（　　　）

□『栄養・食事について』
担当者／職種：
コメント（　　　　　　）

□『お薬について』
担当者／職種：
コメント（　　　　　　）

□『　　　　』
担当者／職種：
コメント（　　　　　　）

□『　　　　』
担当者／職種：
コメント（　　　　　　）

今後の運動療法継続について
□当院にて　□自宅にて　□他施設にて（　　　）
今後の検査・期間等について

本人・家族氏名
医師：　　　　　　　理学療法士：
看護師：　　　　　　他職種（　　）：

（厚生労働省：平成30年度診療報酬改定について）

[表3] リハビリテーション総合実施計画書

(別紙様式23の4)

リハビリテーション総合実施計画書

ID　　　　　　　　患者氏名　　　　　　　　　　　　男・女
生年月日（明・大・昭・平・西暦）　　　年　　月　　日　　歳

評価日：平成・西暦　　　年　　月　　日（　　回目・　　ヶ月目）

診断名：
発症日：　　　　　　　　　　　（頃）・手術日：
治療内容（術式）：
合併症：
冠危険因子（既往）：□高血圧症 □脂質異常症 □糖尿病 □肥満 □高尿酸血症 □家族歴 □喫煙 □慢性腎臓病（CKD）□狭心症 □陳旧性心筋梗塞 □他（　　　　　　　　）

標準体重　　　kg：現在の体重　　　kg：BMI(18.5～25.9)　　　kg/m^2
目標血圧　　／　　mmHg　　現在の血圧（又は家庭血圧）　　／　　mmHg

血液検査結果
□HbA1c　　　　　％　　□LDL-C　　　　　mg/dl
□HDL-C　　　　mg/dl　　□中性脂肪　　　　mg/dl
□他（　　　　　　　　　　　　）

心機能　　□左室駆出率（EF）【正常・低下】　　　％
　　　　　□他（　　　　　　　　　　　　　　　　　）

身体機能：
　□関節可動域制限（部位：　　　　）　□疼痛（部位：　　　　）
　□筋力低下（部位：　　　　　　　）　□バランス障害（　　　）
　□他（　　　　　　　　　　　　　　　　　　　　　）

栄養※
　栄養補給方法：（複数選択可）　□経口（□食事　□補助食品）
　　　　　　　　□経管栄養　□静脈栄養（□末梢　□中心）
　嚥下調整食の必要性：□無　□有（学会分類コード：　　　）
　栄養状態：□問題なし　□低栄養　□低栄養リスク　□過栄養　□その他（　　）
　【「問題なし」以外に該当した場合、以下も記入】
　必要栄養量：　（　　　）kcal，たんぱく質（　　　）g
　総摂取栄養量#：（　　　）kcal，たんぱく質（　　　）g
　（経口・経管・経脈全て含む）
　# 入院直後等で不明の場合は総提供栄養量でも可
　※ 回復期リハビリテーション病棟入院料1を算定する場合は必ず記入のこと（担当者一覧に管理栄養士の氏名も記入）

運動負荷試験結果（運動処方）
　運動耐容能【良好・低下】（健常人の　　　％：　　　METｓ）
　運動処方（脈拍・血圧）：　　　bpm　　　／　　　mmHg
　　自転車　　　　W　　　　　分　　　　回/週
　　歩行　　　km/h　　　　　　分　　　　回/週
　　他注意事項：

今後の運動療法継続について

□当院にて　□自宅にて　□他施設にて（　　　　　　　　　　　　　　　）
今後の検査・期間等について
_____

説明日：平成・西暦　　　年　　　月　　　日　本人・家族氏名
医師：　　　　　　　　　　　　　　　　理学療法士：
看護師：　　　　　　　　　　　　　　　他職種（　　　　　　　）：

参加　　□無職　□家事　□休職中　□発症後退職　□退職予定
　　　　　□転職　□転職予定　□配置転換　□現職復帰
　・職種/業務内容/通勤方法等（　　　　　　　　　　　　　　　　　）
　・余暇・社会活動等（　　　　　　　　　　　　　　）
　　具体的目標とそのｱﾌﾟﾛｰﾁ：

活動　・ADL　　□車椅子【自立・他人操作】□介助歩行　□杖歩行　□屋内歩行　□屋外歩行
　　　　　　　　□階段昇降　□他（　　　　　　　　　　　　　　　）
　　　　・入浴　　□入浴　□半身浴　□シャワー浴　□他（　　　　　　　　　）
　　　　・ｺﾐｭﾆｹｰｼｮﾝ　□問題なし　□問題あり（　　　　　　　　　　　）
　　　　・他（　　　　　　　　　　　　　　　　　　　　　　　）
　　具体的目標とそのｱﾌﾟﾛｰﾁ：

環境　□独居　□同居（　　　　　　　　　　　　）、家族の協力体制【あり・困難】
　　　　□一戸建【平屋・2階以上】□集合住宅：　　階居住、エレベーター【あり・なし】
　　　　□その他（　　　　　　　　　　　）
　　具体的目標とそのｱﾌﾟﾛｰﾁ：自宅改造/福祉機器【要・不要】　介護保険サービス【要・不要】

心理　・自身の病気に対する不安　□なし　□あり（具体的に：　　　　　　　　　）
　　　　・日常社会活動に対する不安　□なし　□あり（具体的に：　　　　　　　）
　　　　・睡眠　□良好　□不良【入眠障害・中途覚醒・他（　　　　　　）
　　　　・食欲　□良好　□減退
　　具体的目標とそのｱﾌﾟﾛｰﾁ：

第三者の不利（発病による家族の社会生活変化や健康/心理問題の発生）
　　　　□なし　□あり（具体的に：　　　　　　　　　　　　　　　　　　　）
　　具体的目標とそのｱﾌﾟﾛｰﾁ：家族の役割/社会活動変化の必要性の有無

再発予防・健康維持・回復のための目標
　　□病気の理解　□体力向上　□食事管理　□内服管理　□運動習慣の獲得　□禁煙　□他（　　　　）

再発防止に対する理解と支援・指導の必要性
　　『自己検脈』　　　　　□できる　　　　□要指導
　　『家庭血圧・体重測定』　□実施している　□要支援
　　『自分に合った運動』　　□理解している　□実践している　□要支援
　　『適切な食事・摂取量』　□理解している　□実践している　□要支援
　　『正しい服薬』　　　　□理解している　□服薬忘れなし　□要支援
　　『薬の管理』　　　　　□自分　□家族（　　　　　　　）□他人（　　　　　　　）

付録

『タバコ』	□禁煙 □受動喫煙 □喫煙（　　　本）	□要支援	
『症状出現時の対処法』	□理解している　□要指導		
他『　　　　　』	□（　　　）□（　　　）□（　　　）		

本人・家族の希望

（厚生労働省：平成 30 年度診療報酬改定について）

索 引

あ

アイゼンメンジャー化	75
アデノシン三リン酸	11
アデノシン二リン酸	11
アネロビック	12
アルコール	349, 358
安全対策	331

い

インクレチン	110, 111
インスリン抵抗性	123
──のメカニズム	111
インスリン抵抗性指数	122
インスリン分泌機構	106
維持期心臓リハビリテーション	245
維持期心臓リハビリテーション（第Ⅲ相）	227
維持期（Phase Ⅲ）	226
遺伝型肺動脈性肺高血圧症	92
一次救命処置	331
一次的障害	16
一次予防	398
陰性変時作用	7

う

ウォーキング	338
──の方法	340
ウォームアップ	195
うっ血性心不全	59, 349
──の食事療法	350
右心室	3
右心不全	58
右心房	3
右房室間溝	4
植込み型除細動器	85, 271, 272
植込み型除細動器付き CRT	272
植込み型補助人工心臓	278
運動	14
運動開始時酸素摂取量時定数	182
運動教室	246
運動強度	27, 198, 252, 253
運動強度決定方法	242
運動・作業強度と運動許容条件	346
運動処方	192
──の目的	195
運動耐容能	157, 229
運動負荷試験	173
──の禁忌	176
──の判定基準	257
運動負荷試験中止基準	178
運動負荷心電図	50
運動療法	192, 223
──のリスク	193
──の禁忌	315
──の有用性	229
運動療法施設	377
運動療法除外基準	193
運動療法中止基準	208

え

エアロビック	12
栄養	348
栄養機能食品	362
栄養指導	348
液性調節	7
炎症性指標	231

お

温熱	336

か

カウンセリング	225, 363
カテーテルアブレーション	84
カラードプラ法	41
カルシウム拮抗薬	322
カルシウム平衡	24
ガス交換比	180
加熱式タバコ	328
価値	387
過用	16
回旋枝	4
回復期酸素摂取量時定数	184
回復期心臓リハビリテーション	240
回復期心臓リハビリテーション（第Ⅱ相）	226
回復期（Phase Ⅱ）	226
開眼片脚立位テスト	162
外来型心臓リハビリテーション	214, 241
拡大 ADL	168
拡張型心筋症	88
拡張期血圧	100
拡張終期心室容積	8
冠危険因子	231
冠血管トーヌス	6
冠血管抵抗	6
冠血流	6
冠血流量	6
冠循環	230
冠（状）動脈	4
冠動脈インターベンション	251
冠動脈バイパス	234
冠動脈疾患患者における労働・運動許容条件	342
冠攣縮性狭心症	49
看護師	303
患者の運転制限	347
患者教育	225

き

換気機能	230
換気調節	26
感染性心内膜炎	90
監視型運動療法	201
起座呼吸	35
起立性低血圧	20
基線	42
基礎疾患と身体活動許容条件	343
基本的 ADL	168
機能性食品	362
喫煙	48
逆流性食道炎	24
急性冠症候群	46, 53, 233
急性期心臓リハビリテーション（第Ⅰ相）	226
急性期（Phase Ⅰ）	226
急性心筋梗塞 14 日間クリニカルパス	239
急性心不全	60, 62
急性心膜炎	89
救急処置	331
虚血性心疾患	46
狭心症	4, 48, 251, 280
胸骨補助帯	259
胸痛	34
胸部大動脈瘤	289
胸部大動脈瘤術後のリハビリテーションプログラム	290
胸部 X 線検査	39
筋の収縮様式	13
筋萎縮	18
筋原線維	10
筋線維	13
筋力測定	161
筋力低下	18
禁煙	326
禁煙指導	327
禁煙補助薬	327

く

クールダウン	196
クリニカルシナリオ	61
クレアチンリン酸	11
グラフト開存	255
グリセミックインデックス	352
グリセミックロード	352
グルコース取り込み	105
靴の選び方	339

け

経カテーテル的大動脈弁留置術	68, 70, 260
経皮的デバイス閉鎖	75
経皮的僧帽弁交連切開術	74
継続阻害因子	395

血圧測定	36
血管機能検査	44
血栓後症候群	22
血栓性静脈炎	99
血糖調節	106
健康関連 QOL	188, 189, 222, 233, 389
嫌気性	12
嫌気性代謝閾値	27, 180, 182, 197
減塩	354
減塩指導	355

こ

コーヒー	360
こころとからだの質問票	187
古典的条件づけ	364
呼吸	26
呼吸リハビリテーションの効果	314
呼吸困難	35
呼吸性代償開始点	183
呼吸理学療法	259
誤用	16
好気性	12
抗血栓薬	322, 324
拘縮	18
後期回復期（Late Phase Ⅱ）	226
厚生労働省指定疾病予防運動施設	378
降圧薬	103
航空機旅行	347
高血圧	100, 150, 305, 350
高血圧症での生活習慣の修正項目	351
高血糖高浸透圧昏睡	112
高齢患者	158
高齢者のための老研式活動能力指標	170
高齢者心血管疾患	248
国際生活機能分類	159
骨萎縮	19
骨格筋	10, 231
――の構造	10
骨粗鬆症	148
骨代謝	148

さ

サプリメント	361
サルコペニア	163
左室駆出率	58
左心室	3
左心不全	58
左心房	4
最高酸素摂取量	157, 180, 184
最大酸素摂取量	184
三尖弁	3
参加阻害因子	395
酸素摂取量	180
酸素濃縮装置モニタリングシステム	329
酸素負債	184
酸素療法	329

し

シェイピング法	366
ジャパンハートクラブ	245, 399
仕事率	182
糸球体	131, 132
糸球体濾過量	131, 138
死戦期呼吸	331
刺激伝導系	4, 5
施設基準	375
脂質	349
脂質異常症	47, 115, 307, 352
――の食事療法	353
――の治療	119
脂質異常症治療薬	120
脂質管理目標値	308
嗜好品	358
自覚的運動強度自己モニタリング法	205
自己監視法	366
自転車エルゴメータ	175, 376
自動車運転	346
自動調節能	7
自律訓練法	366
自律神経機能	230
自律神経切断	282
持久的運動	14
持続皮下インスリン注入法	112
時期区分定義	226
疾病管理プログラム	216
質調整生存年	387
社会復帰支援	342
手段的 ADL	168
主運動	196
収縮期血圧	100
収縮終期心室容積	8
柔軟性テスト	162
循環血漿量	19
除神経	282
徐脈性不整脈	81
衝撃波治療	280
上室性期外収縮	78
静脈血栓塞栓症	20
静脈瘤	99
食塩	349
食塩制限	354
食塩摂取量評価法	355
食後高血糖	192
食事療法	348
食物繊維	349
心タンポナーデ	91
心機能	19
心機能関係指標正常値	404
心筋バイアビリティ	51
心筋虚血	178
心筋梗塞	53, 233, 238

心筋梗塞二次予防要約表	155
心筋酸素消費量	8
心原性脳塞栓症	4
心室リモデリング	230
心室興奮到達時間	42
心室細動	81
心室性期外収縮	81
心室性不整脈	299
心室中隔	3
心室中隔欠損症	75
心室頻拍	81
心収縮力	8
心腎連関	134, 139
心臓	2
――の診察	37
心臓カテーテル検査	42, 252
心臓リハビリテーション	154
――の構成要素	223, 397
――の時期的区分	225
――の定義	222
――の普及	392
――の歴史	212, 213
心臓リハビリテーションチームスタッフ	372
心臓リハビリテーションにおける作業療法	297
心臓リハビリテーション参加率	218
心臓リハビリテーション指導士	373
心臓リハビリテーション実施計画書	409
心臓リハビリテーション認定医・上級指導士制度	373
心臓移植	282
心臓移植後のリハビリテーション	284
心臓移植後のリハビリテーションプログラム	285
心臓移植代替治療	277
心臓交感神経	7
心臓術後	255
心臓神経	7
心臓超音波検査	40
心臓迷走（副交感）神経	7
心大血管疾患リハビリテーション診療報酬制度	381
心大血管疾患リハビリテーションの施設基準	370
心停止に対する ACLS	332
心電図	42
心肺運動負荷試験	173, 179, 180, 286
心肺蘇生	331
心拍出量	7
心拍数	7
心不全	57
――の分類	59
心不全看護認定看護師	319
心不全診断基準	58
心房細動	4, 78, 300
――の運動療法のフローチャート	301

心房粗動	78	
心房中隔	3	
心房中隔欠損症	74	
心膜	3	
身体機能評価	161	
身体計測	161	
身体所見	36	
身体的デコンディショニング	222	
伸張性収縮	13	
深部静脈血栓症	20, 98	
診療報酬改定	384	
人工弁置換術後の運動許容条件	343	
腎臓	138	

す

スタチン	150
ステップアップの基準	257
ステントグラフト治療	290
推定 GFR	138

せ

セラーズ分類	71
生活習慣病	100, 305
生命予後	231
成人に対する BLS	331
成人の心停止アルゴリズム	331
性差	232
精神・心理機能検査	186
精神的デコンディショニング	222
静水圧	336
先天性心疾患	74

そ

早期回復期（Early Phase Ⅱ）	226
僧帽弁	3
僧帽弁狭窄症	73
僧帽弁閉鎖不全症	69
総エネルギー摂取量	348
増分費用効果比	388
増分費用効用比	388

た

タイプ D パーソナリティ	363
タイプ A 行動パターン	363
タイプ D（distress）傾向	363
タバコ煙	326
多職種介入	216
多要素的	372
体重管理目標値	308
大血管	6
大血管疾患	287
大動脈解離	95, 289
――のリハビリテーションプログラム	290
大動脈弁	3
大動脈弁狭窄症	68
大動脈弁閉鎖不全症	72

大動脈瘤	95, 287
炭水化物	104, 349
短縮性収縮	13
断層法	40

ち

チアノーゼ	35
チトクローム P450	322
地域運動療法施設	398
窒素平衡	23
聴診点	38

て

デバイス植込み	270
適正体重	351
電気刺激	268
電気的除細動	85

と

トーヌス	6
トランス脂肪酸	349
トレッドミル	175
徒手筋力テスト	161
等尺性運動	173, 258
等尺性収縮	13
等速度性運動	258
等張性運動	173
等張性収縮	13
糖質	104
糖質制限食	109
糖尿病	48, 104, 310, 351
――の食事療法	352
――の診断	107
――の治療	108
――の分類	106
糖尿病神経障害	114
糖尿病腎症	113
糖尿病ケトアシドーシス	112
糖尿病網膜症	113
洞結節	5
洞不全症候群	81
動悸	35
動脈硬化性疾患予防	348
道具的条件づけ	365
特定保健用食品	362
特発性肺動脈性肺高血圧症	92

な

内呼吸	28, 29

に

ニコチン依存症	326
二酸化炭素排出量	180
二次救命処置	332
二次性高血圧	101
二次的障害	16

二次予防	223, 398
二重積	173, 173
日常生活	284
入院型包括的回復期心臓リハビリテーションプログラム	241
入浴	336
乳酸	30
乳酸値	30
認知行動療法	364
認知療法	366
認定看護師	320

ね

ネフロン	131, 132
熱希釈法	43
年代別時期的区分	226

の

脳卒中・循環器病対策基本法	399
脳微小循環	146

は

バイオフィードバック法	365
バランステスト	162
バルサルバ洞	3
パルスドプラ法	41
肺の伸展性	23
肺血栓塞栓症	20
肺高血圧症	91
肺性心	143
肺動脈血栓塞栓症	91
肺動脈性肺高血圧症	93
肺動脈弁	3
敗血症性肺塞栓症	143
廃用	16
廃用症候群	16, 17
廃用性筋萎縮	18

ひ

ヒス束	5
ビタミン K	325
非ビタミン K 拮抗直接経口抗凝固薬	324
非監視型運動療法	203
非 ST 上昇型心筋梗塞	233
肥大型心筋症	88
肥満	307
肥満症	121, 353
肥満症診断フローチャート	124
費用対効果	387
微小循環障害	146
左冠動脈	4
左前下行枝	4
標準的算定日数上限	383
頻脈性不整脈	78

ふ

ファロー（Fallot）四徴症	76
フォーミュラ食	353
フラミンガム研究	47
フレイル	163
不安	186
不安定狭心症	49
不整脈	78, 299
負荷プロトコール	174
負荷試験の判定基準	240
腹部大動脈瘤	290
分時換気量	180

へ

ペースメーカ	85, 270
――の分類	271
閉塞性動脈硬化症	292
弁置換	260
弁膜症	68

ほ

ホルター心電図	50
補助人工心臓	277
包括的	372
包括的リハビリテーション	228
包括的心臓リハビリテーション	159, 241
包括的心臓リハビリテーションプログラム	214
房室ブロック	82
発作性上室性頻拍症	78
発作性夜間呼吸困難	35

ま

マスター二階段試験	174
マルファン症候群	288
末梢循環	230
末梢動脈疾患	96, 292
慢性血栓塞栓性肺高血圧症	93
慢性心不全	60, 63, 234, 262, 268
慢性腎臓病	48, 129, 138, 317
慢性閉塞性肺疾患	125, 143, 313

み

右冠動脈	4
脈拍	36
脈拍自己モニタリング	205

む

無酸素性	12
無酸素代謝	31
無症候性心筋虚血	49

め

メタボリックシンドローム	121
メタボリックシンドローム診断基準	123
メディカルチェック	206
メディックスクラブ	245, 401
迷走神経刺激	79

も

目標設定	366

や

薬剤	322

ゆ

有酸素運動	198

よ

陽性変時作用	7
抑うつ	186

り

リスク層別化	201
リハビリテーション実施計画書	409, 410
リハビリテーション総合実施計画書	411
リポ蛋白	116
理学療法士	303
理性感情行動療法	366
旅行	330
両心室ペーシング	86
両心室ペーシング機能付き植込み型除細動器	86
両心室ペースメーカ	272
緑茶	360

れ

レジスタンストレーニング	14, 229, 258

ろ

老化	25
労作性狭心症	49

わ

和温療法	275

数字

1型糖尿病	106
2型糖尿病	106
5Aアプローチ	326
6MWT	175
6分間歩行試験	175

ギリシャ文字

τ off	184
τ on	182

記号類

%FEV$_1$	127

A

ABI	44
ACLSプロバイダーマニュアル	331
ACS	46, 53, 233
acute coronary syndrome	46
Adding Life to Years	222
Adding Life to Years and Years to Life	222, 303
Adding Years to Life	222
ADL	168
ADP	11
American Heart Associationによる運動療法のリスク分類	202
ASH	88
ASO	292
AT	27, 180, 181, 182, 197
ATP	11
ATP再合成	31
ATP産生	29
autoregulation	7

B

BADL	168
Barthel Index	168, 169
BLSプロバイダーマニュアル	331
BNP	43
Borgの自覚的運動強度	243
BTT	277
bystander CPR	53

C

CABG	234
CHA$_2$DS$_2$-VAScスコア	80
CHADS$_2$スコア	80
chronic kidney disease	48
CKD	48, 129, 138, 317
――の重症度分類	130
compliance	23
comprehensive	372
comprehensive rehabilitation	228
CONUT	165
COPD	125, 143, 313
――の摂食嚥下障害	316
――の病期分類	127
CPR	331
CPX	179, 180, 286
critical P$_{O_2}$	30
CRT	272
CRT-D	86, 272
CSⅡ	112
CTEPH	93
CYP	322
CYP450	324

D

disuse syndrome	16
DOAC	324
double product	9
DP	173
Dressler syndrome	89
DT	277
DVT	20
D ダイマー	22

E

EADL	168
eGFR	138
eGFR 男女・年齢別早見表	405
EVAR	290

F

Fick 法	43
FIM	168, 170
FITT	249
Fontaine 分類	293
Forrester 分類	43
frailty	163
Frenchay 拡大 ADL 尺度	171, 172
Functional Reach Test	162

G

GFR	131
GIP	109, 110
GLP-1	109, 110
GLUT2	105
GLUT4	105
GNRI	165

H

HbA1c	107
HF-ACTION	215
HFpEF	58
HFrEF	58
hibernation	195
HNCM	88
HOCM	88
HOMA-IR	122
HPAH	94
HRQL	189
HRQOL	222, 233

I

IADL	168
ICD	85, 271, 272
ICER	388
ICF	159
ICHD コード	86
ICUR	388

J

IPAH	94
isokinetic exercise	258
isometric exercise	173, 258
isotonic exercise	173

J

J 点	42

K

Karvonen の式	258

L

lactate threshold	30
Levine の分類	38
LVEF	58

M

Mann 肢位テスト	162
maximal $\dot{V}O_2$	184
maximum $\dot{V}O_2$	184
METs 換算表	344, 407
MHQ	189
minimum $\dot{V}E/\dot{V}CO_2$	183
MLHF	189
multidisciplinary	372
M モード法	41

N

Nohria-Stevenson 分類	63, 64
NSTEMI	233
NYHA 心機能分類	61

O

O_2 debt	184

P

PAD	96, 292
PAD 診断のアルゴリズム	293
PAH	93
PCI	252
PCr	11
peak $\dot{V}O_2$	180, 184
PR（PQ）時間	42
PTE	20
PTMC	74
PTS	22
P 波	42

Q

Qaly	387
QRS 波	42
QT 時間（間隔）	42

R

R	180

ramp 負荷試験	180
rate-pressure product	9
ratings of perceived exertion	243
RCP	183
RC ポイント	27
Romberg 肢位テスト	162
RPE	243
Rubenstein 分類	81
Rutherford カテゴリー分類	293

S

SF-36	233
Short Physical Performance Battery	165
Sicilian Gambit	83
slope 決定法	181
small dense LDL	116
SPPB	165, 166
Stanford 分類	95
Starling の心臓の法則	8
STEMI	233
strain vessel	139
ST 上昇型心筋梗塞	233
ST 部分	42

T

TAVI	68, 70, 260
Ta 波	42
Timed up and go test	163
Type I 線維	13
Type II a	13
Type II 線維	13
Type D パーソナリティ	188
Type II b	13
T 波	42

U

U 波	42

V

VAD	277
value	387
VAT	42
Vaughan Williams 分類	83
$\dot{V}CO_2$	180
$\dot{V}E$	180
$\dot{V}E$ vs. $\dot{V}CO_2$ slope	183
$\dot{V}O_2$	180
$\dot{V}O_2$ max	184
VTE	20

W

WPW 症候群	80
WR	182

【編著者略歴】
上月 正博
1981 年　東北大学医学部卒業
1987～1989 年　メルボルン大学内科特別招聘研究員
1991 年　東北大学医学部附属病院助手（第二内科，後に理学診療科）
1997 年　東北大学医学部附属病院講師（理学診療科）
2000～2022 年　東北大学大学院医学系研究科障害科学専攻内部障害学分野教授
　　　　　　　　東北大学病院内部障害リハビリテーション科長（兼務）
2002～2022 年　東北大学病院リハビリテーション部長（兼務）
2002～2008 年　東北大学大学院医学系研究科機能医科学講座主任教授（兼務）
2008～2015 年　東北大学大学院医学系研究科障害科学専攻長（兼務）
2010～2020 年　東北大学大学院医学系研究科先進統合腎臓科学教授（兼務）
2022 年～　東北大学名誉教授
　　　　　　公立大学法人山形県立保健医療大学理事長・学長
現在まで，International Society of Renal Rehabilitation（国際腎臓リハビリテーション学会）理事長，アジアヒューマンサービス学会理事長，日本腎臓リハビリテーション学会理事長，日本リハビリテーション医学会副理事長，日本心臓リハビリテーション学会理事，日本運動療法学会理事，日本フットケア学会理事，国立大学病院リハビリテーション部門代表者会議会長，公立大学協会理事，等を歴任

心臓リハビリテーション　第2版　ISBN978-4-263-26598-7

2013 年 7 月 15 日　第 1 版第 1 刷発行
2017 年 5 月 15 日　第 1 版第 3 刷発行
2019 年 6 月 20 日　第 2 版第 1 刷発行
2023 年 2 月 20 日　第 2 版第 2 刷発行

編著者　上 月 正 博
発行者　白 石 泰 夫
発行所　医歯薬出版株式会社
〒113-8612　東京都文京区本駒込 1-7-10
TEL.（03）5395-7628（編集）・7616（販売）
FAX.（03）5395-7609（編集）・8563（販売）
https://www.ishiyaku.co.jp/
郵便振替番号　00190-5-13816

乱丁，落丁の際はお取り替えいたします　　印刷・教文堂／製本・愛千製本所
© Ishiyaku Publishers, Inc., 2013, 2019. Printed in Japan

本書の複製権・翻訳権・翻案権・上映権・譲渡権・貸与権・公衆送信権（送信可能化権を含む）・口述権は，医歯薬出版(株)が保有します．
本書を無断で複製する行為（コピー，スキャン，デジタルデータ化など）は，「私的使用のための複製」などの著作権法上の限られた例外を除き禁じられています．また私的使用に該当する場合であっても，請負業者等の第三者に依頼し上記の行為を行うことは違法となります．

JCOPY ＜出版者著作権管理機構　委託出版物＞
本書をコピーやスキャン等により複製される場合は，そのつど事前に出版者著作権管理機構（電話 03-5244-5088，FAX 03-5244-5089，e-mail：info@jcopy.or.jp）の許諾を得てください．

上月正博先生の好評関連書のご案内

腎臓リハビリテーション 第2版

■上月正博 編著
◆B5判 560頁 定価10,780円（本体9,800円+税10%）
◆ISBN978-4-263-26575-8

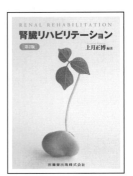

- 腎臓病の基礎知識から腎臓リハビリテーションの実際まで，最新のエビデンスをふまえて解説した決定版！
- 「腎臓リハビリテーションガイドライン」「腎臓リハビリテーションの手引き」や最新の関連ガイドラインを網羅，反映し，明日からの臨床に活かせる実践書！

実践！腎臓リハビリテーション入門

■上月正博 編著
◆B5判 184頁 定価3,960円（本体3,600円+税10%）
◆ISBN978-4-263-21879-2

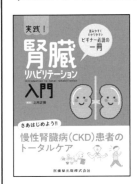

- 読みやすく，わかりやすい！ビギナー必読の一冊！
- 腎臓リハビリテーションにおける運動療法・食事療法・薬物療法・生活指導など"リハビリテーションの実際"に焦点を絞り，これから腎臓リハビリテーションをはじめるすべての医療スタッフに最適の入門書．

新編 内部障害のリハビリテーション 第2版

■上月正博 編著
◆B5判 512頁 定価10,120円（本体9,200円+税10%）
◆ISBN978-4-263-21578-4

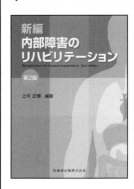

- 内部障害リハビリテーションの最新知識と具体的な進め方を網羅した，定評あるテキストの改訂版．
- 改訂版では，がんリハビリテーションの普及，肝臓機能障害の等級の認定，腎臓リハビリテーション，重複障害など最新の知見を盛り込み内容をアップデート！

よくわかる 内部障害の運動療法

■上月正博 編著
◆B5判 282頁 定価6,380円（本体5,800円+税10%）
◆ISBN978-4-263-21737-5

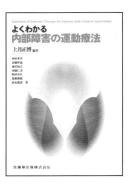

- 内部障害にかかわる理学療法士，作業療法士，医師，看護師が臨床現場で即応できることを目指し，運動療法に特化した内容を横断的かつ簡潔にまとめた注目の一冊！
- 図表を多く用いてわかりやすく解説しながらも，ハイレベルかつ標準的な指南書となる充実の内容．

医歯薬出版株式会社 113-8612 東京都文京区本駒込1-7-10 TEL03-5395-7610 FAX03-5395-7611 https://www.ishiyaku.co.jp/